工作相关肌肉骨骼疾患及人因工效学评估方法

主　编　王忠旭

副主编　刘移民　凌瑞杰

秘　书　曲　颖　徐　擎

编　委　（以姓氏笔画为序）

王会宁　王忠旭　尹　艳　邓华欣　田亚锋　毕明丽
曲　颖　朱宝余　刘　飞　刘移民　孙成勋　李　刚
李　悦　李丹丹　李军延　李斯文　李智民　杨　凤
杨　燕　杨咪咪　吴　磊　吴礼康　吴家兵　沙　焱
沈　波　宋佳阳　宋建东　张　丹　张　蔚　张华东
张恒东　张雪艳　陈　涛　陈凤琼　陈青松　陈培仙
陈智健　郁英杰　周前祥　胡雅丽　袁　方　贾　宁
徐　擎　徐露露　殷　红　凌瑞杰　唐仕川　彭志恒
谢　英　廖浩然　戴文涛

人民卫生出版社

·北京·

图书在版编目（CIP）数据

工作相关肌肉骨骼疾患及人因工效学评估方法 / 王
忠旭主编. —北京：人民卫生出版社，2023.3
ISBN 978-7-117-34609-2

Ⅰ. ①工… Ⅱ. ①王… Ⅲ. ①肌肉骨骼系统－疾病－
防治 Ⅳ. ①R68

中国国家版本馆 CIP 数据核字（2023）第 044284 号

人卫智网	www.ipmph.com	医学教育、学术、考试、健康， 购书智慧智能综合服务平台
人卫官网	www.pmph.com	人卫官方资讯发布平台

工作相关肌肉骨骼疾患及人因工效学评估方法
Gongzuo Xiangguan Jirou Guge Jihuan ji
Renyingongxiaoxue Pinggu Fangfa

主　　编：王忠旭
出版发行：人民卫生出版社（中继线 010-59780011）
地　　址：北京市朝阳区潘家园南里 19 号
邮　　编：100021
E - mail：pmph @ pmph.com
购书热线：010-59787592　010-59787584　010-65264830
印　　刷：三河市潮河印业有限公司
经　　销：新华书店
开　　本：787 × 1092　1/16　　印张：25
字　　数：624 千字
版　　次：2023 年 3 月第 1 版
印　　次：2023 年 4 月第 1 次印刷
标准书号：ISBN 978-7-117-34609-2
定　　价：118.00 元

打击盗版举报电话：010-59787491　E-mail：WQ @ pmph.com
质量问题联系电话：010-59787234　E-mail：zhiliang @ pmph.com
数字融合服务电话：4001118166　　E-mail：zengzhi @ pmph.com

工作相关肌肉骨骼疾患（work-related musculoskeletal disorders，WMSDs）指从事职业活动所致的肌肉、肌腱、骨骼、韧带和神经等运动系统的健康问题，包括从轻微、短暂损伤到不可逆、能力丧失性伤害等所有形式的健康 - 疾病状态。WMSDs 影响着半数以上的职业人群，欧美一些国家已将其列入职业病补偿范围，国际劳工组织（International Labour Organization，ILO）也已将七类 WMSDs 列入 2010 版国际职业病名单。WMSDs 不仅影响劳动者的工作效率和身心健康，还给国家和社会造成了巨大经济损失，并成为职工缺勤、提前退休、致残率高的重要原因，无论在发达国家或发展中国家，均属于重点关注的职业健康问题，并已成为被持续关注和亟待解决的重要公共卫生问题之一。我国 WMSDs 也呈高发态势，患病率高达 20%～90%，目前正在考虑将其列入法定职业病名单。

《健康中国行动（2019—2030 年）》围绕疾病预防和健康促进两大核心，提出了 15 个重大专项行动，目的是基本建立健康促进政策体系，稳步提高全民健康素养水平，加快推广健康生活方式，遏制重大慢性病发病率上升趋势，有效防控重点传染病、严重精神障碍、地方病、职业病，显著改善重点人群健康状况。其中，第九个专项行动为"实施职业健康保护行动"，并将"预防和控制过度疲劳和工作相关肌肉骨骼系统疾病的发生，采取综合措施降低或消除工作压力"作为主要行动目标，这一行动目标确立了今后职业卫生的重点发展方向。为了贯彻执行健康中国的国家战略，预防和控制 WMSDs 的发生，研究针对导致该疾患的不良工效学因素的识别、评估与控制技术，可为实施此类人群的职业健康保护行动奠定方法学基础。为此，我们组织相关专家收集、整理、分析国内外通行的 WMSDs 相关人因工效学识别与评估方法，总结了近几年的实际应用经验，分享给大家，以飨读者。

本书内容共分 7 章，由绪论、肌肉骨骼的生理学和生物力学、物理学方法、心理生理学方法、认知行为、环境方法及应用举例七个部分组成，较为详尽地介绍了 WMSDs 的发病机制、与人因工效学的关系及相关的评估方法，特别是在第 7 章中，将相关研究方法应用于汽车制造、船舶制造、电子设备制造、家具制造、制药、制鞋、建筑、医疗、汽车修理和供电十个行业。本书的出版发行将为从事职业病防治科研、教学以及一线的职业卫生工作人员提供具有理论和实用价值的方法学参考，对刚走出校门、立志从事职业病防治和职业卫生工作的年轻人来说，应该是一部难得的理论与实践参考书。

由于编写人员水平有限，加上时间仓促，书中难免存在不足之处，希望读者给予理解，更希望同行们批评指正，以便编者及时修正。

王忠旭

二〇二二年八月 于北京

目 录

第1章 绪　　论

1.1 概述

1.1.1 背景及定义

工作相关肌肉骨骼疾患（work-related musculoskeletal disorders，WMSDs）是一类常见的职业性病损，是因接触工作场所中的危险因素（如重复操作、不良姿势、负荷、振动等）所导致或加重的肌肉、肌腱、骨骼、韧带、神经及局部血液循环系统的损伤，包括下背痛、颈肩腕综合征和腕管综合征等，临床上主要表现为相关部位的疼痛、麻木、不适和活动受限。现代工业劳动多以负荷低、节奏快、重复高、时间长和强迫体位等为主要作业特点，极易引发局部肌肉疲劳，长期慢性累积，最终导致 WMSDs。世界卫生组织（World Health Organization，WHO）曾经成立了多国参与的骨关节疾病治疗小组，并将 2000—2010 年确定为"骨与关节病的十年（Bone and Joint Decade 2000—2010）"。然而，通过十年的研究，2010 年 WHO 失望地宣布："我们并没有找到能够根治肌肉骨骼疾患的方法。但我们并不是没有收获，目前治疗 WMSDs 主要以控制症状为主。"

不同的国际组织都对 WMSDs 提出了相关定义。WHO 将 WMSDs 定义为：肌肉、肌腱、骨骼、软骨、韧带和神经等运动系统的健康问题，包括从轻微、短暂损伤到不可逆、能力丧失性伤害等所有形式的健康 - 疾病状态。欧洲职业安全健康局（European Agency for Safety and Health at Work）将 WMSDs 定义为：由工作原因引起或加重的影响肌肉、肌腱、韧带、软骨、血管系统、神经或肌肉骨骼系统等其他软组织和关节的健康问题，影响范围包括上肢、下背以及下肢等部位。美国疾病预防控制中心将 WMSDs 定义为：WMSDs 是一类在特定的工作环境中表现出的肌肉、神经、肌腱、关节、软骨和椎间盘等损伤或疾病，和 / 或工作条件更差或持续时间更长的情况下，不适症状持续发生的肌肉骨骼疾患。由此可见，WMSDs 定义中工作原因是重要条件。WMSDs 的定义应包含工作原因所致的健康问题及其影响到的生理系统和身体部位。

1.1.2 职业病目录条目

不同国家和地区的经济发展水平以及产业结构层次参差不齐，不同职业健康管理体系及职业病目录中所覆盖的具体疾患存在差异，以下简单介绍各国职业病目录中纳入的 WMSDs 疾患的具体条目（表 1-1）。

国际劳工组织（ILO）在 2010 年发布的职业病名单中，详细列举了 7 种肌肉骨骼系统疾病名称，包括：①重复性运动、外力作用和腕部极端姿势所致的桡骨茎突腱鞘炎；②重复性

表 1-1　欧洲各国 WMSDs 条目

国家	骨关节疾患			神经障碍		血管和神经血管疾患	其他 WMSDs
	肌腱炎	半月板损伤	滑囊炎和积液	四肢神经障碍	脊柱神经障碍		
德国	腱鞘疾患、腱周组织疾患、肌腱或肌腱肌肉止点的疾患	半月板损伤	慢性黏液囊病	①压力引起的神经损伤；②腕管正中神经的止点损伤（腕管综合征）	①负荷引起的腰椎间盘相关疾患；②腰椎间盘相关疾患；③振动引起颈椎间盘相关疾患	①振动引起的疾患；②手循环障碍；③手部血管损伤（小鱼际部血管损伤）（小鱼际锤打综合征和鱼际锤打综合征）	膝关节炎
奥地利	慢性滑囊疾患、腱鞘疾患、腱鞘脱、肌腱滑脱、肌腱或肌肉止点的疾患	半月板损伤	慢性黏液囊病（腱鞘、肌腱、肌腱滑脱、肌腱或肌腱肌肉附着点）	压迫性神经损伤	—	由于振动和振动引起的其他情况导致的手部循环障碍	—
比利时	①艺术家由于过度使用腱鞘、腱周组织、肌腱和肌肉的止点导致这些部位的损伤；②上肢腱鞘、腱周组织、肌腱或肌肉止点的疾患	—	关节囊疾患、皮下蜂窝性组织炎	压力引起的神经损伤	慢性下背痛（腰痛／坐骨神经痛、腰椎间盘突出症、退行性下背痛）	①上肢的血管神经性情况；②在小鱼际水平尺动脉血栓症或动脉瘤，伴有血管神经性综合征或缺血（小鱼际锤打综合征）	—
丹麦	①腱鞘炎和肌腱周围组织炎性病变；②肘外侧上髁炎、肘内侧上髁炎、髌骨肌腱炎；③髌骨肌腱炎、跟腱炎；④肩袖肌腱炎和肩峰下三角肌下滑囊炎；⑤股前、肱二头肌肌腱炎、肱二头肌长头肌腱炎	膝关节半月板损伤	膝关节滑囊炎	①腕管综合征；②手／手指末梢神经病变	—	振动性白指（Ray-naud 综合征、Ray-naud 氏病）	①肘、腕关节退行性关节炎；②膝关节退行性关节炎；③髋关节退行性关节炎；④慢性颈部和肩部疼痛（颈臂丛综合征）
西班牙	①肩和慢性肌腱病理改变；②外上髁炎和肱骨炎症；③外展拇长肌腱炎和拇短伸肌腱炎、手指狭窄性腱鞘炎、拇长伸肌腱炎	由于压力引起半月板破裂或完全断伤或完全断裂	①由于压力、皮下蜂窝织炎引起的滑膜腱滑膜炎病；②膝关节受压区滑膜或皮下组织慢性滑囊炎；③胫骨肌、跟骨后和 C7 棘突滑囊炎和肩峰下三角肌下滑囊炎；④股前腔室滑液囊炎；⑤外侧跟滑囊炎；⑥胸骨滑液囊炎；⑦肘关节慢性积液	①由于压力导致的神经麻痹；②肱骨肌上髁嘴滑膜通道综合征；③腕管综合征；④腕尺管综合征；⑤腓骨外神经压迫综合征；⑥前锯肌、菱形肌神经麻痹；⑦桡神经压迫所致麻痹	—	血管／神经血管性疾病	—

续表

国家	骨关节疾患			神经障碍		血管和神经血管疾患	其他 WMSDs
	肌腱炎、腱鞘炎、上髁炎	半月板损伤	滑囊炎和积液	四肢神经障碍	脊柱神经障碍		
芬兰		—	膝滑囊炎	①上肢多发性神经病；②腕管综合征	—	白指综合征	—
法国	①肩部：急性非钙化、非破损的肌腱炎，伴或不伴肩袖附着的肌腱变；②肩部：磁共振成像部分显示慢性非钙化肌腱变，伴或不伴肌腱附着点病变，或磁共振显示肌腱穿刺性断裂；③上髁肌肉附着肌腱病伴或不伴肱骨内上髁正点病变；④肱骨内上髁肌腱变；⑤肌腱炎；⑥腱鞘炎；⑦胸廓出口综合征；⑧跟腱炎	半月板慢性退行性病变	①积液：肘部受压区域黏液囊流出或上组织炎性病变；②膝关节受压区的急性并发症的炎症成像下组织的炎症改变；③慢性黏液囊积液	①由神经肌电图确诊的肱骨内上髁鹰嘴窝经尺神经的压迫性神经病变；②腕管综合征；③腕尺管综合征；④外侧神经压迫综合征	慢性腰椎脊柱疼痛	①单侧尺掌侧血管障碍导致 Raynaud 综合征或手指缺血表现；②手部血管神经性疾病，主要在食指和中指，可伴有功能测试确诊的手经掌和敏感性延长疾病	①肘关节炎；②月骨骨质坏死；③舟骨骨坏死（阿氏病）；④ X 线检查确认的其他症状
意大利	①冈上肌肌腱炎；②肱二头肌长头肌肌腱炎；③钙化性肌腱炎；④上髁炎；⑤肱骨炎；⑥屈肌/伸肌肌腱炎和肌腱炎；⑦状髁文氏综合征；⑧股四头肌肌腱炎	半月板退行性病变	①滑囊炎；②鹰嘴滑囊炎；③滑囊炎	①腕管综合征；②机械振动传送至手臂系统引起的疾病：外周神经病变（正中神经和尺骨神经）	腰椎间盘突出症	机械振动传递到手臂系统所引起的状况：Raynaud 综合征	—
瑞士	腱鞘滑膜炎	—	慢性滑囊炎	压力导致周围神经麻痹	—	①振动引起的疾病；②小鱼际锤打综合征	—

资料来源：杨秋月，王海椒．欧洲职业性肌肉骨骼疾患流行现状和诊断标准概述[J]．环境与职业医学，2017，34（9）：5．

运动、外力作用和腕部极端姿势所致的手腕部慢性腱鞘炎；③肘部长时间压力所致鹰嘴滑囊炎；④长时间跪姿所致髌前滑囊炎；⑤重复性外力所致上髁炎；⑥长期跪姿或蹲坐姿所致半月板损伤；⑦重复性用力、振动作业和腕部极端姿势，或三者结合所致腕管综合征。同时，在该名单中还列出了1款开放性条目，即：⑧上述条目中没有提到的任何其他肌肉骨骼疾患，条件是有科学证据证明或根据国家条件和实践以适当方法确定工作活动中危害因素的接触与工人罹患肌肉骨骼疾患之间存在直接联系。

目前，我国香港《职业病类别》中已纳入了肌肉骨骼关节疾病（表1-2）。我国台湾地区的《劳工保险职业病种类表》也在"物理性危害引起之疾病及其续发症"大类中包含了WMSDs，具体条目包括：长期压迫引起的关节滑囊炎；长期以蹲跪位工作引起的膝关节半月板软骨病变；压迫造成的神经麻痹，如职业性腕管综合征等；长期弯腰负重引起的腰椎间盘突出；长期工作压迫引起的颈椎间盘突出；肌腱腱鞘炎；全身垂直振动引起的腰椎间盘突出；旋转肌袖综合征（rotator cuff syndrome）。而我国大陆最新使用的职业病分类与目录（2013版）仅将滑囊炎（限于井下工人）纳入法定职业病分类与目录管理，WMSDs相关疾病覆盖范围和种类有明显欠缺，受到这些职业病危害的劳动者难以及时得到社会保障。修订《职业病目录》时，宜借鉴香港、台湾地区职业病分类的经验，根据社会经济发展的需求，结合社会保障能力，逐渐将肌肉骨骼关节等疾病补充至《职业病目录》，以适应职业病防治工作的需求。

表1-2 中国香港职业病类别表中列举的肌肉骨骼关节疾病

代码	职业病
A4	重复性动作导致的手或前臂痉挛
A5	手皮下蜂窝织炎（手性溃疡）
A6	膝或膝周严重或长期外来摩擦或受压引起的膝或膝周滑囊炎或皮下蜂窝织炎（膝性溃疡）
A7	肘或肘周严重或长期外来摩擦或受压引起的肘或肘周滑囊炎或皮下蜂窝织炎（肘性溃疡）
A8	手或前臂（包括手肘）的肌腱或相关腱鞘的外伤性炎症
A9	腕管综合征

资料来源：李涛，王焕强. 中国大陆和香港地区职业病名单之比较[J]. 中国安全科学学报，2012，(11)：138-143.

1.1.3 WMSDs临床表现

WMSDs是涉及人体多个生理系统的复杂疾病，可以影响身体不同的关节部位，如下背痛、腕管综合征、颈肩腕综合征、桡骨茎突狭窄性腱鞘炎、腰椎间盘突出、膝关节骨性关节炎、滑囊炎等，临床表现呈多样性，最常见的是疼痛或不适，主要表现为局部肌肉骨骼的疼痛、僵硬、痉挛和麻木等。多数患者出现关节僵硬、肌肉红肿，部分患者可能出现针刺样感觉、发麻、肤色改变和手部出汗减少。

1.1.3.1 下背痛 下背痛（low back pain，LBP）是指下部腰椎、腰骶区及臀部的疼痛症状，常伴有坐骨神经痛，疼痛向一侧或两侧下肢的坐骨神经分布区放射。临床主要表现为下背部的广泛性酸痛、发紧、沉重感和弯腰困难等。LBP经常间歇性出现，可能为局限性或弥漫性疼痛，每次持续数天至数月不等，随运动而加剧，工作后或固定于某一姿势较久后疼痛加剧，休息后疼痛减轻或消失。临床检查时在疼痛区可寻找到固定压痛点，同时伴有局部肌肉紧张，腰背部活动受限等。多数LBP患者除疼痛外，还表现为脊柱稳定性和姿势控制能力的下降,在需要预先姿势调整(anticipatory postural adjustments,APA)的任务中,LBP患者的躯干肌群激活延迟、姿势控制受损。并发坐骨神经痛时,疼痛会沿坐骨神经走行放射,多数放射至臀部和下肢的后侧,直腿抬高试验可阳性,同时伴有下肢感觉异常、肌力改变及腱反射异常。

LBP 根据疼痛的持续时间可分为急性 LBP 和慢性 LBP,二者之间的时间节点为 3 个月,疼痛持续 3 个月以内称为急性 LBP,持续时间超过 3 个月称为慢性 LBP。

1.1.3.2 腕管综合征　腕管综合征(carpal tunnel syndrome,CTS)的发病率女性较男性更高,但原因尚不清楚。常见症状包括正中神经支配区(拇指、食指、中指和环指桡侧一半)感觉异常和 / 或麻木。发病时患者常感手部发麻和针刺样感觉,主要发生在拇指、食指、中指和环指桡侧一半的掌面,以及这些手指近侧指间关节以远的背侧面。夜间手指麻木很多时候是 CTS 的首发症状,夜间症状加重为其典型临床表现,许多患者有夜间手指麻醒的经历,常使患者从睡眠中痛醒。严重者,手指和手掌深部出现烧灼样疼痛或针刺样麻痛。约 15% 的患者手部疼痛可向上放射至腕部或前臂部。很多患者手指麻木不适可通过改变上肢的姿势或甩手而得到一定程度的缓解。患者白天从事某些活动也会引起手指麻木的加重,如做针线活、驾车、长时间手持电话或长时间手持书本阅读。部分患者早期只感到中指或环指指尖麻木不适,到后期才感觉拇指、食指、中指和环指桡侧一半均出现麻木不适。某些患者也会有前臂甚至整个上肢的麻木或感觉异常。随着病情加重,患者可出现明确的手指感觉减退或散失,拇短展肌和拇对掌肌萎缩或力弱;大鱼际最桡侧肌肉萎缩,拇指不灵活,与其他手指对捏的力量下降甚至不能完成对捏动作。除上述感觉症状外,手部可出现精细动作困难,正中神经支配部位疼痛、触觉减退,且以指尖为重。两点辨别感觉一般为正常,晚期感觉神经出现传导阻滞。人为压迫腕部屈面或使腕关节持续过度屈曲或过度背伸时,引发和加重感觉异常症状,即为 Phalen 征阳性。叩击正中神经引起放射样疼痛和针刺感则为 Tinel 征阳性。严重的患者鱼际肌可出现部分萎缩,外展拇短肌或对掌肌虽无萎缩亦可呈现力弱。

1.1.3.3 颈肩腕综合征　颈、肩和腕部的疼痛、倦怠、凝结、麻木、发冷等多种症状都可称为颈肩腕综合征(neck shoulder wrist syndrome)。主要表现包括颈、肩、腕部疼痛、疲乏、活动受限及局部压痛等,同时伴有头昏、头胀、失眠、眼睛胀痛、视力疲劳及其他慢性肌肉骨骼疾患。

颈肩腕综合征的最常见原因是身体的不良姿势。同一坐姿保持太久,脖子和肩膀周围的肌肉紧张,时间长了就导致酸痛感。腕关节的病痛是长时间使用电脑,手部的神经受到压迫所致。不同于繁重体力劳动的是,从事电脑操作进行的是一项静力作业,伴随着头、眼、手的细小和频繁运动,往往持续时间长、工作量大,会使操作者的肌肉、骨骼反复紧张,引起相应的病症。例如,经常使用电脑的办公室员工,曾经出现过以下症状并持续一段时间,则可能患有工作相关颈肩腕综合征:在电脑前工作一段时间后,感觉颈、肩部酸痛;断断续续的手指和手掌发麻、刺痛,部分人群大拇指、食指和中指麻得较厉害;发麻的感觉在睡眠中和刚睡醒时较多发生;手掌、手腕或前臂有时有胀痛的感觉;疼痛的情形在晚上会变得更严重,有时甚至影响睡眠;伸展拇指时不自如且有疼痛感,严重时手指和手部都虚弱无力。

1.1.3.4 桡骨茎突狭窄性腱鞘炎　桡骨茎突狭窄性腱鞘炎(de Quervain's tenosynovitis)临床表现为桡骨茎突处隆起、疼痛,可向前臂及拇指放射,活动腕及拇指时疼痛加重,不能提重物。桡骨茎突处有明显压痛，有时可触及硬结节，可伴有弹响声，腕和拇指活动稍受限。握拳尺偏试验（Finkelstein 征）阳性。女性发病率高于男性，易发于从事频繁的腕和掌指活动者，且由于电脑、手机等电子产品的普及，发病人群趋向低龄化。该疾患是引起腕关节桡侧疼痛和肿胀的常见原因之一，腕关节的反复运动导致腕关节第一个伸肌间室的肌腱通过桡骨茎突水平的纤维骨隧道，肌腱的反复滑动进而引起摩擦性损伤，导致腱鞘的无菌性炎症、纤维变性以及纤维软骨化增厚，从而导致腱鞘内产生一系列无菌性炎症反应。

1.1.3.5 腰椎间盘突出 腰椎间盘突出（lumbar disc herniation，LDH）临床主要表现为急性下肢疼痛和酸麻，可能合并 LBP。具体包括：①腰痛：患者多表现为 LBP，影响到腰背部及患侧臀部重者伴有坐骨神经痛。腰痛是最早的症状，多是在腰椎间盘退行性变的基础上发展起来的。除少数有外伤、摔倒、搬重物或拾重物外，多由慢性劳损引起。腰椎间盘退行性变使纤维环弹性回缩力减弱，即使较小的应力作用于已退变的椎间盘上也可导致破坏，甚至使髓核突出。②坐骨神经痛：是由于神经受到刺激放射至下肢引起的，多表现在股后部、小腿外侧、足跟、足背外侧及踇趾，其确切部位由椎间盘突出的节段决定。腰背痛加上一侧或双侧腿痛是腰椎间盘突出症的典型症状，可用锐痛、钝痛、持续性或间歇性疼痛来描述。③麻木：由突出的椎间盘压迫本体感觉和触觉纤维引起。麻木区域与腰骶神经根受累区域分布有关，约占腰腿痛的 14.0%。神经根持续受压、麻木和肌萎缩可同时出现。

LDH 的临床体征：①步态：疼痛较重者步态为跛行，其特点是尽量缩短患肢支撑期，重心迅速从患下肢移向健下肢，并且患腿常以足尖着地，避免足跟着地振动疼痛。坐骨神经被拉紧，患下肢跨步小是跛行的原因。②压痛：突出间隙处棘上韧带、棘间韧带及棘旁压痛，慢性患者棘上韧带可有指下滚动感，这对诊断腰椎间盘突出症有一定价值。

1.1.3.6 膝关节骨性关节炎 膝关节骨性关节炎（knee osteoarthritis，KOA）发病缓慢，通常不易被发觉。该病高发人群为中老年肥胖女性，日常体力劳动强度较大，由于发病缓慢，在早期不容易引起患者的注意，就诊时通常病情已比较严重。该病的早期症状为清晨活动时膝盖发硬，时间为四五分钟，行走一百步可轻微感觉膝盖发硬、沉重、疼痛，但这些症状不足以引起患者的重视。临床主要表现为关节疼痛、关节活动受限、关节畸形、关节肿胀，骨摩擦感（音）和肌肉萎缩等。查体可见膝盖下方积液肿胀、膝关节弯曲时出现摩擦声、关节活动受限、股四头肌萎缩、下肢关节变形或排列不正、膝关节活动不稳定或膝关节后侧肿胀等。X 线片可见膝关节变化，出现中度以上骨刺合并明确的关节间隙狭窄、骨质硬化与可能或确定的变形。

（1）关节疼痛：绝大多数患者就诊的第一主诉，初期多为非持续性的中度疼痛，休息可缓解，受凉时可诱发或加重疼痛。随着疾病进展，疼痛可能首先影响上下楼梯或蹲下起立动作。疾病进展到中期时疼痛症状会进一步影响平地行走。晚期可出现持续性疼痛而明显影响活动，甚至影响睡眠及非负重活动。

（2）关节活动受限：膝关节炎早期影响膝关节活动不明显，多表现为膝关节长时间固定姿势后改变体位时短时间不灵活感。早晨起床时关节僵硬，活动度下降，称为"晨僵"，一般晨僵持续时间短，多在 30 分钟内，活动后可缓解。出现这一现象的原因可能是睡眠或活动减少，病变关节周围组织渗液或充血水肿引起组织紧张，导致关节僵硬。晚期关节活动可能明显受限，甚至导致残疾。由于膝关节活动受到限制，且伴随的疼痛症状会引起挛缩，严重者会出现跛行。

（3）关节畸形：早期畸形不明显，随着疾病进展，软骨层变薄、半月板损伤脱落或骨赘增生等变化都可导致膝关节出现明显内翻、外翻、旋转畸形。膝内翻畸形是骨关节炎最常见的畸形。膝关节内部存在 3ml 左右关节液，病变发生时，会促进关节液的分泌，从而导致关节液积累，多达 30～50ml 或更多。在疾病中期，关节软骨出现摩擦受损，导致膝关节变形，出现 O 型腿症状，少数会出现 X 型腿。

（4）关节肿胀：部分膝关节会因骨质增生或关节积液出现关节肿胀。

（5）骨摩擦感（音）：关节软骨有减少关节摩擦力的功能，当关节软骨破坏、关节面不平整时，关节活动会出现关节摩擦的感觉或嘎吱作响，称为骨摩擦感（音）。

（6）肌肉萎缩：晚期患者会出现持续关节疼痛、活动度下降、肌肉萎缩，从而引起关节无力。患者行走时常会感到腿软、关节不太能完全伸直或活动障碍。

1.1.3.7 滑囊炎　临床上，滑囊炎（bursitis）的分类有很多种。根据发病原因，分为创伤性滑囊炎、感染性滑囊炎、风湿性滑囊炎等。按病程可以分为急性期、亚急性期和慢性期。急性期主要表现为关节周围圆形、椭圆形或不规则形囊性肿物，自觉疼痛、活动受限、压之轻痛和有波动感，穿刺液为血性渗出物。亚急性期病程一般为 10～14 天：临床经过时间长且易反复发作，囊性肿物依然存在，走路或受压时有微痛，可扪及明显的囊肿边界，穿刺液呈淡黄色透明黏液。急性滑囊炎一般起病迅速，多由创伤或关节其他疾病导致，例如体操运动员空中转体时两侧内踝相互撞击导致内踝皮下滑囊炎。按不同病因可分为创伤性滑囊炎和非特异性滑囊炎。患者主要症状为关节周围局部肿胀、僵硬或疼痛，移动或按压时疼痛加剧，皮肤红肿等症状。典型症状包括：①急性滑囊炎：起病较为迅速，患者疼痛症状明显，活动或接触都会使疼痛增加，且疼痛一般为持续性胀痛，严重时可引起活动受限。②慢性滑囊炎：表现为局部疼痛不适，阴雨天或受凉后、劳累或运动后疼痛可加重，局部可有边界清楚的囊性肿块伴有压痛。一般症状会持续数月，时轻时重，可能会限制运动，导致肌肉萎缩。慢性滑囊炎较急性滑囊炎更多见，一般发病较为缓慢，常由反复发生在同一部位的损伤或急性滑囊炎迁延不愈导致。多见于工作中经常摩擦、压迫滑囊的人群，如矿工等。慢性期的滑囊内为正常黏液，但囊壁往往呈水肿、增厚或纤维化。③肩峰下滑囊炎：肩峰下滑囊炎表现为肩部局限性疼痛和压痛。尤其在外展 50°～130° 时更加明显。④损伤性滑囊炎：损伤性滑囊炎较多见，呈慢性。常在骨结构突出部位，因长期、反复摩擦和压迫而引起，多在慢性滑囊炎基础上突发，损伤力量较大时，可伴有血性滑液渗出。⑤感染性滑囊炎：感染性滑囊炎感染病灶带来的致病细菌，可引起化脓性滑囊炎，并可引起周围组织蜂窝织炎，破溃后常残留窦道。感染性滑囊炎可伴有关节周围红、肿、热等继发感染症状。⑥痛风性滑囊炎：痛风性滑囊炎易发生于鹰嘴和髌前滑囊，滑囊壁可发生慢性炎症性改变，并有石灰样沉淀物沉积。患者多有慢性损伤史和与致病相关的职业史。关节附近的骨突处有呈圆形或椭圆形、边缘清楚、大小不等的肿块。急性者疼痛、压痛明显，慢性者则较轻，患肢可有不同程度的活动障碍。若继发感染，则可有红、肿、热、痛表现。

根据病因、性质，滑囊炎可分为创伤性滑囊炎、非特异性滑囊炎、化脓性滑囊炎、结核性滑囊炎、类风湿性滑囊炎、痛风性滑囊炎、化学性滑囊炎等，前两种滑囊炎最为常见。

根据发病部位，滑囊炎可分为髌前滑囊炎、肩峰下滑囊炎、鹰嘴滑囊炎、髋部滑囊炎、膝部滑囊炎和跟后滑囊炎等。①髌前滑囊炎：位于髌骨前方的滑囊有髌前皮下滑囊（皮下与深筋膜之间）、髌前筋膜下滑囊（阔筋膜与股四头肌肌腱之间）和髌前肌腱下滑囊（股四头肌与髌骨之间），髌前滑囊炎多见于皮下滑囊。反复摩擦、挤压、碰撞等机械因素均可引起，井下煤矿工人中最常见，也可因急性损伤而发病。主要表现为髌前局限性肿块，触之有波动感，柔软，界限清楚。有轻度疼痛或无痛，膝关节功能不受限。②髌下深滑囊炎：髌下深滑囊又称胫前深滑囊，位于胫骨结节与髌韧带之间。髌下深滑囊炎多因创伤所致，局部肿胀疼痛，膝关节屈伸活动受限。检查时见髌韧带两侧生理凹陷消失并明显凸起，局部压痛。③鹅足滑囊炎：鹅足滑囊位于缝匠肌、股薄肌及半腱肌的联合腱止点与胫骨内侧副韧带之间。鹅足滑囊炎主要表现为膝关节内侧疼痛，局部有肿块，常可误诊为慢性关节炎、内侧半月板损伤、内侧副韧带损伤等。④窝囊肿：又称贝克氏囊肿，是窝内滑液囊肿的总称。有的是滑囊无菌性炎症积液膨胀而由深部向后膨出；有的是继发于膝关节内疾病而产生的滑膜腔渗出物。患者有窝部不适的感觉或行走后有胀感，有的无自觉症状。检查时可见窝有一囊性肿物，大小不等。对继发于膝关节内疾病的窝囊肿，首先应查明原发病并予以治疗，如存在骨骼畸形，须切除或矫正畸形的骨骼，原发病治愈后，有的囊肿可自行消失，否则可在另一次手术中切除囊肿。⑤鹰嘴滑囊炎：鹰嘴部滑囊有两个，一个位于鹰嘴突与皮肤之间；另一个位于肱三头肌肌腱与鹰嘴上端的骨面之间。鹰嘴滑囊炎多发生于前者。发病原因以创伤多见，常因撞击或经常摩擦所致。煤矿工人在矿井中运煤时，用肘支撑着匍匐爬行，长期碰撞、挤压和摩擦鹰嘴滑囊而导致发炎者甚多，故亦称"矿工肘"。主要表现为鹰嘴部皮下囊性肿物，直径为2～4cm，可有轻度压痛，一般无疼痛及功能障碍。⑥肩峰下滑囊炎：肩峰下滑囊又名三角肌下滑囊，分为肩峰下和三角肌下两部分，两者中间可能有一簿的中隔，但大多数是相通的。滑囊将肱骨大结节与三角肌、肩峰突隔开，使肱骨大结节大致在肩峰下面发生摩擦。肩峰下滑囊炎，可因直接或间接外伤引起，但大多数病例继发于肩关节周围组织的损伤和退行性变，尤以滑囊底部的冈上肌腱损伤、退行性变、钙盐沉积最为常见。肩峰下滑囊由于损伤或长期受挤压、摩擦等机械性刺激，使滑囊壁发生充血、水肿、渗出、增生、肥厚、粘连等无菌炎症反应。肩部疼痛、运动受限和局部压痛是肩峰下滑囊炎的主要症状。疼痛位于肩部深处，常涉及三角肌止点，亦可向肩胛部、颈部、手部等放射。肩部运动受限，随着滑囊壁的增厚、粘连，肩关节活动度逐渐减小，活动肩部时疼痛加重，尤以外展外旋时为著。肩峰下有压痛，如果滑囊肿胀，则整个肩部均有压痛。晚期可见肩带肌萎缩。X线检查有时可见冈上肌钙盐沉积。⑦肘膝综合征：由于煤矿井下工人特殊的工作环境，矿工除具有急慢性滑囊炎的改变外，还有上皮组织高度角化、半月板受损、尺骨鹰嘴骨质增生、髌前骨质增生、骨关节炎、尺神经炎、髌骨软骨软化等表现，黄绍光等将其称为矿工肘膝综合征。当滑囊受到过分摩擦或压迫时，滑囊壁发生轻度炎性反应，滑液分泌增多，同时有液体渗出，使滑囊膨大，急性期囊内积液为血性，以后呈黄色，至慢性期则为正常黏液。在慢性滑囊炎中，囊壁水肿、肥厚或纤维化，滑膜增生呈绒毛状，有的囊底或肌腱内钙质沉着，影响关节功能。多数病例，避免继续摩擦、压迫，休息后炎症可消退。穿刺抽液、囊内注入醋酸氢化可的松和加压包扎，常能获得良好疗效。对非手术疗法无效者可考虑做滑囊切除术。但若局部皮肤出现胼胝样改变时一般不宜再行手术治疗，以免伤口经久不愈。

正常滑囊腔为一裂隙状，内含少量滑液，具有增加润滑减少摩擦，减轻压力，促进运动的功能。滑囊炎常好发于特定职业人群，例如矿工在工作中长期摩擦、挤压滑囊容易造成鹰嘴和髌前滑囊炎。随着年龄的增长，滑囊等人体结构随之老化，滑囊炎的发病率也会增加，如坐骨结节滑囊炎好发于常年久坐和年老瘦弱的人群。创伤性滑囊炎常与职业有关，如矿工的髌前滑囊炎、鹰嘴滑囊炎和肩峰下滑囊炎，石板磨光工人的髌前滑囊炎，木工、水电工和网球运动员的肱桡滑囊炎等，德国、智利已将与职业有关的滑囊炎列为职业病。在智利，根据《智利工伤事故与职业病名称和评价条例》第109条，将滑囊炎列为职业病。我国原卫生部、劳动人事部、财政部和全国总工会(87)卫防字第 60 号文中，将煤矿井下滑囊炎列入了《职业病名单》。20 世纪 80 年代中期，煤炭工业部组织学者进行了大量系统研究工作，并制定了煤炭系统的行业标准《煤矿井下工人滑囊炎诊断标准》(MT 168—1987)。

在相关职业活动过程中，滑囊长期受到摩擦、压迫、挤压和碰撞等导致滑囊壁充血、水肿、渗出、肥厚、滑囊扩大形成囊肿，称为滑囊炎。职业性滑囊炎与职业类型、工种、职业环境、劳动强度等密切相关，如矿工常因工作环境和劳动姿势等原因，用肘支撑着匍匐爬行，肘部和膝部滑囊长期受到摩擦、压迫和碰撞等导致髌前滑囊炎和鹰嘴滑囊炎，故又称为"矿工肘""矿工膝"；在石板磨光加工时，因石板重量过大，工人操作时为了减轻上臂劳动强度，常用膝部紧靠机台进行支撑，膝部长期受到振动和压力的影响，发生髌前滑囊炎；木工、水电工和网球运动员常会发生肱桡滑囊炎，也因职业需要经常做旋转前臂和屈伸肘关节等运动，滑囊受到挤压和摩擦所致。因肱桡滑囊炎最早发现于网球运动员，故称为"网球肘"。国外膝部滑囊炎称为"牧师膝""女仆膝"，在跪着工作或洗衣女工中发生；坐骨结节滑囊炎常见于坐着工作和年老瘦弱的妇女中，发病与长期坐着、摩擦有关，又称"编织臀"或"织布工人臀"；在骑马、骑牲口时常使位于缝匠肌、股薄肌及半腱肌的联合腱止点与胫骨内侧副韧带之间的滑囊发炎，称鹅足滑囊炎。在职业性滑囊炎中，多数病例避免继续摩擦和压迫，休息后炎症可消退。

1.1.4　WMSDs 诊断

WMSDs 的临床诊断通常依据实验室和电生理实验，例如神经肌电图(包括肌电图和神经传导速度)和磁共振成像(magnetic resonance imaging，MRI)技术。磁共振成像技术可清晰呈现肌腱、韧带和肌肉的影像，提高诊断信息的质量。职业流行病学人群研究中，WMSDs 阳性病例多来自自填式问卷调查以及临床体格检查等，其中问卷调查法应用更为广泛。针对研究关注的身体部位不同采用的调查问卷也有所差异，如评价 LBP 常使用《McGill 疼痛问卷》(The McGill Pain Questionnaire)；评价上肢疼痛常使用《马斯特里赫特上肢问卷》(Maastricht Upper Extremity Questionnaire，MUEQ)；评价全身各部位疼痛多采用《北欧肌肉骨骼问卷》(Nordic Musculoskeletal Questionnaire，NMQ)；职业性肌肉骨骼疾患危险因素的调查则多使用《荷兰肌肉骨骼问卷》。关于 WMSDs 的问卷定义，有不同的理解。国内常将"身体局部肌肉骨骼出现疼痛和活动受限，且症状持续时间超过 24 小时，下班休息后未能恢复，同时排除身体残疾和 / 或其他相关疾患等"作为 WMSDs 人群调查的问卷病例。美国国立职业安全卫生研究所(National Institute for Occupational Safty and Health，NIOSH)的问卷病例定义为满足下列所有要求：①过去 1 年内不适；②从事当前工作以后开始不适；③既往无事故或突发伤害(影响不适的局部区域)；④每月都有不适发生或持续时间超过 1 周。我国台湾职业病认定参考指引中职业性腰椎间盘认定参考指引如下。

1.1.4.1　主要认定基准

(1) 疾病证据：以下 1) 和 2) 同时存在，且与临床表现或病程有合理的一致性。

1) 急性下肢痛麻，可能合并 LBP。

a. 直腿抬举法(SLRT) 30°～70° 为阳性，至少测试两次。

b. 神经传导检查(NCV)与肌电图(EMG)显示急性腰椎神经根病变。

2) 磁共振成像(MRI)或电脑断层(CT)显示单侧腰椎间盘突出。从 L3/4 到 L5～S1 有单一或多个椎间盘受到影响。排除只有 L1/2 和 / 或 L2/3 椎间盘突出。

（2）接触证据

1）每年至少 220 个工作日、诊断前至少工作 8～10 年，搬抬重物（男性≥20kg、女性≥15kg）。每日搬抬合计重量，男性至少 2 吨、女性至少 1.5 吨，且每个工作班应有大部分时间或至少一半时间从事搬抬重物。

2）依据人因工程软体模拟系统，单次动作姿势对腰部产生的应力，男性至少 3.2kN，女性至少 2.5kN。每日累积负荷，男性需超过 5 500Nh，女性需超过 3 500Nh。一生累积负荷阈值男性为 $25×10^6$ Nh；女性为 $17×10^6$ Nh。

累积剂量依照公式 1-1：

$$年总剂量 = 一年工作天数 × (8h × [\Sigma F_i^2 × t_i])^{1/2} \qquad （公式 1-1）$$

式 1-1 中，F：腰部受力，单位为牛顿（N）；t：每日平均搬抬重物的时间，单位为小时。

$$累计接触剂量（Nh）= 工作年数 × 年总剂量$$

3）个案权衡：上述接触条件可依照个案情况加以权衡，酌情降低要求，即每日搬抬总重量或工作年限的标准可降低。例如，超过肩部的搬抬动作、每分钟超过一次的快速搬抬动作、有扭转弯曲腰部的情形、长距离搬运、超过 1/2 臂长距离搬抬重物、接触短暂强度较高的全身垂直振动、腰部受到较高的压力等，工作年限可下调到约 5 年。

（3）接触时序性：①主观症状或腰椎间盘突出的客观表现，如神经传导检查、肌电图、磁共振成像或电脑断层扫描的严重程度增加，可依"加重"原则认定为职业病。②接触结束和疾病发生之间所允许的最长期限（半年）。

（4）排除其他原因：例如，≥Ⅱ度的腰椎滑脱、腰椎融合术、不对称腰椎间的椎化、椎体骨折合并愈合对位不良、腰椎侧弯（Cobb 角度 10°～>25°）、骨盆倾斜合并椎体侧弯与长短脚超过 3cm、特高（身高≥190cm）、肥胖（BMI≥30kg/m²）、动脉硬化与代谢综合征。非职业活动或运动导致的接触情况，例如从事园艺工作。如无法排除，职业引起的腰椎负荷贡献50% 的可能性。

1.1.4.2 辅助基准

（1）停止工作接触与休息后，LBP 与腰间神经根病变症状通常会在 3～6 个月内明显改善。

（2）同一工作环境的其他人员，也有慢性 LBP 或腰椎间盘病变。

（王忠旭　曲　颖）

1.2 流行趋势

1.2.1 流行病学研究

国外关于 WMSDs 的研究开展较早，早在 1700 年 Ramazzini 第一次描述了抄写员的 WMSDs，并提出重复性手部活动、强迫坐位、过度脑力劳动、精神压抑和连续工作是 WMSDs 发生的危险因素。1825 年 Vleepau 首次报道了工作相关疾病腱鞘炎（tenosynovitis）。此后，伴随西方工业革命，劳动密集型产业兴起，工作过程中劳动者的 WMSDs 问题日益显著。检索 ISI web of knowledge 数据库中已发表的 SCI 论文进行统计，截至 2017 年，WMSDs 相关 SCI 论文的发表数量以及各国发表论文数量排名见图 1-1。自

20世纪80年代至今，WMSDs相关的SCI论文发表量逐年增长（图1-1A）。我国职业人群中WMSDs也呈高发态势，患病率高达20%～90%。我国目前的WMSDs研究仍与其他国家有较大差距（图1-1B）。

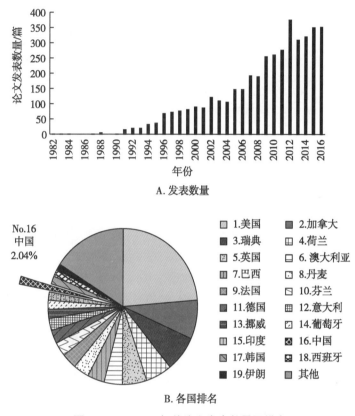

A. 发表数量

B. 各国排名

图1-1　WMSDs相关论文发表数量及排名

　　20世纪90年代前，国际WMSDs研究主要集中在以重复性操作为特点的体力劳动，国内大规模流行病学调查研究还很少。20世纪90年代后，我国开始在不同职业人群中开展大量流行病学调查，调查人群主要集中在劳动密集型产业的WMSDs高危人群，以问卷调查为主，重点关注身体疼痛或症状发生的部位及相关因素。其中，损伤部位以颈、肩、腕和腰背部最多见，生物力学和个体因素被认为是WMSDs主要危险因素。进入21世纪，科技不断进步，生产方式发生转变，手工作业被逐步淘汰，企业也从劳动密集型向资本密集型、技术密集型转型。劳动者的工作环境和工作条件发生了较大变化，WMSDs患病状况开始引起研究人员的广泛关注。国外研究者已经注意到WMSDs不仅行业流行广泛，且涉及医疗保险、职业健康和社会经济等多方面，因而开始注重分析不同行业流行趋势的变化。

1.2.2　疾病负担研究

　　随着现代工业的发展和作业模式的转变，职业人群WMSDs呈高发态势，已严重影响劳动者身心健康，得到国内外学者的普遍关注，美、英、德等国家已将其列入职业病，ILO已将8类WMSDs列入推荐职业病目录。1990—2010年，全球21个国家或地区针对291种疾病开展了疾病负担的系统研究。结果表明(表1-3),全球因WMSDs带来的健康寿命损失年占21.30%,位居所有疾病的第3位;伤残调整寿命年位居第4位(发达国家排第3位),占全球总伤残调整寿命年的6.70%。以LBP为代表的WMSDs全球伤残调整年,1990年位居第11位,而2010年已上升至第6位。

表1-3 部分国家和地区WMSDs经济负担比较

国家/地区	疾患种类	年份/年	总负担	直接负担	间接负担	人均负担	GDP占比/%
美国	WMSDs	2007	26.07亿美元	14.67亿美元	11.40亿美元	7 774.52美元	—
欧洲	WMSDs	2015	2 400.00亿欧元	—	—	—	2
哥伦比亚	WMSDs	2005	1.72亿美元	6.36亿美元	1.08亿美元	2 709.00美元	0.5~2
西班牙	LBP	1998	0.68亿欧元	—	—	1 263.00欧元	
瑞典	LBP	2001	18.57亿欧元	3.08亿欧元	15.49亿欧元	632.00欧元	
日本	LBP	2001	821.40亿日元	—	—	669.00日元	

注:一表示该项无数据。

资料来源:金宪宁,王生,张忠彬等.工作相关肌肉骨骼疾患经济负担研究现状[J].中国职业医学,2019,46(1):117-120.

WMSDs在许多欧美国家占职业病发生的第2位。在美国,WMSDs是患病率增长最快的疾病,从1981年的18%迅速上升到1991年的61%,因此损失的年保险赔偿费用高达上百亿美元。据报道,有30%的欧洲工人患有背部疼痛,荷兰每年因背部疼痛经济损失占GDP的1.7%,联邦德国每年因WMSDs缺勤天数占整个工业疾病缺勤总天数的15%~22%,加拿大每年因肌肉骨骼疾患而导致的直接和间接经济损失高达近千亿美元。

1.2.3 患病现状研究

1.2.3.1 国际情况 过去几十年来,各国研究人员不断收集、分析、解释、发布WMSDs相关健康影响因素,对判断发病趋势、制定预防策略和评价监护系统具有重要意义,目前也已取得很多令人信服的成果。

2005年欧盟统计局确认的职业病中,WMSDs占欧盟各国全部职业病的39%。由于各国诊断标准不一,此数据存在被低估的可能。其中,比利时由机械振动引起的WMSDs申请职业病赔偿的数量居首位,西班牙WMSDs患病率居所有职业病的首位,其他成员国的WMSDs患病率也呈上升趋势(表1-4)。2015年第六次欧洲工作状况调查结果显示,61%的欧洲工人在工作过程中手臂需要进行重复性动作,43%的工人处于不良姿势作业,33%的工人承受重力负荷,20%的工人接触机械振动,大多数欧洲工人接触WMSDs相关职业危险因素。

表1-4 2014年欧洲10国WMSDs患病情况

国家	参保人员/人	诊断申报/例	诊断病例/例	总职业病病例数/例	GDP占比/%
德国	42 861 173	10 009	1 240	36 436	3.40
奥地利	3 411 138	—	40	1 129	3.54
比利时	3 059 833	8 062	2 498	3 609	69.22
丹麦	2 720 661	6 982	588	3 756	15.65

续表

国家	参保人员/人	诊断申报/例	诊断病例/例	总职业病病例数/例	GDP占比/%
西班牙	13 647 833	—	1 286	17 260	74.51
芬兰[a]	2 197 000	454	209	1 811	11.54
法国[b]	18 632 122	86 382	60 018	68 556	87.55
意大利[c]	21 200 000	31 823	13 669	19 841	68.89
瑞典	4 647 314	710	344	1 089	31.59
瑞士	3 944 691	505	221	2 152	10.27

注：[a] 芬兰为2013年统计数据，[b] 法国为2013年统计数据，[c] 意大利为2012年统计数据。

资料来源：杨秋月，王海椒. 欧洲工作相关肌肉骨骼疾患流行现状和诊断标准概述[J]. 环境与职业医学，2017，34（9）：826-830.

1.2.3.2　国内情况　我国是世界劳动人口最多的国家。截至2018年年末，16～59岁劳动力人口接近9亿人，就业人口总量达7.8亿人。大量流行病学研究显示，我国职业人群WMSDs的患病率一直居高不下，各行业WMSDs患病率高达20%～90%，且几乎覆盖所有行业，如纺织、建筑、冶金和电子等，患病率分别为97%、69.89%、82.24%和52%～61%。不同行业或工种，WMSDs发生部位和症状略有差异。调查发现，冶金、国防、建筑等行业的WMSDs主要发生在下背、髋、腿及膝部，电子、纺织等行业主要为手腕及下背部，主要表现为受累部位的酸、麻、疼痛或活动受限。视频显示终端（visual display terminal，VDT）作业则大多数表现在颈、肩和手部症状以及视觉疲劳。有研究对涉及14个行业41家企业作业工人WMSDs的调查结果显示，腰和颈部WMSDs的患病率最高，分别高达70.1%和63.8%。另一研究报道，某机场视屏显示终端作业人员颈、肩部的WMSDs患病率分别为55.5%和50.7%。电子企业长期处于坐姿和站姿的作业人员以颈、肩、腰部的WMSDs为主。这些行业中，WMSDs发生的职业危险因素主要集中在重复性机械操作、搬运作业、长期不良姿势作业等，36.9%～44.2%的作业人员1年内即发生了WMSDs。

我国关于WMSDs的研究设计几乎均为横断面调查或病例对照研究，队列研究较为罕见。这些横断面或病例对照研究结果可为今后的深入研究提供借鉴。

1.2.4　流行病学研究类型

流行病学研究目的是寻找接触与疾病之间的相关关系（因果关系）。这种相关的前提是接触必须先于疾病而发生。开展流行病学研究时，既可以按某种疾病的有无，也可以按某种接触的有无或接触水平来选择研究对象。也就是说，流行病学研究可以从接触和疾病以及考虑时间轴等方面开展相关研究，常见的有队列研究、病例对照研究、横断面研究以及病例系列研究。

1.2.4.1　队列研究　队列研究依据研究队列观察起始点和终止点不同，可以分为三种研究方法，包括前瞻性队列研究（prospective cohort studies）、回顾性队列研究（retrospective cohort studies）和回顾基础上的前瞻性队列研究。前瞻性队列研究的观察起始点是现在或未来某个时点；回顾性队列研究和回顾基础上的前瞻性队列研究的观察期起始点均是过去某个时间点，两者的区别在于观察终止点的不同，前者的观察终止点是现在或过去某个时点（起始点之后），而后者是未来的某个时点。队列研究是在观察起始点确定两组观察对象（接触组与非接触组）作为队列人群，观察和比较一段时间内两组人群某种健康结局（包括疾病或健康异常结局）的发生情况（发生率、发病率或死亡率等）。所有观察对象在研究最初都是健康或无病的，计算两组新发病例、健康异常率（发病率）和发生危险（相对危险度，*RR*），评估接触与疾病发生（如 WMSDs）发生的相关性。*RR* 大于 1.0 意味着接触组疾病发生率高于对照组，并且在接触和疾病之间观察到了相关性。得到的置信区间（*CI*）是 *RR* 真实值可能落入的估计范围。*CI* 反映了研究中观察效果的精确度。通常，如果 *CI* 包括 1.0，则职业接触与 WMSDs 之间的关联可能是偶然性的。队列研究可以确保工作相关因素的接触发生在 WMSDs 发生之前，可以对观察到的关联进行因果解释。

1.2.4.2　病例对照研究　病例对照研究（case-control study）是回顾性的，检查 WMSDs 患病（病例）和没有患病（对照）两组观察对象职业接触的差异。研究中的病例是特定人群特定时期内所有新发病例的代表性样本。对照应该是来自同一人群的非病例代表性样本。病例组中接触与非接触人数的比值和对照组中接触与非接触人数的比值的比称为比值比（*OR* 值）。*OR* 值大于 1.0 表示接触与 WMSDs 之间有关联，95%*CI* 表示 *OR* 真实值的可能范围。病例对照研究可用于评估罕见病症或少数病例。病例对照研究的局限性之一是难以获得有关过去接触的准确信息；第二个局限是难以识别在特定时期内所有发病的代表性病例（其中许多工人将离开劳动力队伍）；另一个问题是对照组选择不适当。

1.2.4.3　横断面研究　横断面研究（cross-sectional studies）提供了疾病过程的"及时快照"，也就是说，在单个时间点测量健康结局和接触。这些研究通常能识别出具有不同接触水平的职业，并比较每组中 WMSDs 的患病率。频繁发作疾病的持续时间很长，而且往往未能被诊断或报告，而横断面研究是识别这种疾病危险因素最有用的方法。通常，横断面研究不能提供前瞻性研究中固有的接触与疾病之间正确的时间关系证据，但其仍然是有价值的。此处讨论的一些横断面研究（包括入选标准），例如，在症状出现之前的特定时间内从事特定工作，这种情况为研究增加了时间维度。使用横断面研究的一个常见问题是如何获得足够高的响应率，许多调查对象因为忙碌和不感兴趣等原因拒绝参与调查。因此，结论仅基于一部分同意参与调查的工人，而这些工人可能并不能代表整个工人群体或与整个群体的情况并不类似。此外，横断面研究通常仅限于目前在职的工作人员，如果患病的工人离开了工作岗位，可能无法反映真实的患病率（代表性问题不仅限于横断面研究，也可能出现在选择、拒绝或退出受试者时提到的其他研究设计中），*OR* 或患病率（*PR*）（接触人群患病的比例除以未接触人群患病的比例）可用于报告横断面研究的结果。

1.2.4.4　病例系列研究　病例系列研究（case-series study）描述了一组（或一系列）病例（或患者）的某些特征。最简单的设计是一组病例报告，研究者描述一些在少数患者中发生特殊的观察结果。病例系列中包括的病例通常来自单个患者群体，由于选择偏倚，其构成可能影响观察结果。病例系列研究经常能引出假设，随后在横断面、病例对照或前瞻性研究中进行调查。因为病例系列不涉及比较组（没有症状或未接触所研究的危险因素），一些研究人员认为病例系列研究不能算作流行病学研究，因为其通常不是计划研究，也不涉及任何研究假设。

1.2.5　流行病学研究中的偏倚和其他问题

在解释流行病学研究的有效性以提供 WMSDs 的工作相关性证据时，分析研究结果必须考虑一些假设和偏倚来源，包括选择性、普遍性、错误分类、混淆和效应修饰以及样本大小与精度等偏倚。

（1）选择性偏倚（内部有效性）：职业健康研究中，可能会出现至少两种类型的选择性偏倚：①在所研究的工人群体中选择了"健康工人"；②排除了已经离开工作岗位的"病假"工人。这两种偏倚往往会导致低估工作场所危险因素与观察到的健康效应之间的真实关系，因为能参加研究的工人往往是健康状况较好的工人。这些研究分析的一个基本假设是：研究中选定的 WMSDs 病例代表了该工作场所中所有患 WMSDs 的工作人员。在单一研究中，随着人群规模和参与率的增加，代表性通常也会有所增加。一个平行的假设是，非患病群体代表了整个非患病人群。有些病例离开工作群体的情况会导致当前就业工人群体的疾病患病率被低估。但是，如果从未接触与接触工人比例相等的群体中丢失病例，则低估患病率不会影响研究的内部有效性。

（2）普遍性偏倚（外部有效性）：一些研究基于单一人群、职业或受限制的数据库（保险公司、某些工业企业），因此，样本可能无法代表一般人群。另一个假设是，某一项研究中的 WMSDs 病例与另一项研究中的病例可比。这种假设需要在 WMSDs 研究中进行特别审查，因为对于特定疾病可能不存在标准化的病例定义。

（3）错误分类偏倚：在选择病例和确定其接触水平时，可能会引入错误分类偏倚。诊断错误可能导致 WMSDs 病例被错误分类为非病例。同样，非病例可能被错误分类为病例。如果接触和未接触的病例都错误分类，则计算的 RR 或 OR 通常会低估真实的关联。此外，在确定感兴趣的接触因子时也可能发生错误分类。同样，如果对病例和非病例都进行了错误分类，这种错误分类将导致找不到关联的偏倚。

（4）混淆和效应修饰：其他因素也可能解释工作与疾病之间的假设关系。混淆是一种情况：在混淆的情况下，工作与 WMSDs 的关系看起来比实际上更强或更弱，因为某些混淆因素与结果有着明显的因果关系。换句话说，此时的危险评估是扭曲的，因为接触和未接触工人在疾病症状上的差异是由其他因素导致的。例如，糖尿病可能导致神经传导测试异常，这也是 WMSDs 的征兆。如果接触工人患糖尿病的比例高于未接触工人的比例，糖尿病将成为保护性的混淆因素，导致明显的接触 - 疾病关联。效应修饰因素是改变接触对疾病影响的因素。例如，重复性运动可能仅在老年工人中引起肌腱炎，在这种情况下，年龄将是效应修饰因素。虽然效应修饰本身并不是偏倚，但如果研究者未能分别分析老年工人和年轻工人，则可能错过了真正的工作与疾病关联。

（5）样本大小、精度和 CI：对某效应的估计度量（例如 RR）的 CI 是估计值的范围，它反映了研究中观察到效果的精确性。大型研究通常具有较小的 CI，并且可以更精确地估计效应。在具有"统计显著性"的研究中，CI 排除无效应的无效值（例如，RR 为 1.0）。小型研究通常不太精确，导致 CI 变宽，并且即使接触者的疾病患病率高于非接触患者，也不太可能具有"统计学意义"。

（曲　颖　王忠旭）

1.3　工效学因素

WMSDs 的发生可能由多种工效学因素引起，既有来自机体内部的，也有机体外部的。丹麦、芬兰、瑞典、英国和美国研究并总结出可能导致颈和上肢 WMSDs 发生途径的内部因素概念模型。工人在一定的接触作业环境下进行作业活动，产生对机体组织的压力；接触影响了机体局部血液循环，导致局部肌肉疲劳和其他不同生理和生物力学改变，同时机体自身因外部因素而产生内部应激反应；机体反应可能增加（或减少）机体应对进一步反应的能力；如果没有充分的时间使机体组织应对能力再生或恢复，那么进一步的系列反应可能退化机体有效应对能力，直至产生如疼痛、肿胀或活动受限这样的结局。这是导致机体WMSDs的内部因素模型。2001年美国国家科学院（National Academy of Sciences）提出更为详尽的WMSDs外部概念模型，较全面地反映了个人外在危险因素在WMSDs发生中的作用，包括：①工作过程、设备和环境；②组织因素；③社会因素；④个人生理和心理因素。这些外在因素与机体内在因素相互作用导致WMSDs的发生（图1-2）。

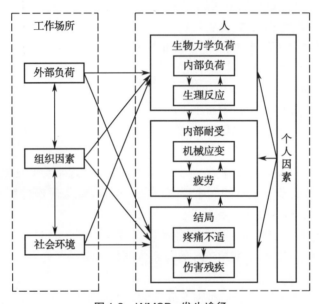

图1-2 WMSDs发生途径

数据来源：美国国家科学院，2001年。

WMSDs是由多种危险因素引起的多因素协同作用的结果，危险因素主要包括：①生物力学因素（用力/受力负荷、静力负荷、作业体位、重复动作等）；②环境因素（振动、噪声、温度、人机界面尺寸等）；③工作组织因素（作息时间分配、作业方式、作业时间、重复动作频率、生产速率等）；④社会心理因素（精神紧张、工作快节奏、单调工作、生活压力等）；⑤个体因素（性别、年龄、工龄、人体尺寸等）。其中，局部肌肉用力/受力负荷过大、时间过长、重复频率过高是造成慢性肌肉骨骼疾患的三个基本因素。以往认为生物力学是WMSDs的最主要因素，机制可能是因用力过度、工作姿势不良、重复性操作和休息不充分引起的组织损伤，分为静态负荷和动态负荷两种。但随着对WMSDs病因研究的深入和社会的发展，心理健康问题日益凸显，近年来研究者更加关注社会心理因素和组织管理因素对WMSDs的影响。

1.3.1 工作过程、设备和环境

体力负荷过重、强迫姿势作业（不良体位）、不适的工作姿势会引起WMSDs。反复的提升、搬运、推拉重物会增加患LBP的风险；扭曲或弯曲躯干会增加发生下背部疾病的风险，在狭窄空间范围内工作时姿势要求发挥更为重要的作用；反复或长时间转身、弯腰等姿势易使机体处于疲劳状态而得不到恢复，使LBP的发病风险增加。流行病学研究发现，手部

的重复性活动会显著增加 WMSDs 的发病风险。例如，上臂的反复提升可引起肩腱炎，手腕的长时间重复弯曲可引起 WMSDs。不适的工作姿势也是 WMSDs 的重要危险因素。例如，颈部长期前屈、后伸、侧弯和扭曲均可引起肌肉疲劳，导致患颈肩部疾患的风险显著升高；VDT 作业、建筑工人的头上作业（手在头部以上的作业）都可使颈部肌肉疲劳。手腕高度弯曲和外展的姿势也会增加患 WMSDs 的风险。另外有研究显示，工作时手臂处于肩部或肩部以上、静态姿势也增加患 WMSDs 的风险。接触的持续时间是 WMSDs 发生过程中的一个重要因素，取决于单位时间（如每天）重复次数和接触时间，短期接触可能导致急性健康障碍，而长时间接触可能在最后阶段引起 WMSDs。

工作场所中人机界面设计不符合工效学原则，使工作时腰部扭曲、长时间低头、抬肩臂等强迫体位姿势工作，可使颈、肩、背部的肌肉负荷明显增加。Hagberg 等对流水线作业工人的调查显示，工作台、座椅的设计不符合人体解剖、生理、心理特点和人体测量数据，工人颈肩腕综合征患病率为 44%，并认为其患病率较高与上述原因致使臂部重复活动造成颈、肩静态负荷有关。

不良的作业环境易引起工作人员烦躁、注意力分散、疲劳、工作能力下降。温度对 WMSDs 有一定影响。合适的温度使人体感到舒适，可以提高劳动效率和工作质量。强体力负荷状态下高温接触可能导致体温升高，低温接触可使人体的调节能力减弱，反应迟钝。作业环境中的湿度不同，人体的感觉也会发生变化。例如空气温度 30℃、相对湿度 90% 的作业环境会对人体健康产生危害。合适的照明条件可提高工作准确性，减少视觉疲劳。噪声对人体的心血管功能有一定影响，手臂振动可导致血液循环问题，发生"白指征"。较大的噪声、振动也会影响肌肉和血管的营养供应，不利于肌肉疲劳的恢复。

1.3.2　组织因素

管理松散无序、不能合理的岗位安排、缺乏必要的相关知识培训均易引起 WMSDs。有研究者对加拿大 1 645 名护士的前瞻性研究发现，52.3% 发生 WMSDs 的护士缺乏相关培训（如搬抬患者技巧等）。意大利一项研究对两所位于同一地区的医院护士的 LBP 患病率进行统计，发现存在显著性差异，造成这种差异的主要原因是两所医院的护士和患者比例（护患比）不同（分别为 0.57 和 1.27）。一所医院护患比小，意味着护士的工作量将大大增加，而护患比的大小与管理决策部门的决策密切相关。此外，工作任务分配不当；工作量过大，工人没有足够的休息时间；工作进度安排过快，工人难以适应等与 WMSDs 的发生密切相关。

1.3.3　社会因素

不同社会阶层群体 WMSDs 发生有差异。如从事铝业作业的蓝领工人与白领工人相比具有更高的因 WMSDs 缺勤风险。这种情况在一般人群、综合治疗的患者及化学工业中同样存在。冶金行业因患 LBP 导致缺勤的一项研究也得出了同样的结论。WMSDs 的发生同样受到社会及管理者对劳动者支持程度的影响，缺乏管理者的支持与 WMSDs 症状呈显著相关，管理者的支持比同事的支持对预防 WMSDs 作用更大。

1.3.4　个人生理和心理因素

肌肉的低阈限运动单元（low threshold motor units）不仅可被生理负荷激活，也能被心理负荷激活，而低阈限运动单元的持续激活一般被认为是肌肉疲劳的表现。特定肌肉的紧张不仅能导致其他肌肉发生紧张,而且可引发新的不良反应(如损坏组织等)。在认知和情绪应激状态下,较长的休息时间并不能使更多的肌肉放松。工作应激可导致肾上腺素和去甲肾上腺素释放量、心率、心脏收缩压等发生变化,而这些变化与肌肉活动存在明显的联系。应激导致的换气过度,可提高工作者对交感神经活动的敏感性,容易产生疲劳。

许多研究结果表明,心理状态不同的工作群体,其WMSDs的发生存在显著性差别。工作紧张,尤其是工作紧张伴高体力付出是LBP的危险因素,而且工作越紧张,症状越明显。平时经常主诉有头痛、疲劳、情绪低落等非肌肉骨骼症状的护士容易产生疲劳,易有LBP的主诉。工作时间、工作量、工作节奏、工作单调、过度焦虑等心理因素与LBP的发生呈正相关。同时接触高物理负荷和高心理负荷者更易患WMSDs,但在低物理负荷时,心理因素显得格外重要。国内一些研究者对护理操作、坐位作业、建筑、金属加工等职业活动的研究也得出了类似的结论。不利的心理社会因素可诱发WMSDs,而WMSDs又会对心理和社会状态产生消极影响,进一步增加工作者的危险性,两者存在双向联系和反馈循环。

目前关于WMSDs与危险因素的接触-反应关系的资料很少。因此,为了检查目前已知的WMSDs危险因素与工作相关肌肉骨骼疾患之间是否存在接触-反应关系,NIOSH资助了10项关于背部和上肢肌肉骨骼疾患的现场流行病学调查。与以往的研究相比,有如下优势:①属于前瞻性队列研究;②直接定量测量工作环境中物理性危险因素;③评估心理和工作组织因素对疾病的影响;④通过自我报告收集资料;⑤依据体格检查评估肌肉骨骼症状。研究结果均显示,工作中接触危险因素与WMSDs之间存在关联。NIOSH通过调查533名电信行业和1 050名报纸行业的VDT作业员工,创新性地提出社会心理因素可能是导致WMSDs的重要原因;对WMSDs的危险因素提出预防控制措施,并作为职业伤害管理的主要手段,其策略主要概括为三点:注重生产灵活、全员参与管理、培养企业归属感。近年来,医生也因超负荷工作和精神负担加重逐渐成为关注热点,如2016年Arvidsson等除研究教师、护士等职业外,还对超声影像医生开展职业卫生调查,发现调查对象肩部的疼痛报告率最高;对骨科创伤医生研究表明,LBP是最常见的症状,患病率达29.3%。但国内对于医生WMSDs的调查仍然较少,后续研究可给予关注。

(王忠旭 凌瑞杰)

1.4 WMSDs 发生机制探讨

目前,国际上已有公认的WMSDs致伤模型,即工效学负荷→肌肉反应→疲劳→损伤(WMSDs)(图1-3)。在该模型中,作业负荷重、节奏快、重复高、时间长、姿势不良以及休息不足等因素极易引发局部肌肉疲劳,如此长期慢性累积,最终导致WMSDs。

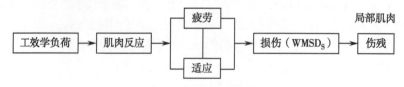

图 1-3 WMSDs 致伤模型

WMSDs的形成可能是局部肌肉接触具有高度生理要求的不当职业活动,引发了肌肉疲劳或反复持续性疲劳,导致肌肉和软骨、肌腱或神经组织或系统的损伤,此过程是一个复杂的生物化学过程，在疾病发展不同过程中存在多种生物标志物及其生物学改变，包括活动、疲劳、损伤等过程中的代谢、氧化损伤、炎性和疼痛标志物，且与不同的病因学机制有关。基于文献报道及上述内容，分别从细胞、分子水平总结 WMSDs 致病的细胞学机制和炎症反应机制。

职业活动过程中，在持续工效学负荷的作用下，骨骼肌连续经历损伤与修复反应，从损伤和死亡的细胞中释放多种损伤相关分子，形成以下胞内作用途径：①损伤分子诱导内质网应激反应（未折叠的蛋白质反应和内质网超载反应），进而导致细胞产生过量活性氧（reactive oxygen species，ROS）并诱导细胞凋亡；②内质网应激及肿瘤坏死因子（tumor necrosis factor，TNF）与胞膜受体结合会引发核因子 κB（NF-κB）途径的激活，导致促炎细胞因子、趋化因子和黏附因子的产生，抑制新的肌细胞生成，并通过激活半胱天冬酶以及钙蛋白酶通路来诱导细胞死亡；③损伤信号作用于细胞会通过 Toll 样受体（Toll-like receptor，TLR）信号介导致炎症小体激活，形成自噬体并诱导自噬，分泌白细胞介素 -1（interleukin-1，IL-1）；④损伤相关分子还会在肌肉中将线粒体能量相关代谢途径和嘌呤核苷酸代谢途径相互连接。此外，在损伤相关细胞因子的作用下，嘌呤核苷酸循环的限速酶和骨骼肌 AMPD1 的表达有所下降，导致肌力降低和疲劳。自噬、内质网应激、炎性体和嘌呤核苷酸途径之间存在积极的相互作用。当工效学负荷过重，肌细胞长期得不到修复时，在多种细胞机制的共同作用下，超出骨骼肌适应能力时则引起肌组织病理学改变，骨骼肌此阶段中乳酸（LA）、血氨（AMM）、氧化嘌呤、硫代巴比妥酸反应物（TBARS）、蛋白羟基化合物、谷胱甘肽（GSH）、Ca^{2+} 水平发生变化，能量代谢产物及氧化应激产物累积。肌肉骨骼微环境是复杂的，在任何时候都具有组织修复和组织破坏机制。这些途径的相对比例决定了疾病的严重程度和进展。

骨骼肌损伤早期，由肌肉释放的炎性因子向外周血炎性细胞提供趋化信息，这些物质以浓度梯度诱导炎性细胞向损伤部位移动。损伤过程中会启动多种免疫信号通路，通过与损伤特异性的受体结合，激活多种相关细胞的反应机制，包括骨骼肌纤维、巨噬细胞、树突状细胞、血管内皮细胞和成纤维细胞等。①损伤信号通过多种受体诱导促炎细胞因子和趋化因子分泌至微环境中，如 α 干扰素（IFN-α）、γ 干扰素（IFN-γ）、肿瘤坏死因子 -α（TNF-α）、白细胞介素 -1（IL-1）、白细胞介素 -6（IL-6）等。这些细胞因子与各自受体（如 IFN 受体、IL-1 受体等）结合，并对下游产生影响。细胞因子和趋化因子直接导致受损的毛细血管和肌肉缺氧。细胞因子如 TNF-α 可直接诱导肌肉细胞死亡，而 NF-κB 已知可阻止肌分化因子（MyoD）和抑制新的肌纤维形成。因此，这条途径不仅有效增强现有肌肉纤维的死亡，而且抑制新的肌纤维形成，导致骨骼肌肌力下降。②免疫细胞中的信号传导激活肌肉中的各种抗原呈递细胞（antigen presenting cell，APC），启动自身抗原特异性 T 细胞应答。在各种细胞因子存在下，活化的 $CD4^+T$ 细胞分化为 T 辅助（Th）-17（TGF-β），Th2（IL-4）和 Th1（IL-12）效应 T 细胞，影响多种细胞类型的离散细胞因子组。Th1 细胞通过 IFN-γ 产生 M1 型巨噬细胞，分泌 TNF-α、IL-6 和 IL-1，并损伤细胞。Th2 细胞通过 IL-4、TGFβ 和 IL-10 产生 M2 巨噬细胞，已知这些巨噬细胞可以帮助损伤组织进行修复和重塑。Th2 细胞还有助于刺激 B 细胞成熟并分化成产生自身抗体的浆细胞，进一步启动补体介导的毛细血管损伤并诱导缺氧。

WMSDs 病因较为复杂，受多种因素影响，其发病机制尚不十分明确。目前的研究认为，WMSDs 的常见病因包括软组织（如软骨）、关节炎症和肌肉的损伤。主要发病原因包括肌肉损伤、肌腱损伤和神经损伤等(图1-4)。在细胞层面，骨骼肌疲劳与损伤多集中于肌细胞膜、内质网膜。肌肉活动时，肌纤维受到牵拉，肌组织内生理代谢紊乱，生化环境改变，造成骨骼肌细胞超微结构的损伤，包括肌丝断裂、胞膜磷脂过氧化等，导致细胞膜的完整性、通透性改变，内容物渗漏进入外周血液。研究已经证实，长期接触高负荷和重复任务可导致组织学变化，包括细胞破裂、肌腱磨损以及其他结构异常。

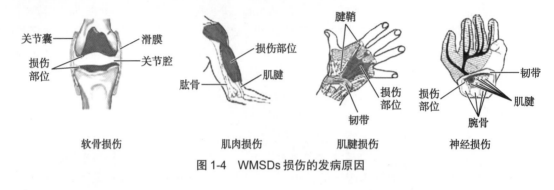

图1-4 WMSDs 损伤的发病原因

（曲 颖）

1.5 WMSDs 的预防、控制、治疗与康复

1.5.1 预防与控制

WMSDs 给工人、企业和整个社会都带来严重后果。WMSDs 是肌肉骨骼过度使用的结果，一般呈渐进式发展。及早采取有效的预防措施，是对抗 WMSDs 的有力手段。WMSDs 的某些症状可以作为早期监测指标，如疲劳或与工作有关的疼痛。随着时间推移，症状的加重是不容忽视的警示性信号。

改善劳动条件，是预防和控制 MSDs 的最基本措施。应加强工作台、座椅的科学设计，设计良好的工作场所，或增加辅助工具，使之符合人体解剖、生理、心理特点和人体测量数据。提供适合作业场所的温度、湿度、照明，并尽量减少振动、噪声等因素的影响。目前可采用计算机支持的摄像机摄影对劳动过程进行评价。同时，研制了一些专门仪器来测量姿势和移动。例如，弯曲计可记录工人劳动中弯腰的次数和角度，躯干旋转监控器可准确地显示躯干旋转的多项参数。有研究用背部追踪显示器评价了背带对躯干运动范围和速度的影响。结果提示，背带对高速率弯曲或伸展作业者具有一定保护作用，尤其适用于弯曲角度小的作业。还有研究报道，搬举过程中应用"联接柄"(handle coupling)可减少脊柱下弯的角度，减轻脊柱的负荷。合理组织安排工作是预防和控制 WMSDs 的重要手段。对各种操作方式例如推、拉、抬、举等较重的体外负荷作业应科学地制定负重标准，避免超负荷作业。根据工作任务、劳动强度、工作时间和工人的生理、心理适应能力等合理组织安排工作，创造良好的工作条件，有利于预防和控制 WMSDs 的发生。开展健康教育和培训，也是预防和控制 WMSDs 的一项重要措施。

工作相关肌肉骨骼疾患是多因素协同作用的结果。针对危险因素采取相应的预防控制措施，是有效预防控制 WMSDs 发生的重要手段。

（1）政府加强对企业的监督及管理：督促企业创造安全、卫生且符合工效学原理的劳动环境,例如加强工作台、座椅的科学设计,设计良好的工作场所,或增加辅助工具,使之符合人体解剖、生理、心理特点和人体测量数据。从源头控制 WMSDs 发生。对工作场所不良工效学及劳动组织环节,进行识别评价并督促企业采取有效控制措施,及时发现和处理 WMSDs,避免进一步的损伤。

(2)合理组织劳动:应根据工作任务、劳动强度、工作时间和工人的生理、心理适应能力等合理组织安排工作,不同工种、不同劳动强度等。要提供合适作业场所的温度、湿度、照明度,并尽量减少振动、噪声等有害职业因素的影响。对各种操作方式例如推、拉、抬、举等较重的体外负荷作业应科学制定负重标准,避免超负荷作业。创造良好的工作条件,有利于预防和控制 WMSDs 的发生。

(3)认真开展健康教育和培训:对劳动者进行上岗前培训和定期宣传教育,帮助劳动者了解所从事工种的劳动保护注意事项及健康的工作方式。例如对搬运、抬举作业者,培训其使用正确搬举重物的姿势。如从地上搬起重物时,应采取屈膝下腰位(即下蹲位),以减少负荷。对以静态负荷作业或反复操作为主者,要积极开展科学培训,养成工间或工后颈、肩及腰部科学、合理的紧张恢复活动,及时消除疲劳。对强迫体位作业者,可借助辅助工具如支架、梯子等进行改善,或改变强迫的姿势,尽量避免屈膝、弯腰、扭转等动作,对不可避免的强迫姿势应尽量减少接触时间。必要时,可适当采用一些个体防护用品。

(4)加强体质锻炼:劳动者要积极参加体育活动,提倡工间操、工后操,进行耐力和耐寒锻炼,不断增强机体的耐受力和抵抗力。

(5)加强心理干预:可从提高劳动者工作满意感,注意劳动者的付出与回报平衡,疏导化解悲观、焦虑及抑郁情绪,改善人际关系,营造安全可靠的工作氛围等方面进行干预。

1.5.2　治疗与康复

一旦发展为 WMSDs,应及时就医。WMSDs 的治疗措施主要有四方面:①限制活动:治疗 WMSDs 的首要方法是避免引起损伤的活动,通常需要限制工作。可用夹板限制患者活动或移动受损关节,但在职业环境中使用夹板需要谨慎,如果使用不合理,夹板可引起更多伤害。必要时,为 WMSDs 患者调换工作。②热敷或冷敷:冷敷减少疼痛和肿胀,适合肌肉骨骼疾患和炎症,要注意只有在损伤刚发生或发生只有几天时,才推荐使用冰敷。此外,如果是痉挛导致的肌肉疼痛,不推荐冰敷,因为寒冷会刺激肌肉收缩。热敷适合于缓解肌肉疼痛,但不推荐严重炎症和肿胀的患者进行热敷。③锻炼:适当的肢体伸展是有益的,可促进血液循环,减少肌肉紧张。但是,WMSDs 患者在锻炼前应先咨询理疗师,如果伸展或锻炼项目设计不合理,可能加剧现有症状。④药物和手术:消炎药可以减少疼痛和炎症。医生可以尝试更弹性的治疗,如果其他方法都无效,甚至可进行手术治疗。

WMSDs 的常见康复措施:①物理因子治疗:包括电疗、光疗、磁疗、蜡疗、超声波、体外冲击波等。物理因子治疗可加快血液微循环,促进局部毛细血管扩张,改善组织新陈代谢,有利于致痛、致炎介质排出,进而发挥抗炎消肿作用。②运动治疗:包括牵伸、肌力、关节活动度训练、平衡协调训练、治疗性锻炼包括悬吊、核心训练等。运动治疗改善 WMSDs 有诸多原因。肌力和耐力训练可以促进血液循环,使堆积在组织内的代谢废物更快排出。肌肉牵伸可以增强肌肉延展性以及肌腱的黏弹性,缓解肌紧张及其引起的疼痛,可打破由不良姿势、连续或重复肌肉收缩造成的恶性循环:不适 - 疼痛 - 肌强直 - 损伤 - 疼痛。

(王忠旭　曲　颖　李丹丹　凌瑞杰　殷　红)

参 考 文 献

[1] PUNNETT L, WEGMAN D H. Work-related musculoskeletal disorders: the epidemiologic evidence and the debate [J]. Journal of Electromyography and Kinesiology, 2004, 14(1): 13-23.

[2] DAVID G. Ergonomic methods for assessing exposure to risk factors for work-related musculoskeletal disorders [J]. Occupational medicine, 2005, 55(3): 190-199.

[3] 韩长磊, 张强. 工作相关肌肉骨骼疾患的危险因素[J]. 职业与健康, 2008, 24(3): 264-265.

[4] 刘伟达, 王忠旭. 肌肉骨骼疾患及其工效学[J]. 环境与职业医学, 2008, 25(6): 605-608.

[5] MARRAS W S, CUTLIP R G, BURT S E, et al. National occupational research agenda (NORA) future directions in occupational musculoskeletal disorder health research [J]. Applied ergonomics, 2009, 40(1): 15-22.

[6] 杨磊, HILDEBRANDT V H, 余善法, 等. 肌肉骨骼疾患调查表介绍附调查表[J]. 工业卫生与职业病, 2009, 35(1): 25-31.

[7] 国际劳工组织. 国际劳工组织 2010 版国际职业病名单[J]. 职业卫生与应急救援, 2010, 28(05): 228-229.

[8] COSTA B R D, VIEIRA E R. Risk Factors for Work-Related Musculoskeletal Disorders: A Systematic Review of Recent Longitudinal Studies [J]. American Journal of Industrial Medicine, 2010, 53(3): 285-323.

[9] 牛胜利. 2010 版国际职业病名单的新特点[J]. 劳动保护, 2010(06): 110-113.

[10] MURRAY C J L, VOS T, LOZANO R, et al. Disability-adjusted life years (DALYs) for 291 diseases and injuries in 21 regions, 1990—2010: a systematic analysis for the Global Burden of Disease Study 2010 [J]. The Lancet, 2012, 380(9859): 2197-2223.

[11] 李涛, 王焕强. 中国大陆和香港地区职业病名单之比较[J]. 中国安全科学学报, 2012, 22(11): 138-143.

[12] 刘璐, 唐仕川, 王生, 等. 工作组织因素对职业性肌肉骨骼疾患患病影响的病例对照研究[J]. 工业卫生与职业病, 2015, 41(3): 170-173.

[13] 刘璐, 唐仕川, 王生, 等. 心理因素对坐位人群下背痛的影响分析[J]. 工业卫生与职业病, 2015, 41(4): 254-257, 262.

[14] 袁志伟, 唐仕川, 王生, 等. 工效学负荷评价方法研究进展[J]. 环境与职业医学, 2015, 32(9): 887-891.

[15] 王忠旭. 工作相关肌肉骨骼疾患及其评估方法的研究进展[J]. 中国工业医学杂志, 2016, 29(4): 243.

[16] 徐相蓉, 王生, 余善法, 等. 工作相关肌肉骨骼疾患的行业流行趋势及进展[J]. 中国工业医学杂志, 2016, 29(4): 278-282.

[17] 韩凤, 王东升, 邹建芳. 职业紧张对工作相关肌肉骨骼疾患影响研究进展[J]. 中国职业医学, 2017, 44(1): 99-102.

[18] 秦东亮, 王生, 张忠彬, 等. 工作相关肌肉骨骼疾患判别标准研究进展[J]. 中国职业医学, 2017, 44(3): 362-364, 70.

[19] 曲颖, 王忠旭. 工作相关肌肉骨骼疾患生物标志物的研究进展[J]. 环境与职业医学, 2017, 34(9): 817-825.

[20] 王菁菁, 何丽华, 王生. 常用工作相关肌肉骨骼疾患问卷概述[J]. 环境与职业医学, 2017, 34(1): 22-26.

[21] 王忠旭,王伟,贾宁,等.汽车制造男性作业工人多部位肌肉骨骼疾患的横断面研究[J].环境与职业医学,2017,34(1):8-14.

[22] 杨秋月,王海椒.欧洲工作相关肌肉骨骼疾患流行现状和诊断标准概述[J].环境与职业医学,2017,34(9):826-830.

[23] 广东省职业病防治院.科学防治工作相关肌肉骨骼疾患[J].中国职业医学,2018,45(2):238.

[24] 金宪宁,王生,张忠彬,等.工作相关肌肉骨骼疾患经济负担研究现状[J].中国职业医学,2019,46(1):117-120.

[25] 钟思武.工效学负荷与肌肉疲劳及其标志物研究[D].北京:中国疾病预防控制中心,2019.

[26] 顾新.下背痛的物理治疗与康复[J].继续医学教育,2006,20(30):4.

[27] 于长隆,励建安,周谋望,等.骨科康复学[M].北京:人民卫生出版社,2010:459-466.

[28] 王颖.下背痛康复[J].中国临床康复,2004(2):302-303.

[29] 赵玉学.颈肩腕综合征检诊[J].日本医学介绍,1988(9):420-421.

[30] 邹阳.颈肩腕综合征[J].日本医学介绍,1996,17(6):1.

[31] 杨亚洲.膝骨关节炎患者的临床表现及相关影响因素[J].中外女性健康研究,2016(9):2.

[32] 李华胜.年龄对腰椎间盘突出症影响的临床进展[J].现代诊断与治疗,2013,24(3):3.

[33] 高卫星.腰椎间盘突出症患者的健康教育及家庭康复指导[J].亚太传统医药,2009,5(9):2.

[34] 王洪伟.腰椎间盘突出症疼痛发生机制的研究进展[J].中国矫形外科杂志,2011,19(7):568-571.

[35] 曾秀诗,郑邦健.职业与滑囊炎[J].职业卫生与病伤,2002,17(1):2.

[36] 沈国安.囊与滑囊炎[J].职业卫生与病伤,1998,13(4):218-219.

[37] 钟思武,曲颖,王忠旭.工作相关肌肉骨骼疲劳与损伤相关生物标志物研究进展[J].职业与健康,2018,34(21):3012-3018,3022.

第2章 肌肉骨骼的生理学和生物力学

肌肉骨骼疾患中有大约 38% 与工作时间有关，急性和慢性收缩是诱导骨骼肌损伤产生肌肉骨骼疾患的重要组成部分。工作相关肌肉骨骼疾患与身体负荷、重复性运动、笨拙姿势和振动有关。身体许多组织（包括骨骼肌）都会由于接触这些不良工效学因素而受到损伤。因此，有必要了解骨骼肌运动、保持姿势和姿势负荷的生理和生物学机制。

2.1 人类工效学理论与应用

2.1.1 肌肉的生理学和解剖学

单个骨骼肌由成束的肌肉细胞或肌纤维组成。每一个肌纤维被一层胶原基膜（基膜）所包围，此外还有一层称为肌膜的细胞膜。肌纤维有以下特征：①肌原纤维含有一个被修饰过的内质网（肌浆网）作为一种蛋白质加工和分布细胞器，在肌纤维中调节游离钙（Ca^{2+}）水平。②肌原纤维内包含收缩元件或肌原纤维（肌肉体积的 80%），每个肌原纤维由粗（直径 12～18nm）和细（直径 5～8nm）的肌丝组成。每条粗丝由几百个肌球蛋白组成，每个肌球蛋白有一个凸出物或球状头部，具有结合位点，可以与细丝相互作用并形成横桥，以及一个 ATP 酶结合位点。细肌丝由两条相互缠绕并形成螺旋的蛋白分子（肌动蛋白）构成，这些螺旋被线状原肌球蛋白和珠状肌钙蛋白覆盖。粗肌丝和细肌丝组合成特定的模式，并在肌肉上不断重复，正是这种模式赋予了骨骼肌条纹状的外观。肌纤维被包裹在称为肌内膜的结缔组织鞘中，肌原纤维束包裹在另一个鞘中（肌膜），整个肌肉包裹在外层中。粗肌丝和细肌丝交叠形成一个肌节，肌节被定义为 Z 盘或 Z 线之间的区域。每个肌节包括暗区（A 带，包含粗肌丝）和明区（I 带，包含与粗丝不重叠的细丝）。肌节的两端都有一个三维结构，称为 Z 盘或 Z 线。当肌节中的横桥在肌节上的粗纤维和细纤维之间形成横桥时，肌节成为肌纤维中最小的收缩单位。肌联蛋白将 A 带与 Z 盘连接。详见图 2-1 和图 2-2。

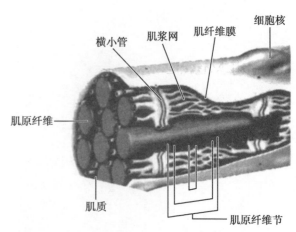

图 2-1 肌纤维膜、肌节和横小管的骨骼肌细胞组织

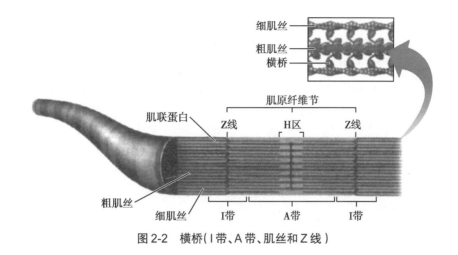

图 2-2　横桥（Ⅰ带、A带、肌丝和Z线）

2.1.2　躯体神经系统

支配肌肉的躯体神经系统具有神经功能，从脊髓细胞为起点至肌原纤维为终点。自主神经系统包含两个节前和节后纤维的神经元链，用于支配心脏和平滑肌，肌原纤维在脊髓前角接受运动神经元的刺激，才能引起肌肉收缩。这种刺激来自大脑中不同部位的突触前传入所产生的抑制性突触后电位（inhibitory postsynaptic potential，IPSP）和兴奋性突触后电位（excitatory postsynaptic potential，EPSP）。突触前的刺激可以受到提升通路中许多外周感觉感受器的影响，这些感受器通过运动神经元影响下行通路的传导。传导的这些刺激可以是兴奋性的，也可以是抑制性的。控制骨骼肌活动的大脑区域是皮层、基底核、脑干和小脑的运动区域。

当 EPSP 在脊髓上的细胞体占优势时，动作电位开始启动。α 运动神经元被认为是骨骼肌活动的最终共同通路，骨骼肌的活动只能由这些神经元的传导控制。神经系统的其他部分只能通过影响躯体神经系统中的运动神经元而控制骨骼肌的活动。当骨骼肌处于自主控制下时，下脑中心控制非自主的活动有助于实现通常由运动控制的自主行动。实际上，大部分的骨骼肌控制是不自主的。

当运动神经元被激活时，动作电位沿神经轴突传播并在神经肌肉接头（NMJ）终止。神经肌肉接头是一个动作电位从神经轴突到其所支配的肌纤维之间不能传导的区域。化学信使被用来把信号从神经轴突传送到肌纤维。当信号通过神经轴突传递时，电压门控通道打开，将钙释放到 NMJ 的终端。这有利于释放化学信使乙酰胆碱（ACH）到达运动终板。这将导致离子移动，动作电位沿肌纤维基膜向下传导，然后沿肌细胞的横小管向下传导。

2.1.3　肌肉收缩与肌力

骨骼肌的主要功能是产生和传递力。肌钙蛋白和原肌球蛋白被称为肌肉收缩中的调节蛋白，Ca^{2+} 参与其蛋白调节。力或肌肉张力直接与肌动蛋白和肌球蛋白横桥的形成和频率刺激有关。单个动作电位导致单次肌肉收缩，称为收缩。产生的收缩随着刺激频率的增加而增加，直到出现力平台效应。每个横桥上都会产生力，所以产生力的总数与横桥的数目成比例，且形成的程度取决于重叠的细肌丝和粗肌丝。当肌节过度伸展或挤压时，细肌丝和粗肌丝的重叠区域缩小，因此可以形成的横桥数目减少，导致力量减少。因此，当肌节达到一定长度时，就会产生最大的力，此时在细肌丝和粗肌丝之间产生最大的力。通常在正常生理范围之外，被动紧张随着结缔组织长度的增加而增加。肌肉中的总张力是主动和被动张力之和。力在交叉桥处产生，沿肌原纤维向纵向和径向传播。纵向力沿厚肌球蛋白丝向下传递到 Z 盘，然后传递到下一组肌原纤维。径向力通过相邻肌膜的横向稳定传递。力可以通过肌节内外侧蛋白传递到肌纤维轴相关的任何方向。

肌肉收缩按照肌肉长度在收缩期间的变化分为三种主要类型，即等长收缩（静力收缩）、缩短收缩（向心收缩）和延长收缩（离心收缩）。静力收缩为张力产生肌肉长度不变，因此没有节段性或全身运动；向心收缩为肌肉在变短的同时产生张力，通常产生节段性或全身运动；离心收缩肌肉在伸长时产生张力，收缩的延长通常用于吸收能量，从而制动身体的节段或全身运动。

肌肉向心运动时，收缩速度会随负荷的增加而逐渐减小。最大缩短速度发生在没有施加负荷情况下，缩短速度在肌肉最大等长力相等负荷下逐渐接近于零。

肌肉离心运动可比向心或静力肌肉运动产生更大的肌力，但离心运动的力不会超过最大缩短的 140%。动物实验中，用电刺激来激发肌肉的离心收缩，一般为最大等长收缩肌力的 180%。肌肉拉伸过程中，力 - 速度关系近似线性，但不随拉伸速度的增加而增加。

拉伸 - 缩短周期是一种肌肉活动动作。大多数与运动相关的肌肉活动（包括职业活动），都需要在缩短之前先进行伸展，以增强运动的缩短阶段。使用拉伸 - 缩短周期的活动通常是跳跃、步行和跑步，在职业有关活动中与大多数升降和重复搬举或搬运任务有关，是研究生理肌肉机能一个极好的模型。

2.1.4 肌张力传动器

肌肉和肌腱的功能比较单一，综合功能为肌腱式传动器。肌肉骨骼的传动与身体相互作用产生运动，依赖于肌肉骨骼传动的收缩动力学。该系统通过传动器的长度和速度以及固有的柔度来影响其力的输出，并具有反馈回路功能。肌腱顺应性影响肌肉的收缩动力学，传动器的长度变化主要通过肌腱长度变化来实现，肌肉的长度变化很少。肌腱依从性由肌腱松弛长度与肌纤维长度的比值决定，因此，在研究体内肌肉功能或回顾体内功能的科学研究时，必须考虑肌腱的伸展以准确表达肌肉伸展，即必须考虑肌腱。

2.1.5 肌肉收缩的能量学

肌肉活动是由来自躯体神经系统的电输入所控制的，会引起为收缩活动提供能量以及随后由收缩活动引起的机械输出。肌肉活动由多种代谢途径通过交替产生三磷酸腺苷（ATP）提供能量来驱动，每条代谢途径都有相应的适合肌肉收缩的类型。ATP 是肌肉活动唯一的能量来源，必须以连续的速率供给，以维持肌肉的活动。肌肉活动的三种代谢途径包括：①肌酸磷酸途径：磷酸肌酸途径是肌肉收缩活动的第一道储备，主要是在短时间内进行高强度活动，如短跑、跳跃或举起物体。较长时间的活动将使用替代能源途径，即氧化磷酸化和糖酵解途径产生 ATP。②氧化磷酸化：氧化磷酸化为每个葡萄糖分子提供了丰富的 36 个 ATP 分子。由于中间步骤的数量很多，这个路径是缓慢的。肌肉线粒体需要充足的氧气来为这一途径提供能量。长期的低强度活动，如在制造或手工物料处理中的重复性运动任务或行走，只要有适当的氧气和营养补给，就可以使用这个路径，被归类为有氧通道。③糖酵解途径：在最大活动时，血管收缩发生，相对缓慢的氧化磷酸化途径无法跟上肌肉运动需要提供到肌肉的 ATP。当这种情况发生时，肌肉将依靠糖酵解途径满足能量需求。利用这个途径，一个葡萄糖分子被分解成两个 ATP 分子和两个丙酮酸分子。有氧情况下，丙酮酸分子进入氧化磷酸化循环产生更多的营养能量。然而，糖酵解途径可以在没有氧气的情况下进行，为每个葡萄糖分子产生两个 ATP 分子。虽然这不像氧化磷酸化过程可产生大量 ATP，但是这个途径的速度更快，可以在缺氧的情况下进行，因此是无氧途径，最适合短时间、高强度的身体活动。这种途径迅速消耗了肌肉中少量的糖原，在没有氧气的情况下，丙酮酸分子转化为乳酸，从而促进肌肉酸痛和代谢性酸中毒，导致明显的肌肉疲劳。在大多数人工操作的工作中，这个路径很可能没有被使用。

2.1.6 运动控制

运动控制是控制和协调人类运动的系统，涉及调节人体移动、适应、学习、使用工具、执行职业任务和执行更多活动能力的一个动态过程。运动控制功能包括连续处理与身体运动有关的感觉信息（如力量、方向等）和环境（如地板滑度、照明等），并发出成功完成任务所必需的命令。人类活动从简单到复杂都有赖于生理功能，并利用人脑、神经系统和肌肉骨骼系统的复杂控制功能，以及身体能力、动态整合感官信息和控制功能。对运动控制的研究以往主要集中在神经系统功能以及其如何控制身体运动，但更多最新研究清楚地表明，运动控制是由神经、生物力学和动力学的相互作用产生的。

神经系统中的大脑、脊髓、运动神经、感觉神经和本体感受器等与运动控制有关。大脑和脊髓包含了激活并控制人类运动的中枢神经系统，人的肌肉通过运动神经和感觉神经与中枢神经系统相连。运动神经也称传出神经，把脉冲从中枢神经系统带到肌肉；感觉神经又称传入神经，将来自肌肉、关节、皮肤和其他感觉器官的脉冲传递到中枢神经系统。本体感受器是位于肌肉、关节和肌腱上的感觉感受器，能将肌肉或关节的机械变形转化为神经脉冲，为中枢神经系统提供有关肌肉骨骼系统变化的信息，如肌肉长度的输入信息。位于肌肉和肌腱交界处的高尔基体（肌腱器官）监测肌肉的力量和张力。另一个重要的本体感受器是内耳的半规管，它能感知身体的位置。这些感受器共同为神经系统提供连续的输入，以确定需要用多少肌肉纤维来完成一项任务。除了本体感受器外，视觉在运动控制中也起着重要作用，用来定义运动的轨迹和运动学。这些感觉 - 运动系统的互动过程可以解释人体如何保持姿势平衡以及如何完成动作活动。

2.1.6.1 姿势平衡控制 日常生活或职业活动过程中，姿势平衡经常受到环境变化、身体部位突然移动或任务要求等因素干扰，可能是视觉、前庭或机械上的变化导致身体偏离平衡。从生物力学角度，当作用于身体的所有力达到平衡（质点在支撑底部得到很好控制），身体就达到了平衡。姿势平衡的维持取决于感觉和运动过程。当身体重心在基础支持外缘附近移动时，通过肌肉、关节、前庭系统和视觉的传入信息被检测到，运动过程就会协调肌肉动作进入离散的协同作用，以尽量减少姿势的摇摆，并保持身体的重心在支持部位。如果静态平衡不能维持，就需要一个快速的步骤或额外的外部支持，例如抓住护栏来重建支撑基础。

2.1.6.2 人体步态控制 步态需要一个复杂的神经肌肉骨骼系统的整合以及多关节肌肉的协调。这种动态平衡会被创伤、神经损伤、逐渐退化甚至疲劳所扰乱。当环境变化时，如地板防滑性、柔顺性，或工作任务要求（如在高处工作）引起干扰可能影响人体的步态平衡。在重力作用下，运动过程应该完全支撑上体才能保持直立姿势和全身平衡。脚步轨迹需要很好的控制，以达到安全的地面距离高度。此外，身体需要产生足够的机械能来维持前进速度。臀部、膝盖和脚踝的运动模式具有吸收和产生能量的主要功能。中枢神经系统必须整合和协调传出指令和本体感受反馈、前庭和视觉输入，以产生正确的模式和每个关节的力。

2.1.6.3 肌肉运动力学与运动学习

（1）肌肉运动力学：运动单元是神经肌肉系统的最基本组成部分，由一组相同运动神经元支配的肌纤维组成。当单个运动神经元受到刺激超过收缩阈值时，运动单元的所有纤维都会收缩。拥有更多肌肉的运动单元可以比小的运动单元施加更大的力。其他影响肌肉输出力的因素还有肌纤维长度、肌肉横截面和运动单元释放力的速率。肌肉产生的力由同时受刺激的运动单元数量决定。产生肌肉力量的机制涉及运动单元池相继激活的顺序模式。

（2）运动学习：有两种主要类型的运动能力对日常活动至关重要，即姿势平衡控制和特定运动目的的自主运动控制。运动学习是人类复杂的行为之一，它使人体在不断变化的环境中适应和学习。人体依靠一系列的感觉冲动以及大脑发出的运动指令，以高效率和精确性完成一项熟练的任务。

学习初始阶段很大程度依赖于视觉反馈和运动必须有意执行的要求。眼手协调在这一阶段必不可少，因为许多职业活动（如接近或举起一个物体）是由视觉输入和反馈指导的。学习的第二阶段，本体感受器提供反馈用于整合信息。当达到第三阶段时，就形成了一个稳定的运动模式。在大脑中建立新的通路和连接点，运动的控制逐渐变成自主的，而不是早期需要有意识的控制。当工作要求超过骨骼肌的耐受力时，就会发生肌肉损伤。对骨骼肌来说，这些工作要求包括肌肉力量、应变率、重复性或工作休息周期。

2.1.7 运动伤害力学

离心肌肉活动造成的肌肉损伤比向心收缩或等长收缩更大。既往人们一直假设，在离心肌肉活动中产生的高机械力是导致肌肉拉伤的根本原因，这可能是由于在收缩过程中的肌纤维受到肌动蛋白和肌球蛋白收缩蛋白轴向传递的高机械力所致。在肌肉收缩过程中，特别是在离心运动中，力量分布在相对较小的肌肉横截面上，会引起骨骼肌纤维和结缔组织的收缩和中间丝蛋白的破坏。离心肌肉损伤后功能丧失，最多可持续30天。影响肌肉损伤程度的力学因素包括：峰值力、平均力、牵张时做的功、纤维长度、张力、运动范围、重复数和工作休息周期等。最大肌力的改变是肌肉损伤程度的最好指标。

急性肌肉劳损和重复性运动引起的细胞变化是不同的。拉伤与肌纤维、血管和神经的结构损伤有关，并引起水肿和炎症。反复的运动损伤可能与肌肉缺血、疼痛和线粒体功能障碍相关。

2.1.7.1 应变损伤与骨骼肌

应变损伤由三个基本过程造成：①长时间过度的压力会对肌肉细胞（肌原纤维）造成结构上的损害，包括细胞膜（肌膜）撕裂；②肌膜的结构损伤导致细胞内钙含量增加、肌纤维蛋白和脂质的改变，并激活细胞内调节受伤肌肉对损害反应的通路；③促炎和抗炎因子（细胞因子和趋化因子）由局部组织和炎症免疫细胞释放。细胞因子和趋化因子引起炎症和刺激细胞途径介导肌肉再生和修复。这三个过程涉及身体损伤的程度、肌肉的功能变化、疼痛和修复。

2.1.7.2 重复性作业的肌肉损伤

重复性作业包括需要肌肉产生很小力但可能需要长时间地维持动作，或在工作周期中一遍又一遍地重复这些动作，这种作业引起的损伤通常与炎症或大面积肌纤维变性无关，而是以肌肉疼痛或快速疲劳为特征。重复性工作的损伤在从事计算机和其他体力要求较低的工作人群中很普遍。

机械性组织损伤是由重复性作业引起的局部和全身性炎症，随后产生组织结构的改变。炎症可以降低软组织对持续重复负荷的耐受性，并与疼痛和运动功能障碍有关。

2.1.7.3 组织的物理损害 拉伤是由于肌肉和其他软组织（包括血管、神经和肌腱）受到过度拉伸或延长造成的。长时间的收缩会导致肌肉组织的物理损伤，包括肌纤维的断裂、肌纤维和线粒体的丢失、细胞外膜的损伤以及 Z 线排列的中断（即 Z 线流失）。延长收缩引起的损伤中，肌肉内的损伤最常见于肌腱连接处和特定的肌原纤维节。有一种假设认为，延长收缩时，有一群肌原纤维节较弱，较容易撕裂，细胞外基质、肌原纤维节和关键细胞器的拉伸损伤与等长肌力降低有关，但与疼痛无关，推测这些最初的结构变化引发了一系列事件，这些事件可能会造成损伤性肌力缺失、痛觉障碍和疼痛，并刺激调节肌肉修复和再生的重要通路。

2.1.7.4 肌肉炎症 肌肉纤维的物理损害和细胞内钙的增加是肌肉损伤的最初结果。肌力不足、肌肉肿胀和疼痛发生在最初损伤后的 1～7 天，并与肌肉炎症相关。中性粒细胞是第一个进入受损组织的免疫细胞，在损伤后 2 小时内浸润肌肉，吞噬损伤所产生的变性纤维和碎片。中性粒细胞可参与受损组织中自由基的产生和释放，从而加剧损害。中性粒细胞也能产生蛋白酶和多种细胞因子，包括 TNF-α、IL1-β。这些细胞因子可能增加肌肉分解代谢和降解，并吸引单核细胞到损伤部位。

单核细胞/巨噬细胞是损伤肌肉中常见的炎症细胞，损伤后 12 小时到 14 天可见。大鼠受损的肌肉组织中发现了表达特定细胞表面分子的巨噬细胞，包括 ED1 和 ED2。表达 ED1 的巨噬细胞浸润受损坏死组织，清除碎片。这些巨噬细胞也表达促炎细胞因子，包括 TNF-a。除了提高肌肉分解代谢和促进蛋白酶活性外，TNF-a 还激活转录因子 NF-κB，刺激泛素蛋白水解途径中的蛋白质编码基因的转录。TNF-a 可刺激 IL-1B 和 IL-6 等炎性细胞因子的转录和趋化因子的表达（MCP-1）。损伤组织中炎症细胞产生的细胞因子和趋化因子增加，增强了介导组织炎症反应的局部通路，在肌肉损伤后的前 5 天可能加重损伤。

（唐仕川　王忠旭）

2.2 人体测量学

人体测量是对人的身体特征进行系统性测试，测试对象主要针对其高度、肢体长度、宽度、厚度和围度尺寸。通常情况下，产品设计时最易面临的问题是缺乏对所需人体数据的某种必须测试，以适应大范围人的高度、肢体长度、宽度、厚度、围度等尺寸变化的灵活性。所以，基于人体测量数据进行产品工程设计的应用人体测量学是一门相对较新的学科。应用人体测量学产生于身体人类学，研究人的身体尺寸与功能，旨在推断出人类的祖先，识别出现有"智人"（homo sapiens）的变化特征。目前，同样需要学习身体人类学及其测试，以满足"工效学"的学科需求，用于人类应用设备、产品与工具的设计。

应用人体测量学以及后来的工效学发展的最初动力就是，提高第二次世界大战中使用武器装备的作战效能与效率。由希腊词"ergon"（工作）和"nomos"（自然规则）组成的"工效学"理念在工业设计中深得人心，以至产品广告中的宣传工效学十分流行。对工效学的关注，旨在增强人机界面设计，以获得更加健康、安全和高效的生产力。因此，人体测量数据是实现这一目标的基础和必需的技术途径，也是提高产品更广泛适用性设计的依据。

人体测量学与职业工效学之间的关系既直接又复杂。生产过程中所有工作场所、使用的工具以及生产的产品均与人体或人体空间有关。大多数自动化生产环境，仍然需要人来生产和机械维护，生产出来的产品必须设计成为人所用。同样，软件也是由人写代码，由人通过键盘操作写入计算机系统。现实中，很难想出其他例外，所以人体尺寸在后续的事项设计时很可能是必需的。

身体人类学家将所有的测量手段用于测试人体的形态、尺寸和身体的功能组成，这些就是人体测量学所涉及的领域。描述人体全维度的尺寸内涵，可用于表达工作姿势和身体可达域等状态。

2.2.1 相关概念与术语

2.2.1.1 解剖学概念
进行人体测量活动时，需要有一些人体解剖学的知识，因为几乎所有的测量项目都要根据身体特定部位的特定测量点进行定义。同时，待测试的志愿者被告知要保持某种特殊预定义的姿势。测点的参考标准就是人体解剖学位置，待测者需保持双目平视正前方、竖立站姿、双臂靠拢、手掌心向内的状态。这个姿势引出的定义：描述身体的主要方向轴和相关的平面等。根据这些平面，还可再提出一些用于描述身体结构某些特征点相对位置的基本术语。一些最常用的术语见图 2-3，最典型的有三个基本轴向：X 轴（前 - 后方向）、Y 轴（左 - 右方向）和 Z 轴（头 - 足方向）。这三个轴向将身体又分划为三个平面：①矢状面，将身体分为左、右两个部分（XZ 平面）；②冠状面，将身体分为前后两个部分（YZ 平面）；③水平面 / 横断面，在水平方向将身体分为上下两个部分（XY 平面）。

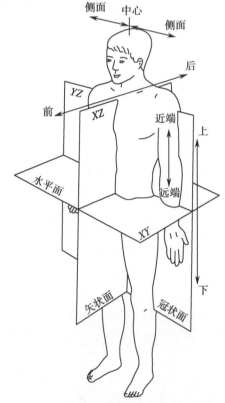

图 2-3 用于定义身体位置的图例

身体结构中某些特征点的相互关系定义如下：

（1）前 / 后：接近身体前部或腹侧的部分称为"前"（+X），反之，靠近身体后部或背侧的部分称为"后"（-X）。

（2）中间 / 侧部：靠近身体的中心位置称"中间"，沿中央点位置向左（+Y）或向右（-Y）的人体结构，称为"侧部"。

（3）上 / 下：越靠近头部，称之为向"上"（+Z），反之称为向"下"（-Z）。例如，心脏位于肾的上部。

（4）近端 / 末端：对于四肢，靠近躯干的部位称为"近端"，与之相对应，与身体中心越远的部位则称为"末端"。因此，手是肘的末端。

通常会在测量志愿者的皮肤上标定一些特征点，然后沿某一方向测试这些点间的距离，这些特征点称为标记点（landmark）。一些标记点可以简单地根据身体表面形态特征确定，如手指尖点；另一些标记点则必须触摸人的形体构造，图 2-4 给出了 25 个特征点，其中 24 项不能简单确定，必须触摸身体表面形体结构而定。

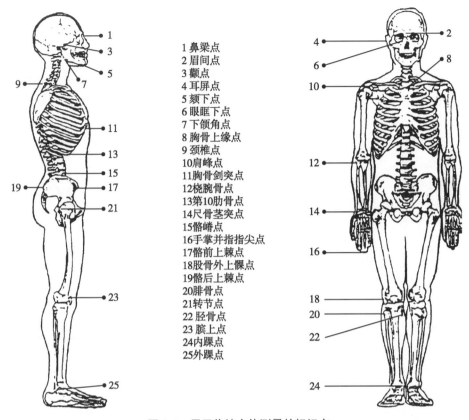

1 鼻梁点
2 眉间点
3 颧点
4 耳屏点
5 颏下点
6 眼眶下点
7 下颌角点
8 胸骨上缘点
9 颈椎点
10 肩峰点
11 胸骨剑突点
12 桡腕骨点
13 第10肋骨点
14 尺骨茎突点
15 髂嵴点
16 手掌并指指尖点
17 髂前上棘点
18 股骨外上髁点
19 髂后上棘点
20 腓骨点
21 转节点
22 胫骨点
23 膑上点
24 内踝点
25 外踝点

图 2-4　用于传统人体测量的标记点

2.2.1.2 测量类型　人体测量类型包括两部分：静态测量和动态测量。大多数情况下，人体测量学指对身体尺寸的传统描述。除体重外，这些测试在受测者保持规定的身体静态姿势，测试身体两点间的直线或曲线距离。人体静态测量包括：①描述身体尺寸大小的长度、厚度、宽度以及距离等；②皮肤表面轮廓线的测量，如弧长或围度，测量较复杂，因为它们在一平面内含有三维（three-dimensional, 3D）因素。在主要的人体参数测量过程中，项目类型要统一，不能有其他不同的定义。例如，可达范围、大腿功能长度、过头顶触摸高度、拇指指尖可达范围等。人体动态测量包括测量人体等轴施力、关节活动范围（range of joint motion, ROJM）等。通常，在志愿者的身体上很少进行真正的动态测量。大多数动态测量被认为是含有静态测量项目的动态测量。

（1）静态测试：传统的静态测试项目包括：①高度：沿 Z 轴方向，从足底接触的地表面或座椅面至身体某特定位置的距离。②长度：指身体某体段皮肤两标记点的直线距离，也用术语"距离"表示。在计算机人体模型中，两体段距离是指两体段中心点的直线长度。③厚度：沿 X 轴方向，身体前、后表面标记点的距离。④宽度：身体左、右两侧标记点的距离。⑤弧长：通常沿头部或脸部两点间表面轮廓线的曲线距离。⑥围度：沿身体某部分完整一圈的表面轮廓线长度。⑦可达范围：手 - 臂在某种特定的姿势或条件下的可及距离。

总之，大多数情况下，测量项目多为已有公认的术语，但也存在无特定术语使用情况，如跨距、身高和袖口长等。1988 年有研究者出版了人体测量的标准化著作，其中关注人体健康 / 营养学评价测量，涉及很多应用的测量术语。

（2）动态测量：在单独的调查中，亦会进行动态测量，例如测试人体等轴施力、ROJM

等。ROJM 的测试可能是人体测量中最简单的测试。传统的 ROJM 测试一般使用测角仪，如手臂的活动测试范围可达 180°～360°。与其项目相关的另一测量术语是可达范围包络面，其是在一些点上进行测试，描述躯干、肩和手臂的复杂活动关系。通常，在志愿者的身体上很少进行真正的动态测量。大多数动态测量被认为是含有静态测量项目的动态测量。例如，肢体等轴力量测试中，认为肌肉的长度变化是动态的。研究人员研发的等速设备，其运动速度可控，就是用于这类测试。

2.2.1.3 测量设备 人体测量的最基本工具为人体测量计，由多种卡尺和卷尺组成，其中最常用的如图 2-5 所示。

大多数的人体数据是测试人员操作相关仪器或设备手工测试获得。通常，这些测试一次只测量一个数据，且手工记录测量结果。20世纪初，研究人员开始探索利用立体摄像测量方法来获取海量人体表面尺寸与结构的数字信息测量技术。目前，许多设备已达到综合运用激光、视频、照片的图像处理软件快速得到人体局部区域的高分辨率数字信息，可以在数秒内扫描人的整个身体，并产生许多点的 3D人体数字模型。由于可以借助收集人体高分辨率的三维尺寸的数字技术，目前可以定量评估身体表面形状和内部组织的构形。科学家

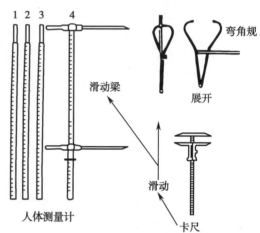

图 2-5 用于传统人体测量的工具

和内科医生运用某类计算机扫描技术，可以获得人体内部结构的 3D 真彩色图像。尽管对于非医学专业的人而言，掌握这些数据如何真正用于工作设计尚需要一些时间，但目前对较早地发现与识别工作场所中会导致工效水平差的累积性创伤障碍和其他疾病无疑是十分重要的。当高分辨率的人体表面的 3D 数据变得很精准时，简单地点对点间的测量就会变得很直观。

2.2.1.4 统计学处理 大多数传统的人体测量数据服从正态分布。正态分布曲线如图 2-6 所示，它有两个基本的参数：方差（SD）和均值（$\bar{X}$）。$\bar{X} \pm SD$ 覆盖约 68% 样本人群的尺寸，

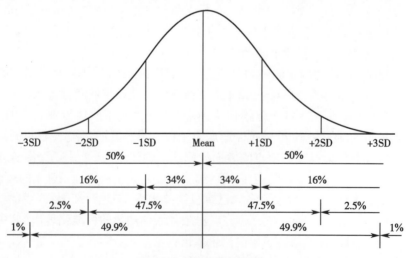

图 2-6 正态分布曲线

而 $\bar{X} \pm 2SD$ 和 $\bar{X} \pm 3SD$ 覆盖的样本人群分别约为 99.5% 和 99.8%。与一般观点一致，最普遍的自第 5 至第 95 百分位的范围约等于 $\bar{X} \pm 1.68SD$ 的区间范围。

将人体测量数据应用于设计时需解决两个基础问题：①选择什么样的数据库；②使用什么样的统计值。第一个问题的理论回答：使用目标用户群体的最近收集到的人体测量数据，包含设计所需的人体参数项目。但在实践中，理想的数据库通常不存在。因此，只能从获得的合适数据库中挑选。统计学方法的选择与拟解决的问题相关，如果设计仅需要一项数据，那么应考虑用户群体该项目的变化范围。实际工作中，这样简单的设计问题较少见，通常需要多轴向的身体尺寸数据。

大多数情况下，将人体数据用于设计时最可能出现两个方面的错误。第一个常见的错误是，均值（mean）表示位于期望样本群体尺寸数据分布的中心值附近，应该可以满足大多数用户的使用需求。如果拟解决的问题是单因素变化且设计完成后无须调整，该说法才正确。如果拟解决的问题是多因素变化，其他因素的变化不一定处于该因素平均值范围，如处于身高变化平均值水平的目标人群，其身宽或体厚的变化水平不一定处于平均水平。第二个错误是设计时使用百分位数值。很可能大多数的特定设计限制是第 5 至第 95 百分位值，这些百分位值是为所设计产品 / 工作空间未来可能遇到的最小尺寸或最大尺寸用户而考虑的，但也仅仅是个"平均值"，在某一项目中具有第 5 百分位值的个体在其他尺寸上也是第 5 百分位值的比例是极少的，因此，如果在设计中使用了一组第 5 百分位（或第 95 百分位）的数据，则能够肯定总体上该设计仅能适用很少一部分的个体用户使用。

2.2.1.5 数据源 在解决设计问题时，大多数工程师、工效学家或设计师均有自己特别用到的人体测量数据源。大量公开出版的书籍、手册和数据库会让人认为解决所有的设计或尺寸问题时，都会有相应的样本数据。但现实是可以获取的数据多来自简单的单变量统计数据，其具有前文讨论过的不足。通常情况下，数据源的发布者很少会描述数据的获取过程以及所代表的样本量大小。缺乏最新和系统完整性的数据是不同来源人体测量数据一个最严重的缺点。

2.2.2 工效学应用的人体参数标准

在确定工作站或某设计所需的人体尺寸时，应考虑性别、年龄以及种族 / 民族三个必要的因素。

2.2.2.1 一般身体尺寸变量 大多数情况下，经常用到的身体参数为身高与体重，其原因不仅是因为它们比身体其他参数数据更易于获得；而且这两项参数比任选其他两项人体参数同其余参数间有更高的相关性。

2.2.2.2 性别因素 现如今女性占据了许多工作场所岗位，而此前这些岗位通常只雇佣男性员工。这种现象就需要关注更宽范围的用户群体。在设计男性、女性用户所体现的身体大小与体形间的差异时，没有得到充分考虑和理解。

人类学研究计划公司（ARP）进行了 ANSUR 数据的最新分析，比较了 130 项数据均值的差异，与身高、体重（年龄）有密切关系。从中挑选出 30 项参数指标，其均值与方差的分析结果显示，女性 / 男性志愿者均值百分比中颈围最低（86.8%），臀宽最高（110.2%）。这些数据基本上反映了男性肌肉密度和女性骨盆结构所造成的比例差异，以及身体脂肪数量和位置的差异。ANSUR 数据对这种分析很有用，因为男性、女性志愿者是在同一时间内被测试,且测量团队及其所采取的测量方法均相同。因此,如果男性、女性员工在身高与体重上接近,对于一些重要的工作空间设计指标女性员工要求的参数值要稍大,特别是与臀相关的尺寸,这一认知对工作空间/工作站的设计比较重要。

2.2.2.3 年龄因素 众所周知,成年人的身体尺寸与体型会随着年龄的增长而改变,但是很少有人体测量数据来量化这些变化。从很宽年龄范围中挑选出来的志愿者所形成的随机样本,所测得的代表性数据能够反映不同年龄人群在某一时间点的身体大小尺寸与体型的差异。在工作空间设计时,应考虑此类用户需求的内容。例如,有数据显示,肘-肘宽和坐宽有随年龄增长而增加的趋势,女性尤为如此。随着年龄的增长,女性肘-肘之间的距离会加大很多,反映了肩带结构的变化,如出现肩胛骨的肩胛盂向前旋转现象。

2.2.2.4 种族/民族因素 21 世纪的工作场所设计中发现的另一个影响身体尺寸和形体变化的主要因素是种族/民族的差异。有研究显示,具有特定身材的非洲裔美国人的腿比白人美国人的腿长,西班牙裔美国人身体尺寸均比美国白人或黑人的数值小。因此,在进行工作空间的有效设计时,应考虑人群种族/民族体型变化的规律。

2.2.2.5 专业数据 尽管传统的人体测量学用途很广,但其应用经常使工程师和工效学家面临一些现实设计问题。传统的人体测量学起源于实验室,穿着轻便的受试者以严格控制的姿势站立或坐着不动,以获取可靠的测量结果。在工作场所中,人们很少将头靠在平面上站立,也很少以臀部和膝盖成绝对 90° 角的方式坐在显示器控制台上。工人或前倾或弯腰或前伸单侧手臂控制器;工作过程中,有时还要求穿着笨重的服装或佩戴保护帽,这使问题更如复杂化。由于这些原因,可能找不到解决特定问题所需的人体测量学数据。

工效学家或工程师可以基于研究目的和目标,获取一些特定人群的人体测量参数和数据,补充传统的人体参数指标和数据,如着装人体测量、工作姿势参数测量、可达域测量、人体模型及其链接(体段链接)等数据。

2.2.2.6 通用指南/建议 将人体测量学数据应用于工效学设计时应遵循一般准则,以下提供了具有相对普遍用途的方法。

(1)识别出要解决的具体问题,如果设计涉及多个主要尺寸,则需要解决一个多元问题。

(2)确定设计对于确定的尺寸可以接受的最大误差。如果允许误差为 ±10% 或更大,或如果不涉及多个人体参数,则数据库的选择不太重要。

(3)根据年龄、性别和种族/民族等变量,确定用户群体的人口统计数据。确定目标人群是否有任何特殊的人体特征可能会影响尺寸或设计选择。

(4)寻求用户群体相对较新的人体测量学数据(数据库不应早于一代人)。如果找不到满意的数据,并且在可能的情况下创建所需的数据库不可行,请使用包含所需参数的最佳可用数据库。

(5)如果问题是多变量的(大多数问题)并且允许的误差很小,则尝试为所选数据库找到多个回归方程,以允许使用独立的输入变量。

(6)在最终分析中,如果不存在所需人体参数数据,请收集至少 30 位代表目标人群的个体数据。如果设计工作证明是成功的,则与设计过程保持一致,记录所使用的方法,并添加到数据库中。

(周前祥)

2.3 肌肉骨骼的生理学

工人执行简单的体力劳动(如从桌子上拾起一个盒子)没有太多困难,但执行看似简单的任务依托的生理活动是非常复杂的,涉及许多生理系统,包括肌肉、感觉、中枢和周围神经系统。在实际伸手拿箱子之前,工人使用其大脑的高级中枢视觉系统,判断箱子的重量、大小和位置相对于他身体的方向和位置。信息由大脑合成,并制定一个运动计划,产生一系列复杂的控制命令。这些控制命令被传递到适当的肌肉群(通过运动神经元)使身体和负荷单位能平稳运动。

在肌肉骨骼层面,当肌肉接收到适当的指令时,肌肉收缩并对附着在骨段上的肌腱施加拉力。如果肌肉产生的拉力足够强大,足以产生一个力矩,就能在瞬间克服该段重量和任何外部载荷所产生的力矩,则该段和负载将被移动。

为了确保运动平稳,一套复杂的感官元件系统监控着肌肉骨骼系统的状况。这些传感器测量关节力、肌肉和肌肉长度,并向中枢神经系统提供连续的反馈,然后修改发送给肌肉的命令。这套传感器由肌肉拉伸(长度变化探测体)和张力监测受体组成,平衡相互作用的一对肌肉,能在任何时间点控制节段的位置(例如关节周围的伸肌和屈肌),这种位置控制系统是协调肌肉运动的关键。感觉单位被整合成一个高度进化的反射系统,提供了一个短潜伏期的连接感官和系统中的运动部件,导致对感觉刺激的模式化运动反应。这种排列能够对系统状态的扰动作出快速反应(例如用锤子敲击膝盖髌骨韧带时的膝跳反射)。

2.3.1 相关概念

2.3.1.1 神经肌肉系统组成

(1)脑皮质、小脑、皮质中心:人类的运动编程中心由大脑皮层组成的大脑和皮层下各部分中枢(基底核、脑干细胞核和脑干网状结构)构成。这些系统发送下行命令传出到运动神经元,最后到达肌肉。肌肉收缩时,肌肉中的各种受体(肌肉纺锤体)、肌腱(高尔基体)和关节发送关于身体状态的实时信息到更高的中心进行处理。小脑的作用是使身体的运动平稳,它接收传入系统(前庭、本体感觉和视觉)的信息以及来自更高中心的指令。来自大脑皮层的输入信号通过脑干核传递到小脑,告诉大脑肌肉应该做什么。根据其对各种传入系统状态(与运动协调有关)和来自较高中心的"期望"控制指令性质的了解,小脑能够产生平稳的运动。小脑并不直接引起肌肉收缩,而是控制下行运动指令的活动。小脑损伤患者运动不协调,平衡性差,步态不稳定。

(2)运动神经元:运动神经元是连接中枢神经系统和肌肉纤维的神经细胞。运动神经元由细胞核、伸长的节段或轴突、终板或神经肌肉界组成。当运动神经元体内接收到具有一定强度的命令信号时,细胞膜被去极化(由于细胞膜通透性的变化而出现电压下降)。这种去极化沿着神经轴突启动动作电位,动作电位是向终板传播的电信号,当动作电位到达终板时,化学递质乙酰胆碱被释放到神经肌肉界。然后,这种化学发送体将肌纤维的终板膜去极化到阈值(从静息电位 $-70mV$ 升至 $+30mV$),触发肌肉纤维收缩。

运动神经元和肌肉构成运动单位,由单个运动神经元及其轴突和由其支配的所有肌肉纤维组成。单个运动单位支配的肌肉纤维的数量从少数(例如,移动手指的肌肉)到几百(例如背部肌肉)不等。一个运动单位支配的肌肉纤维的数量取决于肌肉的功能,而不是其大小。在运动单位的控制下，牵引身体大而有力的运动通常比执行精细又精确运动所需的肌肉更多。

（3）肌肉：人体有 600 多块肌肉，约占体重的 45%。人体肌肉依据其功能分为骨骼型、平滑型和心脏型三种类型的肌肉纤维。骨骼肌与身体的骨骼相连，收缩后会使身体各部分移动。平滑肌存在于胃、肠道和血管壁中。心肌是在心脏中的收缩组织，为血液循环提供动力。研究职业活动时，研究者把注意力集中在骨骼肌上。

一块骨骼肌由数百到数万个肌纤维组成。每根肌纤维由直径 10～90μm 的单个柱状肌细胞组成，长度可达 30cm。肌原纤维是肌肉的基本收缩元件，肌细胞中的力和运动是由肌原纤维中的特殊蛋白质分子和收缩蛋白产生的。每根肌纤维都含有数百个肌原纤维，它们在钙的作用下会主动收缩，钙在收缩开始时会释放出来。收缩是通过一个复杂的化学过程完成的，在这个过程中，分子蛋白、肌动蛋白和肌球蛋白的相邻纤维在滑动运动中相互拉向对方，会导致肌肉细胞的缩短和拉力的发展。

收缩肌肉所产生的张力或力的大小取决于收缩前的长度、收缩的速度和收缩过程中肌肉运动的方向（即肌肉是在延长还是缩短）。当肌肉收缩时，呈同心圆运动。相反，当肌肉在收缩过程中延长时，呈离心运动。

对于同心收缩，有一个最佳的收缩前肌肉长度，当肌肉受到刺激会产生一个最大的张力。这个长度称为肌肉的静息长度。如果收缩前肌肉长度达到或低于静息长度的 60%，则肌肉在受到刺激时不会产生任何张力。因此，肌肉产生最佳力的关键在很大程度上取决于肌肉所依附的身体段的位置。例如，当肘关节角度（前臂和上臂之间的夹角）在 90°～100°之间时，就会产生最佳的二头肌张力。此外，随着同心收缩速度的增加，力也随之减小。

肌肉通常以成对的排列方式附着在骨骼上，拮抗完成身体节段的主要运动，拮抗肌是控制器。固定肌提供对近端关节的支持，当拮抗肌通过多个关节时，协同肌有助于防止其他关节不必要的运动。

（4）视觉、前庭和感觉受体：为在静态和动态条件下移动身体或保持全身直立平衡，大脑必须接收有关身体位置和运动的反馈信息。这种类型的信息是由一系列生物传感器提供的，这些传感器位于关节、肌肉、肌腱和皮下，以及视觉和前庭系统。这些感觉成分的输出由传入神经元传递到脊髓和大脑，在那里它们被处理并用来改变运动信号。这些受体的反馈对于平稳、协调运动是必不可少的，因为感官输入提供了必要的线索来改变控制运动功能的运动程序。对于新的、未学习的任务，视觉和前庭系统在产生协调一致的运动模式中尤为重要。

视觉和前庭系统提供有关身体的空间方向和头部运动的信息。视觉系统提供有关物体在三维空间中的方向（水平和垂直）信息。前庭系统提供了关于头部的位置和运动以及它们与引力的关系信息。三个正交放置的半圆管提供了在三维空间中头部加速度的信息。椭圆囊和球囊是位置传感器，提供头部在空间的位置信息。除非一个人需要在昏暗的光线下完成运动任务和 / 或在不平坦的表面行走或站立，否则前庭系统的动作是下意识的。

本体感应器提供关于肌肉自身状态信息，比如肌肉的拉力有多大，拉伸的速度有多快。肌肉伸展受体（肌肉纺锤体）和高尔基肌腱器官（张力监测受体）将有关肌肉长度和张力的信息传递给皮层和皮层下单位的控制中心以及小脑。动觉传感器测量关节运动，皮肤中的躯体传感器提供有关温度、压力和疼痛的信息。

（5）骨骼、关节、肌腱和韧带：骨骼、关节、肌腱和韧带作为身体的综合支撑框架，为肌肉提供附着点。骨骼通过复杂的结缔组织排列连接在一起,形成一个定制的关节,提供灵活而稳定的连接和广泛的运动范围。当肌肉收缩时,通过肌腱将力量传递给骨骼,从而使骨骼在关节周围移动。关节分为三类:纤维关节、软骨关节和滑膜关节。大多数身体运动发生在滑膜关节周围。滑膜关节有六种类型:铰链、枢轴、椭球、球窝、平面关节和鞍关节。这些关节在肘部、颈部、手腕、肩部、椎骨拱间和拇指底部。滑膜关节的运动类型和最大运动范围取决于关节骨骼的形状、周围韧带的强度和方向以及肌肉的大小和强度。

肌肉通过称为肌腱的胶原纤维附着在骨骼上。肌腱具有很强的拉伸特性,但不具有收缩特性。肌腱在传递收缩肌肉所产生的力方面起重要作用。一般情况下,当两个附着骨段之间的角度在运动过程中减小时,该运动称为屈曲;当两个附着骨段之间的角度增大时,该运动称为伸展。当肢体的运动远离身体中线时,该运动称为外展;当运动朝向身体中线时,该运动称为内收。旋前和旋后运动发生在身体段绕其长轴旋转时,旋前或内侧旋转是朝向身体中心的运动,而旋后或侧向旋转则是远离身体中心的运动。

2.3.2　运动控制

2.3.2.1　反射　神经肌肉系统具有通过高度发达的神经回路或反射通路快速调节运动的能力。这些反射通路包括传出运动神经元、传入感觉神经元以及连接和整合感觉神经元和运动神经元之间信号的内部神经元。反射被认为是一种负反馈控制系统,它导致了对感官刺激刻板印象的运动反应。许多反射,例如帮助站立的反重力反射、保持恒定肌肉长度的拉伸反射(通过膝腱挺举试验证明)、屈肌和交叉伸肌反射,提供了腿部对疼痛刺激的相应反应和由此产生的对侧腿的延伸,以及在运动期间使拮抗肌停止运动的相互抑制反射。正是脊髓中的中间神经元网络将来自大脑的控制信号和来自感觉神经受体的传入信号整合在一起,从而产生一股触发信号流向肌肉。无论怎样,运动神经元都是肌肉激活的最后通路。

2.3.2.2　静态和动态收缩　肌肉执行两种基本任务:动态的身体节段运动和静态姿势下身体节段的保持。同心收缩包括缩短肌肉,引起运动,如举一个箱子。离心收缩包括延长主动收缩的肌肉,例如控制玻片表面的重量下降,在这种情况下,活动肌肉在重力外力的作用下控制速度和运动。当一个姿势保持在没有任何运动的情况下,就会进行静态收缩,这种收缩会导致肌肉快速疲劳,这是由于血液循环不良,代谢物和废物堆积。大多数身体运动或持续的姿势需要使用多块肌肉。

2.3.2.3　募集及速率编码　由两种生理机制控制肌肉所产生的力量:募集和速率编码。募集定义为参与肌肉对比的运动单位的数量,速率编码定义为运动神经元放电的频率。对于缓慢的收缩,如姿势控制,首先募集小型、缓慢、抗疲劳的运动单位,当所期望的运动变得更快或更强大时,募集较大、快速、易疲劳的运动单位。在需要更多的力的情况下,采用速率编码的方法通过提高放电速率来调节力的水平。一般来说,对于有力的收缩,所有的运动单位都是在达到最大放电速率之前募集的。

2.3.3　神经肌肉功能评估

2.3.3.1　肌电图学　当肌肉被激活时,其会产生一种放电(肌电信号),这种放电可以直接从肌肉测量,也可以通过附着在皮肤表面的电极来测量。这些信号的测量和记录称为肌电图(EMG)。该信号提供了有关对比强度和持续时间的信息。虽然单个运动单位的活动可以用针和细丝电极来测量，但表面电极通常用来测量整个肌肉群的活动。在这种情况下，被测信号是电极记录区域内所有活动的运动单元的总和，从肌电活动中确定肌肉力量。一般而言，对于静态姿势作业，随着负荷量的增加，局部肌肉疲劳状态出现，表面肌电表现为幅值增大，频率左移。

2.3.3.2　诱发电位　诱发电位是神经通路中通过应用神经通路产生的电信号。外部刺激（电脉冲）到运动或感觉成分，以确定兴趣途径的功能状态。振幅或传导速度的测量，诱发电位沿神经通路的性质有助于评估神经通路的功能。感觉或运动系统，例如，视觉或听觉诱发电位可用于评估视觉神经或听觉神经的功能，而体感诱发电位可用于评估各种周围神经的功能。需要多种刺激来测量颅骨的诱发电位，因为要去除大脑的随机脑电图（EEG）活动，必须对信号进行平均处理。

2.3.3.3　肌力测量　力量是衡量单一肌肉或一系列肌肉在规定条件下所能产生的最大力量。由于测试的自愿性，它通常被认为是最大的主动收缩水平。研究者已开发了测量静态（等距）强度和动态（等速和等惯性）强度的标准化试验。肌肉力量是肌肉静息长度、收缩速度和运动方向的函数。因此，肌肉力量的测量取决于身体的位置和在测量时发生的运动类型。

2.3.3.4　运动学　广义层面，运动学是指对运动的研究。本领域研究中，运动学是对人类运动的测量和分析，以及它与产生这些运动的肌肉骨骼系统的关系。运动学测量是了解肌肉骨骼功能，如步态、姿势、静态和动态肌肉活动的重要手段。运动学与生物力学密切相关，有助于识别肌肉骨骼功能的异常。例如，可以分析和使用运动需求来评估人类工效学中的工作需求，可以将运动模式与常规模式进行比较，以帮助临床医生诊断神经肌肉功能障碍，运动学测量可用于改进运动力学。

测量技术适用于二维或三维分析。二维运动测量可以使用简单的测角仪，也可以使用放置在感兴趣关节处的摄像机和标记进行测量。然后，通过对录像的逐帧分析，可以得到给定关节的线性平移、速度和加速度，以及各节段之间的相对角度和各节段的旋转速度和加速度。三维测量通常较复杂，需要复杂的方法来获取和分析运动学数据。

2.3.4　代谢

2.3.4.1　有氧代谢　需要有氧代谢的肌肉活动需要充足的血流量，才能将氧气输送到组织中，并带走代谢的副产品。因此，维持高负荷肌肉的血流量是至关重要的。当肌肉在高张力水平收缩时，例如需要持续的静态姿势时，肌肉收缩可能会抑制足够的血液流动，从而降低有氧代谢的能力。从人类工效学的角度来看，限制静态姿势是很重要的，这样生理功能就不会受到损害。

最大有氧能力，定义为一个人在运动中所能达到的最高摄氧量，是心血管系统向肌肉提供氧气以进行有氧代谢能力的一种度量。已被测量的最大有氧能力，男性高达 7.4L/min，女性越野滑雪者为 4.5L/min。工业人群的男性平均值约为 3.0L/min，女性约为 2.0L/min。

2.3.4.2　无氧代谢　在需要剧烈肌肉收缩的活动中，无氧代谢在向肌肉提供能量方面起至关重要的作用。ATP、PCR 和糖原在乳酸阶段的无氧分解为肌肉提供能量。很难衡量个体的无氧代谢能力，但众所周知，由于能量产生的基质供应有限，维持高工作负荷的能力有限。持续的高工作负荷将导致肌肉中高浓度乳酸的堆积，而乳酸由循环系统去除。当肌肉的无氧代谢底物消耗殆尽，负荷超过最大容积收缩的 50% 左右时，肌肉可能开始失去力量而变得疲劳。

2.3.4.3 氧债 运动后的恢复期，超过静息值的耗氧量称为氧债。运动水平或工作量越高，所欠氧气的水平就越高。在力竭的工作量中，有氧代谢不能充分满足能源需求，因此，无氧能源的产生提供了必要的能量，导致乳酸的积累。换句话说，工作量越大，达到运动前水平代谢所需的时间就越长。因此，氧债的概念对于设计一项工作（即锻炼）和休息的人来说至关重要，这样就可以在没有疲劳的情况下完成一项任务。

2.3.4.4 局部肌肉疲劳 静态和动态肌肉收缩会导致局部肌肉疲劳。当超过肌肉的耐力时间时，就会发生肌肉疲劳。肌肉的耐力时间取决于肌肉所产生的力的大小，肌肉所能达到的最大力的百分比。例如，肌肉可以保持大约15%的最大力量，而不会疲劳，但它只能承受50%的最大力约1分钟。

2.3.4.5 全身疲劳 当动态和持续活动的代谢需求超过工人的能量生产能力时，肌肉收缩就会受到影响，通常会发生全身疲劳。生理学家通常建议，在1小时的工作中，能量消耗不超过最大有氧功率的50%左右，2小时的能量消耗不超过40%，8小时的工作能量消耗不超过33%。这些数值是为了防止疲劳，而疲劳会增加工人肌肉骨骼损伤的危险。繁重、连续的工作之间，应由轻型工种隔开，以实现肌肉恢复。

2.4 身体运动的生物力学

人类工效学原理多源于生物力学，受物理定律支配。经典力学定律以流体力学、静力学和动力学以及固态力学的形式被用于人体姿势和运动的生物系统研究。生物力学研究可以追溯到中世纪时期，在莱昂纳多•达•芬奇（1452—1519年）的作品中可以找到决定人体运动的物理定律。生物力学在职业领域的应用起源于第二次世界大战之后。职业生物力学是生物力学的一个子领域，即应用生物力学原理表征和评估工作任务需求对工人工作活动和动力学反应的影响，应用生物力学研究肌肉骨骼系统负荷的表征。从有助于定量肌肉骨骼系统负荷的简单杠杆系统（人力举重），到复杂的估计脊柱单位负荷的椎间盘压力测量，生物力学帮助人们解释和改善一些人类工效学问题，成为一个快速发展的研究领域。职业生物力学用于确定工人与工具、设备和工作场所相互作用过程中骨骼 - 肌肉 - 关节负荷；还为开发新工具提供科学指导，这些工具将减少肌肉骨骼疾患的发生。计算机技术的发展使得计算机模型的开发能够预测与某些工作任务执行相关的肌肉骨骼负荷。通过这些模型，建立安全的举重限值，指导工作椅设计和工作场所布局等，以符合特定工作人群的生物学要求。由于职业生物力学将工程概念和物理定律与医学相结合，因此需要多学科方法以及许多其他领域的专业知识，包括生物仪器、运动学、生理学、工程学、职业治疗、康复工程及其他联合领域。

2.4.1 应用力学原理

应用力学用于处理作用于身体的力和力矩引起的运动和变形，可分为静力学和动力学。静力学处理处于静止或静态平衡状态的物体，而动力学用于确定身体运动时产生的力，如跑步或潜水。

牛顿力学基于长、宽和高三个维度以及时间的测量。牛顿力学的标量示例包括质量、时间、温度和速度，矢量（规格要求为幅度、方向和作用点）示例包括速度、力和动量。力学的基础主要由牛顿运动定律(牛顿力学)构成,可以描述成牛顿第一、第二和第三定律。

第一定律:身体倾向于保持其惯性的静止或运动状态,除非并且直到被外部干扰力作用。

第二定律:身体动量的净变化率等于作用于身体的外力。

第三定律:对于每一种力的作用,总会产生相等和相反的反作用力。因此,力量成对出现。例如,由于重力作用在地面上而产生地面反作用力。

2.4.2　静力学

静力学涉及处于静止或静态平衡状态的物体。在静止状态下作用于身体的力是平衡的,换句话说,作用在身体上的力的净结果为零。静力学的原理可以应用于静止或近似静止的身体部分。

作用于身体的力可以表示为矢量。作用于人体各个部分的力本质上是二维和三维的。大多数情况下,自由度仅限于一个平面。例如,肘关节由上臂和下臂形成,当执行诸如提升的简单活动时,上臂和下臂在单个平面中相对于彼此移动。因此,在大多数情况下,力可以近似为二维的。正确放置局部坐标系可以产生生物力学上有用且更容易解释的力矩和力的值。作为矢量的作用在身体上的力可以沿轴线分解成分量。施加力会产生力矩或扭矩,并且可能导致主身体部分旋转。所以,力矩可以通过将力乘以力矢量与枢轴的垂直距离来计算。在静态平衡的情况下,身体在外力和力矩的作用下保持静止。前面提到的均衡方程,任何时候作用在身体上的力和力矩的净代数和为零,可用公式 2-1 和公式 2-2 表示:

$$\sum F = F_1 + F_2 + F_3 + F_4 + \cdots = 0 \qquad \text{(公式 2-1)}$$
$$\sum M = M_1 + M_2 + M_3 + M_4 + \cdots = 0 \qquad \text{(公式 2-2)}$$

力和力矩的所有分量等于零,可以简化矢量和的二维情况(公式 2-3):

$$\sum_{i=1}^{i=n} (F_x)_i = 0, \ \sum_{i=1}^{i=n} (F_y)_i = 0, \ \sum_{i=1}^{i=n} (M_z)_i = 0 \qquad \text{(公式 2-3)}$$

在这里,力 $(F_x)_i$ 和 $(F_y)_i$ 位于一个平面,而 $(M_z)_i$ 沿着垂直于力平面的轴。使用上述方程,任何一组力和力矩可以通过代数加法获得系统处于平衡状态时的未知力和力矩。

2.4.3　杠杆系统

杠杆系统是自然界中最简单的机器系统形式,如跷跷板系统。来自瞬时旋转中心(或支点)的负荷和作用力的最短距离分别称为负荷臂和作用臂。利用关于支点 F 的力矩,并应用静态平衡原理,可以得到:

$$\text{负荷} \times \text{负荷力臂} - \text{作用力} \times \text{作用力臂} = 0$$

通过改变负荷臂与作用臂的比率,可以改变平衡负荷所需的力或作用力。因此,在确定平衡负荷所需的力的值时,支点相对于负荷和力的放置至关重要。机械优势定义为负荷与平衡所需工作量之比。根据上述等式,也等于力臂 / 负荷臂。机械优势值大于 1 意味着平衡负荷所需的工作量小于负荷本身。在人体中发现的大多数杠杆系统实际上在机械劣势(机械优势 <1.0)下工作,需要比平衡负荷更大的作用力。具有较小的力臂在解剖学上是有利的。

可以在人体中找到杠杆系统的例子。基于相对于支点的负荷和作用力的定位,存在三类杠杆系统,即一级、二级和三级杠杆系统。支点位于负荷和作用力之间的系统称为一级杠杆系统,如人体颈部关节处。二级杠杆系统的负荷位于支撑和支点之间,如人体踝关节,站立在脚趾上需要通过跟腱的力来平衡体重与大脚趾处的支点。三级杠杆系统是人体中最常见的类型,作用力位于负荷和支点之间,抵消负荷所需的作用力总是大于负荷。图2-7显示了三类杠杆系统。

杠杆系统的原理可用于确定执行日常生活中若干活动所需的肌肉力量,还可以更好地理解减载臂的重要性,以减少执行任务所需的力量(肌肉力量)。

(1)手腕和手:腕和手是身体的主要部分,用于进行日常生活和工作活动,通过在高度复杂的相互作用中铰接几个小骨结构,在三维平面中产生力和运动来实现运动。

当抓握或支撑物体时,在手指的远端关节处施加力,通过手的一系列骨关节传递。这些关节(图2-8)包括远端和近端趾骨之间的远端指间关节(DIP),中间和近端趾骨之间的近端指间关节(PIP),近端腕骨和掌骨之间的腕 - 腕关节(MCP),以及腕掌骨关节掌骨和腕骨之间的关节(CMC)。由于这些关节中的每一个都具有附着在骨骼上用于支撑结构的韧带组织,因此,维持外力负荷平衡需要前述提到的每一个关节的

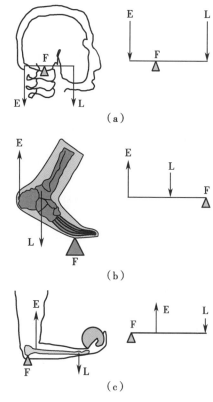

图2-7　三类杠杆系统

参与。每个关节的力矩可以通过将负荷与支点和负荷的距离相乘来计算。当在极端的屈曲和伸展手腕角度时,由于腕关节结构处的正中神经的过度和重复负荷引起腕关节处的神经炎症,最常见的肌肉骨骼累积性疾患是腕管综合征。

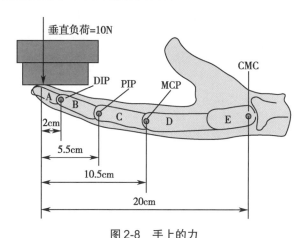

图2-8　手上的力

资料来源:NORDIN M,FRANKEL V H. Basic Biomechanics of the Musculoskeletal System[M]. Philadelphia: Lippincott Williams & Wilkins,1989.

(2)肘部:大多数时候,人们只是用一只手抓住重物并弯曲手臂将它抬起来。单臂提升仅会负荷身体骨架的一侧,这将产生脊柱和骨骼系统整体的不对称负荷。在手臂抬起时,

肘关节充当瞬时旋转中心（支点）。如前所述，根据支撑重量所涉及的肌肉，手臂使用二级或三级杠杆系统。施加力的主要肌肉是腕肱关节肌肉，附着在手腕附近的桡骨上。臂和重量的组合负荷显示，手所承受的负荷（负荷的施加点）位于力和支点之间。

（3）肩膀：肩部运动是量化最复杂的运动之一。肩关节周围的运动涉及许多肌肉在几个可能的关节处共同作用，以实现手臂相对于躯干的宽范围运动。通过四个关节实现运动的组合范围：盂肱关节、胸锁关节、肩锁关节和肩胛胸关节。主要的运动范围发生在由肱骨头和肩胛骨的关节窝形成的盂肱关节。它形成一个开口的球窝关节，由关节盂窝处的梨形凹陷和肱骨头形成，能相对于关节窝进行旋转、平移和滚动运动。几块肌肉在四个关节处起作用，使得每个肌肉群所经历的精确力变得难以计算。

（4）膝盖：人体膝盖作为滑轮系统，髌腱和股四头肌各自施加平衡力以维持膝盖的屈曲（图 2-9）。在提升任务的静态情况下，可以计算膝盖中产生的力。

（5）脊柱：脊柱为身体上部承担头部、手臂和躯干（head arm and trunk，HAT）重量的主要部分。在行走或站立以及执行任务的简单活动中，脊柱不仅支撑 HAT 的重力，还要支持上身部分运动而产生的力和力矩。这种力通常可能超过脊柱可能承

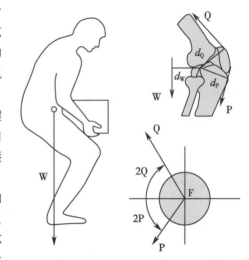

图 2-9　人力材料处理过程中膝盖受力

受的生物力学负荷限制，导致急性或慢性损伤。脊柱的整合椎骨运动是交织椎骨的软组织协调作用的结果。椎骨相关韧带允许脊柱在可行的运动范围内平稳移动，具有最小的阻力和能量消耗。如果没有这些软组织的精细协调，就不可能进行平稳的脊柱运动。当一个人直立时，椎间盘所承受的力远大于其上方的身体部分的重量。这是因为穿过 HAT 重心的直线位于脊柱前方，这产生了位于椎骨中间某处的瞬时旋转中心的力矩。弯曲和扭转负荷，而不是压缩负荷，对椎间盘最具潜在破坏性。测量椎间盘腔内的液压可能是研究体内负荷特性的最有效方法。坐姿可能实际上产生比站立姿势更高的椎间盘压力，这是因为坐姿时上身的重力线远离瞬时旋转中心。职业环境中，背部疼痛现象最为普遍。椎间盘组织没有任何神经末梢，简单的压缩力不是疼痛的原因。在脊柱上施加压缩负荷期间，椎间盘组织可以向外突出并撞击围绕椎间盘和椎骨单元的脊神经。所有背痛病例中约四分之三是由于过度脊柱前凸，小关节撞击和刺激而产生疼痛。

2.4.4　动力学

动力学涉及运动中的物体。除了作用在身体上的力系统之外，身体各个部分的运动存在惯性力。引起运动的力可能随着时间而变化，身体各部分的位置和方向也是如此。这种依赖于时间的测量被称为时间量，并且在动力学中起至关重要的作用。动力学可以进一步细分为动力学和运动学。动力学涉及研究引起运动的力和力矩；运动学涉及运动本身的测量。牛顿第二运动定律可以应用于身体各部分，评估力和力矩。因此，需要运动学和动力学测量来充分描述身体的运动和引起运动的力。静负荷情况下，不存在惯性力。因此，静态负荷构成了动态负荷的特殊情况。现实生活中，工人参与各种活动（动态运动），惯性力

在确定人体的总肌肉骨骼负荷方面起着非常重要的作用。

运动学描述了运动的几何形状,其关注身体位置的时间变化。身体的线性和角度位移对于几何运动都很重要。为了简化,假设身段表现为刚性连杆,并评估该刚性连杆上固定点的位移、速度和加速度。如果线性位移表示为 x,则速度定义为 x 在特定方向上的变化率。加速度定义为速度变化率或位移变化率。数学上,速度 $V = \dfrac{d}{dt}(x)$,加速度 $a = \dfrac{d}{dt}(v) = \dfrac{d}{dt}\left(\dfrac{d}{dt}x\right) = \dfrac{d^2}{dt^2}(x)$。类似的,如果角位移定义为 θ,则角速度和角加速度定义为:角速度 $\omega = \dfrac{d}{dt}\theta$,角加速度 $\omega = \dfrac{d}{dt}\left(\dfrac{d}{dt}\theta\right) = \dfrac{d^2}{dt^2}\theta$。由于线性和角度位移,速度和加速度是矢量,因此它们需要幅度、方向和应用点。必须相对于全局参考轴系统或局部基于关节的轴系统指定这些量。

动力学涉及测量引起运动的力和力矩。为了简化,假设人体由各个链节段组成,每个链节段表现为刚体,彼此相互作用以传递由这些力的作用引起的力、力矩和运动。刚性连杆节段符合牛顿运动定律。

(唐仕川　袁　方　宋佳阳　邓华欣　王忠旭)

2.5　生物力学模型

建立生物力学模型旨在观察人体关节在工作中的紧张以及如何更好地理解肌肉骨骼系统的运作方式。生物力学模型可以定性和定量地解释人体在工作中如何负重。量化分析非常重要,因为其能够明确一个关节能够承受多少重力,对关节负重的定量分析不仅可以预测工作相关的危险因素,还能预测工作场所设计对劳动者产生的相关损伤。定性分析可以对两个和更多不同条件的生物医学负重之间进行比较分析。肌肉骨骼紧张模型可能允许人类工效学专家去判定几种工作场所设计中,哪一种将导致某一个特定关节的最小负重量,将其应用于人类工效学中的生物力学模型不仅提供了对工作的定量评价方法,还提供了对可能导致损伤的工作场所的预测方法。

2.5.1　背景和意义

生物力学分析旨在解释机体在负重状态下如何工作,也可以预测负重关节发生损伤的程度、原因和时间。一个生物力学模型就是一个肌肉骨骼系统简单的数学表达和对某工作负重效应的定量分析。生物力学模型可以对关节力量变化进行精确模拟,可以用来调查和分析关节负重和关节角度、扭力、速度、应用负载、冲击力等发生参数之间的关系。当考虑关节的耐受性时,生物力学模型也有助于解释一定条件下遭受工作相关关节损伤的原因。

在不同工作场所或不同负重因素情况下,这些模型用于帮助人们增进和检验对关节或结构损伤可能性的理解。生物力学模型的最大价值之一是提供了检验工作场所损伤的流行病学研究假说的方法或途径,可以为肌肉骨骼损伤的可疑危险因素提供交叉验证。只要熟知了职业相关损伤机制,工作人员就能使用这些模型去决定如何改变工作场所来降低损伤危险。

工作相关 LBP 提供了生物力学模型如何被用于调查损伤为什么发生和怎样发生,进而建议如何去解决的一个范例。流行病学文献显示,手工操作是 LBP 高发作业。研究明确解释了提举作业及相关参数导致损伤危险增加。躯干和下背部的生物力学模型已经发展到可以采用诸如提举重物的函数、距离身体的间距、相关躯干持续时间、躯干的姿势和动作等参数指标,对躯干和脊柱的负重情况进行定性和定量分析。然而,人体的复杂性和下背部的特殊性需要采用更复杂的模型去不断更新 LBP 生物力学模式的认知。

应用生物力学模型最重要的目的是对工作相关的关节负重进行定量分析。人体在工作时要接受内、外部力的作用。外力是从外部作用于身体的力量,内力是身体抵抗外部力所产生的力,即人体的肌肉反应。典型的内力就是身体的肌肉和韧带所产生的力。然而,关节转动中心点到外部负重点的距离要大于肌肉着力点的间距,肌肉、肌腱和韧带处于一个动力学弱势,所以内力要足够大于外力,例如,在身体前手臂长度范围内提升 4.5kg 重物就要求背部肌肉内力要达到 68kg。生物力学模型有助于认识和分析工作相关危险或损伤的内力和外力。

2.5.1.1 躯干和后背模型 腰椎的几个生物力学模型已经被用于对提举过程中腰椎负重的分析。设计这些模型旨在增进腰部动力学知识、改进手工操作时发生损伤危险及其原因的判断能力并提出减少提举损伤的建议。

脊柱负重可能以几种不同的方式发生,如挤压、切变、扭转负重可能在操作过程中对脊椎产生压迫。实际操作过程中,提举重物导致多种方式联合对脊柱共同产生负重较为常见,此外负重还可能会作用于多节脊椎。人类工效学应用最多的模型是假设脊椎由一个单一柱体或 1 个或 2 个关节组成。目前已经研究了多层次脊椎模型,不仅能够分析整个腰椎的负重,还能分析诸如推拉操作过程中的复杂状况。

模型不断发展改进很快形成了较大的计算能力和较好的成像技术,这种进展能够使生物力学模型通过计算个体肌肉收缩形式和肌肉的解剖学特征达到个性化程度。这些个性化模型通过定量分析椎间盘和关节面的负重情况,将为脊柱负重和个体特定组织的损伤情况进行较好的评估。当成像系统对脊柱的结构提供较好的描述时,特异性的损伤能够被显示出来,这是对诸如下背部复杂系统认识的关键点。

负重评估对一个特定工作进行演示时,这些负重就会与脊柱的耐受性进行比较,椎骨末端椎骨板对单纯压力的耐受性已经被多个学者在体外测定。

(1)生物力学因素:脊柱生物力学模型的最大挑战之一,是要决定工作场所中需要调整的内容,旨在准确描述和记载工作相关危险。如前所述,如果生物力学模型考虑工作相关的所有生物力学因素,则模型可能特别复杂且难于操作。如果模型过于简单,对于控制工作相关 LBP 就没有太大用处了。因此,有必要分清楚哪些内容必须纳入工作场所相关的生物力学模型之中。

有研究者对某行业进行了体外研究,评估工作场所各类生物力学因素接触的 LBP 患病危险。通过对 48 个不同行业的 400 余名手工操作人员进行调查,分析他们的医学检查资料,把操作划分为高、中和低危险的工作相关 LBP。每项操作记录了 114 个独立的作业特征指标,包括工作场所中搬运重物的重量、搬运距离、提举高度和周期时间等。此外,在操作者背部佩戴了三轴生力计(腰椎动作检测仪,LMM),用于检测腰椎各种动作的三维角度位置(3D)、速度和加速度特性指标。多元 logistic 回归模型分析了 5 种躯干动作与 LBP 相关的工作场所因素之间的关系,工作场所因素包括提升频率、负重时间、躯干横向速度、躯干弯曲速度和躯干下垂角度。这些指标的增高与 LBP 发生危险增加有统计学意义。研究表明，通过对这 5 种因素指标的定量分析，可以更有效地预测高于常规危险 10 倍的可能性。这些成果对于确定哪种因素需要纳入躯干的生物力学模型中提供了有价值的信息。许多诸如工作压力、精神紧张、寒冷、高温和工作制度等其他因素，也可能加重生物动力学负重的 LBP。

（2）静态模型：提举的生物动力学模型已经从静态的二维（2D）分析发展到脊柱动态三维（3D）应力的认识。这种新模型在降低模型复杂性的情况下，尽可能地提升了动力负重和下背部动作的准确性和真实性。

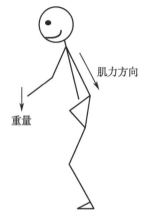

图 2-10 矢量对称的 2D 提升模型动作图

简单的 2D 提举模型可以通过把身体静止动作图形改进为如图 2-10 显示的图形。如果假定脊柱为僵直的柱状被固定在骨盆上，所有动作和躯干动力学都是以这个点为中心。背部肌肉会被一个拉紧的绳索固定在上部脊柱和骨盆背面的后面（单一等量肌肉），当重物放在直立的人的手部，挂在脊柱背部的肌肉就会被往下拉，提升重物的 2D 矢量模型显示外部力量会促使站直的人向前弯曲腰部，力量从后面手臂关节转到重物上。简单地说，支撑躯干直立姿势的内部可恢复的力量，对抗外部的重物，这些可以被背部肌肉等同的力量从后面关节转到肌肉的手臂模型显示出来。如果假定没有动作，并且知道着力手部的长度，这种静止平衡的规则可以被应用于测定能擎住外部重物的背部肌肉张力，这个重物可以估算背部肌肉等同的张力。

这种简单的分析可以延伸到检测一个直立的人手拿重物对脊柱的压力。模型中，压力被简单理解为垂直力量的综合。很明显，被直立的人拿着的重量附加到对脊柱的压力，也记录了背部肌肉等同于增加了一个有意义的垂直力量，这个力量必须被脊柱支撑。因此，这个例子中，压力是手中重物的重量、身体的重量和背部肌肉张力的总和。

然而，这种分析描述并不是真实的，而且有几个局限性，只能简单地提供"变动范围"估算作用于脊柱的重力。生物动力学模型是 2D 的，而我们人体是 3D 的，大量的躯干肌肉被忽视，且每一块肌肉都带有终点、附着点和起点。这些肌肉存在于 3D 空间，常常包裹在躯干的骨架结构周围。因此，此模型不能准确评估重物对脊柱的切力和张力这两个很重要的危险因素。假设脊柱没有阻力且悬挂在一个僵直的柱子上，严重限制了这种模型的真实性。脊柱是受地球引力的复杂多元结构，具有对抗弯曲和扭曲动作的非线性被动阻力。另外，此模型中没有包括来自肌肉和韧带延伸的被动阻力。这种模拟状态代表静止的、矢状对称的提举。提举速度和加速度也影响躯干力学和脊柱负重，提举重物很少直接发生在身体的前面，而且绝不是静止的，相反，很多时候是在不对称姿势（往往偏向一侧）情况下进行扭曲和往后弯曲来提举重物，而且还要搬运一段距离。因此，当使用这类模型时，必须要考虑由于对工作场所不合适的设定，模型具有一定的局限性。

3D 特性躯干负重模型是改进模型。有研究者已将单一人体直立模型改进为 3D 空间模型。这种改进模型（图 2-11）可以调节非对称提举动作，可以估算躯干 3D 构造结构。模型假定躯干的活动可以通过腰椎水平横断面观察分析，描述 10 块躯干肌肉、腹内压力（IAP）和 3D 脊柱负重在六个力矩方程式之间的关系。这种静态模型既可以通过肌肉活动的简单化消耗建立也可以通过线性程序技术建立，然而，由于模型中存在功能方程式的限制数量，线性程序途径不能预测处于静态的躯干肌肉协调活动。

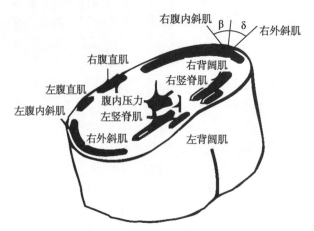

图 2-11　腰骶椎结合点水平横断面观察分析图

资料来源：SCHULTZ A B, ANDERSSON G J, ORTENGREN R, et al. Loads on the lumbar spine. Validation of a biomechanical analysis by measurements of intradiscal pressures and myoelectric signals［J］. Journal of Bone & Joint Surgery, 1982, 64（5）: 713-720.

脊柱负重的生物力学模型要求对肌肉力量进行准确的动力学评估和提举动作运动学的真实评价，静态模型只能代表静态状况，提举动作肯定包括动态因素。

（3）提举动力学：Chaffin、Shultz 和 Andersson 以及 Gracovetsky Furfan 研究的提举动作模型尝试采用静态平衡的方程式对脊柱负重情况进行评估。这些模型都代表静态姿势下的提举模型。Shultz 和 Andersson 报道的静态提举模型可以被认作类似动态的动作模型，该模型可理解为一系列静态动作连贯起来作为一个动作视觉感受。然而物理学规则是静态下使用的力量，与动态状态不一样，生理学显示的肌肉收缩速度会影响它发出的力量，静态模型不可能满足这些条件。

均匀动力提举的准动力模型是把肌肉协同作用力合并起来的模式，被称为准动力模型。因为提举过程是平稳持续躯干运动过程，是典型的均匀动力提举，但没有考虑混合动力的影响，准动力模型可能高估了动力提举运动。

（4）躯干力学：脊柱负重是外力和内力的共同作用结果。事实上，作用于脊柱的内部（如肌肉等）力量明显高于外部力量，此刻内部手臂肌肉的相对距离几乎小于任何外部的手臂距离。因为当抵抗外部力量时，肌肉处于严重的动力学弱势，特别是需要较大力量去抵抗这种不利条件时。因此，对于脊柱负重的评估项目必须包括外部力量和较大的内部（肌肉）力量。

Chaffin 和 Baker 研发了一个下背部的提举模型，其可以在静态 2D 矢状均衡条件下预示脊柱负重。该模型可以计算出单独一个伸展肌肉产生的力，这种力用于抵消外力作用下对躯干运动的反应。该模型还不能描述肌肉的协同作用或在多组肌肉系统中的屈肌对抗作用。准确描述提举生物动力学需要多组肌肉模型。Schultz 和 Andersson 研发的第一个多组肌肉模型就试图克服这些局限性，使用了 10 块肌肉的该模型同样可以预测静态矢状对称和不对称脊柱腰椎的负重。

最优化方法常常作为克服躯干多组肌肉系统静态不确定性的一种方法，用于分析更复杂的生物动力学模型。然而，最优化方法往往不能准确预测肌肉协调作用水平。为了解决这个问题，肌肉协调作用采用了非线性优化技术进行预测，但其成果有一定的局限性。

由于肌肉协调作用影响脊柱的负重估算，因此肌肉协调作用力特别重要。腹部的躯干屈肌肌肉群与背部伸肌肌肉群相比，具有较大的优势。较小的腹部活动就会要求背部肌肉的张力去抵消对抗作用。因此，肌肉共同收缩会影响起初的动作，能够起到静态或动态平衡。如果最优化技术不能准确预测协调作用力，那么起初动作的肌肉活动也不能被准确估算，脊柱负重情况也就不能准确估算。如果不能检测所有躯干肌肉平衡的协调作用，就无法预测张力和切力负重的损失部分。

（5）肌电图 - 辅助模型：为了避免产生对肌肉力量的相关错误评估，提举生物力学模型已改为使用生物学指标进行辅助或引导。生物力学模型中，最常用的生物学指标涉及肌肉电信号（如 EMG）的测量。肌电图辅助模型是应用肌电的活动指标评定各组肌肉的力量大小。因此，肌电图辅助模型可以避免统计学不确定模型难以解决的肌肉协同作用的难题。提举过程所记录的肌电指标数值可以用于预测肌肉内部张力、躯干运动和脊柱负重状态。依靠这些特性，通过直接测定肌肉活动，肌电图辅助模型可以准确描述躯干的神经肌肉控制系统。肌电图辅助模型优势有五方面：①不会受优化的客观功能强制性限制；②肌肉协同和抵抗力可以通过测量准确描述；③受试者之间和内部的协同作用多样式可以被直接测量；④通过模型检测的生理学协同因素可被用于检测瞬间的效力；⑤提举动作预测可以通过检测直接比较，以确定其准确性。

McGill 和 Norman 应用 EMG 测量数据建立的动力模型可以评估 12 组躯干肌肉的力量。机体一半的肌电活动被测量，对侧的肌肉被假定与已测量这一侧肌肉的行为类似，因此，该模型仅显示对抗下垂的对称的提升，而忽视了肌肉引起的对脊柱底部产生往后的切力和张力。在近期的报道中，McGill 在后弯曲动作时采用双电极尝试检测，肌肉力量 F 可以用公式 2-4 进行计算：

$$F = Gain \times \frac{EMG_{(t)}}{EMG_{max}} \times Area \times F(Vel) \times F(L)$$

（公式 2-4）

式中：

Area：肌肉横断面的面积；

Gain：单位面积的生理学肌肉力量（指定为 35N/cm² 或 50N/cm²）；

$F(Vel)$ 和 $F(L)$：调解因子，分别代表理论肌肉力量 - 速度和长度 - 强度关系。

肌肉活动被标化的 EMG 值代表，如 EMG/EMG_{max}，EMG_{max} 是一个常数。然而，通过一个常数值 EMG_{max} 标化后可能被限制使用。Marras 等证实，EMG 最大值随着躯干弯曲的角度和随后的肌肉长度函数变化而变化。这样，标化的常数必须是躯干位置的函数。肌肉长度直接影响 EMG 测量和关节转矩之间的关系，转矩部分由肌肉生理学长度 - 强度关系决定。等速的速度和加速度也对 EMG 测量有非常大的影响。因此，动力对肌电活动有影响，肌肉力量必须被包含在任何下背部 EMG 辅助模型之中。

由 Railly 和 Marras 研发的一个 EMG- 辅助模型中，有 5 对左右对称的躯干肌肉的 EMG 数据是不一致的，尽管实验数据仅仅是在下垂的平面上收集的，但双侧的肌肉测量可以预测相对均衡的动作。由 Marras 和 Sommerich 研发的类似模型在均衡状态下有效果，比如在一个下垂弯曲到垂直的旋转平面上。肌电的信号可以被标化为躯干弯曲角度和平衡的指标，也可以通过回归方程经验式得出具有长度和速度的人为模型。时间与动力学、运动学和 EMG 的数据关系是接近于三个阶段的直线性关系的数据指标,模型预测的结果和测量的结果具有较好的相关关系(图 2-12)。然而,直线段关系得出的动力学数据指标低于 EMG 辅助模型测量肌肉活动得到的真实的力。

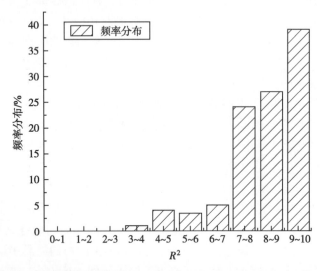

图 2-12　躯干转动力矩测量和预测相关(R^2)柱状图(共计 98 次测试)

资料来源: Marras W S, Sommerich C M. A three-dimensional motion model of loads on the lumbar spine: I. Model structure[J]. Hum Factors, 1991(33): 123-137.

　　Marras 和 Sommerich 研发的模型是第一个能验证预测结果的肌电图 EMG 辅助提举模型。用直线段表示躯干伸展力矩的测量值,将其与预测力矩进行比较,以测试模型的准确性。通过得到每个试验预测的生理上可能的肌力增量值(即每单位面积的肌力)来进行有效性检查。虽然检测了输出肌力增量、肌力增量因子的有效性,但允许其随每次提举任务而变化,这意味着受试者的力量能力随着每次用力而变化。显然,受试者每单位面积的肌力不会因试验而改变。Granata 和 Marras 提出的动态 EMG 辅助提举模型将肌力增量视为与对象相关的输入常数。这将可能的任务间可变性引入了每个提举任务的预测伸展力矩的大小。该模型在整个时间窗内的每个时间点(100Hz)对动态数据进行采样和处理,不需要插值或线性假设。如图 2-13 所示,EMG 显示的是在肌肉力量上的动力学改变,并测量了多肌肉系统中的协同作用,该模型是在等距离、等动力、等惯性和三个不同躯干角度均衡条件下测试完成的。

　　据报道,这些模型已经把 EMG 辅助模型概念扩大到在身体中轴扭曲过程中的躯干负重情况的评估,Pope 等试图模拟静态扭曲过程,McGill 试图模拟动态扭曲过程。两种模型都遇到了无法获得生理学理想参数指标的问题,他们获得的肌肉力量强度远超过了可以接受的限值。Marras 和 Granata 提出应用 EMG- 辅助模型中的肌肉面积必须代表最大肌肉的面积,而不是把肌肉面积只定义为腰骶结合点的横断面。这种修改可以成功地近似评估静态和等同的动态扭曲过程。

　　为了建立典型日常提升动作的生物动力模型,一个模型必须能够在一个非强制的和随意动态的连续动作过程中模拟脊柱负重,肌肉通过模型必须能展示改变长度、方向和速度,以便对肌肉发生的肌电活动进行适当调整。近年来,EMG 辅助模型已经发展为能成功处理

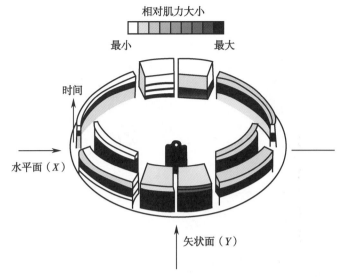

图 2-13 在每次 10 组躯干肌肉后位图形中作为时间参数（垂直轴线）测量相关肌肉力量，注明测量的协同作用，特别是在对抗肌群内部

这三种可靠变量的测量。这些模型显示了躯干肌肉系统作为一系列动力部分构成，当躯干在做空间动作时这些组成部分可以在方向和数量上变化，可以更准确地评估躯干肌肉系统的负重情况。

由 Marras、Karwowski 和 Davis 带领的团队在模糊逻辑学和神经网络技术基础上建立了一个脊柱负重模型。一个复杂工程能够预测肌肉活动模式，在 3D 提举过程使用模糊平均数和模糊群组分布技术结合神经网络结构基础建立模型。10 组躯干肌肉的肌肉活动可以把运动学、动力学、人类活动学和工作条件等，包括物理学和心理学的变量作为参数输入 EMG 辅助脊柱负重模型。这项技术不需要在真实时间内去收集肌肉活动，而考虑在动态提举过程中的神经肌肉协同作用。

2.5.1.2 手部和腕部模型 和背部模型一样，重要的是了解手部和腕部结构在工作时是如何受力的，以便更好地了解损伤危险如何随工作条件变化而变化。过去的几十年里，手部和腕部的累积创伤持续困扰着许多不同的手工作业行业，如腕管综合征、肌腱炎和腱鞘炎等疾病在工业上已经很普遍了，然而在 10 年或 20 年前，大多数工业还没有听说过类似疾病。因此，理解这些工作相关因素会增加患手部和腕部疾病的危险十分必要，这样才能保证这些些危险因素在工作中得到控制。

与背部相比，手部和腕部的生物力学建模工作较少。缺乏相关研究，可能在某种程度上是因为与背部相比，手部和腕部结构高度复杂。这种复杂性是手腕精细解剖结构的一个功能性表现。手和手腕部复杂性的独特之处在于，握力和手指动作时提供内力的大部分肌肉位于前臂，而不是手或手腕本身，内力必须由前臂肌肉通过肌腱转移到手指和手关节。正由于此，传统的生物力学模型将手腕表示为如图 2-14 所示的滑轮系统。因此，建模问题的核心是体现包括手部和手腕部适当的解剖学结构特征和建立模型需要解决的足够的参数信息。

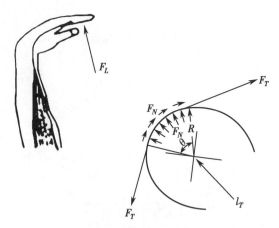

图 2-14　关于屈肌腱包裹屈肌腱支持带的生物力学模型

注：$F_R = 2F_T \sin(\theta/2)$，其中 F_T 为肌腱力，F_R 为施加于肌腱上的反作用力。

资料来源：Chaffin D B, Andersson G B J, Martin B J. Occupational biomechanics[M]. 4th edition. Hoboken：John Wiley & Sons Inc，2006.

大多数情况下，绝大多数模型的开发旨在理解手部损伤或手部手术的含义，很少专门以人类工效学为目的。很少有模型关注累积性创伤障碍（cumulative traumatic disorder，CTDs）的评估，其已经被人类工效学专家确定为许多工作相关腕关节损伤的主要危险因素。

和背部的情况一样，早期的手部和腕部模型评估手部和腕部的结构和负荷时假设手腕保持静态。Landsmeer 是最早建立手指结构模型的学者。通过解剖学研究，其能够用一系列的三个二维（2D）模型描述肌腱是如何连接手指关节的。该模型由两个指尖关节组成，形成一个双关节系统，由一个屈肌腱和一个伸肌腱组成。因此，可以展示出肌肉骨骼系统的收缩和抵抗收缩两种作用。该模型能解释两个肌腱之间平衡状态的变化是如何产生手指位置的变化。稍后，Chao 等研发了一个手指关节在选定的等距手位置的三维模型。关节和肌腱的方向由双平面 X 线分析。在每个关节处定义的坐标系有助于识别约束力和力矩。研究人员总结提出了一个"塔"的概念，解释了应用力、被动肌腱力、主动肌腱力和手指关节之间的关系，结论导致了一个静态不确定问题。肌电图和生理学评估等方法被用来解决上述问题。这项研究确实提供了对手部功能解剖学的理解，模型预测了指肌腱在选定位置的平均力。

Chao 等研发的模型被 An 和其同事进一步改进为标准的人手模型，该模型计算了不同手部功能性的构型下肌腱的位置和运行过程。

Armstrong 和 Chaffin 建立了腕关节的二维静态模型，可以计算肌腱对邻近腕关节结构施加的合力。该模型将外源性手指屈肌腱描述为穿过腕骨管腔的无摩擦滑轮 - 传动带机制，允许定量分析确定腕关节大小和位置对肌腱及其邻近结构的受力影响。该模型假设在屈伸过程中，单个等效肌腱力在腕管中产生反作用力。目的是确定腕管的负荷何时引起肌腱鞘发炎的程度和 / 或何时能感觉到正中神经周围出现明显压力。Goldstein 等研究表明，施加在肌腱上的足够大的拉力可以引起这些肌腱一定程度的拉紧。这是第一个符合人类工效学目的的模型。与之前的手指模型一样，手腕模型并未试图解释许多工作相关的动态特性。

为了解决不确定性的问题，研究人员试图通过优化技术来寻找模型的解决方案。Penrod

等利用最小肌肉力量原理创建了一个线性最优化程序,计算通过手腕的肌腱对外部施加静态力矩的作用。Chao 和 An 也使用线性程序方法解决了与手部建模相关的其他问题。同样,这些方法的适宜性取决于在相关职业性工作中是否存在协同作用的肌肉。

许多较新的模型关注的不仅仅是简单预测手部和腕部肌肉和肌腱的受力情况。近年来,人类工效学生物力学模型已经尝试预测手在用力握把手时的姿势。Buchholz 和 Armstrong 研发了一个手部的三维运动模型来预测手指和手部的关节角度,他们假设手和手指是绕一个把手的一系列环椭圆。然而,在这个模型中没有提供内部负重的估计。Moore 等根据 An 等描述的手部力和肌腱作用之间的关系建立了手腕模型,模型计算了肌腱与其相邻结构在动力抓握作用下的摩擦作用力。

2.5.2 现况要点评价

从本章可以明显看出,对人体及其负重与损伤危险之间关系的认识仍在不断发展。相对于手部及腕部,对背部的认识更多。利用这些领域模型的发展,可以积累如何处理工作场所的工业生物力学问题的经验。对于手部和背部,用已获得的认识进行描述,都是从静态(等距离)条件下的结构模型开始的。这类模型在开发过程中相对简单,有些模型可以在理想的等距化条件下得到验证。然而,只有有限的证据表明,应用这类模型对职业损伤发生率产生了影响。因此,虽然这类模型是对身体特定部分生物力学知识整合的一个有用的起点,但是作用有限,很多模型还不能很理想地描述和理解许多行业工作中隐藏着的危险因素。

在背部和腕部的案例中已经发现,一旦开始放松身体在工作场所受到等距力影响的假设,通过建模来考虑危险的能力就会显著提高。这种情况可以通过回顾可能包含在模型中的生物力学变量来了解。表 2-1 显示了与各种测试条件相关的真实性程度(生物力学模型就是在这种条件下建立的)与模型中相关物理学参数之间的权衡。表 2-1 显示的物理学参数与等距模型(左列所示)在反映身体实际状况的能力上最有限。唯一结构受力的相关因素是要负重的物体质量和使用的力量。这些模型没有能力考虑加速度或急拉力的影响,在考虑身体的内部负重时会更有实际应用意义。

当考虑每列中更多的与物理性因素相关的变量,更多现实的条件可以解释。例如,表 2-1 中从左到右移动列可以找到更多的因素,如在基于一个给定测量技术的模型中有加速度和急拉力,并且可以获得一个具有更大增值作用的变量影响而负重于某一特定关节。一旦建立了有效模型,能够解释和预测表 2-1 中随意动力(最右)列中作为因变量列出的各种变量,从而对人体生物力学负重的认知更完善。然而,预计这些模型将极其复杂和难以应用。因此,当前生物力学建模工作的目标应该是研发不复杂但包含足够因变量的模型,以实现对工作场所危险因素的合理控制。

表 2-1 测量运动过程中一些技术中使用的因变量和自变量一览表

变量名	等距离		等速度		等加速度		等急动度		等力		等惯量		随意动力	
	Indep.	Dep.	Indep.	Dep.	Indep.	Dep.	Indep.	Dep.	Indep.	Dep.	Indep.	Dep.	Indep.	Dep.
位移(线/角)	Const.*		C	X	C	X	C	X	C	X	C	X		X
速度(线/角)	0	Const.*		C	X	C	X	C	X	C	X	X		
加速度(线/角)	0		0		Const.*		C	X	C	X	C	X	X	
急拉(线/角)	0		0		0		Const.*		C	X	X	X	X	

续表

变量名	等距离		等速度		等加速度		等急动度		等力		等惯量		随意动力	
	Indep.	Dep.	Indep.	Dep.	Indep.	Dep.	Indep.	Dep.	Indep.	Dep.	Indep.	Dep.	Indep.	Dep.
力, 扭矩	C	X	C	X	C	X	C	X	Const.*	C	X		X	
质量, 惯量	C		C		C		C		C	Const.*		C	X	
重复	C	X	C	X	C	X	C	X	C	X	C	X	C	X

注: C 为可控变量, 0 为变量不存在, X 为因变量, * 为 0。

2.5.3　未来的关注

当前的生物力学模型由人体特定部位的孤立模型组成。对人类工效学有用的模型只存在于少数几个部位中。预计对人体每一特定部位关节负重的了解将会提高到能准确评估孤立状态下关节的负重程度。然而,还有以下两个挑战必须先解决。

首先,必须致力于研发一个完整的身体模型,可以准确反映同时施加在身体一些关节的负重。身体以协调的方式完成许多日常任务,因此,施加在身体上或一个关节上的负重会影响身体其他部位的关节。同样明显的是,如果一个关节受到损伤,人体可以通过改变身体其他关节所经历的负重顺序来进行补偿。未来真正的挑战是研发孤立的关节模型就能够准确地描述发生在全身的一系列过程,从而将身体视为一个真正的系统。

其次,人体的负重被认为是对物体短暂的需求,必须更加深入地研究作用于某个关节上的负重是如何受年龄、组织退化、遗传学和其他个人因素的影响而改变,还必须加深对关节负重在整个工作转换过程中如何变化的理解。此外,还需要建立模型来描述组织如何自我修复,以及这个过程如何随着年龄的变化而变化。最终,模型能够解释疼痛和疼痛感觉的过程,而这些将成为判定一种职业病或职业性损伤的主要决定因素。组织的损伤经常会在超过耐受阈值时就发生,但工作中发现的组织损伤直到超过疼痛耐受阈值时才会被报道。只有具备了这些要素,才能开始真正理解和量化工作相关的危险。

（李　悦）

参 考 文 献

[1] BHATTACHARYA AMIT, MCGLOTHLIN J D. Occupational Ergonomics: theory and Applications [M]. 2nd edition. Boca Raton: CRC Press, 2017: 4-52, 87-172.

[2] Nordin M, Frankel V H. 肌肉骨骼系统基础生物力学 [M]. 邝适存, 郭霞, 译. 3 版. 北京: 人民卫生出版社, 2014: 18-38, 99-110.

第3章 物理学方法

3.1 瑞典工效学危害识别方法

3.1.1 背景及应用

《瑞典工作环境法案》规定,用人单位应当调查职业伤害,制订行动计划,并组织和评估工作活动以便进行持续改进。政府劳动监察部门也应研究并改进工作场所。"肌肉骨骼紧张因素识别方法"(method for the identification of musculoskeletal stress factors)又称瑞典工效学危害识别方法(PLIBEL),是一个旨在突出肌肉骨骼疾患危险与工作场所调查的简单检查表筛选工具,为满足法规的方法学需求,于 1986 年制作(表 3-1)并将时间、环境和组织等作为修正因子引入该方法,用于现场工效学调查与研究。该方法已被翻译成多种语言在世界不同地区使用,并持续更新。

检查表需要列出工作场所工效学危害评估所检查的与五个身体部位相关联的条目。当某问题与身体某部位无关或文献未查到该问题,则检查表中该部位用灰色表示,无须回答。

3.1.2 评估程序

PLIBEL 方法对工作场所的评估始于员工访谈和初步观察。评估主要集中在有代表性工种、持续时间长的工作任务,或者工人和 / 或观察者认为使肌肉骨骼系统产生紧张的工作任务。因此,每个员工可能需要填写多个 PLIBEL 表格。评估结果可能与被观察者个体的工作能力有关,评估的同时要记录个体完成任务时不寻常的个性化特征。

观察工效学危害时,检查表编号的区域应进行简要标记。总结时,原始的两份答案应按重要性排序。同时要考虑修正因子,即环境、组织因素的接触剂量和持续时间。

PLIBEL 方法常用于识别身体特定部位肌肉骨骼疾患的危害因素,且仅须回答身体部位相关的问题(表 3-1)。首先要找到可能受损伤的身体部位,然后识别工作任务检查可观察到的任何危害因素。持续性评估因需要考虑 a)～f)问题可能较为困难,对这些问题可能存在高估或低估。评估时,要同时提出和解决检查表中没有提及的额外明显危害。例如,PLIBEL 没有考虑接触时间和频率问题,所以负荷重但持续时间较短和 / 或罕见事件也应记录下来。事实上,观察前与工人访谈的目的就是记录此方面的任务。

建议观察者通过与操作者交谈来获得重要问题。如果仅评估研究对象的操作行为和工作时间,可能错过许多构成主要危害的不常见情况。

表 3-1　PLIBEL 检查表

颈肩上背	肘/臂/手	足	膝和臀	下背	检查内容
		1.□	1.□	1.□	1. 工作场所路面不平、倾斜、光滑或无弹性
2.□	2.□	2.□	2.□	2.□	2. 工作活动或工作物料空间受限
3.□	3.□	3.□	3.□	3.□	3. 工人或工作活动使用的工具和设备设计不当
4.□				4.□	4. 工作高度被错误调整
5.□				5.□	5. 工作座椅设计不舒适或不正确调整
		6.□	6.□	6.□	6.（如果站立完成工作）没有可能的坐和休息的位置
		7.□	7.□		7. 易使人疲劳的脚踏工作
		8 a.□ b.□ c.□	8 a.□ b.□ c.□	8 a.□ b.□ c.□	8. 完成易疲劳的腿部工作，例如： a. 重复性攀梯、迈步工作 b. 重复性跳跃、持续蹲姿或跪姿工作 c. 经常性单腿支撑身体的工作
9 a.□ c.□ b.□ d.□	应用方法： ● 找出受伤害身体部位 ● 与右侧问题相联系 ● 工作任务含有所描述的任何因素吗 ● 如果是，合适位置标记			9 a.□ c.□ b.□ d.□	9. 完成重复性或持续性工作，背部： a. 轻微前屈　　c. 侧弯或轻微扭转 b. 严重前屈　　d. 严重扭转
10 a.□ c.□ b.□ d.□					10. 完成重复性或持续性工作，颈部： a. 前屈　　　　　c. 严重扭转 b. 侧屈或轻微扭转　d. 背屈（向后伸屈）
11 a.□ e.□ b.□ f.□ c.□ g.□ d.□				11. a.□ e.□ b.□ f.□ c.□ g.□ d.□	11. 手部提举负荷，需注意的重要因素： a. 重复性持续提举　e. 超过前臂长度的提举 b. 负重　　　　　　f. 膝高度以下的提举 c. 抓握困难的操作　g. 肩高度以上的提举 d. 提举开始或终止时处于困难负荷位置
12.□	12.□			12.□	12. 完成重复、持续或不舒适的负荷搬运和推拉活动
13.□	13.□	还应考虑的因素： a) 采取工作终止和暂停的可能性 b) 选择工作任务类型和顺序或者工作节奏的可能性 c) 工作是否按时间要求或在心理紧张情况下完成 d) 工作是否存在不寻常或不期望情况 e) 存在冷、热、干燥、噪声或有些麻烦的视觉条件 f) 存在急促、摇动或震动			13. 完成无支撑单臂前伸或侧伸的持续工作活动
14 a.□ b.□	14 a.□ b.□				14. 存在下列重复性活动： a. 相似工作活动 b. 舒适伸展距离的相似工作活动
15 a.□ b.□	15 a.□ b.□				15. 完成重复或持续性的手工活动，需注意的重要因素： a. 工作材料和工具的重量 b. 工作材料和工具的不舒适抓握
16.□					16. 对视觉能力有较高要求
	17 a.□ c.□ b.□ d.□				17. 用手和前臂完成重复性工作，存在： a. 扭转工作　　　c. 手部不舒适姿势 b. 用力工作　　　d. 按键或敲键盘

注：1. 检查受伤害的身体部位。2. 将左侧部位与右侧问题相联系。3. 依据最后栏目中的问题在相应负荷的空格中画"√"。

在工作场所完成可能的工效学危害分析，且仅需考虑来自评估的相关危害资料。作为被识别为危害的问题应按其重要性进行排序。结论性报告应从最严重的动作和姿势开始，以工效学角度给出解释。

3.1.3 优点

PLIBEL 方法是一种适用于任何职业或任务的常用评估方法，可观察身体的主要部位或全身，并用几句话总结出工效学危害。方法简单，以观察为主，对于每天需要观察许多任务的检查员和其他人员而言，PLIBEL 方法不失为简单易行、非常适用的工效学危害识别方法。该方法是工作场所观察人员识别工效学危害的最初调查方法，可以通过其他测量来补充，例如负荷量和时间。

若对工作场所评估后要获得简单和量化的工效学测量，不应该用这种方式。不同工效学危害对工人伤害并非完全相同，某些问题在检查表中可能出现多种危害因素。

3.1.4 缺点

该方法是一种通用的评估方法，不针对任何特定的职业或任务。许多其他方法针对特定的职业或身体部位，并能记录更详细的答案。如果有必要，其他更具体的方法可以很容易地补充 PLIBEL 的问题。

3.1.5 应用举例

图 3-1 的任务分析显示，由于行走面无弹性、工具和设备设计不适当以及缺乏休息，该任务对下背部有肌肉骨骼疾患危害。重复和持续性工作使背部微微向前和侧向弯曲伴轻微扭曲。不良负荷有反复手动提举、经常高于肩部。根据最易接触的身体部位和环境状况进行排序。然后是对不舒适的描述，以及个人可能执行的任务。

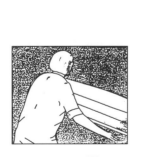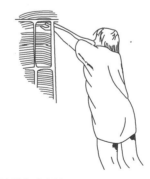

图 3-1　工效学危害任务

3.1.6 标准和规则

PLIBEL 旨在满足工效学危害识别的最初评估方法和标准的需要。当进行跟踪和分析工作相关肌肉骨骼疾患如何实施有效干预时，系统的评估方法是有价值的。该方法遵循了当时的标准和规定，虽然是一个自行解释、主观评估的方法，但其需要对工效学有充分的了解。熟练使用这种方法，需要一定程度的实践练习。

3.1.7　信度和效度

该方法完成了可靠性和有效性研究。测试指标包括：结构效度、标准关联效度、可靠性和适用性。匹配项目之间的一致性很重要，观察者间的可靠性给出的 Kappa 值显示，匹配项目之间具有中等一致性。

（王忠旭　沈　波）

3.2　美国工效学基本因素检查表

3.2.1　背景和应用

美国工效学基本因素检查表（baseline risk identification of ergonomic factors，BRIEF），是一个简单、易于理解、可靠的不良工效学因素识别方法，基于调查身体的非特定部位而开发，用于识别不同任务单元身体各部位存在的危险因素，通过对工人工作中的姿势、用力、持续时间和其他危害因素（如振动、冷、光和累积工作时间等）进行评估，从而对工人的工效学基本危险因素进行评估。

3.2.2　评估程序

在进行 BRIEF 评估之前，需要对被调查对象的基本情况进行调查，填写基本情况调查表，主要包括被调查对象的基本情况和工作描述，详见表 3-2 的表头部分。BRIEF 内容包括：研究对象身体上肢的左右手腕、手肘、肩和躯干的颈、背、腿 6 个部位动作活动的姿势、力量、持续时间和动作频率 4 项指标，详见表 3-2。

BRIEF 评估是对身体上肢的左右手腕、手肘、肩和躯干的颈、背、腿 6 个部位动作活动的姿势、力量、持续时间和动作频率四项指标进行整体调查和观测，以计分大小判定危险，每个部位共四项指标，每项计 1 分最高计 4 分。姿势和力量两个分项指标在不同部位会有多项检查内容，只要有 1 项检查内容存在，则该分项指标计为 1 分。一般将分值≥2 分作为判定危险部位的标准，因同一作业观察多个对象，以大多数人≥2 分为标准，则危害因素的判定原则调整为加权分值（平均分值与人数的加权值）≥1.5 分。

3.2.3　优点

与 PLIBEL 方法类似，BRIEF 方法也是一种适用于任何职业或任务的常用评估方法。该检查表可以对工人的工作相关肌肉骨骼疾患危害因素进行快速而准确的测量。检查表由检查员填写，大约需要 10 分钟即可完成。可观察身体的主要部位或全身，通常只需要一支笔和一张调查表，不需要复杂的特殊设置，可评估工人工作周期中的每个姿势，不会对工人工作造成干扰。除了对身体各部位的姿势因素考虑比较全面以外，还加入了力量、持续时间和频率检查项目，评估效果优于单纯的姿势检查。该方法简单，以观察为主，对于每天需要观察许多任务的检查员和其他人员而言，BRIEF 方法也同样为简单易行、非常适用的工效学危害识别方法。该方法是工作场所观察人员识别工效学危害的最初调查方法，可以通过其他测量来补充细化。

表 3-2　美国工效学基本因素检查表（BRIEF）

调查日期：　　年　　月　　日　　　　观察者：　　　　　　　工种/岗位：

单位：　　　　　　　　　　　　　　　车间：

被观察者：

姓名：　　　　　　　　　　　　　　　性别：□男 □女　　　　出生日期：　　年　　月　　日

身高：　　cm　　　　　　　　　　　　体重：　　kg　　　　　　本岗位工龄：　　年

主要工作任务：

主要活动/动作描述：　　　　　　　　　活动/动作频率：　　次/日。

填写说明：对身体各部位的工作活动或动作进行现场观察与测量，并在下列符合条件的方框中划"√"。

	左			右			颈	背	腿
	手腕	手肘	肩	手腕	手肘	肩			
姿势	捏握□ 指压□ 桡侧偏移□ 尺侧偏移□ 弯曲≥45°□ 背伸≥45°□	前臂旋转□ 完全伸展□	≥45°□ 手臂后伸□	捏握□ 指压□ 桡侧偏移□ 尺侧偏移□ 弯曲≥45°□ 背伸≥45°□	前臂旋转□ 完全伸展□	≥45°□ 手臂后伸□	≥20°□ 向侧面□ 向后□ 扭转□	≥20°□ 扭转□ 向侧面□	蹲□ 单腿站立□ 跪□
力量/kg	捏握≥0.9□ 抓握≥4.5□	≥4.5□	≥4.5□	捏握≥0.9□ 抓握≥4.5□	≥4.5□	≥4.5□	负重□	≥9□	足≥4.5□
持续时间/s	≥10□	≥10□	≥10□	≥10□	≥10□	≥10□	≥10□	≥10□	≥30%/d□
频率/(次·min⁻¹)	≥30□	≥2□	≥2□	≥30□	≥2□	≥2□	≥2□	≥2□	≥2□

3.2.4　缺点

BRIEF 方法虽然简单快捷,但存在一定的缺陷。BRIEF 方法可以对多个身体部位进行评分,但评分项目不够细化。调查人员根据主观观察或简单估计视频/图片中获得的投影角度可能不一致或有误差,因此该方法在不同的观察者之间存在不准确性或偏差。

3.2.5　应用举例

以下是应用 BRIEF 方法评估某造船厂工人肌肉骨骼疾患的例子。研究者选择北方某造船厂的船体和分段车间 3 个重点作业工种(打磨、电焊、装配)的工人作为研究对象,进行现场作业活动评估,结果见表 3-3。

表 3-3　某造船厂重点作业工种 BRIEF 分值

单位:分

车间	工种	左手腕	左手肘	左肩	右手腕	右手肘	右肩	颈	背	腿
船体	打磨	3.6	0.1	0.2	3.7	0.0	0.4	0.9	1.9	1.5
	电焊	2.8	0.3	0.0	2.8	0.0	0.0	1.0	1.0	1.0
	装配	3.0	0.7	0.0	3.7	0.0	0.0	1.7	1.7	1.7
分段	打磨	3.2	0.0	0.0	3.4	0.0	0.0	0.6	1.4	1.3
	电焊	3.0	0.0	0.0	3.0	0.0	0.0	0.7	1.6	1.8
	装配	2.7	0.0	0.0	2.9	0.0	0.0	0.3	1.3	1.6

注:表中数据为多个观察对象的平均分值。

从表 3-3 的数据可以分析出:姿势、力量、持续时间和动作频率四项指标记分最高的部位均集中在左右手腕,各工种两侧手腕记分均超过 1.5 分,大多数>2.0 分。其中,左右手腕、颈、背和腿部分值均超过 1.5 分的工种仅有船体装配工;左右手腕和背部、腿部分值均超过 1.5 分的工种有船体打磨工、分段车间电焊工;左右手腕和腿部分值均超过 1.5 分的工种有分段车间装配工。上述工种的作业活动广泛存在强力捏握工具、背扭转、单腿站立、作业空间受限、高度重复性和长时间持续作业等不良作业条件。

由此研究结果可知:姿势、力量、持续时间和动作频率四项指标计分最高的部位均集中在左右手腕(绝大多数观察对象>2.0 分),以打磨工、装配工和电焊工的计分为最高(几乎均在 3.0 分以上),不同车间或工区略有差别,说明手腕部是造船作业工人肌肉骨骼损伤发生的重点部位,其发生危险可能以打磨工、装配工和电焊工为最高。

3.2.6　标准和规则

BRIEF 评估旨在满足工效学危害识别的最初评估方法和标准的需要。当进行跟踪和分析工作相关肌肉骨骼疾患如何实施有效干预时,系统的评估方法是有价值的。该方法遵循了当时的标准和规定,虽然这是一个自行解释、主观评估的方法,但其需要对工效学有充分的了解。熟练使用这种方法,需要一定程度的实际练习。

3.2.7　信度和效度

国内学者对 BRIEF 在汽车制造业不良工效学因素识别评估中的信度和效度进行了检

验。研究者采用整群抽样方法抽取重庆市某大型汽车制造企业生产流水线 146 人作为调查对象。选用内部一致性、折半信度系数、组内相关系数（intraclass correlation coefficient，ICC）、因子分析、各维度得分与总分的相关性等对 BRIEF 进行信度和效度分析。结果显示，在信度方面，BRIEF 总 Cronbach's α 系数为 0.947，各维度的 Cronbach's α 系数为 0.690～0.877；折半信度为 0.685；重测信度检验中各维度 ICC 均 >0.8。在效度方面，主因子分析原则提出 4 个公因子，累计方差贡献率达 76.76%，反映肩、手腕、手肘和腿、背、颈的工效学危害因素权重；区分效度中，左右手腕、手肘、肩以及颈、背、腿与总问卷得分的相关系数为 0.245～0.770，各维度间的相关系数为 0.034～0.768，其中双上肢和颈、背、腿的相关系数均 <0.4，除肘部和腿部外，其他各个维度与总问卷的相关系数均 >0.4。这些结果说明，BRIEF 中文版具有较好的信度和效度，适用于我国汽车制造行业工人不良工效学因素识别的量化评估。BRIEF 在其他行业的应用仍需结合行业特点，考虑存在的特殊因素。

（王忠旭　曲　颖）

3.3　荷兰肌肉骨骼疾患问卷

3.3.1　背景和应用

荷兰肌肉骨骼疾患问卷（The Dutch musculoskeletal questionnaire，DMQ）旨在简单表达工作任务与肌肉骨骼症状之间的关系。问卷由 63 个针对肌肉骨骼工作负荷（姿势、力量和动作）的问题组成，分为 7 个维度和 4 个独立问题。执行工作任务时，不良姿态、动作和强制性高强度作业会导致较强的体力负荷，使劳动者产生工作相关肌肉骨骼症状。工作条件、个人因素（性别、年龄）、社会心理因素或生活方式等也可能影响二者之间的关系。问卷可以对工人的工作相关肌肉骨骼疾患危险因素和症状进行快速而准确的测量。问卷（表 3-4）由工人自己填写，大约需要 30 分钟完成，包括内容如下：

（1）背景变量：年龄、性别、受教育程度、工龄、工作史、轮班。

（2）任务：患病率以及任务所需的重量。

（3）肌肉骨骼工作负荷：姿势、用力、动作。

（4）工作节奏和心理社会工作条件：要求、控制和自主权，工作组织和社会支持、工作满意度。

（5）健康：特别是肌肉骨骼症状。

（6）生活方式：如运动、吸烟情况。

（7）感知和改进思路：工人本人的建议。

上述问题的描述仅针对是否存在接触而提出，并不能衡量接触所引起的不适量，关于不适的量化在调查表中另有解释。需要使用问卷的初步版本进行多项现场研究才能得到准确的问题描述。为简洁起见，未对问题中所涉及的接触进行定义、解释或说明。完成调查问卷不需要进行培训。大多数问题的回答是两分类答案，即"是"或"否"。这种定性方法不能对变量的频率和持续时间进行量化。DMQ 适用于参与式工效学方法来解决问题。问卷的中译本参见 3.3.10 荷兰肌肉骨骼损伤问卷调查（DMQ），可以从网址 http://www.workandhealth.org 搜索"DMQ"下载问卷的原文版。

表 3-4　7 个维度和 4 个独立问题的名称、内容以及 Cronbach's α 系数

	名称	内容	n^a	$α^b$
1	用力负荷	提举、推拉、搬运、手臂用力移动、重体力负荷、不良姿势提举、远离身体的提举、躯干扭转的提举、胸以上的提举、抓握不佳的提举、重负荷提举、短时间大力负荷、手部负荷过重	13	0.90
2	动态负荷	躯干动作(弯曲和 / 或扭转)、颈、肩或腕动作,伸手动作,突然和 / 或意外动作,捏,在肩以上、以下和肩水平作业	12	0.83
3	静态负荷	轻微弯曲、躯干扭曲姿势、幅度较大的弯曲、躯干扭曲姿势、颈或手腕的姿势	11	0.87
4	重复性负荷	相同姿势作业,躯干、臂、手、腕或腿部的相同动作,高频率的手部动作	6	0.85
5	工效学环境	可用的工作空间,无支撑,湿滑环境,工具不便,无充分空间的弯腰作业	6	0.78
6	振动	全身振动,振动工具,驾驶	3	0.57
7	气候	冷,干燥,温湿度变化	4	0.84
	不良姿势	经常以不良姿势工作	1	—
	坐姿	久坐工作	1	—
	站立	久站工作	1	—
	行走	经常行走工作	1	—
	总指标	维度 1~7	55	0.95

注:a. 问题的数目。问卷的最高分等于问卷中问题的数目,对应问卷中所有肯定的答案。平均分越高表示工人自述的接触越高。b. Cronbach's α 系数,评价问卷内部一致性信度的方法。

3.3.2　评估程序

3.3.2.1　准备

(1)定义危险人群:首先选择任务基本相同的作业人群,建立相似接触组(SEG),如完成同一任务的车间工种或岗位。这样能够识别症状和特定工作条件之间的相关性。如何选择相似接触人群取决于需要回答的问题,定义这些问题至关重要。选择已知的工作负荷接触较小的对照组,以便更好地比较和解释结果。推荐每组至少 20 名工人以保证得到有效结论。

(2)调查情况说明:为确保工人有较高的回应率,管理部门支持调查并承诺采用基于问卷调查结果得出的对工人的建议很重要。应清楚地向所有参与调查的工人说明调查的原因、目标和内容,以及如何告知结果和实施后续的干预措施。

(3)主要任务分析:使用现有文件以及与管理人员和工人进行讨论,可以了解工人最主要的工作任务的量和类型。如果工作任务之间差异非常大,则应根据工人的体力工作负荷进一步分成多个工作任务相同的小组。在同一个特定的分组中可以安排高达九种不同任务。

(4)发放 DMQ 问卷。有三种可能的选项:

● 邮寄调查(价格便宜、方便,但有回应率低的风险)。

- 工作场所分发问卷，要求在工作时间或工作几小时后完成。
- 工作时间内，邀请所有工人参加小组会议完成问卷填写（推荐）。

3.3.2.2 实施调查 这个阶段，需要打印和发放 DMQ 问卷。对回收率进行监控，以便提醒没有及时返回问卷结果的工人。为使问卷结果在所有从事同样工作的人员中具有代表性，大部分所选工人都能实际参与调查是非常重要的，可确保调查问卷有效率。

3.3.2.3 数据输入、分析和报告 建议使用统计软件计算结果。普通电子表格就足以计算最重要的指标，包括：

- 一般特征（如年龄、性别、教育程度）。
- 工作任务：患病率和感知劳累。
- 身体负荷。
- 心理负荷。
- 最近 12 个月每个身体部位肌肉骨骼症状的患病率。

提供所有观察组和对照组人群数据。如果受访者人数大于 20 人，应对组间差异进行统计学检验。

3.3.2.4 结果实施 基于筛选结果，可以明确哪些工作人群或工作场所需要使用更复杂的方法进行完整地工效学分析，并确定其优先级。症状发生率或工作负荷较高的人群需要进一步的工效学分析，以便确定适当的工效学干预措施。结果实施后，可使用 DMQ 进行第二次调查，以量化相关工作人员在工作负荷和健康情况方面的改善情况。

3.3.3 优点

- 标准化的方法。
- 费用相对较低且容易实现。
- 全面概述可能的危险因素和发病率（包括接触 - 效应数据）。
- 无需专用技术设备。
- 源于工人自述。
- 可用于评估干预措施的实施效果。

3.3.4 缺点

- 工人自述数据，无法详细量化接触。
- 推荐的对照组不一定总是可用。
- 不适合较小的工作人群。
- 无法量化危险。
- 管理人员和工人的合作至关重要。
- 当人群数量大时，数据输入比较费力。
- 更详细的数据分析需要统计学知识。

3.3.5 应用举例

图 3-2 显示了某钢铁公司五个部门的 DMQ 调查结果。如图所示，高风险易于识别，并且容易以图形的方式呈现给管理层和工人。

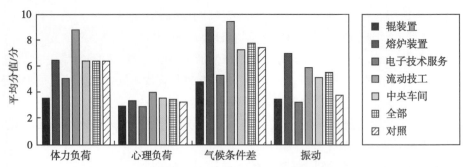

图 3-2　某钢铁公司五个部门维修工人（$n=436$）和非久坐对照工人（$n=396$）工作负荷和工作条件相关的四个维度指标的平均分值

3.3.6　相关方法

工效学专家、职业医师、护士、卫生学家都需要简单、快速的方法以获得导致肌肉骨骼负荷与相关疾病的相关性资料。基于这样筛选，可以给需要全面工效学分析的工作人群或工作场所设置更高的优先级。当参与调查的工作人群较大以及需要熟练的分析师来进行可靠测量时，如观察法或测试法这样直接测量肌肉骨骼负荷（姿势、动作和用力）的方法就显得既复杂又费时了。识别风险工作人群（工作、部门、任务等）的简单筛选工具包括检查表、体力作业要求分级、调查或定期体检。尽管应用这些方法量化绝对接触水平有局限性，但依据接触水平，收集到的信息足以对工作人群进行分级。后续更详细的工效学分析可能受到高风险工作人群和工作场所的限制。

3.3.7　标准和法规

DMQ 能够符合雇主对员工身体工作条件进行危险评估的需要。然而，应强调的是，DMQ 仅是为深入分析和建立解决方案以确定优先事项的工具。

3.3.8　培训和应用时间

DMQ 调查不需要进行特殊培训。如需进行更详细地数据分析，建议由具有一定流行病学背景的人员完成。完成 DMQ（标准版）的时间为 20～60 分钟，具体取决于工人的教育背景。对于受教育程度较低的工人，简版 DMQ 最合适。

3.3.9　信度和效度

通过对各种职业 1 575 名工人的问卷调查数据库进行分析，提出了几个效度问题。从因子分析角度，肌肉骨骼负荷和相关潜在危险工作条件的问题分为七个维度：体力负荷、动态负荷、静态负荷、重复性负荷、气候、振动和工效学环境因素。另有站立、坐姿、步行和不良姿势的四个独立问题。这些指标简要概述了肌肉骨骼负荷和相关潜在危险工作条件的主要发现。计算 Cronbach's α 系数来评估指标间的同质性，结果令人满意，并通过计算其与心理社会工作条件指数的相关性来评估各维度的不同效度。区分效果良好：可以根据这些维度对肌肉骨骼负荷具有明显差异的工人群体区分。大多数指标与肌肉骨骼症状的显著关联表现出良好的效度。

为了研究体力负荷问题的效度,研究者让四组同类工人(视觉显示单元工作人员、办公室文员、配件工和装配工)完成了问卷调查,并通过录像观察了他们的主要工作。计算每组自我报告的各姿势的接触水平,并计算不同类别躯干弯曲和旋转角度姿势的平均频率和持续时间。两种方法都能识别出不良姿势接触水平最高的一组,仅有简单的定性问题似乎就已经足够。为了研究肌肉骨骼症状问题的信度,对其他四组同类工人(VDU 工作人员、办公室文员、车辆司机和打字员)进行调查,完成问卷调查和常规体检。体检中发现的下背痛患病率高的工作人群,通过问卷调查也能识别出来。问卷对七天患病率的特异性最好,而对终身患病率的敏感性最好。总而言之,一年患病率是敏感性和特异性合理的中间选择。

3.3.10 需要的工具

DMQ 可以使用纸和笔完成。数据输入需要专门的软件。工人群体较大时应考虑使用 OCR(光学字符识别)软件进行数据输入;工人群体较小时,普通电子表格程序就能满足。推荐使用统计软件分析较大工作人群的数据。

荷兰肌肉骨骼损伤问卷调查(DMQ)

首先阅读

本次问卷阐述了您的工作和您的健康之间的关系,大多数问题都可通过"是"或者"否"简单回答。不要想得太久和询问同伴。

您只要给出一个答案,尽力回答每一个问题。

有些问题看起来一样,但对完成所有问卷十分重要,因此不要跳过或漏掉问题。

万一您怀疑所给您的答案,您尽可能选择最有可能的、最接近真实情况,您认为最接近的答案。

一般问题

1. 年龄   岁
2. 性别   男 1   女 2
3. 居住在英国至少三代   是 1   否 2

   您是不是很容易阅读英文   是 1   否 2
4. 最高学历   a 文盲或小学   b 初中或职业教育   c 高中或中专   d 大学或以上
5. 身高   大约   cm

   体重   大约   kg
6. 本厂本工种工龄   年

   每周工作几小时(包括加班)   小时

   每周工作几天   天
7. 您是否签订临时(少于 1 年)或者短期合同   是 1   否 2

   因病或因残离岗合同   是 1   否 2

   其他工作合同   是 1   否 2

   您是否是左撇子   是 1   否 2
8. 日常工作中是否具有管理职能   是 1   否 2
9. 完成工作要走多长时间(单独)   分钟
10. 常采用什么交通形式完成工作(可多选)   a 步行   b 骑车   c 摩托车

    d 小汽车   e 公交车   f 火车

11. 工作时是否使用计算机

不	1
是的，但不常用	2
是的，但不超过 2 小时	3
是的，超过 3 小时	4
是的，12 小时	5

健康（1）

1. 平常您的健康状况

很好	1
一般	2
不算太差	3
差	4

2. 目前您对您身体健康状况感觉如何

很好	1
一般	2
不算太差	3
差	4

3. 您的工作是否需要力量　　　　　　是 1　　否 2
　 您的工作是否需要耐力　　　　　　是 1　　否 2

4. 您常常工作一天下班后体力上感觉累吗？

不累	1
有一点	2
较累	3
很累	4

5. 您常常工作一天下班后心理上感觉累吗？

不累	1
有一点	2
较累	3
很累	4

6. 您最近对您的健康状况有没有一些抱怨　　　　是 1　　否 2
　 最近六个月是否看医生（定期体检除外）　　　是 1　　否 2
　 有时去看医生　　　　　　　　　　　　　　　是 1　　否 2
　 最近六个月是否因病或事故缺勤　　　　　　　是 1　　否 2
　 您是否按医生药方服药　　　　　　　　　　　是 1　　否 2

7. 您是否吸烟或过去曾吸过烟

是，每天吸烟	1
是，我过去吸过烟	2
不，我从来不吸烟	3

8. 您是否感觉神经紧张　　　　　　是 1　　否 2
　 您是否感觉焦虑　　　　　　　　是 1　　否 2
　 您是否感觉慌乱　　　　　　　　是 1　　否 2
　 工作后您是否非常劳累　　　　　是 1　　否 2
　 您是否经常晨起后感到疲劳　　　是 1　　否 2

健康（2）

1. 以下部位您是否出现过问题（疼痛或不适）

颈部	是 1	否 2
上背	是 1	否 2
下背	是 1	否 2
左肩	是 1	否 2

右肩		是1	否2
左肘		是1	否2
右肘		是1	否2
左腕关节或手		是1	否2
右腕关节或手		是1	否2
臀部或大腿		是1	否2
膝盖		是1	否2
踝关节、脚		是1	否2

2. 过去一年内，以下部位您是否出现过问题（疼痛或不适）

	是	是	是	否
	有时	经常	慢性	从不
颈部	1	2	3	4
上背	1	2	3	4
下背	1	2	3	4
左肩	1	2	3	4
右肩	1	2	3	4
左肘	1	2	3	4
右肘	1	2	3	4
左腕关节或手	1	2	3	4
右腕关节或手	1	2	3	4
左臀部或大腿	1	2	3	4
右臀部或大腿	1	2	3	4
左膝盖	1	2	3	4
右膝盖	1	2	3	4
左踝关节、脚	1	2	3	4
右踝关节、脚	1	2	3	4

3. 最近一周内，以下部位您是否出现过问题（疼痛或不适）

颈部		是1	否2
上背		是1	否2
下背		是1	否2
肩		是1	否2
肘		是1	否2
腕关节或手		是1	否2
臀部或大腿		是1	否2
膝盖		是1	否2
踝关节、脚		是1	否2

工作（1）

1. 列举您的工作内容并指明其频率（偶尔、从不，有时，经常，常常、时刻）

	偶尔、从不	有时	经常	常常、时刻
①_____	1	2	3	4
②_____	1	2	3	4
③_____	1	2	3	4
④_____	1	2	3	4

⑤ _____	1	2	3	4
⑥ _____	1	2	3	4
⑦ _____	1	2	3	4
⑧ _____	1	2	3	4
⑨ _____	1	2	3	4

2. 请标明每一项工作和全部工作的费力程度（轻，一般，重，很重）

	轻		一般		重		很重
工作内容和上表中列举的一样	1	2	3	4	5	6	7
① _____	1	2	3	4	5	6	7
② _____	1	2	3	4	5	6	7
③ _____	1	2	3	4	5	6	7
④ _____	1	2	3	4	5	6	7
⑤ _____	1	2	3	4	5	6	7
⑥ _____	1	2	3	4	5	6	7
⑦ _____	1	2	3	4	5	6	7
⑧ _____	1	2	3	4	5	6	7
⑨ _____	1	2	3	4	5	6	7

工作（2）

1. - 您几乎每天从事同样的工作　　　　　　　　　　　是 1　　否 2
   - 您的工作每天都在变化　　　　　　　　　　　　　是 1　　否 2
   - 您的工作由您和您的同事轮流做　　　　　　　　　是 1　　否 2
   - 您的工作是否随季节或时间的变化而变换　　　　　是 1　　否 2
   - 您的工作在同一车间完成　　　　　　　　　　　　是 1　　否 2
   - 您的工作在户外完成　　　　　　　　　　　　　　是 1　　否 2
   - 您的工作需要久坐不动　　　　　　　　　　　　　是 1　　否 2
   - 您的工作需要一分钟重复多次来完成　　　　　　　是 1　　否 2
   - 您的工作常涉及和客户、患者或公众接触　　　　　是 1　　否 2
   - 您的工作常涉及寒冷、通风或环境温度变化　　　　是 1　　否 2
   - 您的工作是需要经常驾驶车辆　　　　　　　　　　是 1　　否 2

2. 下面的问题涉及工间休息
   - 一个普通的工作日您可有几次工间休息　　　　　　次 /d
   - 计算所有的休息时间，您每天一般有多长休息时间　min/d
   - 您的休息时间是否充足　　　　　　　　　　　　　是 1　　否 2
   - 您休息后是否立马开始工作　　　　　　　　　　　是 1　　否 2

3. - 您自己是否可以选择开始和结束工作时间　　　　　是 1　　否 2
   - 您自己是否可以选择工间休息的时间　　　　　　　是 1　　否 2
   - 您的工作计划熟练程度起码在一个月之上　　　　　是 1　　否 2
   - 您是否能有一个您所希望的假期　　　　　　　　　是 1　　否 2
   - 您工作的部门是否存在人员短缺　　　　　　　　　是 1　　否 2
   - 您是否经常不得不替同事换班　　　　　　　　　　是 1　　否 2
   - 您是否经常加班　　　　　　　　　　　　　　　　是 1　　否 2

4. 以前您是否做过其他工作　　　　　　　　　　　　　是 1　　否 2
   如果有，您做的是哪一类型的工作

	很少 / 从不	有时	经常	很频繁
长时间站立	1	2	3	4
长时间坐位	1	2	3	4
长时间 VDU 工作	1	2	3	4
长时间蹲或跪着工作	1	2	3	4
负重作业（每次大于 5kg）	1	2	3	4
负重作业（每次大于 20kg）	1	2	3	4
需要上肢或手用力的工作	1	2	3	4
工作时使用振动工具	1	2	3	4
驾驶车辆	1	2	3	4
工作体位不舒服	1	2	3	4
长时间用同一姿势工作	1	2	3	4
每分钟做重复性工作很多次	1	2	3	4

工作（3）

1. 在您工作中，是否常常不得不做以下工作
　　——背、推、拉或负重（5kg 以上）　　　　　　　　是 1　　否 2
　　——背、推、拉或负重（20kg 以上）　　　　　　　是 1　　否 2
　　——用很大的力气使用工具　　　　　　　　　　　是 1　　否 2

2. 在您工作中，是否常常需要用您的以下部位做弯曲或转动活动
　　——躯干　　　　　　　　　　　　　　　　　　　是 1　　否 2
　　——颈部　　　　　　　　　　　　　　　　　　　是 1　　否 2
　　——手腕 / 手部　　　　　　　　　　　　　　　　是 1　　否 2

3. 在您工作中，是否长时间需要弯曲、弓背或转动以下部位
　　——躯干　　　　　　　　　　　　　　　　　　　是 1　　否 2
　　——颈部　　　　　　　　　　　　　　　　　　　是 1　　否 2
　　——手腕　　　　　　　　　　　　　　　　　　　是 1　　否 2

4. 在您工作中，是否常常不得不用以下部位做很短暂的重复性工作
　　——躯干　　　　　　　　　　　　　　　　　　　是 1　　否 2
　　——颈部　　　　　　　　　　　　　　　　　　　是 1　　否 2
　　——手腕　　　　　　　　　　　　　　　　　　　是 1　　否 2

5. 在您工作中，是否不得不做
　　——用您的手臂或手拿东西　　　　　　　　　　　是 1　　否 2
　　——使您的手臂达到或超过肩水平　　　　　　　　是 1　　否 2
　　——采取不舒适的姿势工作　　　　　　　　　　　是 1　　否 2
　　——长时间采取一个姿势工作　　　　　　　　　　是 1　　否 2
　　——用您的手臂、手部或手指进行高频率重复运动　是 1　　否 2

6. 在您工作中是否需要长时间
　　——站立　　　　　　　　　　　　　　　　　　　是 1　　否 2
　　——坐　　　　　　　　　　　　　　　　　　　　是 1　　否 2
　　——走路　　　　　　　　　　　　　　　　　　　是 1　　否 2
　　——跪或蹲　　　　　　　　　　　　　　　　　　是 1　　否 2

7. 在您工作中是否常常需要握持振动的工具或材料　　是 1　　否 2

8. 平均每天用您的手工做多少分钟

    ——超过肩水平　　　　　　　　　　　　　　　大约＿＿＿分钟

    ——肩水平以下　　　　　　　　　　　　　　　大约＿＿＿分钟

    （如果没有，填写"0"）

工作（4）

1. 在工作中您经常必须

    - 搬举重物（大于 5kg）　　　　　　　　　　　是 1　　否 2

    - 推或压重物（大于 5kg）　　　　　　　　　　是 1　　否 2

    - 搬运重物（大于 5kg）　　　　　　　　　　　是 1　　否 2

2. 在您的工作中是否经常搬起重物时

    - 以一种不舒服的体位　　　　　　　　　　　　是 1　　否 2

    - 搬起的物体远离您的身体　　　　　　　　　　是 1　　否 2

    - 工作时需要转身　　　　　　　　　　　　　　是 1　　否 2

    - 搬起的重物要举过肩部　　　　　　　　　　　是 1　　否 2

    - 使用一只手　　　　　　　　　　　　　　　　是 1　　否 2

    - 物件很难用手抓住　　　　　　　　　　　　　是 1　　否 2

3. 在您的工作中是否经常

    - 搬举很重的物品（大于 20kg）　　　　　　　是 1　　否 2

    - 推或压很重的物品（大于 20kg）　　　　　　是 1　　否 2

    - 搬运很重的物品（大于 20kg）　　　　　　　是 1　　否 2

4. 在您的工作中是否经常

    - 稍微弯腰　　　　　　　　　　　　　　　　　是 1　　否 2

    - 很大幅度弯腰　　　　　　　　　　　　　　　是 1　　否 2

    - 稍微转身　　　　　　　　　　　　　　　　　是 1　　否 2

    - 很大幅度转身　　　　　　　　　　　　　　　是 1　　否 2

    - 弯腰和转身同时存在　　　　　　　　　　　　是 1　　否 2

5. 在您的工作中是否经常

    - 长时间保持轻微弯腰姿势　　　　　　　　　　是 1　　否 2

    - 长时间保持很大幅度弯腰姿势　　　　　　　　是 1　　否 2

    - 长时间保持轻微转身姿势　　　　　　　　　　是 1　　否 2

    - 长时间保持很大幅度转身姿势　　　　　　　　是 1　　否 2

    - 长时间保持弯腰和转身姿势　　　　　　　　　是 1　　否 2

6. 在您的工作中是否经常

    - 长时间保持颈部向前伸或前倾姿势　　　　　　是 1　　否 2

    - 长时间保持颈部向后仰或后倾姿势　　　　　　是 1　　否 2

    - 长时间保持颈部扭转姿势　　　　　　　　　　是 1　　否 2

7. 在您的工作中是否经常

    - 长时间保持腕关节伸直姿势　　　　　　　　　是 1　　否 2

    - 长时间保持腕关节翻转姿势　　　　　　　　　是 1　　否 2

8. 在您的工作中是否经常

    - 每分钟用您的上臂、手指完成同一动作多次　　是 1　　否 2

    - 每分钟用您的躯干完成同一动作（伸直、转身）多次　　是 1　　否 2

    - 每分钟用您的头完成同一动作（伸直、扭转）多次　　是 1　　否 2

工作（5）

1. 每天用您的手工作多少分钟（如果没有请填0）
   - 在您的肩部水平以上   大约   分钟
   - 在您的膝关节水平以下   大约   分钟

2. 在您的工作中是否经常
   - 用上臂或手去取物   是1   否2
   - 您的手保持在肩或肩部以下水平   是1   否2
   - 您的手保持在肩部以上水平   是1   否2
   - 用不舒适的体位工作   是1   否2

3. 在您的工作中是否经常
   - 长时间站着工作   是1   否2
   - 长时间坐着工作   是1   否2
   - 长时间走动工作   是1   否2
   - 长时间蹲着或坐着工作   是1   否2
   - 长时间用同一姿势工作   是1   否2

4. 在您的工作中是否经常
   - 坐或移动用您的膝盖   是1   否2
   - 用脚蹬踏板   是1   否2
   - 爬楼梯   是1   否2
   - 在不平整的地面上行走   是1   否2
   - 长时间用同一姿势工作   是1   否2
   - 用背负重   是1   否2

5. 工作中经常使用振动工具   是1   否2

6. 在您的工作中是否经常
   - 工作时没有足够的空间   是1   否2
   - 因为空间不够，常迫使您向前倾身   是1   否2
   - 因为不够高或需要使用工具才能拿到东西   是1   否2

7. 在您的工作中是否经常
   - 因为体位不舒服很难用得上力   是1   否2
   - 没有东西可以倚靠   是1   否2

8. 在您的工作中是否经常
   - 突然发生、没有预计到的活动   是1   否2
   - 短时间完成，但必须付出很大的体力   是1   否2
   - 用胳膊或手花费很大的力气   是1   否2
   - 用手拧或紧握   是1   否2
   - 花力气使用工具或操控机器   是1   否2

9. 您曾经在工作中滑倒或跌倒过   是1   否2

工作（6）

1. 您的工作需要很繁重的体力劳动   是1   否2
   您的工作需要很严谨的脑力劳动   是1   否2

2. 您工作时是否大汗淋漓或气喘吁吁   是1   否2

3. 您工作后心率或血压是否有规律地升高   是1   否2
   您的工作时间是否很紧张   是1   否2

您是否匆忙按时间作好工作准备　　　　　　　　是1　　否2

您的工作节奏很快或非常忙碌　　　　　　　　　是1　　否2

您的工作常常使您感觉很疲倦　　　　　　　　　是1　　否2

4. 工作时您的操作必须很快　　　　　　　　　　是1　　否2

您必须花很大的精力来做　　　　　　　　　　　是1　　否2

工作时您特别辛苦　　　　　　　　　　　　　　是1　　否2

您是否有足够的时间准时完成您的所有工作　　　是1　　否2

您的工作是否太忙或环境太嘈杂　　　　　　　　是1　　否2

5. 您自己可以决定如何完成工作任务吗　　　　　是1　　否2

是否有足够的工具用于您的工作　　　　　　　　是1　　否2

您自己可以决定工作的顺序吗　　　　　　　　　是1　　否2

您自己是否可以调整工作场所的如桌、椅的高度等　是1　　否2

您自己能否决定什么时间开始工作　　　　　　　是1　　否2

如果您愿意,您可以离开您的工作环境　　　　　是1　　否2

如果您愿意,您可以随时停下您的工作　　　　　是1　　否2

您自己可以控制您的工作节奏　　　　　　　　　是1　　否2

6. 您是否因为工作感到精神上很疲劳　　　　　　是1　　否2

工作一天后您常感到很空虚　　　　　　　　　　是1　　否2

开始新一天的工作时,您常感觉很疲劳　　　　　是1　　否2

您是否感到您的工作使您很劳累　　　　　　　　是1　　否2

您是否对您的工作感到懊恼　　　　　　　　　　是1　　否2

您是否认为您已经为工作付出太多了　　　　　　是1　　否2

7. 您的工作是否非常有趣　　　　　　　　　　　是1　　否2

您的工作是否变化多样　　　　　　　　　　　　是1　　否2

您是否认为您的工作太简单　　　　　　　　　　是1　　否2

您是否参加足够的培训来完成您的工作　　　　　是1　　否2

您是否喜欢您的工作　　　　　　　　　　　　　是1　　否2

工作(7)

1. 工作时您常受到很多以下的危害

- 噪声　　　　　　　　　　　　　　　　　　　是1　　否2

- 缺少新鲜空气　　　　　　　　　　　　　　　是1　　否2

- 空气干燥　　　　　　　　　　　　　　　　　是1　　否2

- 温度变化　　　　　　　　　　　　　　　　　是1　　否2

- 气味难闻或恶臭　　　　　　　　　　　　　　是1　　否2

2. 您的工作常因无法预见的情况而受到影响　　　是1　　否2

您的工作常很容易组织　　　　　　　　　　　　是1　　否2

对您的工作有足够、可能的讨论、磋商　　　　　是1　　否2

您的工作是否常因其他人的缺勤而受到影响　　　是1　　否2

3. 您是否在很好的指导下进行工作　　　　　　　是1　　否2

工作时常有他人来烦您　　　　　　　　　　　　是1　　否2

管理人员是否非常关注您的意见　　　　　　　　是1　　否2

您感到工作时的空气质量正常　　　　　　　　　是1　　否2

工作时管理人员对您有一个很好的印象　　　　　是1　　否2

管理人员对您的工作非常支持	是1	否2
如果工作需要,您可以得到同事的帮助	是1	否2
您是否能随时得到公司发展的信息	是1	否2

4. 您的工作是否影响到您的个人生活 是1 否2

您的个人生活是否影响到您的工作	是1	否2
您是否把工作中的问题带回家里	是1	否2
您是否把家中的问题带到工作中	是1	否2
您是否一致认为您的工作非常安全	是1	否2
您对老板的工作期望是满意的	是1	否2
您对您的工作非常满意	是1	否2
您认为在公司工作完全可以实现您的人生价值	是1	否2
您认为您的薪酬十分合理	是1	否2

5. 您的工作需要技术吗 是1 否2

您的工作变化很多吗	是1	否2
您的工作需要不断学习新东西	是1	否2
您的工作需要创造力	是1	否2
您是否有提高技术水平的机会	是1	否2
在很短一段时间内您是否需要一遍一遍完成相同的动作	是1	否2

6. 总之,您的工作是否适合您

非常适合	是1	否2
适合	是1	否2
不算太坏	是1	否2
不适合	是1	否2

闲暇时间

1. 请标明每周您在交通工具上花费的时间(如小汽车、公共汽车,但不包括火车)

- 工作期间	大约	小时/周
- 上下班期间	大约	小时/周
- 休息时间	大约	小时/周

(如果没有请填0)

2. 在最近4个月您的业余时间里,您经常参加大汗淋漓的体育活动或比赛吗

没有	1
每月少于1次	2
大约每月1次	3
每月2~3次	4
每周1~2次	5
每周3次或以上	6

3. 过去12个月内您是否做剧烈的体育运动 是1 否2

如果是,

- 您参加一次比赛	是1	否2
- 平均每周花费	大约	小时
- 每年几个月		月
- 锻炼了几年		年

-什么运动(如果您参加了,请指明参加最多的项目)

田径	1	健身	8
羽毛球	2	高尔夫	9
篮球	3	手球	10
登山	4	橄榄球	11
保龄球	5	马术	12
舞蹈/芭蕾	6	举重	13
骑车	7	曲棍球	14

4. 过去12个月内您是否受到运动伤害,导致您不能再参加体育运动或比赛或不能参加下一次的活动　　　　　　　　　　　　　　　　　　　　　　　　　　　是1　　否2

如果是,什么部位受伤(多部位受伤,请标明最严重部位)

颈	1	肩	2	臀部/大腿	3	头	4	大腿根	5
上背	6	肘	7	膝盖	8	上臂	9	下肢	10
下背	11	腕关节	12	踝关节	13	腹部	14		

5. 过去12个月内,您是否因运动损伤而病休　　　　　　　　是1　　否2

如果是,休息了多少工作日　　　　　　　　　　　　　　大约　　天

6. 过去12个月内,您是否因运动损伤而去治疗　　　　　　是1　　否2

下背痛

如果您在过去12个月内,出现下背痛,请完成以下问题

1. 请标明您第一次下背痛时的年龄　　　　　　　　岁

2. 您下背痛的原因是

- 体育运动伤害	是1	否2
- 意外事故	是1	否2
- 突然运动	是1	否2
- 举重	是1	否2
- 长时间不良体位	是1	否2
- 压力	是1	否2
- 气候原因(干燥、寒冷、潮湿)	是1	否2
女士填写		
- 怀孕或分娩	是1	否2
- 月经来潮	是1	否2

3. 您的下背痛和您的工作有联系　　　　　　　　　　是1　　否2

您的下背痛和您的业余活动有联系　　　　　　　　是1　　否2

您的下背痛开始于您最近的工作　　　　　　　　　是1　　否2

4. 过去12个月内,您的下背痛发作次数

只发作一次	1
2~4次	2
5~10次	3
10次以上	4
经常发作	5

5. 过去 12 个月内,您因下背痛病休多少天

从来没有	1
1～7 天	2
8～14 天	3
15～28 天	4
1～3 个月	5
3 个月以上	6

6. 过去 12 个月内,您的下背痛持续发作最长时间是

少于 1 天	1
1～7 天	2
1～4 周	3
5～7 周	4
8 周～3 个月	5
3～12 个月	6

7. 过去 12 个月内,您是否因下背痛对下肢进行放射线检查
   - 左和 / 或右膝盖　　　　　　　　　　是 1　　否 2
   - 左和 / 或右踝关节(足)　　　　　　是 1　　否 2

8. 请描述最后一次下背痛

经过几天的治疗完全治好	1
完全治愈,但花费几周时间	2
没完全治愈,有时会复发	3
没进行治疗,症状持续	4
没进行治疗,症状最近才出现	5

9. 您的下背痛是否变得越来越重　　　　　是 1　　否 2
   您下背痛的范围是否越来越广　　　　　是 1　　否 2
   您的下背痛是否突然发作　　　　　　　是 1　　否 2
   您的下背痛是否影响到您的睡眠　　　　是 1　　否 2
   您的下背痛是否在休假的时候也发作　　是 1　　否 2
   早上起床时,您的下背部是否感到僵硬　是 1　　否 2
   您的腿部是否有发麻、疲劳和刺痛感　　是 1　　否 2
   您有时有打喷嚏、咳嗽和焦虑吗　　　　是 1　　否 2

10. 您曾经有过
    - 腰痛　　　　　　　　　　　　　　　是 1　　否 2
    - 腰椎间盘突出　　　　　　　　　　　是 1　　否 2
    - 因腰背痛进行治疗　　　　　　　　　是 1　　否 2
    - 因腰背痛住院治疗　　　　　　　　　是 1　　否 2

11. 过去 12 个月内,因下背痛您是否:
    - 看内科医生　　　　　　　　　　　　是 1　　否 2
    - 看理疗师、手疗法师、骨科医师　　　是 1　　否 2

12. 以下情况时,您的下背痛是否给您带来困难

	从来 没有	没大 问题	有一 点问题	很严重
- 长时间站立时	1	2	3	4

- 长时间坐位时	1	2	3	4
- 负重行走时（大于 5kg）	1	2	3	4
- 负重行走时（大于 20kg）	1	2	3	4
- 需要用手或上臂伸展来完成工作时	1	2	3	4
- 使用振动工具时	1	2	3	4
- 驾驶车辆时	1	2	3	4
- 用不良体位工作时	1	2	3	4
- 用同一姿势长时间工作时	1	2	3	4

13. 您是否因为下背痛部分丧失劳动能力   1   2   3   4

    您是否因为下背痛而更换过工作   1   2   3   4

    您的工作地点、工具或工作时间是否因为下背痛而更换过

                                    1   2   3   4

颈部和 / 或肩部疼痛

    如果您在过去 12 个月内出现颈部和 / 或肩部疼痛，请完成以下问题

14. 请填写您颈部和 / 或肩部第一次疼痛时的年龄   岁

15. 什么导致您颈部和 / 或肩部疼痛

    - 一次运动受伤   是 1   否 2

    - 一次事故   是 1   否 2

    - 一次突然的转动   是 1   否 2

    - 举重物   是 1   否 2

    - 长时间不正确坐姿   是 1   否 2

    - 精神压力   是 1   否 2

    - 天气（风、冷、潮湿）   是 1   否 2

    - 怀孕，分娩（女性填写）   是 1   否 2

16. 您的颈部和 / 或肩部疼痛与工作有关吗   是 1   否 2

    您的颈部和 / 或肩部疼痛与空闲时候的活动有关吗   是 1   否 2

    您的颈部和 / 或肩部疼痛发生在最近的工作中吗   是 1   否 2

17. 在过去的 12 个月内，您出现多少次颈部和 / 或肩部疼痛

                                                      1 次   1

                                                      2～4 次   2

                                                       5～10 次   3

                                                       10 次以上   4

                                                       一直都是   5

18. 在过去的 12 个月内，有多长时间因为颈部和 / 或肩部疼痛病休   没有   1

                                                       1～7 天   2

                                                       8～14 天   3

                                                       15～28 天   4

                                                       1～3 个月   5

                                                       3 个月以上   6

19. 在过去的 12 个月内，颈部和 / 或肩部疼痛最长持续多久   少于 1 天   1

                                                       1～7 天   2

                                                       1～4 周   3

                                                       5～7 周   4

                                                     8 周～3 个月   5

                                                     3～12 个月   6

20. 在过去的 12 个月内，您是否出现放射性的颈部和 / 或肩部疼痛吗
    - 左和 / 或右上臂 / 肘部　　　　　　　　　　　　是 1　　否 2
    - 左和 / 或右前臂 / 腕部 / 手　　　　　　　　　　是 1　　否 2

21. 请描述最后一次颈部和 / 或肩部疼痛　　　　　几天内完全治愈　　　　　　　　　　1
    　　　　　　　　　　　　　　　　　　　　　　　完全治愈，但经历了几周　　　　　　2
    　　　　　　　　　　　　　　　　　　　　　　　没完全治愈，症状有时出现　　　　　3
    　　　　　　　　　　　　　　　　　　　　　　　没有治愈，症状存在　　　　　　　　4
    　　　　　　　　　　　　　　　　　　　　　　　没有治愈，但症状仅仅在最近才开始　5

22. 您的颈部和 / 或肩部疼痛越来越严重吗　　　　　　　　是 1　　否 2
    您的颈部和 / 或肩部疼痛程度不同吗　　　　　　　　　是 1　　否 2
    您的颈部和 / 或肩部疼痛是突然开始的吗　　　　　　　是 1　　否 2
    您的颈部和 / 或肩部疼痛影响睡觉吗　　　　　　　　　是 1　　否 2
    您的颈部和 / 或肩部疼痛在休假期间也持续存在吗　　　是 1　　否 2
    当早上起床时，您的颈部和 / 或肩部是否感觉僵硬　　　是 1　　否 2
    您的手臂或手是否有麻木或突然没有感觉　　　　　　　是 1　　否 2
    当您打喷嚏、咳嗽或受到挤压时，您的颈部和 / 或　　　是 1　　否 2
    肩部疼痛会不会放射到手臂

23. 您是否曾经有
    - 僵硬的肩膀　　　　　　　　　　　　　　　　　　　是 1　　否 2
    - 颈椎病　　　　　　　　　　　　　　　　　　　　　是 1　　否 2
    - 由于颈部和 / 或肩部疼痛进行医学治疗　　　　　　　是 1　　否 2
    - 由于颈部和 / 或肩部疼痛而住院治疗　　　　　　　　是 1　　否 2

24. 您的颈部和 / 或肩部疼痛在以下时候是否造成困难：

	从不	没有困难	轻度困难	很大的困难
- 久坐	1	2	3	4
- 负荷运动（5kg 以上）	1	2	3	4
- 重负荷运动（20kg 以上）	1	2	3	4
- 要求用手臂 / 手进行工作时	1	2	3	4
- 用振动工具工作时	1	2	3	4
- 驾驶车辆时	1	2	3	4
- 采取不舒服的姿势工作时	1	2	3	4
- 长时间以同一个姿势工作时	1	2	3	4
- 用手臂或手重复一项运动时	1	2	3	4

您自己的意见

1. 请填写哪些工作下背负荷繁重和改进的方法

下背负荷繁重的任务	如何改进
任务 1	任务 1
任务 2	任务 2
任务 3	任务 3

2. 请填写哪些工作对颈部和肩部负荷繁重和改进的方法

颈部和肩部负荷繁重的任务	如何改进
任务 1	任务 1
任务 2	任务 2
任务 3	任务 3

3. 请填写哪些工作对手臂（前臂 / 腕部 / 手）负荷繁重和改进的方法

手臂（前臂 / 腕部 / 手）负荷繁重的任务　　　　　　如何改进

任务 1 ＿＿＿＿＿＿＿＿＿＿＿＿＿＿＿＿＿　　任务 1 ＿＿＿＿＿＿＿＿＿＿＿＿＿＿＿＿＿

任务 2 ＿＿＿＿＿＿＿＿＿＿＿＿＿＿＿＿＿　　任务 2 ＿＿＿＿＿＿＿＿＿＿＿＿＿＿＿＿＿

任务 3 ＿＿＿＿＿＿＿＿＿＿＿＿＿＿＿＿＿　　任务 3 ＿＿＿＿＿＿＿＿＿＿＿＿＿＿＿＿＿

4. 请填写哪些工作对膝盖负荷繁重和改进的方法

膝盖负荷繁重的任务　　　　　　　　　　　　　如何改进

任务 1 ＿＿＿＿＿＿＿＿＿＿＿＿＿＿＿＿＿　　任务 1 ＿＿＿＿＿＿＿＿＿＿＿＿＿＿＿＿＿

任务 2 ＿＿＿＿＿＿＿＿＿＿＿＿＿＿＿＿＿　　任务 2 ＿＿＿＿＿＿＿＿＿＿＿＿＿＿＿＿＿

任务 3 ＿＿＿＿＿＿＿＿＿＿＿＿＿＿＿＿＿　　任务 3 ＿＿＿＿＿＿＿＿＿＿＿＿＿＿＿＿＿

5. 每项工作都会有"繁重的任务"，请填写您工作中有哪些较重的任务，并提出如何改进

繁重的或令人不舒服的任务　　　　　　　　　　如何改进

任务 1 ＿＿＿＿＿＿＿＿＿＿＿＿＿＿＿＿＿　　任务 1 ＿＿＿＿＿＿＿＿＿＿＿＿＿＿＿＿＿

任务 2 ＿＿＿＿＿＿＿＿＿＿＿＿＿＿＿＿＿　　任务 2 ＿＿＿＿＿＿＿＿＿＿＿＿＿＿＿＿＿

任务 3 ＿＿＿＿＿＿＿＿＿＿＿＿＿＿＿＿＿　　任务 3 ＿＿＿＿＿＿＿＿＿＿＿＿＿＿＿＿＿

6. 很多工作中，有些繁重的任务并不明显，因为这些任务很少出现或仅仅出现在一小段时间内，如果您工作中有这些任务，请填写具体名称，并提出如何改进

工作任务　　　　　　　　　　　　　　　　　　如何改进

任务 1 ＿＿＿＿＿＿＿＿＿＿＿＿＿＿＿＿＿　　任务 1 ＿＿＿＿＿＿＿＿＿＿＿＿＿＿＿＿＿

任务 2 ＿＿＿＿＿＿＿＿＿＿＿＿＿＿＿＿＿　　任务 2 ＿＿＿＿＿＿＿＿＿＿＿＿＿＿＿＿＿

任务 3 ＿＿＿＿＿＿＿＿＿＿＿＿＿＿＿＿＿　　任务 3 ＿＿＿＿＿＿＿＿＿＿＿＿＿＿＿＿＿

如果您工作中用过一些不适合的工具，请填写这些工具的名称，并提出如何改进

不适合的工具　　　　　　　　　　　　　　　　如何改进

任务 1 ＿＿＿＿＿＿＿＿＿＿＿＿＿＿＿＿＿　　任务 1 ＿＿＿＿＿＿＿＿＿＿＿＿＿＿＿＿＿

任务 2 ＿＿＿＿＿＿＿＿＿＿＿＿＿＿＿＿＿　　任务 2 ＿＿＿＿＿＿＿＿＿＿＿＿＿＿＿＿＿

任务 3 ＿＿＿＿＿＿＿＿＿＿＿＿＿＿＿＿＿　　任务 3 ＿＿＿＿＿＿＿＿＿＿＿＿＿＿＿＿＿

如果您有与工作有关的健康抱怨，请写下来，并说出相关原因

健康抱怨　　　　　　　　　　　　　　　　　　相关原因

任务 1 ＿＿＿＿＿＿＿＿＿＿＿＿＿＿＿＿＿　　任务 1 ＿＿＿＿＿＿＿＿＿＿＿＿＿＿＿＿＿

任务 2 ＿＿＿＿＿＿＿＿＿＿＿＿＿＿＿＿＿　　任务 2 ＿＿＿＿＿＿＿＿＿＿＿＿＿＿＿＿＿

任务 3 ＿＿＿＿＿＿＿＿＿＿＿＿＿＿＿＿＿　　任务 3 ＿＿＿＿＿＿＿＿＿＿＿＿＿＿＿＿＿

（凌瑞杰　王忠旭）

3.4　工作场所肌肉骨骼疾患快速接触评估检查表

3.4.1　背景与应用

快速接触评估检查表（The quick exposure checklist，QEC）是一个针对工作场所和设备

设计的评估工具,可对工作相关肌肉骨骼疾患（WMSDs）的接触危险进行快速评估,指导和促进工效学的再设计,用于预防多种 WMSDs 的发生并向使用者提供工作场所 WMSDs 发生危险知识的培训与教育。QEC 是基于参与者需要,对大多数 WMSDs 危险因素的研究。约 150 名参与者对 QEC 进行了测试,并采用模拟和真实两种任务对其进行了修改和验证。QEC 具有高度灵敏性和适用性,以及广泛可接受的内外部（观察者）可靠性,现场研究证实,QEC 广泛适用于多种工作任务,评估者经过短期培训和训练即可正常、快速完成评估任务。

3.4.2 评估程序

评估程序由自我训练、观察者评估、工人自评、接触分值计算和决策行动 5 个步骤组成。

步骤一：自我训练 QEC 使用者首先应认真阅读"QEC 使用指南",必须熟悉检查表中使用的术语和评估类别,熟练者可跳过步骤一。

步骤二：观察者评估 QEC 使用者（观察者）应用"观察者评估表"对一项特定的工作任务开展危险评估。检查表中大多数评估项目不需要特殊说明。开始评估之前,至少要观察一个完整的工作周期。如果一项工作由不同的工作任务组成,可对每个工作任务进行分别评估。如果一项工作不能被分解成多个工作任务,则观察劳动负荷最为严重的特定身体部位的工作。评估可以采取直接观察或视频观察两种方法（如果采用工人自评,参考步骤三）。

步骤三：工人自评估 被观察的工人必须完成"工人自评检查表"。

步骤四：接触分值的计算 使用"接触评分表"计算每项被评估工作任务的接触分值,方法如下:

（1）完成"观察者评估"和"工人自评估",并在所选答案的字母上画圈。

（2）在每对画圈字母的交叉点处标记数字。

（3）针对每个身体部位计算总分值。

接触分值计算可借助软件完成（http://www.geocities.com/qecuk）。

步骤五：决策行动 QEC 可快速识别背部、肩/臂部、手/腕部和颈部的接触水平,并可评估所采取的工效学干预措施是否降低了这些接触水平。QEC 的初步行动水平见表 3-5。

接触水平 E 为实际接触总分值（X）占最大可能总分值（X_{max}）的百分比。对于手工操作任务,$X_{maxMH}=176$；对于其他任务,$X_{max}=162$。

$$E(\%) = \frac{X}{X_{max}} \times 100\%$$ （公式 3-1）

表 3-5 QEC 的初步行动水平

QEC 分值（E） （总分百分比）	行动水平	等同 RULA 分值
≤40%	可接受	1～2
41%～50%	进一步调查	3～4
51%～70%	进一步调查,并尽快改进	5～6
>70%	调查并立即改进	≥7

3.4.3 优点

● 针对 WMSDs 涵盖了主要身体危险因素。

- 考虑用户需求,并可为初学者使用。
- 涉及工作场所不同危害因素的组合和交互作用。
- 具有较好的灵敏性和适用性。
- 具有良好的观察者间 / 观察者内信度和测量效度。
- 易于掌握和快速使用。

3.4.4　缺点

- 仅考虑了工作场所存在的身体因素。
- 建议活动水平的假设接触分值需要验证。
- 为增进评估可靠性,初学者需要培训和实践。

3.4.5　应用举例

以下为观察者评估人工物料搬运作业的例子。

工作任务为将箱子从电车上卸到架子上。工作时,工人很少移动且背部几乎呈直线,箱子有时放到肩部以上高度,且随时调整箱子位置,经常由单手完成。作业过程中,工人的手 / 腕部每分钟弯曲 11～20 次,颈部时而转到另一侧。每件箱子重约 4kg,每天至少工作 6 小时。工作任务的视觉要求不高。评估结果见图 3-3。

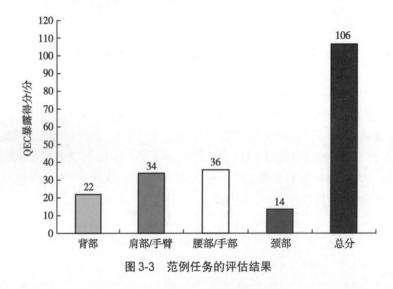

图 3-3　范例任务的评估结果

总接触水平为:$E = (106/176) \times 100\% = 60.2\%$,根据表 3-5 的要求,该工作任务需要进一步调查,并尽快改进。因工人被迫在肩部以上位置做重体力负荷作业,需要重点关注肩 / 手臂和手腕部位的接触。可能的解决方案包括:为作业人员提供脚蹬避免手臂提举过高,借助机械设备(叉车)处理重负荷提举,或增加休息时间,减少重复性作业的频次。

改进措施完成后,使用 QEC 方法重新评估工作任务,并对比干预前后的结果,观察接触水平是否有效地被降至"可接受的水平"。

3.4.6　相关方法

QEC 提到的行动水平是基于快速上肢评估(rapid upper limb assessment,RULA)的评

分方法。该工具的研发起源于当时方法可用性的评论和分析,通过采取"用户参与"的方式(例如使用调查问卷和小组讨论,请求潜在用户——健康与安全从业人员为自己设计接触工具),以及通过使用"边想边说"的方法来理解安全健康人员在开展工作场所危险性评估时所采取的方法。

3.4.7 标准和法规

用人单位应对员工工作中所接触的健康与安全问题进行充分、适宜地评估,目的在于帮助用人单位决定如何采取措施来履行相关法律规定的责任和义务。员工有义务与用人单位合作,使用人单位能够履行健康和安全规定的法定义务。

用人单位应充分、适宜地评估手工操作员工所面临的危险。对于识别和处理手工操作作业中面临的问题,员工意见至关重要。

3.4.8 类似训练和应用程序

新用户掌握 QEC 的时间在 15～20 分钟,并且建议评估材料为真实任务或视频记录的任务。完成每项任务的评估时间通常为 10 分钟。

3.4.9 信度和效度

经过信度和效度检验,QEC 被证明具有高度灵敏性以及良好的观察者信度和可靠性。

3.4.10 所需工具

QEC 是一种基于笔和纸的接触评估工具。接触评估分值可以通过登录 www.geocities.com/qecuk 使用在线计算程序完成。

QEC 使用指南

QEC 旨在评价人类工效学干预前后肌肉骨骼接触危险性的变化。开展评价前,至少应初步观察一个工作周期。

A1 背部接触评价

A1.1 背部姿势(A1～A3)

背部姿势评价应选择背部所承受的最大负荷。例如,当一个人举起箱子时,倾斜或向前举起箱子这一刻,被认为是背部的最大负荷。

- 如果背部弯曲/伸展、扭曲或侧弯曲<20°,则背部被视为"几乎居中"(A1级),如图 3-4A1 所示。
- 如果背部弯曲/伸展、扭曲或侧弯曲≥20°且≤60°,则背部被视为"中度弯曲或扭曲"(A2级),如图 3-4A2 所示。
- 如果背部弯曲/伸展、扭曲或侧弯曲>60°(或接近 90°),则背部被视为"重度弯曲或扭曲"(A3级),如图 3-4A3 所示。

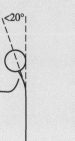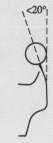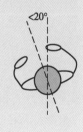

图 3-4A1 背部几乎居中

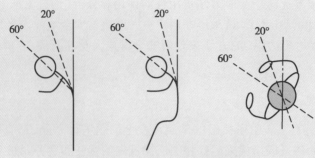

图 3-4A2 背部中度弯曲或扭曲

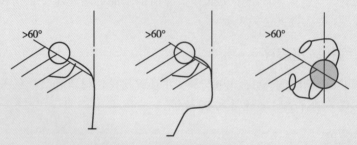

图 3-4A3 背部重度弯曲或扭曲

A1.2 背部动作（B1～B5）

- 对于人工物料搬运任务，评价 B1～B3。评估涉及工人完成任务时，背部弯曲或旋转的频率，即一个工作周期内，背部完成移动的次数。
- 对于上述以外的其他任务，例如久坐不动的工作或重复性工作，只评估 B4～B5。

A2 肩／臂部接触评价

A2.1 肩／臂部姿势（C1～C3）

肩／臂部姿势评价应选择肩／臂部所承受的最大负荷，但不一定与背部评价同时进行。例如，当人们弯腰从地板上捡起箱子时，肩部负荷可能不是最大的，但当箱子被放置在更高位置上，可能会加重肩部负荷。

A2.2 肩／臂部动作（D1～D3）

肩／臂部移动被分为：

- 如果肩／臂部移动为无规律的动作模式，则为"罕见"；
- 如果肩／臂部移动存在某些短暂停顿的规律性动作模式，则为"频繁"；
- 如果肩／臂部移动存在有规律的连续动作模式，则为"非常频繁"。

A3 手／腕部的接触评价

A3.1 手／腕部姿势（E1～E2）

当手／腕部处于不良作业姿势，包括手腕屈伸、侧屈（尺／桡侧）和腕部绕前臂轴旋转时，开始此项评价。如果手／腕部运动被限制在很小范围内（例如<15°），几乎直腕姿势（图 3-5E1），则手／腕部姿势被认为是"几乎直腕"（水平 E1）。此外，如果手腕在完成任务时出现明显的角度，则手腕被认为是"偏离或弯曲"（图 3-5E2）。

A3.2 手／腕部动作（F1～F3）

这里仅涉及手／腕部和前臂部活动，手指活动除外。相同或相似动作模式在规定的一段时间内（例如 1 分钟）重复时，计算动作次数。

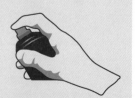

图 3-5E1 手腕"几乎直腕"

A4　颈部的接触评价

颈部如果是弯曲或扭曲的或超过20º，则被认为是"重度弯曲或扭曲"。

A5　同一任务工人评价

观察员作出评价后，请工人回答 WMSDs 快速接触检查表（QEC）（工人自评价）中检查清单所列出的问题。必要时需要解释术语的含义。

A6　计算总接触分值

总的接触分值可以结合来自观察者的评价分值（QEC 清单，项目 A～G）和工人自测分值（QEC 清单，项目 H～Q）。

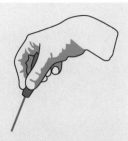

图 3-5E2　手腕"偏离或弯曲"

A7　附加分

● 对于小组作业，确保评价有足够代表性的工人数量。

● 由于工人日常工作方式和工作要求是可变因素，因此需要进行多次观察。

WMSDs 快速接触检查表（QEC）（观察者评价）

背部

A 工作时，背部姿态为（选择较坏的情况）

　　A1 □基本无变化（<20°）

　　A2 □中度弯曲或扭曲或侧弯（20°～60°）

　　A3 □重度弯曲或扭曲或侧弯（>60°～90°）

B 下列两项中选择一项：

①背部是否在多数时间内保持一个静态姿势（坐姿或站姿）

　　B1 □否

　　B2 □是

或②对于提举、推/拉和搬运任务（即移动一个负荷），背部动作是

　　B3 □很少（约 3 次/min 或者更少）

　　B4 □经常（约 8 次/min）

　　B5 □非常频繁（约 12 次/min 或更多）

肩/臂部

C 工作时，双手位置为（选择较坏的情形）

　　C1 □在腰部或腰部以下高度

　　C2 □在胸部高度

　　C3 □在肩部或肩部以上高度

D 肩/臂部的动作

　　D1 □很少（某些间歇性的动作）

　　D2 □经常（带有一些停顿的规律性动作）

　　D3 □非常频繁（几乎是连续的动作）

手/腕部

E 工作时（选择较坏的情形），腕部：

　　E1 □腕部几乎是直的（弯曲角度 <15°）

　　E2 □腕部背离或弯曲（弯曲角度较明显）

F 相似的动作模式（包含手/腕、前臂与手指的动作）是否重复

　　F1 □ 10 次/min 或更少

　　F2 □ 11～20 次/min

　　F3 □超过 20 次/min

颈部

G 工作时，头/颈部是否过于弯曲或扭曲（弯曲或扭曲 >20º）

G1 □否

G2 □是，偶尔

G3 □是，持续性

WMSDs 快速接触检查表（QEC）（工人自评价）

H 工作中您用手搬运的最大重量是

H1 □轻 （5kg 或更少）

H2 □中等（6～10kg）

H3 □重 （11～20kg）

H4 □很重（>20kg）

J 做这项工作，您平均每天花多长时间

J1 □ <2 小时

J2 □ 2～4 小时

J3 □ >4 小时

K 当实施这项任务时，单手接触的最大用力水平

K1 □低（<1kg）

K2 □中等（1～4kg）

K3 □高（>4kg）

L 这项任务的视觉要求

L1 □低（几乎不需要精细观察）

L2 □高（需要精细观察）*

*如果是高，请在下面给出细节描述

M 工作中您需要驾驶车辆吗？

M1 □少于每天 1 小时或从来不

M2 □每天 1～4 小时

M3 □多于每天 4 小时

N 工作中您使用的振动工具

N1 □少于每天 1 小时或从来不

N2 □每天 1～4 小时

N3 □多于每天 4 小时

P 继续从事这项工作，有困难吗

P1 □从来没有

P2 □有时

P3 □经常 *

*如果是经常，请在下面给出细节描述

Q 您觉得这项工作紧张吗

Q1 □一点都不紧张

Q2 □适度紧张

Q3 □中等程度紧张 *

Q4 □非常紧张 *

*如果是中等程度紧张或非常紧张，请在下面给出细节描述

*L、P、Q 的细节描述

*L

*P

*Q

接触评分　工人姓名＿＿＿＿＿＿＿＿＿＿＿＿＿＿＿＿＿＿＿＿＿　日期＿＿＿＿＿＿＿

背部			肩／臂			腕／手			颈			
背部姿势（A）＆重量（H）			高度（C）＆重量（H）			重复动作（F）＆作用力（K）			颈部姿势（G）＆持续时间（J）			
	A1	A2	A3		C1	C2	C3		F1	F2	F3		G1	G2	G3

背部姿势（A）＆重量（H）
	A1	A2	A3
H1	2	4	6
H2	4	6	8
H3	6	8	10
H4	8	10	12

□分数 1

背部姿势（A）＆持续时间（J）
	A1	A2	A3
J1	2	4	6
J2	4	6	8
J3	6	8	10

□分数 2

持续时间（J）＆重量（H）
	J1	J2	J3
H1	2	4	6
H2	4	6	8
H3	6	8	10
H4	8	10	12

□分数 3

只有 4（如果静态）或 5 与 6（如果手工操作）

静态姿势（B）＆持续时间（J）
	B1	B2
J1	2	4
J2	4	6
J3	6	8

□分数 4

频率（B）＆重量（H）
	B1	B2	B3
H1	2	4	6
H2	4	6	8
H3	6	8	10
H4	8	10	12

□分数 5

频率（B）＆持续时间（J）
	B1	B2	B3
J1	2	4	6
J2	4	6	8
J3	6	8	10

□分数 6

背部的总分＿＿＿＿＿＿＿
分数 1～4 的总和 / 或
分数 1～3 加上 5 和 6＿＿＿＿＿＿＿

肩／臂

高度（C）＆重量（H）
	C1	C2	C3
H1	2	4	6
H2	4	6	8
H3	6	8	10
H4	8	10	12

□分数 1

高度（C）＆持续时间（J）
	C1	C2	C3
J1	2	4	6
J2	4	6	8
J3	6	8	10

□分数 2

持续时间（J）＆重量（H）
	J1	J2	J3
H1	2	4	6
H2	4	6	8
H3	6	8	10
H4	8	10	12

□分数 3

频率（D）＆重量（H）
	D1	D2	D3
H1	2	4	6
H2	4	6	8
H3	6	8	10
H4	8	10	12

□分数 4

频率（D）＆持续时间（J）
	D1	D2	D3
J1	2	4	6
J2	4	6	8
J3	6	8	10

□分数 5

肩／臂的总分
分数 1～5 的总和

＿＿＿＿＿＿＿

腕／手

重复动作（F）＆作用力（K）
	F1	F2	F3
K1	2	4	6
K2	4	6	8
K3	6	8	10

□分数 1

重复动作（F）＆持续时间（J）
	F1	F2	F3
J1	2	4	6
J2	4	6	8
J3	6	8	10

□分数 2

持续时间（J）＆作用力（K）
	J1	J2	J3
K1	2	4	6
K2	4	6	8
K3	6	8	10

□分数 3

腕部姿势（E）＆作用力（K）
	E1	E2
K1	2	4
K2	4	6
K3	6	8

□分数 4

腕部姿势（E）＆持续时间（J）
	E1	E2
J1	2	4
J2	4	6
J3	6	8

□分数 5

腕／手的总分
分数 1～5 的总和

＿＿＿＿＿＿＿

颈

颈部姿势（G）＆持续时间（J）
	G1	G2	G3
J1	2	4	6
J2	4	6	8
J3	6	8	10

□分数 1

视觉需求（L）＆持续时间（J）
	L1	L2
J1	2	4
J2	4	6
J3	6	8

□分数 2

颈部的总分
分数 1～2 的总和

＿＿＿＿＿＿＿

驾驶
M1	M2	M3
1	4	9

驾驶的总分＿＿＿＿

振动
N1	N2	N3
1	4	9

振动的总分＿＿＿＿

工作节奏
P1	P2	P3
1	4	9

工作节奏的总分

＿＿＿＿＿＿＿

紧张
Q1	Q2	Q3	Q4
1	4	9	16

紧张的总分＿＿＿＿

（贾　宁　王忠旭）

3.5 快速上肢评估方法

3.5.1 方法来源及应用

快速上肢评估(rapid upper limb assessment,RULA)方法是基于 1993 年英国 McAtamney 和 Corlett 提出的为快速评估颈部、上肢和腰部姿势负荷水平、肌肉功能以及身体承受额外负担而开发的评估工具。该方法是 Ovako 工作姿态分析系统(The Ovako Working posture Analysis System,OWAS)方法的一种演化。RULA 方法以身体上肢(上臂、前臂和手腕)和躯干(颈部、躯干和腿部)姿势为主要依据,评估施力、负荷及肌肉使用情况,按照一定的标准进行评分,评估作业人员身体受到伤害的接触危险并给出对应的预防建议。

RULA 方法应用广泛,特别是涉及上肢失调的作业危险评估,能够快速达到调查和评估的效果。然而,也有研究认为 RULA 方法忽略了手指操作任务,该研究认为手指的复杂作业,如裁剪、电脑键盘打字、鼠标点击、乐器弹奏、雕刻等,作业过程中手指的作业失调也需要引起重视,并对其作业进行调查、分析和验证,增加了手指评分的标准并提出了建议。

3.5.2 评估程序

RULA 方法按照操作程序分为三个步骤:①选择评估姿态;② RULA 评分;③评估危险程度、确定活动水平。

第一步:选择评估姿态　研究人员观察工人在工作周期内的所有操作活动,根据研究目的选择待评估的操作任务和姿势,如工作周期大部分时间从事的或负荷最高且处于不良姿势的操作任务和姿势,对工人的姿势进行拍照或录像。为了方便识别姿势范围,每个身体段都以矢状面表示,构建肌肉骨骼负荷的轮廓。研究人员进行评估时,可以评估工人身体的左侧或右侧。若仍不能作出决定,则需对两侧都进行评估。

第二步:RULA 评分与分级标准　RULA 方法将评估者身体分为 A 组(上臂、前臂和手腕)和 B 组(颈部、躯干和腿部)两个部分。该方法将可能影响上肢姿势的颈部、躯干或腿部姿势包含在评估中,从而使所有危险都包括其中。当研究人员无法决定姿势评分时,建议取两个评分中较高的一个。RULA 姿势评分流程如图 3-6。

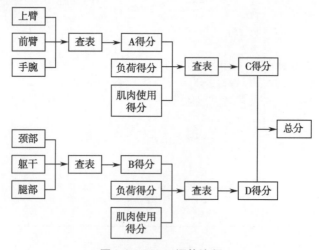

图 3-6　RULA 评估流程

（1）A组评分标准：通过观察工人上臂、前臂和手腕姿势的关节角度，查表确定A组的得分情况。

1）手臂评分：观察工人姿势确定手臂的得分，评分标准见表3-6。

表3-6　手臂评分标准

上臂	得分	另外得分	前臂	得分	另外得分
前倾或后倾0°～20°	1	+1 手臂外扩	前倾60°～100°	1	+1 前臂外扩
前倾20°～45° 或后倾>20°	2	+1 肩膀提高 −1 手臂支撑	前倾0°～60° 或>100°	2	
前倾45°～90°	3				
前倾>90°	4				

a. 当上臂前倾或后倾0°～20°时得1分；当上臂前倾20°～45°时或后倾>20°时得2分；当上臂前倾45°～90°时得3分；前倾超过90°时得4分。当上臂向外扩展和肩膀需要抬高时分别增加1分；此外，当上臂有支撑的时候减1分，如图3-7所示。

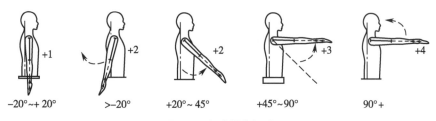

图3-7　上臂得分标准

b. 当上臂垂直于地面，前臂前倾60°～100°得1分；前臂前倾0°～60°或前倾超过100°时得2分；当前臂向外扩展时增加1分，如图3-8所示。

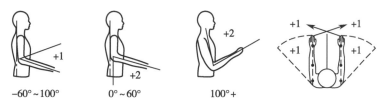

图3-8　前臂得分标准

2）手腕评分：表3-7列出手腕的评分标准。当手部与前臂在一条直线上呈0°，即手腕没有弯曲得1分；当手腕向上或向下弯曲0°～15°得2分；超过15°得3分。当手臂从中线往左右发生扭转时需要额外加1分，如图3-9所示。

表3-7　手腕评分标准

手腕弯曲	得分	加分	手腕扭转	得分
直立0°	1	+1 手腕侧转	保持0° 无扭转	1
向上或向下0°～15°	2		手腕侧转>0°	2
向上或向下>15°	3			

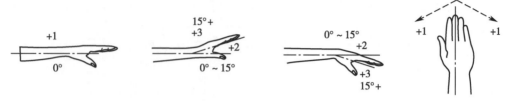

图 3-9　手腕评分标准

3）A 组得分：根据上臂、前臂和手腕的评分结果，查找表 3-8 得出 A 组评分。

表 3-8　A 组评分

上臂	前臂	手腕弯曲							
		1		2		3		4	
		手腕扭转							
		1	2	1	2	1	2	1	2
1	1	1	2	2	2	2	3	3	3
	2	2	2	2	2	3	3	3	3
	3	2	3	3	3	3	3	4	4
2	1	2	3	3	3	3	4	4	4
	2	3	3	3	3	3	4	4	4
	3	3	4	4	4	4	4	5	5
3	1	3	3	4	4	4	4	5	5
	2	3	4	4	4	4	4	5	5
	3	4	4	4	4	4	5	5	5
4	1	4	4	4	4	4	5	5	5
	2	4	4	4	4	4	5	5	5
	3	4	4	4	5	5	5	6	6
5	1	5	5	5	5	5	6	6	7
	2	5	6	6	6	6	7	7	7
	3	6	6	6	7	7	7	7	8
6	1	7	7	7	7	7	8	8	9
	2	8	8	8	8	8	9	9	9
	3	9	9	9	9	9	9	9	9

（2）B 组评分：通过观察工人颈部、躯干和腿部姿势关节角度，查表确定 B 组的得分情况。

1）颈部评分：观察工人姿势，确定颈部得分。颈部前倾 0°～10° 得 1 分；前倾 10°～20° 得 2 分；前倾大于 20° 得 3 分；前倾超过 90° 得 4 分。当颈部发生扭转或侧弯时各自加 1 分，如图 3-10 所示。

2）躯干评分：观察工人姿势，确定躯干得分。躯干处于直立状态得 1 分；当躯干前倾 0°～20° 得 2 分；躯干前倾 20°～60° 得 3 分；躯干前倾大于 60° 加 4 分。此外当躯干发生扭转或者侧弯时需要各自加 1 分，如图 3-11 所示。

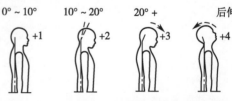

图 3-10　颈部得分标准

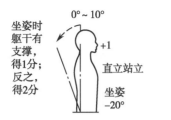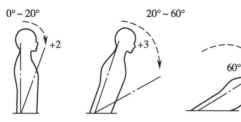

图 3-11 躯干得分标准

3）腿部评分：观察工人腿部姿势，确定得分。若工人腿和脚有合适支撑，保持平衡的姿势加1分，若没有适合的支撑且不保持平衡加2分。

4）B组得分：根据工人颈部、躯干和腿部得分标准，查表3-9得出相应的评分，然后查表3-10得出B组得分。

表 3-9 颈部、躯干得分标准

颈部	得分	另外得分	躯干	得分	另外得分
前倾 0°～10°	1	+1 颈部扭转	直立	1	+1 躯干扭转
前倾 10°～20°	2	+1 颈部侧弯	前倾 0°～20°	2	+1 躯干侧弯
前倾 >20°	3		前倾 20°～60°	3	
后仰 >90°	4		前倾 >60°	4	

表 3-10 B 组评分

颈部	躯干										
	1		2		3		4		5		6	
	腿部										
	1	2	1	2	1	2	1	2	1	2	1	2
1	1	3	2	3	3	4	5	5	6	6	7	7
2	2	3	2	3	4	5	5	5	6	7	7	7
3	3	3	3	4	4	5	5	6	6	7	7	7
4	5	5	5	6	6	7	7	7	7	7	8	8
5	7	7	7	7	7	8	8	8	8	8	8	8
6	8	8	8	8	8	8	8	9	9	9	9	9

（3）观察工人的肌肉使用情况，若姿势主要是静止的（如保持时间超过1分钟）或每分钟重复4次及以上，加1分，即肌肉使用情况得分。

（4）观察工人工作时的受力及负荷情况，得出负荷评分。当工人工作不存在受力或间歇性受力或负荷小于2kg，得0分；当间歇性受力或负荷2～10kg，得1分；当静态性负荷2～10kg、重复出现负荷或力量2～10kg，或存在10kg或更多间歇性负荷或受力时，得2分；当静态性负荷超过10kg、重复出现负荷或力量10kg，或存在振动性负荷、快速增加受力时，得3分。

（5）A组评分加上肌肉使用情况评分和负荷评分即为C得分。

（6）B组评分加上肌肉使用情况评分和负荷评分即为D得分。

（7）根据C得分和D得分查表3-11得出RULA评估的总分。

表 3-11　RULA 综合得分

C 得分	D 得分								
	1	2	3	4	5	6	7	8	9
1	1	2	3	3	4	5	5	5	5
2	2	2	3	4	4	5	5	5	5
3	3	3	3	4	4	5	6	6	6
4	3	3	3	4	5	6	6	6	6
5	4	4	4	5	6	7	7	7	7
6	4	4	5	6	6	7	7	7	7
7	5	5	6	6	7	7	7	7	7
8	5	5	6	7	7	7	7	7	7
9	5	5	6	7	7	7	7	7	7

第三步：活动水平及处理建议　通过上述步骤得出 RULA 总评分，RULA 总分（1～7 分）表示不同动作任务的活动水平和危险等级，得分较低代表该工作符合人机工效学评估，工人受到 WMSDs 的危害较小。得分较高代表工人易受到肌肉骨骼疾患危害，应对该类工作进行调整。查表 3-12 可获得 4 个活动水平及相应处理建议。

表 3-12　活动水平及建议

活动水平	得分	建议
1	1 分或 2 分	姿势可以接受
2	3 分或 4 分	需要进一步调查，可能需要改善
3	5 分或 6 分	需要尽快进行调查和改善
4	7 分	需要立即进行调查和改善

3.5.3　信度和效度

信度包括重测信度和评分者信度等，效度包括内容效度、区分效度和结构效度等。在 RULA 方法编制和应用中，大多是运用一些统计学指标进行信效度评价，验证其稳定性和可靠性。McAtamney 和 Corlett 等对 RULA 方法的信度和效度研究进行了详细介绍。RULA 方法法现广泛应用于国内外人类工效学研究，张蔚等运用改进后的 RULA 研究造船厂工人肌肉骨骼危险，验证其具有良好信度和效度。王文军等利用 RULA 对飞行员的姿势进行评估，获得飞机驾驶舱的舒适性参数，体现 RULA 的适用性。RULA 还可用于数控机床控制面板的操作舒适性分析，体现了较好的实用性。使用 RULA 方法对办公室职员进行评估时，表现了较好的信度，应用在儿童和工人操作电脑的姿势中也具有较高的信度和效度。Bazazan A 等将 RULA 引入对石化工厂操作员的肌肉骨骼症状和疲劳发生的姿势矫正干预研究中，并证明了其科学性和可靠性。

3.5.4　优缺点

（1）优点：RULA 方法快速易行，简单方便。通常只需要一支笔和一张调查表，不需要复杂的特殊设置，可评估工人工作周期中的每个姿势，不会对工人工作造成干扰。Dismukes 报道未经人类工效学训练的人可用 RULA 准确评估上肢疾病。RULA 方法科学可靠,具有较好的信度和效度,广泛应用于口罩生产、汽车装配、造船厂等行业人类工效学的危险评估分析。

（2）缺点:RULA 方法虽然简单快捷,但仍存在一定的缺陷。苏润娥等认为 RULA 方法对工人的手臂、手腕和躯干等进行评分,但未对手指操作进行细节评价,需要对 RULA 评价表进行修正。研究人员根据主观观察或简单估计视频 / 图片获得的投影角度可能不一致或有误差,因此 RULA 方法在不同的观察者之间存在不准确性或偏差,更有研究发现当关节角度处于边界范围时,RULA 的结果会产生较大差异。

3.5.5 应用举例

RULA 法用于评估受力、负荷以及不良姿势的危险等级,不良姿势包括工人基于屏幕的静态坐姿或制造、零售任务的站立姿势。其通常广泛应用于工效学调查,评估工人肌肉骨骼危险,探究影响肌肉骨骼疾患的因素。例如,Rafie F 等发现牙科医生工作时不适当的姿势对肌肉骨骼有很大影响。Dianat I 等采用 RULA 方法对缝纫机工人肌肉骨骼症状进行评价;比较修改前和修改后工作站设计造成工人肌肉骨骼负荷程度;评估企业生产率或设备适用性等。RULA 法还可用于教育工人不同工作姿势造成相应的肌肉骨骼危险,如马晶俊等对电商物流自提点内的手工作业进行危险分析,使工作人员认识不良姿势带来的危害。

3.5.6 规则

对于作业过程中存在上肢失调的作业危险评估调查,RULA 法能够快速满足调查和评估的需求。需要注意的是,RULA 法的设计和当时社会主流的工业生产行业有关,较适用于非精细的上肢作业,对后来出现的需要更精细作业的工种来说,具有一定的局限性。

3.5.7 培训

RULA 法使用简单方便,易于学习,使用者在短时间内即可以熟悉并掌握。在调查人员培训过程中,主要内容应包括评估整体的工作流程、被观察者重点作业活动和工作姿势的选取原则、RULA 法的评分标准及其分级标准、评估结论及其意义等。培训时间需要 30～60 分钟,可根据具体培训对象调整学习方案。基础知识培训后进行若干次练习便可进入正式调查使用。

3.5.8 所需工具

RULA 法使用纸和笔即可完成。样本量小、观察姿势简单,使用传统纸笔调查即可满足。

当样本量庞大或观察姿势复杂时,推荐使用电子录像设备进行多方位录像,以便对重点活动进行多次观察和反复确认。此外可以选用计算机对工作姿势进行打分、记录和运算,电子计算机的运算速度和可靠程度远远高于传统的纸笔统计方式。

（彭志恒　刘移民）

3.6 快速全身评估

3.6.1 方法来源及应用

快速全身评估(rapid entire body assessment,REBA)是一种针对身体各部位姿势负荷的评价方法。REBA 是基于 RULA、OWAS 和 NIOSH 概念确定的肢体使用位置范围发展而来，基线是功能性解剖学正中姿势，接触危险随肢体姿势远离正中位置而增加，用于评估保健和其他服务行业不可预知的工作姿势。

收集的数据包括：身体姿势、用力负荷、运动或活动类型、重复性和这些方面数据的综合，将人体划分为手腕、前臂、上臂、腿、颈部和躯干 6 部分，根据现场观察获得上述部位的动作幅度和负荷量，然后将各部位姿势负荷和重量负荷相加得到相应部位的分值，最后按照一定的评分规则得出 REBA 总分值，根据 REBA 总分值对照相应的姿势行动等级，提示接触危险水平和应当采取行动的紧迫性，获得改进建议和措施。

当确定需要对工作场所作业姿势进行进一步的工效学评估时，可以采用 REBA 方法对以下内容进行评估：

(1) 全身作业。

(2) 姿势是静态的、动态的、快速变化的或不稳定的。

(3) 正在进行频繁或不频繁的动态或静态负荷操作。

(4) 对工作场所、设备、工人的培训或危险行为的改良，监测改良前后危险行为。

3.6.2 评估程序

REBA 方法评估包括观察任务、选择评估姿势、姿势赋分、分值处理、计算 REBA 分值和确定活动水平六个步骤，具体如下（表 3-13～表 3-19）。

第一步：观察任务　工作场所的工效学评估始于对工人工作任务的基本观察，包括工作布局和工作环境、设备使用以及危险相关的工作行为。如果可能，应用图片或视频记录数据。

第二步：选择评估姿势　基于第一步的任务观察结果，决定需要分析和评估的作业姿势，选择标准如下：

(1) 重复最频繁的姿势。

(2) 持续时间最长的姿势。

(3) 需要大多数肌肉活动或最大用力的姿势。

(4) 已知可引起不适的姿势。

(5) 极端、不稳定或困难的姿势，特别是用力的姿势。

(6) 最可能被干预、控制措施或其他改变改进的姿势。

第三步：姿势赋分　采用分数表（图 3-12）和身体部位分数（表 3-16 和表 3-17）对姿势进行评分，最初评分按组进行。

表 3-13　负荷 / 力量评分表

得分	0	1	2	+1
负荷 / 力量	<5kg	5～10kg	>10kg	振动或受力迅速增强

表 3-14　负荷耦合评分表

得分	0（好）	1（相当）	2（较差）	3（不能接受）
负荷耦合	姿势合适及力度适中的抓握	可接受的抓握或使用可接受的身体其他部位进行耦合	合理但不合意的抓握	不合适、不安全的抓握；或使用不可接受的身体其他部位进行耦合

表 3-15 活动评分表

得分	描述
+1	如果身体的一个或多个部分是静止的,例如,保持时间超过 1 分钟
+1	如果出现重复的小范围动作,例如每分钟重复 4 次以上(不包括步行)
+1	如果动作引起体位快速大范围变化或基础不稳定

表 3-16 身体 A 组分值(躯干、颈部、腿部)评分表

腿部	颈部											
	1				2				3			
	1	2	3	4	1	2	3	4	1	2	3	4
躯干												
1	1	2	3	4	1	2	3	4	3	3	5	6
2	2	3	4	5	3	4	5	6	4	5	6	7
3	2	4	5	6	4	5	6	7	5	6	7	8
4	3	5	6	7	5	6	7	8	6	7	8	9
5	4	6	7	8	6	7	8	9	7	8	9	9

表 3-17 身体 B 组分值(上臂、下臂、腕部)评分表

腕部	下臂					
	1			2		
	1	2	3	1	2	3
上臂						
1	1	2	2	1	2	3
2	1	2	3	2	3	4
3	3	4	5	4	5	5
4	4	5	5	5	6	7
5	6	7	8	7	8	8
6	7	8	8	8	9	9

表 3-18 C 分值(总分值)评分表

A 组得分	B 组得分											
	1	2	3	4	5	6	7	8	9	10	11	12
1	1	1	1	2	3	3	4	5	6	7	7	7
2	1	2	2	3	4	4	5	6	6	7	7	8
3	2	3	3	3	4	5	6	7	7	8	8	8
4	3	4	4	4	5	6	7	8	8	9	9	9
5	4	4	4	5	6	7	8	8	9	9	9	9
6	6	6	6	7	8	8	9	9	10	10	10	10

续表

A 组得分	B 组得分											
	1	2	3	4	5	6	7	8	9	10	11	12
7	7	7	7	8	9	9	9	10	10	11	11	11
8	8	8	8	9	10	10	10	10	10	11	11	11
9	9	9	9	10	10	10	11	11	11	12	12	12
10	10	10	10	11	11	11	11	12	12	12	12	12
11	11	11	11	11	12	12	12	12	12	12	12	12
12	12	12	12	12	12	12	12	12	12	12	12	12

表 3-19　REBA 行动水平

REBA 得分	危险水平	行动等级	行动
1	可忽略	0	无须采取措施
2～3	低	1	可能有必要采取措施
4～7	中等	2	有必要采取措施
8～10	高	3	应尽早采取措施
11～15	很高	4	须立即采取措施

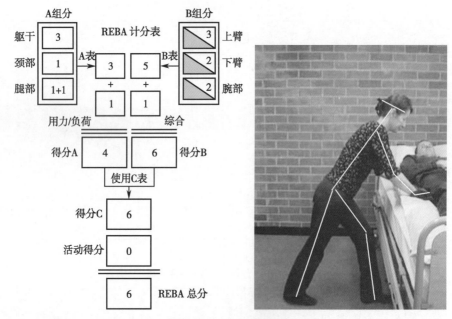

图 3-12　REBA 计分表

A 组：躯干、颈部和腿部（图 3-13）。

B 组：上臂、下臂和腕部（图 3-14）。

B 组姿势左右侧分别计分。注意附加分依据姿势进行加和减。

第四步：分值处理　使用 A 表（表 3-16）由躯干、颈部和腿部分值生成一个分值，记录在计分表（图 3-12）的框中，并添加到负荷 / 力量评分表（表 3-13）中，以得到 A 组评分。同样，使用 B 表（表 3-17）根据上臂、下臂和手腕分值生成一个分值。如果肌肉骨骼危险（以及左臂和右臂的得分）不同，重复此步骤。然后将分数添加到耦合分值表（表 3-14）中以生成 B 组评分。将 A 组评分和 B 组评分输入 C 表（表 3-18），并读出一个得分，获得 C 分值。

第五步：计算 REBA 分值 所进行的肌肉活动类型由活动分值（表 3-15）表示，该分值加在一起，得到最终的 REBA 分值。

第六步：确定活动水平 根据 REBA 分值，参照表 3-19 确定活动水平。

如果任务因干预或控制措施而发生变化时，可以重复以上过程，并将新的 REBA 评分与前一个评分进行比较，以监控变化的有效性。

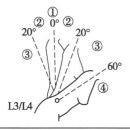

躯干

姿势活动	得分	加分项
直立	1	
0°~20° 前倾，0°~20° 后仰	2	如果长时间保持腰部扭转姿势或长时间保持侧弯姿势，则+1分
20°~60° 前倾，>20° 后仰	3	
>60° 前倾	4	

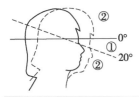

颈部

姿势活动	得分	加分项
0°~20° 前倾	1	如果长时间保持颈部扭转或侧弯姿势，则+1分
>20° 前倾或后仰	2	

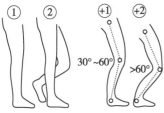

下肢

姿势活动	得分	加分项
双侧负重，行走	1	曲膝30°~60°，则+1分；曲膝 >60°，则+2分（非坐姿）
单侧负重，轻微负重或不稳定姿势	2	

图 3-13　A 组计分图

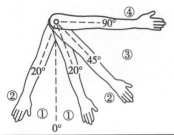

上臂		
姿势活动	得分	加/减分项
后伸20°到前屈20°	1	
后伸 > 20°或前屈20° ~ 45°	2	如果手臂外展或旋转，+1分
前屈45° ~ 90°	3	肩膀举起，+1分
前屈 > 90°	4	若倾斜手臂有依靠或支撑，或有辅助支持，−1分

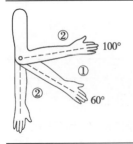

下臂	
姿势活动	得分
前屈60° ~ 100°	1
前屈 < 60°或前屈 > 100°	2

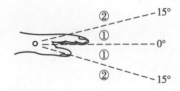

腕部		
姿势活动	得分	加分项
前屈/后伸0° ~ 15°	1	如果手腕有偏离或扭曲，则+1分
前屈/后伸 > 15°	2	

图 3-14　B 组计分图

3.6.3　优缺点

　　REBA 是一种用于全身姿势负荷的快速评价方法，可评估由于劳动工具、设备和方法不符合工效学原则，引起姿势不良所造成的机体负荷。该方法简便快捷、容易理解及应用，涉及的身体部位较多，根据最后 REBA 得分可划分工效学负荷等级，以便采取相应的控制措施。但 REBA 考虑的不良工效学因素较少，缺少对手部与物体接触情况的评价和参考，且未考虑姿势的持续时间及重复性；具有一定的效度，在腿部和躯干的评估观察者间一致性良好,而在上肢的观察者间一致性稍差。

3.6.4 应用举例

事实证明,作为针对处理患者这一危险评估过程的一部分,REBA 有助于教育医护人员。在滑动床单滚动患者的示例中,正确的姿势如图 3-15 所示。图 3-16 则显示了错误的姿势,但通常采用的是这种姿势。用 REBA 对每个姿势进行评分,可以让护理人员看到所接触的不同危险水平,从而使护理人员将注意力集中在任务目标和控制措施上(例如提高床高)。

为了使 REBA 评分更容易,在图 3-15 和图 3-16 的照片中添加了参考线。

使用计分表(图 3-12)、A 组计分表(图 3-13)和 B 组计分表(图 3-14)分别对身体各部位进行评分。图 3-15 的照片中,躯干角度(T)在 $20°\sim60°$ 之间,得分为

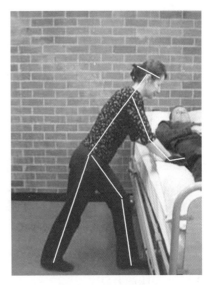

图 3-15　正确姿势图

3 分。颈部姿势(N)为持平的,得分为 1 分。腿部得分(L)分为两部分:双脚负重,得分为 1 分;膝盖弯曲在 $30°\sim60°$ 之间,加 1 分。负荷 / 力量得分(表 3-13)介于 $5\sim10kg$ 之间,得分为 1 分。使用 A 组(躯干、颈部和腿部)评分的表 3-16,输入三个姿势得分,得出 3 分。加上负荷 / 力量的等分 1 分,A 组得分为 4 分。

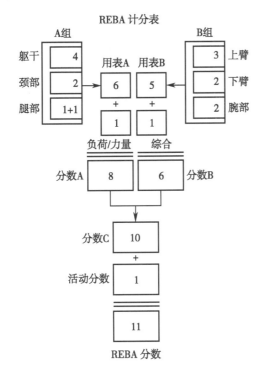

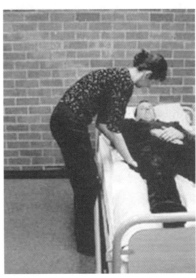

图 3-16　姿势不佳得分图

图 3-16 中只有右臂可见,因此这是已评分的肢体。很可能左臂的姿势相似。如果是这样,可以用多角度摄影来记录。上臂(UA)的姿势在 $45°\sim90°$ 之间,得分为 3 分;下臂(LA)

的姿势在 0～60° 之间,得分为 2 分。手腕在照片中是模糊的,但拍摄时其位置被记录下来。手腕(W)是伸展的,手指紧握床单,得分为 2 分。耦合是合理的,得分为 1 分。使用 B 组评分的表 3-17 从上臂、下臂和手腕姿势得分中找出单个姿势得分。这部分得 5 分,加上耦合分数(1 分),B 组得分为 6 分。

A 组得分(4 分)和 B 组得分(6 分)输入表 3-18,生成得分 C(6 分)。活动评分(0 分)(姿势无重复、静态或突然大范围变化)被加到得分 C 中。最终的 REBA 分数是 6 分,行动水平(表 3-19)确认为中等危险水平。

图 3-16 的姿势不同,主要是因为床的高度较低,采用相同的评分过程,最终的 REBA 评分为 11 分。这属于非常高的危险等级,需要立即采取措施控制危险。直接的控制措施是提高床的高度,而电动床可以促进这一行动。

危险评估中的其他因素可能包括工人的合作、工人的规模、周围环境、其他手工操作的频率、可用的资源和设备(如起重机)以及工人识别任务超出其能力范围并请求帮助的能力。

3.6.5　相关方法

在许多观测姿势分析工具中,每一种工具都是为了满足不同的目的而研发的。REBA 是唯一一个用于评估驱动负载处理的姿势分析工具。其他相关方法包括:

- OWAS
- RULA
- HARBO
- PEO
- QEC

3.6.6　规则

REBA 并非专门为遵从特定标准而设计的。然而,在英国,其已被用于与手工操作规程相关的评估,在国际上也得到了广泛应用,并被纳入美国人类工效学项目标准草案。

3.6.7　培训

尽管运用 OWAS 和 RULA 的经验会大大缩短培训时间,但 REBA 仍需约 3 个小时的培训。用笔和纸计算一个姿势的得分不到 2 分钟,而用电脑计算一个姿势的得分不到 30 秒。

3.6.8　所需工具

REBA 方法只需要一份计分标准和计分表(图 3-12)及笔,也可以使用录像机或照相机,但这两者不是必需的。

(陈培仙　刘移民)

3.7　作业姿势分析系统

3.7.1　方法来源及应用

Ovako 作业姿势分析系统(The Ovako Working Posture Analysis System,OWAS)由芬兰

钢铁工业于 20 世纪 70 年代首次提出,用于识别和评估钢铁作业(许多作业存在生理紧张问题)存在的不良作业姿势。随着工人 WMSDs 的增多,该行业出现了越来越多的病假和提前退休问题。钢铁行业就此问题开展了一项作业姿势改善项目,收集了 680 余张不同作业姿势的照片。这些照片几乎涵盖了该行业现有的所有工作岗位。研究人员为了建立姿势分类系统,将这些工作岗位进行了分析和归类,归纳出 84 种背部、手臂和腿部综合的典型作业姿势,覆盖了钢铁行业最常见的作业姿势。典型作业姿势是 4 个背部姿势、3 个手臂姿势和 7 个腿部姿势的组合。

筛选出典型姿势后,开始测试系统的有效性。12 名作业设计工程师进行系统训练后,分析了钢铁行业的 28 个工作任务,结果达到了方法的精确性、可靠性。工作期间,工程师分析了 52 个工作任务,记录了 36 000 个作业姿势。结果表明,该方法具有较高的观察者间信度,工人间的信度略低。

为了评估不同作业姿势的不适和健康效应,研究人员采用四位分级量表(从无不适和健康效应的正常姿势到极端不良姿势),对 32 名钢铁工人的每一个作业姿势开展测评,短期接触导致不适、疾病效应。随后,由国际工效学家组成的专家组对作业姿势和其对肌肉骨骼系统的健康危险进行评估。基于这些评估结果,将作业姿势分为不同的危险等级,最终提出干预措施。

3.7.2　评估程序

3.7.2.1　作业姿势分类　84 种作业姿势涵盖了最常见且容易识别的背部、手臂和腿部的作业姿势。根据身体局部姿势的负荷等级分别进行编码,并参考负重或用力的等级编码组合成一个四位数的总编码,通过总编码获得工人的姿势负荷水平。

(1)背部:OWAS 系统中,姿势代码的第 1 个数字表示背部的 4 种不同姿势(表 3-20):①背部直立;②背部弯曲;③背部扭曲;④背部弯曲和扭曲。

表 3-20　OWAS 对背部作业姿势的定义及编码

编码	定义	描述
1	背部直立	背部弯曲或扭曲小于 20°
2	背部弯曲	背部弯曲 20° 及以上
3	背部扭曲	背部扭曲 20° 及以上
4	背部弯曲和扭曲	背部同时存在 2 和 3 描述的情况

(2)手臂:OWAS 系统中,姿势代码的第 2 个数字表示手臂的 3 种不同姿态(表 3-21):①双臂低于肩;②单臂与肩部平行或高于肩;③双臂高于肩。

表 3-21　OWAS 对手臂作业姿势负荷的定义及编码

编码	定义	描述
1	双臂低于肩	左右臂均低于双肩高度水平
2	单臂处于肩或肩以上	有一只手臂在肩高或高于肩高水平
3	双臂处于肩或肩以上	左右臂均在肩高或高于肩高水平

(3)腿部:OWAS 系统中,姿势代码的第 3 个数字表示腿部的 7 种不同姿态(表 3-22):①坐位;②双腿直立;③单腿直立;④双腿蹲坐;⑤单腿蹲坐;⑥单双膝跪坐;⑦走动。

表 3-22　OWAS 对腿部作业姿势的定义及编码

编码	定义	描述
1	坐位	坐位,身体的重心在臀部
2	双腿直立	双腿直立站在工作地点的姿势,重心集中在双脚
3	单腿直立	单腿直立,身体重心集中在直立腿的足部
4	双腿蹲坐	两条腿平行并膝盖弯曲,重心在双脚
5	单腿蹲坐	单腿膝盖弯曲状态,身体重心集中在弯曲腿足部
6	单双膝跪坐	单腿或双腿小腿触地,膝盖极大弯曲的坐姿状态,重心在小腿
7	走动	需要靠双腿移动一定的距离

（4）负荷 / 用力：OWAS 系统中,姿势代码的第 4 个数字表示三种不同负荷 / 用力情况（表 3-23）：①较轻；②中等；③较重。

表 3-23　OWAS 对手部提举重物的定义及编码

编码	定义	描述
1	较轻	手提或用力≤10kg
2	中等	手提或用力>10kg 且≤20kg
3	较重	手提或用力>20kg

OWAS 的姿势分类如图 3-17 所示。例如,编码 1121 代表了工人背部直立（背部 -1）,两手在肩部以下工作（手臂 -1）,双腿直立工作（腿部 -2）,手提或用力≤10kg 的物品（负荷 / 用力 -1）。除了姿势编码外,可以使用第 5 个数字（工作状态）表示观察时所从事的工作任务,如搬运。OWAS 编码可以通过录入电脑完成分析。

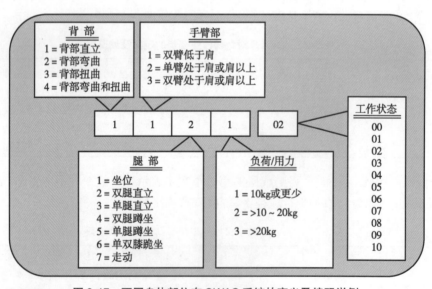

图 3-17　不同身体部位在 OWAS 系统的定义及编码举例

3.7.2.2 数据收集的观察　不同作业姿势频度及其占工作时间的比例份额通过观察确定。观察技术的基本思想是通过在给定的时间周期内的典型时间段所做的观察来收集资料,典型时间段应提供所研究作业的完整画面。OWAS 分析中,采用视觉、观察者浏览工人动作的瞬间观察等方式完成观测。

观察应在实际工作状态、现场条件下完成。某些情况下,可采用视频录像。应用视频录像的优点是观察者有更多的时间观察他们要分析的动作姿势。

负荷的评价主要通过现场观察,也可采用录像并记录评价的方法。由于很难使用较短的时间完成现场观测,因此观察时间通常是 30 秒或 60 秒,如果观察时间较短,建议使用录像回放的方式,观察周期在没有 10 分钟休息的情况下不得超过 40 分钟。通过观察各部分姿势占工作时间的比例,将 OWAS 编码录入电脑。基于 100 个观察的错误限值是 ±10%,400 个观察的错误限值为 ±5%。

3.7.2.3 作业姿势的分析 为必要的改进,将姿势组合和相对比例划分为四个供参考的行动级别。姿势的分类是基于肌肉骨骼损伤的危险评价和受试者肌肉骨骼系统的生理负荷。行动级别显示了纠正措施的紧迫性和优先级。控制行动的级别从 1(无需行动)到 4(需要立刻采取纠正措施)(表 3-24),这种基于危险评价的分级最初由内科医生、作业分析者和工人实施,然后由专家组修订和验证。

表 3-24 OWAS 控制行动分级

行动级别	定义	描述
1	无需行动	无肌肉骨骼系统有害效应的正常和自然姿势
2	近期行动	对肌肉骨骼系统存在轻微有害效应的姿势
3	尽快行动	对肌肉骨骼系统存在明显有害效应的姿势
4	立刻行动	由这些姿势引起的负荷对肌肉骨骼系统存在严重有害效应

个体姿势组合的分级指明了由肌肉骨骼系统分类姿势(背部、手臂、腿部和所承受负荷的结合)造成的伤害或有害的危险水平。如果肌肉骨骼系统损伤危险高,行动水平级别就会显示纠正行动的必要性和紧迫性。每个个体姿势的行动分级参见图 3-18。

背部	手臂	1			2			3			4			5			6			7		
		1	2	3	1	2	3	1	2	3	1	2	3	1	2	3	1	2	3	1	2	3
1	1	1	1	1	1	1	1	1	1	1	2	2	2	2	2	2	1	1	1	1	1	1
	2	1	1	1	1	1	1	1	1	1	2	2	2	2	2	2	1	1	1	1	1	1
	3	1	1	1	1	1	1	1	1	2	2	2	3	2	2	3	1	1	1	1	1	2
2	1	2	2	3	2	2	3	2	2	3	3	3	3	3	3	3	2	2	2	2	3	3
	2	2	2	3	2	2	3	3	3	4	4	4	4	3	4	4	3	3	4	3	3	4
	3	3	3	4	2	2	3	3	4	4	4	4	4	4	4	4	4	4	4	4	4	4
3	1	1	1	1	1	1	1	1	1	2	3	3	3	3	3	3	1	1	1	1	1	1
	2	2	2	3	1	1	1	1	1	1	4	4	4	4	4	4	3	3	3	1	1	1
	3	2	2	3	1	1	1	2	3	3	4	4	4	4	4	4	4	4	4	1	1	1
4	1	2	3	3	2	2	3	2	2	3	4	4	4	4	4	4	2	3	4	2	3	4
	2	3	3	4	2	3	4	3	3	4	4	4	4	4	4	4	2	3	4	2	3	4
	3	4	4	4	2	3	4	3	3	4	4	4	4	4	4	4	2	3	4	2	3	4

图 3-18 对于每个个体 OWAS 分类姿势组合的行动级别

第二种行动水平分级是基于身体每个部位不同姿势所占用的时间。这种分级检查背部、手臂和腿部在观察期间各姿势所占时间的相对比例（图 3-19）。个体姿势组合分级的四个行动分级在此同样适用。对身体每个部位的姿势进行计数，当某些姿势观察期间的相对时间比例超过固定限值，行动级别便由低到高变化，表明纠正行动的紧迫性增加。OWAS 没有对用力 / 负荷占用的相对时间比例进行分级。

部位	编码	定义	危险度等级									
背部	1	直立	1	1	1	1	1	1	1	1	1	1
	2	弯曲	1	1	1	2	2	2	2	2	3	3
	3	扭转	1	1	2	2	2	3	3	3	3	3
	4	弯曲扭转	1	2	2	3	3	3	3	4	4	4
手臂	1	均低于肩高	1	1	1	1	1	1	1	1	1	1
	2	单侧高于肩高	1	1	1	2	2	2	2	2	3	3
	3	均高于肩高	1	1	1	2	2	2	2	3	3	3
腿部	1	坐位	1	1	1	1	1	1	1	1	1	2
	2	双腿直立	1	1	1	1	1	1	1	1	2	2
	3	单腿直立	1	1	1	2	2	2	2	2	3	3
	4	双腿蹲坐	1	2	2	3	3	3	3	4	4	4
	5	单腿蹲坐	1	2	2	3	3	3	3	4	4	4
	6	单/双腿跪坐	1	1	2	2	2	3	3	3	3	3
	7	移动	1	1	1	1	1	1	1	1	2	2

占工作时间百分比/%　　0　　　　20　　　　40　　　　60　　　　80　　　　100

图 3-19　OWAS 对各部位与所占时间百分比所对应的危险度等级

3.7.2.4 数据分析与报告　收集足够量的姿势数据后，将分析和报告 OWAS 研究结果。计算机的应用使分析更快速、便捷。数据的基本分析包括两个内容：①姿势组合百分比的计算；②身体不同部位姿势分享的时间比例，进入不同的行动级别。

如果需要更详细的分析，数据可以按照不同的工作状态进行分析。这有助于研究人员发现最困难的任务和操作，也使得分别分析最困难姿势（3 级和 4 级行动）和更仔细地研究这些状态成为可能。这种分析可快速检查出哪一个任务需要采取最紧迫的纠正行动。

在形成 OWAS 研究报告得过程中，应提出结果并绘出分布图。如果影视材料可行，对于报告姿势研究非常有用。

3.7.2.5 OWAS 的结果处理程序　强烈建议建立一个处理 OWAS 分析结果的合作团队。团队组成如下：分析师、工人和管理者代表、职业健康保健专家和其他作业设计和创立人员。当团队具有了结果和识别出与不良姿势有关的问题任务时，便可较容易和更有效地提出纠正措施并重新设计工作方式。

3.7.3　OWAS 在不同领域的应用

OWAS 最初由钢铁行业提出，目前已广泛应用于各个国家的不同行业。大多数病例报告源于重体力负荷作业和动态作业姿势。

钢铁厂：Karhu 等（1981 年）使用 OWAS 在钢铁厂的两个岗位开展了研究工作：砌砖和安装轧辊作业。结果表明，经过有针对性地改善和干预后，这两个岗位存在的不良作业姿势大幅减少，生产率提高。

采矿工业：一项对芬兰采矿业的研究指出，通过调整工作场所仪器设备的摆放布局，不良作业姿势的比例由 5.4% 下降到 1.0%。

清洗行业：Hopsu 和 Louhevaara（1991 年）使用 OWAS 开展了一项吸尘器使用人员的干预研究。干预措施包括教育培训和作业布局的人因工效学设计工作。结果显示，危险度等级 2～4 级的比例从 39% 下降到 25%。一年后的随访研究中评价了干预措施的可持续性。

汽车修理厂：Kant 等（1990 年）采用 OWAS 分析了 42 家汽车修理厂的 84 个修理岗位。研究表明，OWAS 可以识别出工作岗位中存在的不良工效学问题，并提出干预措施。如安装车身时，由人工作业改为起重机吊装后，危险等级处于 3～4 级的比例由 18% 降至 4%。

建筑工地：Kivi 等（1993 年）应用 OWAS 对建筑工地的调查发现，该作业场所存在大量不良作业姿势。危害最严重的工种是水泥工和修理工，危险等级处于 3～4 级的人群比例分别为 28% 和 18%。Rohmert 等（1993 年）对瓦工的作业活动开展了广泛研究，分析了 12 000 个作业姿势，结果表明超过 60% 的作业姿势需要矫正并改善。

造纸厂：Mattila 等（1992 年）对造纸厂的调查表明，维修和调整作业在 OWAS 中的危险等级处于 3～4 级的比例最高，在某些情况下高达 50%，同时研究人员亦证实，OWAS 适用于分析该类型的工作。

铁路系统：Peereboom（1993 年）提出了一个 OWAS 的使用建议，并使用该方法研究了列车维修维护人员的作业姿势。

制造业：Vilkki 等（1993 年）研究了制造业中的人工物料搬运作业，发现危险等级处于 3～4 级的比例相对较低，但是该作业存在非常严重的重体力负荷问题。因此，进行 OWAS 分析的同时需要结合生物力学分析。

护理业：Engels 等（1994 年）对护士作业姿势的研究发现，该人群存在不良作业姿势，而且不同病房护士的姿势负荷各不相同。

农业：Nevala-Puranen（1995 年）应用 OWAS 识别出了农民工作时采用的不良作业姿势，并提出了干预措施。例如，在奶农中实施干预措施后，危险等级处于 3～4 级的比例从 50% 下降到 20%。

3.7.4 结论与前景

OWAS 已被广泛应用于各个行业和领域中，其可以对职业人群的姿势负荷进行评价，确定预防和干预措施，促进职业人群的健康和社会的发展。

OWAS 主要通过摄像机录像的方法对工人的姿势进行现场录像并评价，可以为研究人员提供良好的人因工效学相关信息。职业卫生人员、管理人员和工人代表可以组成研究团队，共同确定危险度等级，并提出和改善作业姿势、重新设计工作场所的方法。

OWAS 可以发展成自动拍照并记录作业姿势，以提高分析的准确性。对于人工物料搬运作业，可使用 OWAS 和生物力学分析法相结合的方式进行分析。这些都是今后 OWAS 面临的新挑战及未来的发展趋势。

（王忠旭　贾　宁）

3.8 关键指标法

3.8.1 方法来源及应用

关键指标法（key indicator methods，KIM）是由德国联邦职业安全与健康研究所（Federal

Institute for Occupational Safety and Health）经过长时间的测试和调整后开发出来的。该方法主要基于剂量模型（持续时间×强度），按照从低到高的等级对任务特征进行分类。

KIM 共设计了 6 种任务类型：手工提举、握持和搬运作业（KIM-LHC）、推拉作业（KIM-PP）、手工物料作业（KIM-MHO）、全身用力作业（KIM-BF）、不良身体姿势作业（KIM-ABP）、身体移动作业（KIM-BM）。这些方法适用于评估单个处理任务，在此基础上的多种作业加权扩展版本正在讨论和修订中。

KIM 应用过程对各项评估指标进行赋分，经综合计算后，得到总危险评分，分值越高，负载越高。同时，将危险评分转换为交通灯标度，提示不太可能发生身体超负荷的低接触（绿色）、略有增加接触（绿黄色）和显著增加接触（黄色），以及可能发生身体超负荷且可能需要重新设计工作场所的接触情况（红色）。通常假设随着危险评分的增加，肌肉骨骼系统超负荷的危险增加。

3.8.2 评估程序

KIM 方法主要考虑从事任务的关键项目，包括时间（起重操作频率，短距离推或保持时间，或搬运或长距离推拉距离）、重量、性别、工作姿势和工作相关条件。

KIM 方法的三个步骤：①第一步：时间评估；②第二步：重点项目评估；③第三步：危险评估。

针对不同的任务内容，KIM 系列方法有统一的危险等级度量标准（表 3-25）。

表 3-25　危险等级度量标准

危险	危险等级	负荷程度	身体超负荷的可能性和可能的健康影响	措施
	1 <20	低	a）不太可能发生身体超负荷 b）预计不会有健康危险	无
	2 20～<50	略有增加	a）身体超负荷的情形可能发生于恢复能力较弱的人群 b）疲劳，轻度的适应问题可在休息时间得到补偿	对于恢复能力较弱的人群，工作场所重新设计或采取其他预防措施是有益的
	3 50～<100	显著增加	a）身体超负荷的情形可能发生于一般作业人群 b）疾病（疼痛），包括功能障碍，在大多数情况下是可逆的，没有形态学表现	可考虑工作场所重新设计和采取其他预防措施
	4 ≥100	高	a）身体超负荷的情形极可能发生 b）更加明显的疾病和/或功能障碍，具有病理意义的结构性损伤	工作场所重新设计的措施是必要的；其他预防措施也应当考虑

注：由于个人操作技能和自身状况的不同，不同危险之间的界限是可变的。因此，分类仅作为一种辅助手段。一般来说，需假设负荷过载的概率随着危险评分的增加而增加。

3.8.2.1 手工提举、握持、搬运作业（KIM-LHC）

适用范围：手工提举、握持、搬运≥3kg 的用力负荷，用力负荷可能是物体、人或动物。

典型活动：装卸行李；分拣包裹；在没有起重设备的情况下拣选、转运托盘货物；手工维修屋顶；日托中心托儿服务以及人工转运患者等。

与其他关键指标法的区别：①如果负荷改变，还应根据所需用力的水平考虑关键指标法"全身用力作业"（KIM-BF）和 / 或"手工物料作业"（KIM-MHO）；②如果较长距离（>10m）或在步行困难的情况下（例如泥土、竖井、梯子、攀爬、楼梯、上升 / 下降 >10°）搬运重物，则关键指标方法"身体移动作业"（KIM-BM）也应考虑在内；③如果负荷在单肩或双肩上（包括背包），还应考虑关键指标方法"身体移动作业"（KIM-BM）；④如使用钳子或铲子等设备提举、握持和搬运重物，还应根据所需的用力水平，使用关键指标方法"手工物料作业"（KIM-MHO）、"全身用力作业"（KIM-BF）；⑤该关键指标法用于记录手工提举、握持、搬运过程的体力负荷，如作业子活动涉及使用手持或连接到身体的机器、工具和类似设备时，还应根据所需的用力水平，使用"手工物料作业"（KIM-MHO）、"全身用力作业"（KIM-BF）；⑥超出"手工提举、握持和 / 或搬运作业"定义的护理活动，例如转移患者，应使用关键指标法"全身用力作业"（KIM-BF）进行评估；⑦如果每个工作日发生多个不同的子活动，则需分别记录和评估。只有评估了工作日存在的所有体力负荷，才能对身体过载的可能性进行评估。

（1）时间评级：见表 3-26。

表 3-26　时间评级表

频率 */ 次	5	20	50	100	150	220	300	500	750	1 000	1 500	2 000	2 500
时间评级得分 / 分	1	1.5	2	2.5	3	3.5	4	5	6	7	8	9	10

注：* 每天工作中该活动的最大次数；当倾斜纸箱时，约有 50 % 的负荷重量对人员有影响；当两人搬运重物时，每人约有 60% 的负荷重量对人员有影响。

（2）其他指标评级

1）重量负荷：见表 3-27。

表 3-27　不同性别负荷重量评分

有效负荷重量 / kg	负荷评级得分（男性）/ 分	负荷评级得分（女性）/ 分
3～5	4	6
>5～10	6	9
>10～15	8	12
>15～20	11	25
>20～25	15	75
>25～30	25	85
>30～35	35	100
>35～40	75	100
>40	100	100

2）重物处理条件：见表 3-28。

表 3-28　重物处理条件评分表

重物处理条件	评级得分 / 分
双手对称处理重物	0
用一只手临时和 / 或不对称地处理重物，两只手之间的负荷分布不均匀	2
用一只手或不稳定的负荷中心处理重物	4

3）身体姿势：见表 3-29。

表 3-29　身体姿势评分表

开始/结束	结束/开始	评级得分/分	开始/结束	结束/开始	评级得分/分		附加得分（最高6分）/分	
		0			10*		偶尔躯干扭曲和/或倾斜	+1
		3			13*		经常/持续躯干扭曲或倾斜	+3
		5			15*		负荷中心或手远离身体	+1
							经常/持续负荷中心或手远离身体	+3*
		7			18*		偶尔举起手臂，双手位于肘部和肩部水平之间	+0.5
							经常/持续举起手臂，双手位于肘部和肩部水平之间	+1
		9*			20*		双手偶尔在肩部以上	+1
							双手经常/持续在肩部以上	+2*
							评级得分 + 附加得分 最高6分 = 总得分	

注：采用拿起和放下重物时的典型身体姿势，可忽略罕见的姿势。

* 如属于该情况，也应采用 KIM-ABP 进行评估。

4）不良工作条件（仅在适用时应用）：见表 3-30。

表 3-30　不良工作条件评分表

不良工作条件		IRP 得分/分	∑IRP
手/手臂位置和动作： 	偶尔在活动范围的极限	1	
	经常/持续在活动范围的极限	2	
力传递/应用受限： 重物难以抓握；需要更大的夹持力；没有把手；使用工作手套		1	
力传递/应用受到很大限制： 重物几乎无法抓握；边缘光滑、柔软、锋利；无把手/不合适的把手		2	
不良的环境条件： 不良的天气条件和/或由热、风、冷、湿引起的身体负荷		1	
空间条件受限： 工作区域面积小于 1.5m²，地板中度脏污，略有不平，轻微倾斜（≤5°），稳定性稍有限制，重物必须精确定位		1	

续表

不良工作条件	IRP 得分 / 分	∑IRP
空间条件不利： 活动自由度明显受限或活动空间不够高，在密闭空间工作，地板很脏，不平整或粗略铺有鹅卵石，台阶 / 坑洼，倾斜度较大（5°～10°），稳定性受限，重物必须非常精确定位	2*	
衣服： 由于衣服或装备而导致的额外身体负荷（例如穿着大雨衣、全身防护服、呼吸防护设备、工具带等）	1	
由于握持 / 搬运造成的困难： 必须保持负载 5～10s 或搬运距离在 2～5m	2	
由于握持 / 搬运造成的显著困难： 必须保持负载 >10s 或搬运距离 >5m	5*	
无：不存在不良工作条件	0	

注：* 如果搬运货物时存在不利的空间条件，或搬运超过 10m，还应采用 KIM-BM 进行评估。

IRP 为中间评分分值（intermediate rating points，IRP）。

5）工作组织 / 时间安排：见表 3-31。

表 3-31　工作组织 / 时间安排评分表

工作组织 / 时间安排	评级得分 / 分
良好：在一个工作日内由于其他活动（包括其他类型的体力负荷）使体力负荷频繁发生变化，没有紧跟着更高的体力负荷	0
受限：在一个工作日内很少由于其他活动（包括其他类型的体力负荷）使体力负荷发生变化，一种类型体力负荷中偶尔会出现较高负荷	2
不利：在一个工作日内没有 / 几乎没有由于其他活动（包括其他类型的体力负荷）而导致工作体力负荷发生变化，一种体力负荷频繁紧跟较高的体力负荷，同时穿插高体力负荷峰值	4

（3）危险评估：见表 3-32。

表 3-32　危险评估表

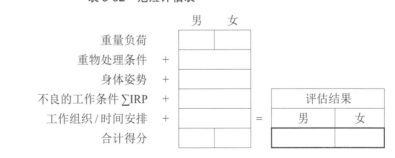

3.8.2.2　推拉作业（KIM-PP）

适用范围：适用于通过人工移动运输设备、高架输送机或桥式起重机的作业。运输设备包括单轮手推车、单轴手推车、手推车或带有 3～6 个轮子的小车，仅靠肌肉力量就可以向各个方向自由移动。高架输送机是单轨系统，重物在运输设备上沿一个方向移动。桥式起重机是单梁桥式起重机，在覆盖的区域内可向各个方向移动重物。

与其他关键指标法的区别：①如在不使用设备的情况下移动重物（如滚动旋转对称的物体或拖过地板），则应考虑使用关键指标法"全身用力作业"（KIM-BF）；②如使用机械驱动的运输设备（例如步行卡车、爬楼梯车）移动重物，则还应考虑使用关键指标法"身体移动作业"（KIM-BM）和"全身用力作业"（KIM-BF）；③当移动起重辅助设备（如柱式起重机、吸力式提升机）时，应考虑使用关键指标法"全身用力作业"（KIM-BF）；④如果每个工作日有多个不同的子活动，包括推拉作业，则必须分别记录和评估。只有评估了工作日存在的所有体力负荷，才能对身体过载的可能性进行评估。

（1）时间评级（距离和持续时间）：见表 3-33。

表 3-33 时间评级评分表

距离 /m*	40	200	400	800	1 200	1 800	2 500	4 200	6 300	8 400	11 000	15 000	20 000
持续时间 /min**	≤1	≤5	≤10	≤20	≤30	≤45	≤60	≤100	≤150	≤210	≤270	≤360	≤480
评级得分 / 分	1	1.5	2	2.5	3	3.5	4	5	6	7	8	9	10

注：* 假设推拉重物时的步行速度约为 0.7m/s（2.5km/h）；** 该动作每天持续时间。

（2）其他指标评级

1）推拉重物的重量：见表 3-34。

表 3-34 推拉重物的重量评分表

负载重量（含运输设备）/kg	手推车*			只有万向脚轮		带固定脚轮或可锁定万向脚轮		行人控制	高架输送机	桥式起重机
<50	3	2	2.5	2.5	3	1	1	1	1	2
>50～100	5	3	4	3	4	1	1	1	1	2.5
>100～200	10	6	7	4	6	2	1.5	1.5	1.5	3.5
>200～300	50	12	50	5	8	3	2	2	2	4.5
>300～400	100	50	100	7	12	4	3	2.5	2.5	6
>400～600	100	100	100	12	50	6	5	4	4	10
>600～800	100	100	100	50	100	10	8	7	7	15
>800～1 000	100	100	100	100	100	15	12	10	10	50
>1 000～1 300				100	100	50	50	50	20	100
>1 300						100	100	100	50	100

注：*（表头层级：评级得分/分 ＞ 运输装置 ＞ 运输车）除推进力，负载评分还应考虑提举、倾斜、平衡和降低所使用的力。带支撑轮的手推车、爬楼梯推车和其他特殊设计的手推车无法使用 KIM-PP 进行区分。

** 带有简单车轮轴承的室外废物容器，可能暴露在室外环境。

灰色区域：无法可靠地移动重物。

2）运输条件：见表 3-35。

表 3-35　运输条件评分表

运输条件	评级得分 / 分		
	独轮车	手推车	运输车
地面完全水平、光滑、坚固、干燥、无倾斜	0	0	0
地面基本平整，有小的损坏点 / 断层，无倾斜	0	0	1
鹅卵石、混凝土、沥青的混合物，略有倾斜（≤2°，4%），路缘石	0	1	2
粗鹅卵石、硬沙、略有倾斜（≤2°，4%）、小边缘 / 门槛	1	2	3
泥土或大致铺有鹅卵石的车道，坑洼、重度污垢、轻微倾斜、楼梯平台、门槛	3	5	6

附加得分：有明显倾斜或楼梯的情况下	2°～4° 的倾斜度（4%～8%）	5	评级得分 + 附加得分 合计	
	5°～10° 的倾斜度（9%～18%）	10		
	楼梯 *，倾斜度 >10°（18%）	25		

注：* 仅适用于使用爬楼梯车。

3）不良工作条件（仅在适用时应用）：见表 3-36。

表 3-36　不良工作条件评分表

不良的工作条件	IRP 得分 / 分	∑IRP（最高 4 分）
由于运输设备沉入地下或被楔入，定期启动时需用力	3	
频繁制动，有刹车 / 无刹车	3/1	
方向经常变换，需频繁操作	3	
重物必须精确定位并停止，必须严格按车道转运	1	
需提高移动速度（1.0～1.3m/s）	2	
无：没有不良的工作条件	0	

4）运输设备 / 高架输送机 / 桥式起重机的不良特性：见表 3-37。

表 3-37　运输设备评分表

运输设备 / 高架输送机 / 桥式起重机的不良特性	IRP 得分 / 分	∑IRP（最高 4 分）
没有合适的手柄或结构部件来施力	2	
在倾斜度 >2°（>3%）平面上行驶时无制动	3	
不能调整的脚轮（例如在柔软或不平坦的地板上）	2	
脚轮有缺陷（磨损、摩擦、僵硬、气压太低）	2	
无：运输设备无不良的特性	0	

5) 身体姿势 / 动作：见表3-38。

表3-38 身体姿势 / 动作评分表

身体姿势 / 动作		评级得分 / 分
	• 躯干直立或略微前倾，无扭曲 • 施力高度可自由选择 • 腿部无障碍物	3
	• 身体向移动方向倾斜或在一侧拉重物时轻微扭曲 • 固定施力高度范围为 0.9～1.2m • 腿部没有障碍物或仅有轻微障碍 • 主要拉动	5

用力方向→	• 由以下原因引起的不良身体姿势
	  - 固定施力高度 <0.9m 或 >1.2m
	  - 在一侧施加横向力
	  - 视线明显受阻
	• 腿部有明显障碍物
	• 躯干频繁 / 持续扭曲和 / 或横向倾斜
		8

注：应考虑典型的身体姿势。如果在开始、制动和操作时有较大程度倾斜，应考虑纳入不良的工作条件。

6) 工作组织 / 时间安排：见表3-39。

表3-39 工作组织 / 时间安排评分表

工作组织 / 时间安排	评级得分 / 分
良好：在一个工作日内由于其他活动（包括其他类型的体力负荷）使体力负荷频繁发生变化，没有紧跟着更高的体力负荷	0
受限：在一个工作日内很少由于其他活动（包括其他类型的体力负荷）使体力负荷发生变化，一种类型体力负荷中偶尔会出现较高负荷	2
不利：在一个工作日内没有 / 几乎没有由于其他活动（包括其他类型的体力负荷）而导致工作体力负荷发生变化，一种体力负荷频繁紧跟较高的体力负荷，同时穿插高体力负荷峰值	4

（3）危险评估：见表3-40。

表3-40 危险评估表

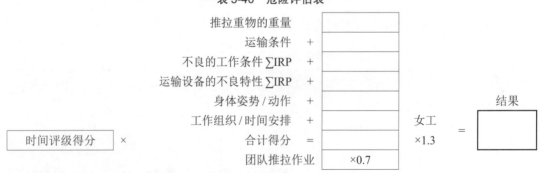

3.8.2.3 手工物料作业（KIM-MHO）

适用范围：涉及上肢均匀、重复的动作和用力，必要时使用小型工具或手动机器，通常以固定的坐姿或站姿为主。工作任务是在大多数情况下加工或处理（搬运）重量不超过 3kg 的小物体。

典型活动：组装活动（如电器组装）、焊接、缝纫、分类、切割、收银、手工控制、移液、在显微镜下工作、制作音乐（如弹钢琴、小提琴）、连接、转动、移动、按压、提举、握持、转移、包装。

与其他关键指标法的区别：①如果子活动包括移动≥3kg 的重物，则还须考虑"提举、握持和搬运作业"（KIM-LHC）和 / 或"推拉作业"（KIM-PP）的工作类型；②如果子活动涉及频繁施加高强度的力量，如在使用工具、配件和设备时，还必须考虑"全身用力作业"（KIM-BF）；③如果每个工作日有多个不同的子活动，则必须分别记录和评估。只有评估了工作日存在的所有体力负荷，才能对身体过载的可能性进行评估。

（1）时间评级（本项活动的总持续时间）：见表 3-41。

表 3-41　时间评级评分表

每次轮班本项活动的总持续时间 /h	1	2	3	4	5	6	7	8	9	10
时间评级得分 / 分	1	2	3	4	5	6	7	8	9	10

（2）其他指标评级

1）施力类型：见表 3-42。

表 3-42　施力类型评分表

手 - 手指的施力方式		评级得分 / 分							
		握持 * 平均握持时间 / （s•min^{-1}）			移动 平均移动频率 /（次•min^{-1}）				
水平	描述	31～60	16～30	≤15	<5	5～15	16～30	31～60	61～90
低 ▲ 高	力量极低 / 低（15% 最大力量） 如：按钮移动 / 换挡 / 整理排序 / 物料引道 / 插入	5.5	3	1.5	0.5	1	2.5	5	7
	力量中等（30% 最大力量） 如用手或小工具夹住 / 组装小工件等	9	4.5	2.5	0.5	2	4	7.5	11
	力量高（50% 最大力量） 如旋转 / 缠绕 / 包装 / 抓取 / 握持 或组装零件 / 压入 / 切割 / 使用小 型电动工具作业	14	7	3.5	1	3	6	12	18
	力量极高（80% 最大力量） 如用力切割 / 以小型钉枪工作 / 移 动或固定零件或工具	22	11	5.5	1.5	5	10	19	100
	力量达到峰值 **（>80% 最大力量） 如锁紧或松动螺栓 / 分离或压入	100	100	35	8	30	100	100	100
	用力捶打 **：以拇指指、手掌或拳头				8	30	100	100	100
左右手分开计算，以较高者来计算总评级得分		施力评级得分			左手			右手	

注：* 仅当一只手臂连续静态保持至少 4s 时，才考虑握持的时间。

** 如果存在该情况，还需采用 KIM-BF 进行评估。该类负荷根本不可能会施加或不可能再可靠地施加，尤其适用于女性。

2）力量传递或抓握条件：见表 3-43。

表 3-43　力量传递或抓握条件评分表

力量传递或抓握条件	评级得分 / 分
良好的力量传递 / 应用：工件容易抓握，如造型握柄、抓握槽；良好的人因抓握设计，如把手、按钮、工具	0
受限的力量传递 / 应用：需要较大的握持施力；无握把	2
力量传递或应用明显受阻：工件几乎难以抓握，如滑、软、锋利的边缘；缺少或仅有不适当的抓握处	4

3）手 / 臂位置和动作：见表 3-44。

表 3-44　手 / 臂位置和动作评分表

	手 / 臂位置和动作	评级得分 / 分
	良好：关节的位置或活动位于中等（放松）的范围 / 只有罕见的偏离 / 没有连续的手臂静态姿势	0
	受限：关节的位置或活动不定期达到活动范围极限 / 偶尔长时间连续静态手臂姿势	1
	不良：关节的位置或活动频繁达到活动范围极限 / 经常长时间连续静态手臂姿势	2
	差：关节的位置或活动固定于活动范围极限 / 在无手臂支撑下，以手臂忍受持久的静态握持	3

4）不良工作条件（仅在适用时应用）：见表 3-45。

表 3-45　不良工作条件评分表

工作协调	评级得分 / 分
良好：无不良工作条件，可靠的细节辨识 / 无炫光 / 良好的气候条件	0
受限：偶尔因炫光或过小而影响细节识别；困难条件，如通风 / 寒冷 / 潮湿 / 噪声导致注意力分散等	1
不利：经常因炫目或过小细节而影响细节识别；经常遇到困难的条件，如寒冷 / 潮湿 / 噪声导致注意力分散等	2

5）身体姿势或动作：见表 3-46。

表 3-46　身体姿势或动作评分表

身体姿势 / 动作 *	姿势评分 / 分
● 坐与站交替，站立与行走交替，可采用动态坐姿 ● 躯干略微前倾 ● 无明显的躯干扭曲和 / 或横向倾斜 ● 头部姿势：可变换，头部不向后倾斜和 / 或严重向前倾斜或不断移动 ● 无肩膀以上的抓取动作 / 远离身体的抓取动作	0

续表

身体姿势 / 动作 *		姿势评分 / 分
	• 主要是坐着或站着，偶尔走路 • 躯干略微向工作区域倾斜 • 躯干偶尔扭曲和 / 或横向倾斜 • 偶尔偏离"中线"头部姿势 / 动作 • 偶尔有肩膀以上的抓取动作 / 偶尔有远离身体的抓取动作	2
	• 完全站着或坐着，无行走 • 躯干明显向前倾斜和 / 或频繁扭曲和 / 或躯干横向倾斜 • 经常偏离"中线"头部姿势 / 动作 • 以特定的头部前倾姿势观察细节 / 动作自由度受限 • 频繁的肩膀以上抓取动作 / 频繁的远离身体的抓取动作	4
	• 躯干严重前倾 / 频繁或长期弯曲 • 以跪、蹲、躺的姿势进行工作 • 躯干不断扭曲和 / 或横向倾斜 • 身体姿势严格固定 / 通过放大镜或显微镜目视检查 • 持续经常偏离"中线"头部姿势 / 动作 • 持续肩膀以上抓取动作 / 频繁的远离身体的抓取动作	6**

注：* 应考虑典型的身体姿势，可忽略罕见的姿势。如果人工搬运作业不是在静止的坐、站、跪、蹲、卧位进行，而是在运动（步行、爬行）中进行，也须采用 KIM-BM 进行评估。

** 如果选择此类别，也须采用 KIM-ABP 进行评估。

6）工作组织 / 时间安排：见表 3-47。

表 3-47　工作组织 / 时间安排评分表

工作组织 / 时间安排	评级得分 / 分
良好：在一个工作日内由于其他活动（包括其他类型的体力负荷）使体力负荷频繁发生变化，没有紧跟着更高的体力负荷	0
受限：在一个工作日内很少由于其他活动（包括其他类型的体力负荷）使体力负荷发生变化，一种类型体力负荷中偶尔会出现较高负荷	2
不利：在一个工作日内没有 / 几乎没有由于其他活动（包括其他类型的体力负荷）而导致工作体力负荷发生变化，一种体力负荷频繁紧跟较高的体力负荷，同时穿插高体力负荷峰值	4

（3）危险评估：见表 3-48。

表 3-48　危险评估表

手 - 手指施力方式
力量传递或抓握条件　+
手 / 臂姿势和动作　+
不良的工作条件　+
身体姿势和动作　+
工作组织 / 时间安排　+
合计得分　=

时间评级得分　×　　　=　结果

3.8.2.4 不良姿势作业（KIM-ABP）

适用范围：不良身体姿势的作业活动。不良的身体姿势指工作过程中需要的，不间断的、吃力的身体姿势（姿势≥1分钟，重复姿势≥10秒）。

典型活动：平铺工作、钢筋固定（混凝土施工）、手工焊接、装配线工作、天花板安装、干式施工、电气作业等；平躺采摘黄瓜；显微镜下长期工作、显微外科手术；在容器、储罐、竖井、船舶的双层底内工作。

与其他关键指标方法的区别：①同时涉及不良身体姿势以及前臂和手部单调、重复的活动，除使用 KIM-ABP 外，还应使用"手工物料作业"（KIM-MHO）；②当处理 >3kg 的重物、推拉重物以及高强度工作时，还应使用各自特定的关键指标法（KIM-LHC、KIM-PP、KIM-BF）评估背部姿势；③如果每个工作日进行包括姿势负荷在内的多项子活动，则必须分别记录和评估。只有评估了工作日存在的所有体力负荷，才能对身体过载的可能性进行评估。

（1）时间评级（本项活动的总持续时间）：见表 3-49。

表 3-49　时间评级表

每天本项活动的总持续时间 /h	1	2	3	4	5	6	7	8	9	10
时间评级得分 / 分	1	2	3	4	5	6	7	8	9	10

（2）其他指标评级

1）A 背部姿势负荷：见表 3-50。

表 3-50　背部姿势负荷评分表

A		背部姿势负荷 （作业中不用力或用力很低）	时间占比				评级得分 / 分
			~1/4 偶尔	~1/2 经常	~3/4 主要	>3/4 长期	
	1	站立、蹲姿或跪姿时，背部处于直立姿势，也可通过步行或身体移动（躯干可向前倾斜20°）来中断，如销售人员、机器操作员	2	4	6	8	
	2	站立、蹲姿或跪姿时，躯干适度前倾（>20°~60°）或向后倾斜，如烘焙食品的分拣输送机	7	15	22	30	
	3	站立、蹲姿或跪姿时，躯干严重前倾（>60°），如钢筋工	10	20	30	40	
	4	以强迫姿势的坐姿，躯干适度或严重向前倾斜，大部分时间都看向工作区域，例如在显微镜下工作、驾驶起重机、内镜检查（医学）、或坐在地板上	3	6	9	12	
	5	以可变姿势的坐姿，例如办公室工作（行政）	站立 / 步行交替　不可能　2　4　6　8 可能　0.5　1　1.5　2				
注：手 / 手臂姿势需在适用的情况下完成 B 部分评分；蹲着和跪着作业，C 部分评分也应完成。							
总危险得分 A 背部							

2）B 肩部 / 上臂姿势负荷：见表 3-51。

表 3-51 肩部 / 上臂姿势负荷评分表

B		肩部 / 上臂姿势负荷 （作业中不用力或用力很低）	时间占比				评级得 分 / 分
			~1/4	~1/2	~3/4	>3/4	
	1	站立、蹲姿或跪姿作业时，举起手臂，双手在肩部以上，如干式施工、室内设计、电气安装、通风系统安装、熟练手工组装、维修	10	20	30	40	
	2	站立、蹲姿或跪姿作业时，举起手臂，双手低于肩部水平或与身体保持一定距离，手臂不受支撑，如传送带的分拣活动	6	12	18	24	
	3	仰卧，双臂举过头顶，如天花板涂装、组装作业、船底、储罐建造 俯卧，手臂在身体前方 / 下方，如收割设备，组装工作	7	14	21	28	
剩余时间		无肩部 / 手臂姿势负荷	0	0	0	0	
注：如果手 / 手臂存在用力负荷，也应采用 KIM-MHO 进行评估							
				总危险分值 B 肩部 / 上臂			

3）C 膝 / 腿部姿势负荷：见表 3-52。

表 3-52 膝 / 腿部姿势负荷评分表

C		膝 / 腿部姿势负荷	时间占比				评级得 分 / 分
			~1/4	~1/2	~3/4	>3/4	
	1	持续站立，也会被走几步中断，如销售人员、机器操作员	2	4	6	8	
	2	跪姿、蹲姿或盘腿坐 *，如干式施工、室内设计、电工、管道铺设、手工焊接、收割、铺地板 / 贴瓷砖、修补、熟练的手工组装和服务	10	20	30	40	
剩余时间		无膝部姿势负荷	0	0	0	0	
注：* 如果涉及爬行，也应采用 KIM-BM 进行评估							
				总危险分值 C 膝 / 腿部			

4）不良工作条件（仅在适用时应用）：见表 3-53。

表 3-53 不良工作条件评分表

不良工作条件		A 背部 / 分	B 肩部 / 上臂 / 分	C 膝 / 腿部 / 分
躯干明显扭曲和 / 或横向倾斜	偶尔	1	0	0
	经常 - 长期	2	0	1
头部：向后倾斜和 / 或严重向前倾斜或不断转动	偶尔或经常	1	1	0

续表

不良工作条件		A 背部 / 分	B 肩部 / 上臂 / 分	C 膝 / 腿部 / 分
前倾时无法用手靠在某物上或借助工具支撑上身	不可能	2	0	0
狭窄的活动空间	经常 - 长期	2	2	2
A/B/C 附加得分				

5）其他工作条件（仅在适用时应用）：见表 3-54。

表 3-54　其他工作条件评分表

其他工作条件	A/ 分	B/ 分	C/ 分
稳定性受限，地面不平	1	1	1
潮湿、寒冷、强风、可能淋湿衣服	1	1	0
强烈冲击（振动 *）导致身体紧张	1	1	0
高度的精神集中（例如识别物体）	1	1	0
A/B/C 特殊工作条件附加分值			

注：* 如振动导致身体负荷，应单独进行评估。

（3）危险评估：见表 3-55。

表 3-55　危险评估表

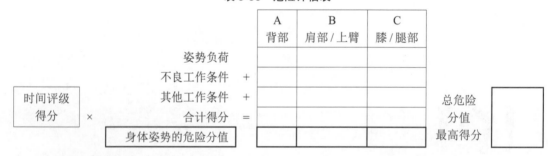

3.8.2.5 全身用力作业（KIM-BF）

适用范围：①加工大型工件、操作机器、定位工作物体、人工转运人员，或使用工具、配件和设备时，无论身体姿势如何，都会施加相当大的力，并且大部分是静止的施力；②主要通过手施加力量，可通过肩部、背部、腿和脚传递；③该类活动所需的力量较大，通常不能以坐姿完成。

典型活动：逐件生产中修整；开关闸阀；使用绞盘 / 滑轮；使用杠杆、撬棍或推杆；连接铁路车辆；清除混凝土；使用气动锤；使用链锯；安装窗户、转移 / 定位患者（护理活动）；用力组装；拧紧大型组件；用手力敲打；使用重锤（如大锤）；操作（手动）压机；铲；使用机械手和类似技术手段工作或在滚轮轨道 / 球道上移动重物；系泊（在港口）。

与其他关键指标法的区别：①如果子活动包括提举、重新定位、放下、握持、搬运、推和 / 或拉≥3kg 的负载，则还须考虑使用"提举、握持和搬运"（KIM-LHC）和 / 或"推拉"（KIM-PP）；②如果子活动包括统一、短周期的低力量负荷和操作小工具为主的工作，还应考虑使用"手工物料作业"（KIM-MHO）；③如果工作日存在多个不同的子活动，则必须分别记录和评估。只有评估了工作日存在的所有体力负荷，才能对身体过载的可能性进行评估。

（1）时间评级：见表 3-56。

表 3-56 时间评级表

每天本项活动总持续时间 */min 或重复次数 **/次	≤1	>1～5	>5～10	>10～20	>20～30	>30～45	>45～60	>60～100	>100～150	>150～210	>210～270	>270～360	>360～480
时间评级得分 / 分	1	1.5	2	2.5	3	3.5	4	5	6	7	8	9	10

注：* 连续的子活动；** 不连续的子活动。

如手 - 指主要用力，则还须使用 KIM-MHO 对该子活动进行评估。

（2）其他指标评级

1）力量负荷：见表 3-57。

表 3-57 力量负荷评分表

连续或不连续的子活动每分钟内用力情况		评分 / 分						
		握持 * 平均握持时间 / (s•min⁻¹)			移动 平均移动频率 / (次•min⁻¹)			
水平	典型示例	31～45	16～30	≤15	<5	5～15	16～30	31～45***
低 〜 高	力量低（15% 最大力量）根据定义，不可能出现低力量负荷的全身用力，在适用的情况下，须使用 KIM-MHO 对该项活动进行评估	—	—	—	—	—	—	—
	力量中等（30% 最大力量）使用手动工具，如角磨机、小型链锯、修篱机或 <3kg 的锤钻；滚轮轨道上移动 <20kg 的重物	18	12	6	1.5	6	12	18
	力量高（50% 最大力量）使用重型手动工具，如角磨机、大型链锯、3～8kg 的锤钻；操作高压清洗机或喷砂机；铲起 <4kg 的重物；在滚轮轨道上移动 20～50kg 重物；投掷 <3kg 重物不超过 5m	25	17	8	2	6	17	25
	力量极高（80% 最大力量）使用重型手动工具，例如气动锤（≥8kg）/铲起 4～8kg 的重物；在滚轮轨道上移动 >50～100kg 的重物；投掷 <3kg 的重物不超过 10m 或投掷 3～5kg 的重物不超过 5m	100	32	15	4	15	32	100
	力量达到峰值 **（>80% 最大力量）脉冲施力，例如使用撬棍、大锤 / 倾翻重鼓（>200kg）、运输重型家具；铲起 >8kg 的重物；在滚轮轨道上移动 >100kg 的重物；投掷<3kg 的重物 10m 以上或投掷≥3kg 的重物 5m 以上	100	100	25	6	25	50	100
按照子活动标记用力类型和评分，合计得出总用力评级		总评级得分						
		女工 ×1.5						

注：* 握持时间长短仅在单臂连续静态持力至少 4 秒的情况下纳入评估。

** 力量不可能再施加或不可能再稳定地施加，尤其适用于女性。

*** 在更高频率 / 握持时间的情况下，所得危险评分须采用线性外推或 E 版本（KIM-BF-E）。

2）用力对称性：见表 3-58。

表 3-58　用力对称性评分表

用力对称性	评级得分 / 分
双手对称施力	0
用一只手临时和 / 或不对称施力：双手用力分布不均匀	2
主要用一只手施力，双手用力分布或方向不均	4

3）身体姿势：见表 3-59。

表 3-59　身体姿势评分表

身体姿势 *	姿势评级得分 / 分
• 直立至躯干略微向前倾斜（<20°） • 躯干没有扭曲	0
• 站立，躯干较为严重的向前倾斜（20°～60°） • 躯干偶尔扭曲和 / 或横向倾斜 • 手偶尔高于肩部 / 远离身体	3
• 站立，躯干严重向前（>60°）或向后倾斜 • 躯干频繁扭曲和 / 或横向倾斜 • 手经常高于肩部 / 远离身体 • 以卧位工作，双手在身体上方 / 下方	6
• 同时存在严重的前倾 / 后倾和侧倾 / 扭转 • 躯干不断扭曲和 / 或横向倾斜 • 以蹲姿或跪姿工作 • 双手始终高于肩部 / 远离身体	9**

注：* 考虑典型的身体姿势。

** 如选择此类别，建议也使用 KIM-ABP 对该活动进行评估。

4）不良工作条件（仅在适用时应用）：见表 3-60。

表 3-60　不良工作条件评分表

不良工作条件		IRP 得分 / 分	∑IRP
手 / 手臂姿势和活动：	偶尔处于活动范围的极限	1	
	经常 / 持续处于活动范围的极限	2	
力传递 / 应用受限：重物或工具难以抓握；需要更大的夹持力；无把手		1	
力传递 / 应用受到很大阻碍：重物或工具几乎无法抓握；边缘光滑、柔软、锋利；无把手 / 不合适的把手		2	
不良的环境条件：暴露于热、冷或振动环境 *		1	
不利的环境条件：暴露于极热、极冷或振动环境 *		2	
有限的空间条件导致用力增加：稳定性受限和 / 或受限的移动空间，如高度太低或工作区域小于 1.5m²，地面有点滑，轻微倾斜（≤5°），工作区域有障碍物		1	

续表

不良工作条件	IRP 得分 / 分	∑IRP
不利的空间条件明显导致用力增加：稳定性明显受限和 / 或活动受限，如在非常狭窄的空间工作 / 地面很滑，不平整，较大倾斜（>5°）	2	
衣服：由于限制性和重型防护服 / 设备（PPE）（如热防护服、化学防护服、重型呼吸防护设备）而导致的额外身体负荷	2	
无：不存在不利的工作条件	0	

注：* 如有因振动引起的用力负荷，则分别进行评估。

5）工作组织 / 时间安排：见表 3-61。

表 3-61　工作组织 / 时间安排评分表

工作组织 / 时间安排	评级得分 / 分
良好：在一个工作日内由于其他活动（包括其他类型的体力负荷）使体力负荷频繁发生变化，没有紧跟着更高的体力负荷	0
受限：在一个工作日内很少由于其他活动（包括其他类型的体力负荷）使体力负荷发生变化，一种类型体力负荷中偶尔会出现较高负荷	2
不利：在一个工作日内没有 / 几乎没有由于其他活动（包括其他类型的体力负荷）而导致工作体力负荷发生变化，一种体力负荷频繁紧跟较高的体力负荷，同时穿插高体力负荷峰值	4

（3）危险评估：见表 3-62。

表 3-62　危险评估表

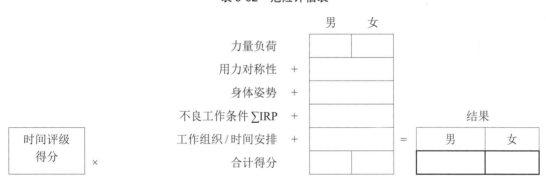

3.8.2.6　身体移动作业（KIM-BM）

适用范围：在工作地点或工作区域内身体移动，且需要较大的用力。

典型活动：无运输装置的家具运输；患者转运；攀爬旋转起重机；通道监督检查；建筑工地和 / 或水工建筑区域行走；照明系统维护；熔炉维护；竖井 / 坦克 / 通道维护。

与其他关键指标法的区别：如果子活动包括用力增加，则还应考虑使用"全身用力作业"（KIM-BF）、"手工提举、握持和搬运作业"（KIM-LHC）、"推拉作业"（KIM-PP）和 / 或"手工物料作业"（KIM-MHO）。如果工作日内存在多个不同的子活动，则必须分别记录和评估。只有评估了工作日存在的所有体力负荷，才能对身体过载的可能性进行评估。

（1）时间评级：见表 3-63。

表 3-63　时间评分表

每天本项子活动总持续时间 /min	≤1	>1～5	>5～10	>10～20	>20～30	>30～45	>45～60	>60～100	>100～150	>150～210	>210～270	>270～360	>360～480
时间评级得分 / 分	1	1.5	2	2.5	3	3.5	4	5	6	7	8	9	10

（2）其他指标评级

1）A 不使用装置的身体移动：见表 3-64。

表 3-64　不使用装置的身体移动评分表

类型		典型示例	搬运重物/kg								
			无 /<3	>3～10	>10～15	>15～20	>20～25	>25～30	>30～35	>35～40	>40
	行走	缓慢	4	6	8	10	12	14	25	35	
		中等速度（3～5km/h）	8	10	12	14	16	18	30	40	
		迅速	12	14	16	18	20	22	35	50	
	攀登	倾角 <5°	10	12	14	16	18	20	35	50	
		倾角 5°～15°	12	14	16	18	20	22	35	50	
		倾角 >15°	24	26	28	30	32	34	40	50	
	爬楼梯	普通楼梯	18	20	22	24	26	50	100*		100*
		陡峭的楼梯	24	26	28	30	50	100*			
		非常陡峭的楼梯	30	32	34	50	100*				
		爬梯子（倾角 65°～75°）	24	26	50	100*					
		攀登 倾角 >80° 阶梯上的垂直运动，垂直梯子、人孔梯	30	32	50	100*					
		爬行 *，走路时弯腰严重 主要指在低天花板的房间、隧道、维修平台、通道的水平移动	24	26	50	100*					

注：* 即使接触时间很短，这种活动和重物运输类型的组合也会导致危险增加。

2）A 负荷中心位置：见表 3-65。

表 3-65 负荷中心位置评分表

A 负荷中心位置	搬运重物		
	3～15kg	>15～30kg	>30kg
无重物或重物 <3kg 或通过承载架或肩上的背包使重物靠近身体	0	0	0
重物靠近身体，握在手中或单肩搬运	4	8	12
重物远离，双手握持 *	8	12	16

注：* 如果不良的手臂或躯干姿势频繁或持续发生，还须使用 KIM-LHC（负荷≥3kg）或 KIM-ABP（无负荷或负荷 <3kg）对该项子活动进行评估。

3）A 躯干姿势：见表 3-66。

表 3-66 躯干姿势评分表

A 躯干姿势		搬运负荷		
		0～15kg	>15～30kg	>30kg
躯干明显向前倾斜和 / 或扭曲和 / 或横向倾斜	偶尔	2	4	6
	频繁 - 经常 *	4	8	12

注：* 如果不良的手臂或躯干姿势频繁或持续发生，还须使用 KIM-LHC（负荷≥3kg）或 KIM-ABP（无负荷或负荷 <3kg）对该项子活动进行评估。

4）A 不良工作条件（仅在适用时应用）：见表 3-67。

表 3-67 不良工作条件评分表

A 不良工作条件			评级得分 / 分	
受限：活动空间狭窄（如安全笼）；表面可移动或倾斜，以及沙子 / 砾石路导致稳定性下降			3	
严重受限：自由活动空间受限 / 无攀登辅助装备（自然条件下）/ 空旷地区			5	
极其受限：由于狭窄的空间和危险点导致自由活动空间严重受限；视野受限 / 没有休息平台 / 登山 / 呼吸防护设备 / 泥泞的地面			15	
环境：极端气候影响，例如热、风、雪	很少 / 偶尔	频繁 / 持续	4	8
"受限""严重受限"或"极其受限"和"环境"的总和（如适用）				

5）B 肌肉力量驱使的身体移动：见表 3-68。

表 3-68 肌肉力量驱使的身体移动评分表

类型	描述	移动的负载重量（含运输设备）		
		0～50kg	>50～150kg	>150kg
	缓慢，<10km/h	3	6	9
	中等速度，10～15km/h	6	10	14
	快速，>15km/h	9	15	21

6）B 不良工作条件（车道）：见表 3-69。

表 3-69　不良工作条件评分表

B 不良工作条件（车道）	移动的负载重量（含运输设备）		
	0～50kg	>50～150kg	>150kg
车道受限：泥土或铺有鹅卵石的车道、坑坑洼洼、脏污严重、临时上坡	8	12	16
气候：极端气候，如热、风、雪	偶尔 / 很少		频繁 / 经常
	4		8
合计			

注：如有电动操作支持，则评级分值减半。

7）工作组织 / 时间安排：见表 3-70。

表 3-70　工作组织 / 时间安排评分表

工作组织 / 时间安排	评级得分 / 分
良好：在一个工作日内由其他活动（包括其他类型的体力负荷）使体力负荷频繁发生变化，没有紧跟着更高的体力负荷	0
受限：在一个工作日内很少由于其他活动（包括其他类型的体力负荷）使体力负荷发生变化，一种类型体力负荷中偶尔会出现较高负荷	2
不利：在一个工作日内没有 / 几乎没有由于其他活动（包括其他类型的体力负荷）而导致工作体力负荷发生变化，一种体力负荷频繁紧跟较高的体力负荷，同时穿插高体力负荷峰值	4

（3）危险评估：见表 3-71。

表 3-71　危险评估表

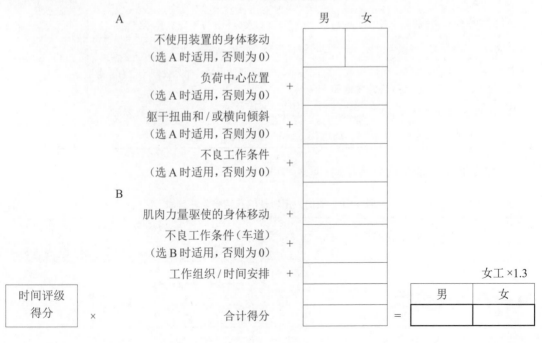

3.8.3 应用举例

以某大型车辆维修现场轴承搬运作业为例,采用 KIM-LHC 方法对其开展评估。

3.8.3.1 时间评级 作业人员每天工作中搬运最多 16 次,根据评分表,时间评级得分为 1.5 分。

3.8.3.2 其他指标评级

(1)重量负荷:轴承重量约 23kg,作业人员均为男性,搬运过程中无辅助工具,有效载荷等同于轴承本身的重量,重量负荷得分为 15 分。

(2)重物处理条件:双手对称处理重物,重物处理条件得分为 0 分。

(3)身体姿势:搬运开始和结束时姿势均为弯腰从地面取放,无附加得分,总分为 15 分。

(4)不良工作条件:轴承无把手,搬运时力传递受到很大限制,得分 2 分;搬运距离 3m,由于搬运造成的困难得分 2 分。不良工作条件总得分 4 分。

(5)工作组织 / 时间安排:工作组织 / 时间安排良好,得分 0 分。

3.8.3.3 危险评估 危险值 = 时间评级得分 ×(重量负荷 + 重物处理条件 + 身体姿势 + 不良的工作条件 + 工作组织 / 时间安排)评级得分 =1.5×(15+0+15+4+0)=51 分,危险等级为 3 级,负荷程度为大幅增加,可考虑工作场所重新设计和采取其他预防措施,例如使用工具辅助搬运等。

3.8.4 培训和应用时间

KIM 方法应用简便,可大大减少培训时间,一般约需 3 小时。

KIM 方法应用过程,每个典型作业现场调查约需 5 分钟,对每个评估指标进行赋分需 2~3 分钟。

(王会宁　毕明丽　徐露露)

3.9　紧张指数

3.9.1　背景与应用

紧张指数(strain index,SI)用于评估作业并决定工人是否因接触这种作业而增加了远端上肢肌肉骨骼(distal upper extremity,DUE)疾患的发生危险。DUE 包括:肘、前臂和手 / 腕。DUE 疾患涵盖专业诊断(例如,外上髁炎、腱鞘炎、肌腱卡压在手腕或手指、腕管综合征等)和 DUE 肌腱相关非特异性症状。

SI 概念源于生理学、生物力学和流行病学。基于职业生理学原则,用力强度(作为任务特定的最大用力百分数)、持续时间和恢复时间是预测局部肌肉疲劳产生和疲劳强度的关键参数。依据生物力学原则,肌腱单元的拉伸负荷是肌肉收缩力和伸展相关弹力之和。当负荷肌腱穿过关节并改变方向时,便产生对弹力负荷和偏移度(关节姿势)成比例的局部压力。流行病学研究证明,手部活动相关的用力大小、用力持续时间和频率与 DUE 疾患发生率有关。

基于上述原理,可以根据一个工作周期的两次测量计算一个指数,即总用力时间与恢复时间的比值。总用力时间是一个工作周期内手部用力持续时间的总和(可以是一个或多个用力）。恢复时间是一个工作周期所需时间减去用力时间。随着用力时间的增加（增加了持续时间或频率），恢复时间减少，紧张指数增加。随着用力时间减少，恢复时间增加，紧张指数减小。身体的物理性紧张取决于用力的强度，用力越大，紧张越大。因此，计算器中的用力持续时间对各自强度进行加权。

当观察某工人操作时，很容易看到工人手部的用力情况，如抓、捏、压等，可以直接测量这些用力。但是，这些外部用力由 DUE 肌腱单元中的内部作用力引起。这些内部作用力是最初的拉伸弹力，取决于关节的姿势，而且可以通过直接测量得到。而内部作用力取决于关节的姿势，主要是拉伸力，也可能是抗压力。用力越大，相应肌腱单元的拉伸弹力（指屈肌和腕部屈肌）越大。如果手腕是平直的，这些肌腱单元的肌腱不会偏移，则抗压力较小。然而，随着腕部偏移增加，抗压力随之增加。DUE 发病机制模型强化了拉伸弹力和抗压力的作用。

紧张指数应用六个变量描述手部的施力情况：用力强度、用力持续时间、每分钟用力次数、手/腕部姿势、工作速率和每天工作时间。每分钟用力次数解释了频率相关作用，工作速率解释了用力频度较高时恢复时间减少的作用。每天任务持续时间是不同任务动作持续时间紧张程度的综合。紧张指数包括用力持续时间、每分钟用力次数、每天工作时间测量和用力强度、手/腕姿势、工作速率的直接测量或评估。这些任务变量的分值代表了接触（外部物理性紧张）的描述。紧张指数分值为这 6 个变量的乘积值。

3.9.2　评估程序

分析作业的紧张指数，观察或记录有代表性作业样本非常重要。视频记录易于分析，且有免费软件（AVI 格式）供分析使用。紧张指数计算器由几个个体组织建立，分别进行左右两侧的分析。较高的分值用于描述全面作业。

依据程序，紧张指数评估由以下 5 个步骤组成：

第一步：收集 6 个任务变量的数据；

第二步：应用分级表（表 3-72）分配评级；

第三步：应用乘数表确定乘数值（表 3-73）；

第四步：计算 SI 分值（6 个变量的乘积）；

第五步：解释结果。

当独立的工作任务与每个手部用力强度和姿势大致相同时，便是此处描述的最简单分析方法。数据收集时，首先要建立有代表性作业周期的单手用力时间轴，类似于时间和动作研究。用力时间和总周期时间可以用秒表或计算机软件测量完成。用力时间代表了每个工作周期的用力百分比，通过将总用力时间除以工作周期时间再乘以 100 计算获得。用力的次数可以通过手动或计算机软件完成，每分钟用力的任务变量由每个工作周期的用力次数除以工作周期总时间计算。每天任务持续时间数据可以被测量，但通常采取工人和现场管理人员访谈的形式确定。基于这些数据，采用分级表（表 3-72）对任务进行分级。

用力强度、手/腕姿势和工作速率数据的采集通常可以直接使用分级表完成。每个任务变量的乘数值可应用乘数表（表 3-73）确定。紧张指数分值由 6 个变量的乘数值产生。

紧张指数分值的解释是评估程序的最后一步。紧张指数预测有效性的研究建议，紧张指数分值 5 分可作为有无 DUE 疾患发生危险的最佳界定值。紧张指数分值 <5 分的作业和任务，被认为是"安全的"；紧张指数得分 ≥5 分的作业和任务，则被认为是"危险的"。当预测危害时，乘数值的检查可以揭示作业或任务更为安全的预防策略。

表 3-72　每个变量的分级表

等级	用力强度	用力百分比 /%	用力时间 /min	手 / 腕姿势	工作速率	每日工作时间 /h
1	轻	<10	<4	非常好	非常慢	≤1
2	略重	10～29	4～8	好	慢	1～2
3	重	30～49	9～14	一般	一般	2～4
4	很重	50～79	15～19	不好	快	4～8
5	近极限	≥80	≥20	非常不好	非常快	≥8

表 3-73　每个变量的乘数表

等级	用力强度	用力百分比	用力时间	手 / 腕姿势	工作速率	每天工作时间
1	1	0.5	0.5	1.0	1.0	0.25
2	3	1.0	1.0	1.0	1.0	0.50
3	6	1.5	1.5	1.5	1.0	0.75
4	9	2.0	2.0	2.0	1.5	1.00
5	13	3.0	3.0	3.0	2.0	1.50

3.9.3　优点

- 紧张指数基于 DUE 疾患发病机制和接触评估相关原则制定。
- 紧张指数解释了：①用力的强度、持续时间和频率对 DUE 的不良影响；②增加恢复时间和减少任务量的积极作用。
- 紧张指数是与时间和动作研究相关的半定量评估方法。
- 工作任务可进行二分法分类，并可对干预措施效果进行模拟。
- 紧张指数的预测效度良好，且已经建立了统计模型。

3.9.4　缺点

- 不是一个快速的依靠笔和纸可以完成筛选方法。
- 评估需要有经验和经过培训的人来完成。
- 未考虑局部压力或手臂振动相关的 DUE 危害。
- 尚未对一天内执行的多个简单任务（工作轮换）或一个工作周期内执行的多个任务（复杂任务）进行验证。

3.9.5　应用举例

通过查询文献获得紧张指数相关实例。"Win-SI"程序通过剪辑工作任务视频，获得与时间有关信息，自动计算紧张指数，以此达到减少人工计算用力次数误差。该程序可以通过以下链接免费获取：http://ergocenter.tamu.edu/win-si。

3.9.6　相关方法

DUE 的评估方法与局部肌肉疲劳的评估方法，以及 ACGIH 制定的阈限值方法类似。由于 DUE 不包括肩部和躯干的数据，因此与快速上肢评估（RULA）和全身快速评估（REBA）方法有所不同。危险因素检查表与 DUE 评估方法类似，但识别危险因素的敏感性或特异性较差。

3.9.7　标准与法规

紧张指数是美国国家安全局和华盛顿州推荐使用的工效学方法。

3.9.8　培训和实践

培训和实践时间大概为一天。简单工作可以在几分钟内完成，而复杂工作可能需要一个小时才能完成。

3.9.9　信度和效度

已经在猪肉加工、家禽加工业中开展了信度和效度检验。结果表明，两个行业组内相关系数分别在 0.66～0.84 之间，稳定性系数分别为 0.7 和 0.84。

3.9.10　所需工具

建议使用"Win-SI"程序进行数据分析，手动分析最好使用秒表记录时间间隔。

（贾　宁　刘移民　王忠旭）

3.10　肌肉疲劳评估：功能性作业分析技术

3.10.1　背景与应用

肌肉疲劳评估：功能性作业分析技术（muscle fatigue assessment: functional job analysis technique，MFA），又称功能性评价技术。该技术由 Rodgers 和 Williams 于 1987 年开发，主要应用于汽车总装线和装配工人在工作过程中出现不适或疲劳现象的描述与分析。观察时发现，轮换班过程中，疲劳会在局部肌肉组织中出现明显的累积现象。然而，工作过程中的不适感并不总能用生物力学来解释，似乎与工作时间或工作方式有关。随着工作时间持续增加，一些工人会使用更加高效的方式，以便在标准时间内更快地完成任务。工人的报告表明，提高工作速度是为了使疲劳肌肉在每个工作周期后能有更多的休息（恢复）时间。

自从开始监测工人疲劳状况，研究者就在寻找一种能在工作中估计疲劳累积量的方法。Monod 等对不同作用力和持续时间下的肌肉生理疲劳研究为该方法提供了基础参考。工作周期不变情况下，肌肉活动频率决定了两次活动之间的恢复时间；一项任务中肌肉累积的疲劳量可以通过等距工作 / 恢复时间曲线来估计，并将其与相同强度工作所需的实际时间进行比较。如果周期时间较短，可以对 5 分钟内劳损程度进行求和，并确定疲劳累积数量。劳损的程度越大，工作中可能存在的问题就越大，尤其是工作持续时间超过 5 分钟的情况。

为了更加方便应用肌肉疲劳评估方法（MFA），并帮助工人在工作中优先选择重点问题，研究者将工作中存在的问题进行优先级别排序，并将作用力级别、作用力持续时间和力的作用频率这三个因素各分为三个类别,通过这三个因素的多重组合来计算疲劳累积程度。研究者通过分析更翔实的资料,在工作周期持续 5 分钟的基础上计算,得出四种疲劳程度分级,分别为 <30 秒(低)、30~90 秒(中等)、>90 秒~3 分钟(高)、>3 分钟(非常高),再应用这四种分级来确定工作任务中所出现问题的"更改优先级"。该方法对于确定需要改进的工作任务以及从哪里开始改进具有较大作用。对于在作业过程中身体各部位活动状态的分析,可供选择的力的作用频率分别为:<1 次 /min、1~5 次 /min、>5~15 次 /min;力的持续时间或作用时间为:<6 秒、6~20 秒、20~30 秒;作用力水平则为:使用姿势和最大强度的百分比,如 <40%(低)的最大值、40%~<70%(中度)的最大值、≥70%(重度)的最大值。通过查阅"与力相结合的不同危险程度的姿势描述表",可以找到作用力强度水平,或使用大肌肉群活动的 10 点量表(Borg 和 Lindblad,1976 年),可以定义工人身体各个部位的作用力程度,再将量表评分乘以 10,即为近似于疲劳评估等级的最大肌肉作用力百分比。

1987—2002 年,MFA 方法已经在 100 多个人类工程学团队培训课程中对 1 000 多个作业任务进行了分析,并在这些过程中对 MFA 方法进行了一些修改,比如每个因素增加了第四等级,定义 MFA 方法在何时可能会低估肌肉疲劳或损伤危险。在确定潜在肌肉疲劳的可能性之后,会在分析中加入第四个因素,即另一个工作完成之前总的连续作业时间。总作业时间决定了一些项目可以在短期内解决疲劳问题,但是它并不会降低进行更改的重要性,从而减少被评为需更改的高优先级和非常高优先级的任务。

MFA 方法最适用于评估同一肌肉群每分钟重复少于 12 次的生产任务,也可用于一些服务型和办公室类疲劳评估工作,但可能会低估持续 30 秒以上的姿势负荷。MFA 方法不适用于某项可能不会出现疲劳的工作,例如偶尔举重物等。任何超出劳动力潜在能力一半的工作任务,都应该根据非常高的用力程度来确定。如果作用力最初是在合理的指导范围内,那么疲劳应该只是一个考虑因素。

如果进行每项任务时,对其所有相关的肌肉群,而不是只对那些参与了较重工作且工作最多的肌肉群进行评分,那么使用 MFA 方法的效果可能最好。而一些负重较轻的肌肉可能因为力的持续时间和使用频率等多重因素相组合,使得它们比那些短时间、高强度运动的肌肉更容易疲劳。同样,当要改进的项目被确定之后,比较明智的做法是再次将工作情况和身体各部位的用力进行调整,因为在改进时,目标肌肉群可能会把负荷转到另一个肌肉群,从而使这个肌肉群成为限制肌肉群。

MFA 方法可以帮助受伤或生病的工人在返回工作的最初一段时间确定哪些工作更适合,并通过对工作中各项肌肉群的受力进行评分,使可能加剧肌肉或关节问题的工作,与受伤或生病的工人在康复期间能短期接受的工作区分开来,从而减少普通工作的限制性并最大限度地降低再次受伤的风险。

该方法显著低估了肌肉用力频率≥30 次 /min 的高度重复性任务中的累积疲劳程度。因为收缩间隔的时间太短,肌肉不能完全放松,且无法恢复肌肉放松所需要的血流量,所以高度重复性意味着对于活动肌肉有着几乎连续的静态用力。

MFA 方法是评估群体工作负荷的理想方法。减少接触危险的策略可以通过识别用力姿势和用力强度的危险因素来确定用力水平,以及评估增加或减少疲劳危险的工作模式来制定。通过了解为什么要用这个姿势,为什么要用这么大的力,或者为什么力的持续时间如此之长,从而制定出可以改进工作负荷的新策略(表 3-74)。

表 3-74　肌肉疲劳评估方法程序

程序步骤	如何识别
1. 识别问题作业	在工作中出现伤害或投诉；很难找到能胜任这项工作的人；受到工人或监察人员关注的作业
2. 识别作业中存在问题的工作	要求工作人员 / 主管在工作中评估难度、任务持续时间、任务执行频率和接触人数；检查事故和伤病数据
3. 选择要分析的工作任务	由工人或监察人员在第 2 步划定的任务等级中进行优化选择
4. 确定身体每个部位的用力强度水平	采用原始录像带（至少连续录制 4~6min）对任务进行研究；要求工人应用心理物理量表对用力强度划定等级（Borg 和 Lindblad，1976；Borg，1998）；依据表 3-75 的定义确定用力水平；如适宜，对左右用力水平进行评估；如多于一个用力水平（如中等和重度），则包括两个水平
5. 确定每个身体部位每个用力强度的用力持续时间 /s	在不同用力强度或放松发生之前应用秒表测定一个给定用力强度的持续用力时间
6. 确定每个身体部位在相同用力强度下每分钟用力的频率	计算 1min 内给定用力强度的新用力次数；如果任务有较大变化，测量 5min 的频度并除以 5 来获得每分钟的用力情况
7. 应用第 4~6 步产生的三个数字评级确定"更改优先级"分数，并将其放在每个身体部位的最后栏目处	根据每个身体部位的用力强度、用力持续时间和用力频率，使用表 3-76 从三个数字评级中获取"更改优先级"评级
8. 计算出从高和非常高"更改优先级"降低到"较低优先级"的所需改变量	从三个数字评级开始，以及评级为 3 的任何部分；确定如果从 3 降低到 2，优先级将会好多少；重复直到找到最低"更改优先级"评级（表 2-76）
9. 分析三个数字评级被确定为高和非常高"改变优先级"的原因，对提出的根本原因提出解决的策略	使用问题解决的程序找出识别身体各部位危险因素的根本原因；继续询问"为什么"直到找到根本原因
10. 使用身体部位重新评估任务，以确定建议的变化对工人舒适度或疲劳的影响	对身体的各个部位进行评估，以确保问题不只是转移到另一组肌肉上

3.10.2　评估程序

表 3-74 概述了使用表 3-75 和表 3-76 所示的 MFA 方法步骤。表 3-77 按疲劳程度增加的顺序列出了 3 个等级。从底部至顶部，从右侧至左侧，表明疲劳程度逐渐降低。最佳改进方式为高优先级或非常高优先级向低优先级改变。

表 3-75　肌肉疲劳评估方法工作表（A 和 B）

工作				调查者		
任务				日期		
部位	用力水平 <75% 员工用力水平，评为 4 级			评分		优先级别
	轻度 -1	中度 -2	重度 -3	力度	持续时间	频率
颈部	头部转向一侧，向后或微微向前	头部转向一侧；头部完全向后，头部向前倾 20°	与中度一样，但有压力或负担，头部向前伸	—	—	—

工作				调查者			
任务				日期			
部位	用力水平 <75% 员工用力水平,评为 4 级			评分			优先级别
	轻度 -1	中度 -2	重度 -3	力度	持续时间	频率	
肩膀	两侧手臂略微远离身体,手臂向两侧展开时有支撑	手臂远离身体;没有支撑;高举手臂工作	手臂远离身体或高举手臂并施加力或维持重量	R	R	R	R
				L	L	L	L
后背	向一侧倾斜或者弯腰拱背	前屈;无负重;或在身侧提起中等重的物体;高空作业	扭转时举重或施力;前倾时高压力或高负载	—	—	—	—
手臂/手肘	手臂远离身体,无负荷;在身侧轻度举起	施加适度力的同时旋转手臂	旋转时施加重力;双臂伸展举起	R	R	R	R
				L	L	L	L
手腕/手掌/手指	轻度用力或靠近身体发力;手腕伸直;舒适的握力	控制宽或窄的跨度;调整手腕角度,特别是在屈曲时;中度施力时使用手套	压力控制;大角度扭转手腕;表面湿滑	R	R	R	R
				L	L	L	L
腿/膝盖	站立,走路不弯曲或倾斜;双脚承重	身体前倾,靠在桌子上;一边承重;旋转时施力	在推拉时施加重力;用力蹲下	R	R	R	R
				L	L	L	L
脚踝/脚掌/脚趾	站立、行走不弯曲、不倾斜;双脚承重	身体前倾,靠在桌子上;一边承重;旋转时施力	在推拉时施加重力;用力蹲下;踮着脚走	R	R	R	R
				L	L	L	L
持力时间	<6s	6～20s	20～30s	>30s			
	1	2	3	4(输入 VH 作为优先级)			
用力频率	<1 次 /min	1～5 次 /min	>5～15 次 /min	>15 次 /min			
	1	2	3	4(输入 VH 作为优先级)			

表 3-75 肌肉疲劳评估方法工作表(A 和 B)续

工作:后车厢的地毯安装				调查者:Rodgers S H			
任务:将地毯搬到车上并安装在后车厢				日期:1987 年 11 月 25 日			
部位	用力水平 <75% 员工用力水平,评为 4 级			评分			优先级别
	轻度 -1	中度 -2	重度 -3	力度	持续时间	频率	
颈部	头部转向一侧,向后或微微向前	头部转向一边;头部完全向后,头部向前倾 20°	与中度一样,但有压力或负担,头部向前伸	2	2	2	M
肩膀	两侧的手臂略微远离身体,手臂向两侧展开时有支撑	手臂远离身体;没有支撑;高举手臂工作	手臂远离身体或高举手臂并施加力量或维持重量	R 3	R 1	R 3	R H
				L 2	L 2	L 3	L H

续表

工作：后车厢的地毯安装			调查者：Rodgers S H			
任务：将地毯搬到车上并安装在后车厢			日期：1987 年 11 月 25 日			

部位	用力水平 <75% 员工用力水平，评为 4 级			评分			优先 级别
	轻度 -1	中度 -2	重度 -3	力度	持续时间	频率	
后背	向一侧倾斜或者弯腰拱背	前屈；无负重；或在身侧提起中等重的物体；高空作业	扭转时举重或施力；前倾时高压力或高负载	3	2	2	H
手臂 / 手肘	手臂远离身体，无负荷；在身侧轻度举起	在施加适度力的同时旋转手臂	旋转时施加重力；双臂伸展举起	R 3	R 1	R 3	R H
				L 2	L 2	L 3	L H
手腕 / 手掌 / 手指	轻度用力或靠近身体发力；手腕伸直；舒适的握力	控制宽或窄的跨度；调整手腕角度，特别是在屈曲时；在中度施力时使用手套	压力控制；大角度扭转手腕；表面湿滑	R 3	R 1	R 3	R H
				L 2	L 2	L 3	L H
腿 / 膝盖	站立，走路不弯曲或倾斜；双脚承重	身体前倾，靠在桌子上；一边承重；旋转时施力	在推拉时施加重力；用力蹲下	R 3	R 1	R 3	R H
				L 2	L 1	L 3	L M
脚踝 / 脚掌 / 脚趾	站立、行走不弯曲、不倾斜；双脚承重	身体前倾，靠在桌子上；一边承重；旋转时施力	在推拉时施加重力；用力蹲下；踮着脚走	R 3	R 1	R 3	R H
				L 2	L 1	L 3	L M
持力 时间	<6s	6～20s	20～30s	>30s			
	1	2	3	4（输入 VH 作为优先级）			
用力 频率	<1 次 /min	1～5 次 /min	>5～15 次 /min	>15 次 /min			
	1	2	3	4（输入 VH 作为优先级）			

3.10.3　MFA 评估示例：汽车装配中的地毯安装

　　装配线上的工人必须以 1 次 /min 的频率将后车厢的地毯安装到汽车上。这项工作包括将成捆的地毯（≈11kg）从供应架运送到汽车上，再将其放置在后车厢内，然后向下按压铺平。当将地毯放置在移动的汽车中时，组装者必须倾斜进入隔间，并在将地毯拉到适当位置并下压时保持躯干弯曲，这个过程通常需要 40 秒来完成安装，剩下 20 秒用于恢复体力和准备下一辆车的安装（表 3-78）。

表 3-76　来自三个数字评分的改变优先级

用力水平 =1			用力水平 =2			用力水平 =3		
持续时间	频率	优先级	持续时间	频率	优先级	持续时间	频率	优先级
1	1	L	1	1	L	1	1	L
1	2	L	1	2	L	1	2	M

| 用力水平=1 | | | 用力水平=2 | | | 用力水平=3 | | |
持续时间	频率	优先级	持续时间	频率	优先级	持续时间	频率	优先级
1	3	L	1	3	M	1	3	H
2	1	L	2	1	L	2	1	H
2	2	L	2	2	M	2	2	H
2	3	M	2	3	H	2	3	VH
3	1	L	3	1	M	3	1	VH
3	2	M	3	2	M	3	2	VH
3	3	—	3	3	3	3	3	—

注：输入工作级别（顶行）以及持续时间和频率（工作级别部分的列）的分数。用力水平、持续时间或频率的得分为"4"，优先级自动为 VH（非常高）。表中的"改变优先级"是低（L）、中等（M）、高（H）或极高（VH）。这种持续时间和频率的组合是不可能的。

表3-77　根据疲劳程度三个数字（用力、力的持续时间和频率）排序的类别得分

低度（L）	中等（M）	高等（H）	极高（VH）
111	123	223	323
112	132	313	331
113	213	321	332
211	222	322	—
121	231	—	4××
212	232	—	×4×
311	312	—	××4
122	—	—	—
131	—	—	—
221	—	—	—

注：当您向下或向右移动时，疲劳程度随之增加。

表3-78　肌肉疲劳分析的任务评估

问题工作：地毯安装	受影响的工作人员数：4 人
问题任务：搬运和安装地毯	分钟／班次：最多 8 小时

　　工人抱怨整个工作的难度，并指出他们的背部、手臂、肩膀和双手承受高度压力。本次使用 MFA 方法分析整个工作过程，表3-79 总结了最初的情况。

　　研究者观察到的姿势包括：将地毯放入后车厢时，作业人员需要保持弯腰姿势进入车厢，身体右侧向前伸展以将地毯压在另一侧的车架上，并频繁在地毯上捏拉拽拖以让其适合车身，身体的左侧则依靠在汽车上，并在允许伸展的范围内维持肢体稳定。由于汽车是移动的，装配工人必须边走边完成工作，因此与背部处于弯曲姿势的时间相比，每条腿上的重力负荷持续时间较短。因为着力点在右侧，安装过程中，工人的大部分体重都集中在右腿上，左腿的压力相对较小。伸展范围，向下压地毯所需的力，以及为使地毯正确安装而进行的按压次数都会导致背部以及身体的上半部分和下半部分承受高度压力，可以通过

表3-79看出变更优先级高的身体部位清单。

表 3-79　变化分数具有高优先级的身体部位

身体部位	干预前的三个数字评级 （高优先级）	干预后的三个数字评分目标 （低优先级）	减少疲劳的策略
右肩	313	212	减少接触，减小力量
左肩	223	221, 212	减少强力推送次数
背部	322	221, 212	减小力量或不使用
右臂	313	212	减小力量，缩短距离，不使用
左臂	223	212	缩短时间
右腕 / 手	313	212	减少按压，不使用
左腕 / 手	223	212	缩短时间
右腿 / 膝	313	212	缩短距离，不使用
右踝 / 脚	313	212	缩短距离，不使用

注：表 3-76 显示了更改优先级的四个级别（低、中、高、非常高）的类别得分。

分析表明，减少疲劳的最佳策略是在肢体充分伸展时减少重复高用力动作的使用。该公司将这项工作分配给两个组装队，因此工人可以交替工作，以获得额外的一分钟恢复时间。但这仍然不够，因为地毯在放到后车厢之前，需要搬运 8～10 秒，上肢的评分为 321，优先级很高，地毯过于笨重和难以抓握。设计人员甚至试图让每个人单独运行作业，但重复下一轮作业之间的间隔将是 20 秒，而不是 80 秒，并且这个操作并没有带来预想的效果。

临时解决方案为提供由两个装配工组成的第三个团队，以便每个团队在每个装配周期之间有 2 分钟的恢复时间；最终解决方案则是将地毯拆开搬运至后车厢中，组合铺平，这样操作对按压的需求更小，同时也减少身体的大幅度活动。分装后的地毯更容易携带、安装，并且所需要使用的力更小。地毯的供应点也可以设置在更靠近地毯安装站的起点，这两部分可以分布在生产线的每一边，并且比只在生产线一侧的完整地毯安放占用更少的空间。

使用分割地毯和增加由两个装配工组成团队的方法对工作任务重新进行评估，可以减少用力、降低用力频率和工作强度，大多数情况下，新的评级为 212 和 221（低优先级）。安装的工作时间也从 40 秒减少至 20 秒。由于所使用的握把类型（312）以及需要弯腰连续工作超过 6 秒，这使得在需要适度改变的中等"改变优先级"中剩下的背部和右侧肌肉有足够的恢复时间（222）。对地毯进行分割更改后，很少再听到工人对地毯安装工作的投诉。虽然重新设计地毯的成本很高，但节省的人力（由于疲劳而增加的人力）、改进的安装质量和减少受伤的危险在短时间内就弥补了所消耗的成本。

3.10.4　优点

- 使用起来相当简单。
- 工人合作需要建立评分制度。
- 在评分的同时，激发对工作的讨论。
- 不是一维的，评估相互作用可用于疲劳估计。
- 评估全身所有肌肉群。

- 识别疲劳产生的工作模式,并说明如何改进。
- 优化任务的优先级。
- 在分析过程中可提出改进任务的策略。

3.10.5 缺点

- 需要判断的半定量方法。
- 研究者必须在现场收集工作信息。
- 需要单独分析任务。
- 专注于肌肉周期而不是任务周期。
- 如果由一名分析师而非生产车间的团队完成,则效果较差。

3.10.6 相关方法

MFA 方法的发展过程中,采用了多种分析技术。法国和德国的肌肉疲劳研究用于 5 秒工作过程中活动肌肉疲劳累积的预测。在给定的用力强度下,肌肉的用力频率确定了在工作过程中使用所需的工作方式是否有足够的恢复时间。

确定工作强度的水平可以借鉴其他肌肉骨骼疾患和疾病危险因素清单。肌肉群的最大肌肉活动百分比可采用 Borg 和 Lindblad 1976 年开发的大肌肉群活动量表中的心理物理学方法。

将肌肉疲劳评估从评级转变为一组改善工作情况策略的问题解决方法,源于两个分析系统:来自 Kepner-Tregoe 问题解决过程的问题分析法和用于产品开发和组织分析的快速图表法。

3.10.7 标准和法规

根据 1970 年 OSHA《职业安全与健康管理法》的"一般责任条款",美国一些企业可能会因人类工效学问题而受到指责。

美国政府工业卫生学家会议(ACGIH)正在制定手部活动水平的阈限值(TLVs),以确定可接受的人工劳动重复性阈限值和提重阈限值,基于提重频率和总时间来提供提重的重量限值,详见 www.acgih.org。

一些国际标准(ILO 和 EU)包括人类工效学,参见 www.europa.eu.int,www.iso.org,www.cenorm.be,www.perinorm.com 和 Stuart-Buttle(2003)。

3.10.8 培训和应用时间

基本评估方法可以在 1～2 小时传授给工业团队。一个训练有素的分析师可以在 15～30 分钟对一个工作任务进行分析。

3.10.9 信度和效度

一项针对 6 家汽车工厂约 700 个工作岗位的大型研究,对该 MFA 分析方法进行了测试,从而了解其对肌肉骨骼疾患和疾病的预测效果。研究发现,MFA 方法是识别是否为良好工作(即不需要改进的工作)的最佳方法之一,在检测潜在 WMSDs 危险方面非常敏感,但不是非常具体。

MFA 方法可以很好地预测不存在重大生物力学问题的工作,特别是在工作频率高而工人对工作模式控制较低的工作中,例如快节奏的装配线。

3.10.10 所需要的工具

虽然可以采取更复杂的措施,但分析所需要的基本工具如下:
- 纸和铅笔;
- 连续播放工作要求的录像带(未经编辑,至少 4~6 分钟);
- 录像机和监视器;
- 秒表;
- 心理物理量表(适于大肌肉群活动)。

(杨　燕　刘移民)

3.11　NIOSH 搬举方程(修订版)

WMSDs 受作业负荷和职业心理因素影响。作业负荷研究多从机械运动和生理角度探讨 WMSDs 危险因素及其规律,是职业工效学研究的基本手段。尽管助力机械臂和工业机器人的广泛使用大大减轻了某些岗位的作业负荷,依靠体力完成物料的手工搬运仍然是许多劳动者的基本工作,手工物料搬举与下背痛(LBP)密切相关。

3.11.1 方法来源及应用

NIOSH 注意到了作业相关背部损伤,出版了《手工搬举作业指南》。该指南综述了 1981 年之前的有关文献,提出了搬举方程以及推荐重量的计算方法。NIOSH 搬举方程(修订版)适用于双手、对称性的搬举作业任务,提出了动作限值(action limit, AL),是防控手工搬举作业致下背损伤的一种方法。本方法需要讨论测量哪些指标,如何测量这些指标,如何利用这些结果进行新的作业工效学设计,或对已有作业进行工效学改良。

1985 年,NIOSH 召集了特别专家委员会,总结了当时有关搬举的文献,包括生理学、生物力学、精神生理学、流行病学方面的著作。基于这些文献,特别专家委员会提出了健康工人搬举能力的概念,并提出了改进版的搬举方程。修订版的 NIOSH 搬举方程提供了针对非对称性、不良耦合性搬举作业的评价方法,对于搬举作业,甚至是更广范围的作业任务中的工人健康保护,具有正面效果。

需要强调的是,NIOSH 搬举方程仅为预防工作相关下背痛的一种工具。搬举只是工作相关下背痛的多种原因之一,其他危险因素还有全身振动、静态姿势、久坐、直接的背部创伤等。心理因素、适当的医疗处置、作业需求等在急性下背痛转为慢性痛的过程中发挥特别重要作用。推荐重量限值(recommended weight limit, RWL)和搬举指数(lifting index, LI)为 NIOSH 搬举方程的两个重要指标。

(1)RWL 和 LI 用于指导作业的工效学设计

1)单个乘数可用于确定特定的作业问题。每个乘数的相对量级提示任务因素的相对贡献大小(如水平、垂直、频率等)。

2)RWL 可以用于对已有作业进行重新设计,也可用于对新的作业进行设计。例如,如果作业参数固定,可根据 RWL 选择适当的最大负荷重量。如果重量固定,则可以优化其他参数,使作业负荷不超过 RWL。

3)LI 可用于评估任务或作业的机体应激相对量级。较大的 LI,意味着工人维持安全动作水平的能力区间较小。这样,就可以对两个或多个作业设计进行比较。

4)LI 可用于前期的工效学设计。例如,依据 LI 可以筛选出可疑危险作业的范围,提出控制策略和干预次序(如 LI>1.0 或 LI 较高,重新设计会获得最佳效果)。

LI 的理论局限性:RWL 和 LI 是以搬举负荷与搬举相关下背痛的正相关关系为基础。换言之,LI 值升高意味着:①工人的危险水平升高;②较高比例的工人发生搬举相关下背痛的危险升高。危险函数模型目前仍然未知。然而,在没有其他关于 LI 和下背痛关系数据的情况下,LI 能够预测工人危险度,精确估计高危险工人比例。

(2)作业相关干预策略:LI 可用于确定搬举作业的潜在危险,比较两个作业的严重性,进行危险作业评估和重新设计。NIOSH 认为,LI>1.0 意味着部分工人下背痛危险增高,搬举作业应该重新设计,使 LI<1.0。通用设计或重新设计的建议,参见表 3-80。

表 3-80　通用设计或重新设计建议

HM<1.0	把障碍移近工人,降低物体体积;避免靠近地面搬举,物体不干扰双腿
VM<1.0	抬高 / 降低搬举起点 / 终点;避免靠近地面或高于肩部搬举
DM<1.0	降低起点和终点间的垂直距离
AM<1.0	使起点和终点靠近,降低扭转角度;或增加起点和终点间的距离,迫使工人移动双脚或步行,替代身体扭转
FM<1.0	降低搬举频率,减少搬举时间,或提供较长的恢复时间(如较轻松的工作间隙)
CM<1.0	改善手 - 物体的耦合性:有关容器把手,挖供握持的洞,提高不规则物体的可抓握性
终点 RWL< 起点 RWL	重新设计作业,清除终点的物体有效性控制;或调整容器 / 物体的特性

3.11.2　评估程序

3.11.2.1　基本术语

(1)推荐重量限值(RWL):RWL 指几乎所有健康工人完成一定时间(如 8 小时)而不引起搬举有关下背痛危险升高的物品重量限值。这里的健康工人指没有可增加肌肉骨骼疾患危险的严重健康问题的工人。

修订版搬举方程是建立一个推荐的理想搬举建议重量,即负荷常数(load constant,LC)取值 51 磅或 23kg,必要时(如作业相关因素变得更恶劣时)需调低建议重量。RWL 方程由 LC 和 6 个乘数 HM、VM、DM、AM、FM、CM(取值均为 0~1 之间)相乘得出(表 3-81~表 3-83b),起点和终点的 RWL 都要进行计算。

$$RWL = LC×HM×VM×DM×AM×FM×CM \qquad (公式 3-2)$$

HM:水平乘数(horizontal multiplier);VM:垂直高度乘数(vertical height of the lift multiplier);DM:垂直位移乘数(vertical displacement during the lift multiplier);AM:不对称乘数(angle of asymmetry multiplier);FM:频率乘数(frequency and duration of lifting multiplier);CM:耦合乘数(the hand-to-object coupling multiplier)。

表 3-81　乘数的取值

		公制	美制
LC	=	23kg	51lb
HM	=	(25/H)	(10/H)
VM	=	$1-(0.003\mid V-75\mid)$	$1-(0.007\,5\mid V-30\mid)$
DM	=	$0.82+(4.5/D)$	$0.82+(1.8/D)$
AM	=	$1-(0.003\,2A)$	$1-(0.003\,2A)$
FM	=	见表 3-82a	见表 3-82a
CM	=	见表 3-83a	见表 3-83a

表 3-82a　频率(F)与频率乘数(FM)

频率[a]/ (次·min^{-1})	作业时长					
	≤1h		>1h 且 ≤2h		>2 且 ≤8h	
	$V^b<30$	V≥30	V<0	V≥30	V<30	V≥30
≥0.2	1	1	0.95	0.95	0.85	0.85
0.5	0.97	0.97	0.92	0.92	0.81	0.81
1	0.94	0.94	0.88	0.88	0.75	0.75
2	0.91	0.91	0.84	0.84	0.65	0.65
3	0.88	0.88	0.79	0.79	0.55	0.55
4	0.84	0.84	0.72	0.72	0.45	0.45
5	0.8	0.8	0.6	0.6	0.35	0.35
6	0.75	0.75	0.5	0.5	0.27	0.27
7	0.7	0.7	0.42	0.42	0.22	0.22
8	0.6	0.6	0.35	0.35	0.18	0.18
9	0.52	0.52	0.3	0.3	0	0.15
10	0.45	0.45	0.26	0.26	0	0.13
11	0.41	0.41	0	0.23	0	0
12	0.37	0.37	0	0.21	0	0
13	0	0.34	0	0	0	0
14	0	0.31	0	0	0	0
15	0	0.28	0	0	0	0
>15	0	0	0	0	0	0

注：a. 低于 1 次 /5min，F=0.2lift/min。b. V 为到地面的垂直位移，单位为英寸。

表 3-82b　水平距离(H)与水平乘数(HM)

H/ 英寸	HM	H/cm	HM
≤10	1.00	≤25	1.00
11	0.91	28	0.89
12	0.83	30	0.83
13	0.77	32	0.78

续表

H/英寸	HM	H/cm	HM
14	0.71	34	0.74
15	0.67	36	0.69
16	0.63	38	0.66
17	0.59	40	0.63
18	0.56	42	0.60
19	0.53	44	0.57
20	0.50	46	0.54
21	0.48	48	0.52
22	0.46	50	0.50
23	0.44	52	0.48
24	0.42	54	0.46
25	0.40	56	0.45
>25	0.00	58	0.43
		60	0.42
		63	0.40
		>63	0.00

表 3-82c　垂直高度（V）与垂直高度乘数（VM）

V/英寸	VM	V/cm	VM
0	0.78	0	0.78
5	0.81	10	0.81
10	0.85	20	0.84
15	0.89	30	0.87
20	0.93	40	0.90
25	0.96	50	0.93
30	1.00	60	0.96
35	0.96	70	0.99
40	0.93	80	0.99
45	0.89	90	0.96
50	0.85	100	0.93
55	0.81	110	0.90
60	0.78	120	0.87
65	0.74	130	0.84
70	0.70	140	0.81
>70	0.00	150	0.78
		160	0.75
		170	0.72
		175	0.70
		>175	0.00

表 3-82d　垂直位移（D）与垂直位移乘数（DM）

D/ 英寸	DM	D/cm	DM
≤10	1.00	≤25	1.00
15	0.94	40	0.93
20	0.91	55	0.90
25	0.89	70	0.88
30	0.88	85	0.87
35	0.87	100	0.87
40	0.87	115	0.86
45	0.86	130	0.86
50	0.86	145	0.85
55	0.85	160	0.85
60	0.85	175	0.85
70	0.85	>175	0.00
>70	0.00		

表 3-82e　不对称角度（A）与不对称乘数（AM）

A/°	AM
0	1.00
15	0.95
30	0.90
45	0.86
60	0.81
75	0.76
90	0.71
105	0.66
120	0.62
135	0.57
>135	0.00

表 3-83a　耦合乘数（CM）

| 耦合类型 | 耦合乘数（CM） | |
	V<30 英寸（75cm）	V≥30 英寸（75cm）
好	1.00	1.00
中	0.95	1.00
差	0.90	0.90

表 3-83b　手 - 容器耦合性分级

好	中	差
1．盒子、板条箱等容器，进行优化设计，具有优化设计的把手、开关（见注 1～3） 2．对于松散、无条理、无包装的物品，如铸造件、堆料、散装物料，应有包裹并容易手抓（见注 6）	1．容器比优化设计差一点 2．手可以弯曲约 90° 抓握	1．容器没有优化设计，或部分松散，或无规则物体庞大，难于抓握，或有锐利的边缘 2．移动非刚性的包裹（如包裹垂在半空）

注：1．优化的把手设计，半径应为 1.9～3.8cm，长度 >11.5cm，空隙 >5cm，边缘圆形过度，光滑同时又防滑的表面。2．优化的把手开关应：高度≥3.8cm，长度 11.5cm，半椭圆形表面，空隙≥5cm，光滑又防滑的表面，容器厚度≥0.60cm（例如双倍厚度的纸版）。3．优化的容器设计应：正面长度 <40cm，高度≤30cm，光滑又防滑的表面。4．工人应能在容器底部弯曲手指约 90°，一边从地面移动纸箱。5．容器的非优化设计指：正面长度 >40cm，高度 >30cm，粗糙或易滑的表面，锋利的边缘，非对称的重心，不稳定的内容物，或要求使用手套。6．工人应能舒服地抓握物品，不引起过度的腕部偏转及尴尬位，抓握不应要求过度用力。

（2）搬举指数（LI）：LI 由作业的平均负荷除以 RWL 得出。

$$LI = \frac{load\ weight}{recommended\ weight\ limit} = \frac{L}{RWL} \qquad （公式 3-3）$$

（3）其他术语

1）搬举任务：指用双手抓住一定大小和重量的物体，在无机械装置帮助情况下，垂直移动物体的动作。

2）负荷重量（load weight，L）：指被搬物体的重量（包括容器），以 kg 或磅为单位。

3）水平位置（horizontal location，H）：手到两踝骨间中点的水平距离，以 cm 或英寸为单位，起点和终点都要测量（图 3-20）。如果 H 值不能直接测量，可以依据表 3-84 求近似值。

4）垂直移动距离（vertical travel distance，D）：物体起点与终点之间的垂直高度差，以 cm 或英寸为单位，见图 3-20、表 3-84。

5）不对称角度（angle of asymmetry，A）：指搬举起点或终点偏离工人矢状面

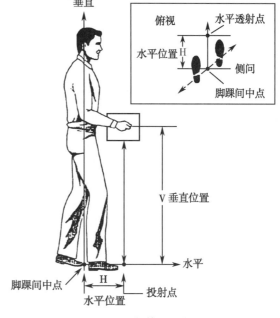

图 3-20　物体位置定义

中点的角度，用 ° 表示，起点和终点都要测量（图 3-20）。A 是由负荷相对于工人矢状面中点（即人体中性体位）的位置，也可理解为相对于双脚和躯体的扭动范围（图 3-21）。

6）中性体位（neutral body position）：指双手紧靠在身体前方、双腿和躯干以及肩部处于最小扭转状态（图 3-21）。

7）搬举时长（duration of lifting）：指工作模式，由工作时间和恢复时间相间构成。按照工作模式搬举时长可以分为短（1 小时）、中（1～2 小时）和长（2～8 小时）三种。

8）耦合性分级（coupling classification）：指手和物体的耦合性（如把手、开洞、握把）定量分级，可以分为好、中、差三个等级，见表 3-83a 和表 3-83b。

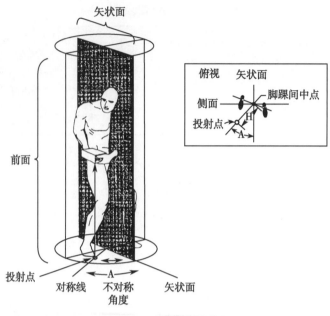

图 3-21　不对称角度定义

表 3-84　方程参数的取值

公制 /cm	美制 / 英寸
H = 20 + W/2 V≥25cm	H = 8 + W/2 V≥10in
H = 25 + W/2 V < 25cm	H = 10 + W/2 V < 10in

注：W 为容器矢状面宽度；V 为手到地面的垂直距离。

如果水平距离 <25cm，则 H 取值 25cm。虽然物体在抓或扛时水平距离会 <25cm，但此时大多数物体会受到工人腹部或肩部的影响，不能顺利搬举。虽然 63cm 是 H 的最大值，但对于小个子工人，此值可能太大了。而且，H>63cm 时，工人垂直搬举可能失去重心。

水平乘数（HM）=25/H，如果 H≤25cm，HM 取值 1.0。HM 随 H 的增加而减小，H=63cm 时，HM 为 0.4；H>63cm，HM 取值 1.0。

9）有效控制（significant control）：指在终点要求对搬举物体做精确定位。通常表现为：A. 工人在终点附近必须紧握物体；B. 工人必须在终点随时紧握物体；C. 工人必须在终点仔细对物体做引导或定位。

3.11.2.2 评估程序　评估之前，首先要判定：①作业是单任务作业还是多任务作业；②搬举是否考虑终点控制。不同判定结果决定了不同的评估分析过程。

当任务之间的变量没有变化或者仅对一个任务（如压力最大的任务）感兴趣，手工搬举作业就可以作为一个单任务作业进行分析。这种情况下，作业导致的显著结果可能为力量需求、特定的肌肉疲劳或全身疲劳等。如果任务之间的参数显著变化，则应将作业作为多任务作业进行分析。多任务作业较难，因其需要更多的数据和计算。多任务方法可以提供更详细的力量和体力需求信息。

对于某些手工搬举作业，可采用单任务分析法，也可采用多任务分析法进行分析。一般情况下多采用单任务分析法，如果作业含有多个任务或要求提供工程学的详细信息，则采用多任务分析法来全面评估体力需求。多任务分析法比较复杂,要求评估者对术语和数学概念有更深入的理解。因此,决定使用单任务分析还是多任务分析应基于:①是否需要了解多任务作业的所有方面;②是否需要了解作业体力需求的精确和完整数据;③分析员对分析过程的理解水平。

当工人体力需求大于起点负荷,特别是需要有效控制物体时,决定进行终点控制很重要。当终点需要有效控制时,例如不得不向上加速,躯体应激增加,这个加速度可能和搬举起点一样,对脊柱造成了高负荷。因此,需要进行有效控制,起点和终点的 RWL 和 LI 都要确定,较小值体现了体力需求的整体水平。

采用修订版搬举方程进行搬举分析时,需要两个步骤完成:①作业工位数据的采集;②单任务分析或多任务分析,计算 RWL 和 LI。

第一步:数据采集。

首先要认真测量相关任务参数,并将其内容与数据清晰地填入任务分析表。这些参数包括:手的水平位置(H)和垂直位置(V)、垂直位移(D)、不对称角度(A)、搬举频率(F)和耦合质量(C)。单任务分析参见单任务作业分析表(表 3-85),多任务分析参见多任务作业分析表(表 3-86),可供记录相关参数和计算 RWL 和 LI。全面的分析需要确认和登记工人全部作业中的所有独立搬举任务。对于多任务作业,每个任务的数据都要采集。

表 3-85 单任务作业分析表

部门 _____   作业描述 _____
作业 _____   _____
分析员 _____   _____
日期 _____   _____

第一步　测量和记录任务参数

物体重量 /lb		手位置				垂直距离	不对称角度		频率	持续时间	耦合性
		起点		终点			起点	终点	次 /min	h	
L(平均)	L(最大)	H	V	H	V	D	A	A	F		C

第二步　确定乘数,计算 RWL

	RWL=	LC ×	HM ×	VM ×	DM ×	AM ×	FM ×	CM		
起点	RWL=	51							=	lb
终点	RWL=	51							=	lb

第三步　计算 LI

起点　LI= $\dfrac{物体重量}{RWL}$ = _____ = [　]

终点　LI= $\dfrac{物体重量}{RWL}$ = [_____] = [　]

表3-86 多任务作业分析表

部门	_____	作业描述	_____
作业	_____		_____
分析员	_____		_____
日期	_____		_____

第一步 测量和记录任务参数

任务号	物体重量		手位置				垂直距离	不对称角度		频率	持续时间	耦合性
			起点		终点			起点	终点	次/min	/h	
	L(平均)	L(最大)	H	V	H	V	D	A	A	F		C

第二步 计算乘数和每个任务的 FIRWL, STRWL, FILI, 和 STLI

任务号	LC ×	VM×	DM×	AM	×CM	FIRWL×FM	STRWL	FILI=L/FIRWL	STLI=L/STRWL	新任务号	F
	51										
	51										
	51										
	51										
	51										

第三步 计算负荷搬举指数(任务重新编码后)

CLI =	STLI1 + ΔFILI2	+ ΔFILI3	+ ΔFILI4	+ ΔFILI5
	FILI2(1/$FM_{1,2}$−1/FM_1) FILI2(1/$FM_{1,2,3}$−1/$FM_{1,2}$) FILI2(1/$FM_{1,2,3,4}$−1/$FM_{1,2,3}$)			
	FILI2(1/$FM_{1,2,3,4,5}$−1/$FM_{1,2,3,4}$)			
CLI =				

第二步: 任务分析 - 单任务。

单任务分析包含 RWL 和 LI 的计算。

需计算每个搬举起点的 RWL。对于要求终点有效控制作业,起点和终点的 RWL 均需计算,前提条件:①工人须在搬举终点附近重新抓握物体;②工人须在终点一直抓住物体;③工人须在终点定位或者操纵物体。计算起点和终点 RWL 的目的是确定搬举的最大应激点。因此,起点或终点的较小 RWL 值将用于作业的 LI 计算,这一值将代表作业的限制值。

单任务分析表用于计算 LI,用搬举方程计算 RWL 之后,才可以算出 LI。

第三步：任务分析 - 多任务。

多任务分析过程包括以下三个内容：

（1）计算每个任务频率独立的建议重量限值（frequency-independent recommended weight limit，FIRWL）和单任务RWL（single-task recommended weight limit，STRWL）：①计算FIRWLs：设定每个任务的FM为1.0，确定任务参数，计算各个任务的FIRWL。单个FIRWL反映了单个重复作业的肌肉力量需求，起点和终点的FIRWL都需计算。②计算STRWL：利用相应的FM值乘以FIRWL计算每个任务的STRWL。STRWL是假定只执行单个任务的前提下，体现任务的所有需求。注意：在考虑其他任务时，该值不能体现任务的全部需求，但至少有助于确定单个作业的机体过度应激范围。

（2）计算每个任务频率独立的搬举指数（frequency-independent lifting index，FILI）和单任务搬举指数（single-task lifting index，STLI）。①计算FILI：利用每个任务的最大负荷重量（L）和相应的FIRWL计算FILI。因为最大重量在不考虑发生频次的前提下，反映了机体的生物力学最大负荷接触量，所以用最大重量计算FILI。FILI可以发现偶发单个任务的潜在力量问题。如果某些FILI超过1.0，作业就应该重新设计，以降低力量需求。②计算STLI：利用单个任务的平均重量负荷（L）和相应的STRWL计算每个任务的STLI。因为平均重量负荷反映了整个作业的平均代谢需求，而非个别任务的需求，所以用平均重量负荷计算STLI。STLI可以确定个别任务的体力需求超负荷（如任务导致疲劳）。STLI不提示个别任务的整个应激水平，但可以反映某些任务的机体应激量级。因此，若STLI大于1.0，作业就应进行工效学调整，以降低任务的整体体力需求。注意：可能存在所有单个任务的STLI都小于1.0的作业，但是必须连接不同的任务，这样的作业一直存在。有时所有任务的FILI都大于STLI，最大重量可能存在重大问题，必须仔细评估。

（3）计算全部作业的综合搬举指数（composite lifting index，CLI）：多任务工作表的最后一项，计算所有作业的CLI，包括以下步骤：

a. 按照STLI降序将所有任务重新排序，以便首先考虑难度大的任务。

b. CLI计算公式（公式3-4和公式3-5）：

$$CLI = STLI_1 + \sum \Delta LI \qquad \text{（公式3-4）}$$

式中：

$$\sum \Delta LI = \left(FILI_2 \times \left(\frac{1}{FM_{1,2}} - \frac{1}{FM_1} \right) \right) + \left(FILI_3 \times \left(\frac{1}{FM_{1,2,3}} - \frac{1}{FM_{1,2}} \right) \right) +$$

$$\left(FILI_4 \times \left(\frac{1}{FM_{1,2,3,4}} - \frac{1}{FM_{1,2,3}} \right) \right) + \cdots + \left(FILI_N \times \left(\frac{1}{FM_{1,2,3,4,\cdots,n}} - \frac{1}{FM_{1,2,3,\cdots,(n-1)}} \right) \right)$$

$$\text{（公式3-5）}$$

注：①下标数字是指新任务数；②FM指下标列举的任务的频率之和。

为了降低作业的机体应激，先将任务重新排序，从STLI最大的作业开始计算CLI。表3-87中，任务号没有改动。CLI最大任务时，任务1（STLI=1.6）。任务1和任务2的频率之和为1+2，即为3；任务1、2和3的频率之和为1+2+4，即为7。然后，按照表3-82a，FM_1=0.94，$FM_{1,2}$=FM_3=0.88，$FM_{1,2,3}$=FM_7=0.70，则CLI=1.6+1.0（1/0.88−1/0.94）+0.67（1/0.70−1/0.88）=1.6+0.07+0.20=1.9。注：FM的值取决于下标中频率的和，以及垂直高度、持续时间。

表 3-87　FIRWL、STLI 计算范例

任务号	负荷重量（L）	任务频率（F）	FIRWL	FM	STRWL	FILI	STLI	新任务号
1	30	1	20	0.94	18.8	1.5	1.6	1
2	20	2	20	0.91	18.2	1.0	1.1	2
3	10	4	15	0.84	12.6	0.67	0.8	3

3.11.3　方程优缺点

（1）方程适用范围：修订版 NIOSH 搬举方程是评估双手搬举作业的工具，基于生物力学、生理学、精神生理学提出，满足以下条件才适用：①双手用力大致一样；②作业过程中工作双脚不移动位置；③搬举作业环境是非移动的；④考虑了力量负荷、不对称负荷。

广泛应用显示，修订版 NIOSH 搬举方程对工作相关下背痛有较好的符合性和预测性。

（2）方程的局限性：修订版 NIOSH 搬举方程不适用于下列情况：①单手搬举；②搬举超过 8 小时；③坐姿、跪姿搬举；④受限作业空间内的搬举；⑤不稳定物体的搬举；⑥运送、推、拉过程中的搬举；⑦独轮车运送或铁铲搬举；⑧高速搬举（>76.2cm/s）；⑨不合理的脚 / 地板耦合性的搬举（鞋底或地板摩擦系数 <0.4）；⑩不适宜环境下搬举（温度在 19～26℃ 范围之外；相对湿度在 35%～50% 范围之外）。

3.11.4　应用举例

两个应用范例提供了特定搬举情况下测定机体应激水平和识别作业相关因素贡献的方法、工效学重新设计策略指引、作业描述、作业分析、危害评价、重新设计建议、图示以及完整的工作表格。

表 3-80 是一系列作业相关危险因素通用设计 / 重新设计建议，可以用于建立实用的工效学设计 / 重新设计策略。

范例 1：装载袋子进入料斗

作业描述：工人位于手推车与混合料斗之间，如图 3-22 所示。双脚不动，向右扭转从手推车抓起袋子。以连续动作，向左扭动身体，把袋子放到料斗口边沿上，这里有一个锋利的

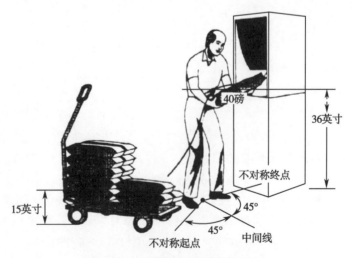

图 3-22　单任务作业分析（范例 1）

刀片,割开袋子,内容物落入料斗。任务以较低的频率进行(1~12 次 /min),两个任务之间恢复时间够长(恢复时间 / 作业时间 >1.2)。观察工人作业过程中,忽略非搬举动作,因其力量和能量消耗很小。不需要终点的有效性控制。虽然手推车上堆了很多袋子,过度用力损伤危险最大的还是底部的袋子,因此,只测量底部袋子的搬举。应注意的是,频率乘数是针对所有袋子的搬举。

作业分析: 任务参数测量并记录到作业分析工作表,见表 3-88。手的起点垂直位置为 15 英寸,终点是 36 英寸。手的起点水平位置是 18 英寸,终点是 10 英寸。不对称角度起点为 45°,终点也是 45°。频率低于 2 次 /min,持续时间小于 1 小时。

表 3-88 单任务作业分析表(范例 1)

部门	面粉厂	作业描述	
作业	上料	袋装原麦送入进料斗	
分析员	Thomas		
日期	9.9	范例 1	

第一步 测量和记录任务参数

物体重量 /lb		手位置				垂直距离	不对称角度		频率	持续时间	耦合性
		起点		终点			起点	终点	次 /min	h	
L(平均)	L(最大)	H	V	H	V	D	A	A	F		C
40	40	18	15	10	36	21	45	45	<0.2	<1	中

第二步 确定乘数,计算 RWL

	RWL=	LC ×	HM ×	VM ×	DM ×	AM ×	FM ×	CM	=	
起点	RWL=	51	0.56	0.89	0.91	0.86	1.0	0.95	=	18.9lb
终点	RWL=	51							=	lb

第三部 计算 LI

起点	LI=	$\dfrac{物体重量}{RWL}$	=	$\dfrac{40}{18.9}$	=	2.1
终点	LI=	$\dfrac{物体重量}{RWL}$	=		=	

耦合性判定为"中等",因为工人手指弯曲约 90°,袋子为半刚性(即袋子中部不下垂)。RWL 值只取起点值。乘数由搬举方程计算得出或查表得出。根据表 3-88,RWL 为 18.9 磅。

危险评价: 搬举重量(40 磅)大于 RWL(18.9 磅)。LI=40/18.9=2.1。该项作业大多数工人存在机体应激。

重新设计建议: 从表 3-81b、c 和 e 中得出最小乘数 HM 为 0.56,AM 为 0.86,VM 为 0.89,根据表 3-80,建议做如下调整:

(1)使重物更靠近工人,降低 HM。

(2)降低不对称角度,降低 AM;可以通过使起点和终点靠近,或使二者远离实现。

（3）抬高起点高度，降低 VM。

如果工人能够在搬举前更靠近袋子，H 降为 10 英寸，则 HM 为 1.0，RWL 降为 33.7 磅，LI 降为 1.2（40/33.7）。

评论：该示例中，搬举作业可以做单任务分析，也可以做多任务分析，此处只分析评价了最大应激部分。对于重复性搬举作业，多任务分析方法可能更合适。

范例 2：入库整理

作业描述：工人将不同大小的纸盒从供应架上搬入货架（图 3-23）。这是典型的入库、运送和接收作业，要用不同的频率搬运不同大小、不同重量的负荷。假定进行如下观察：①不需要终点控制；②工人不需要做扭转动作；③工人能接近每一个纸盒；④货架和供应架很近，走动和搬运举例最短化。

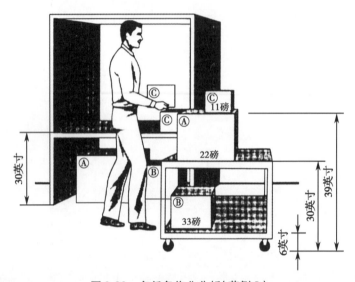

图 3-23　多任务作业分析（范例 2）

作业分析：由于作业包含多个任务，且任务参数多变，应采用多任务分析。将入库整理作业分为 3 个任务，搬动 A/B/C 3 个纸盒。测量并填写作业分析表，见表 3-89。

（1）每个任务的起点和终点 H 值分别为：纸盒 A，16 英寸；纸盒 B，12 英寸；纸盒 C，8 英寸。

（2）起点 V 值：纸盒 A，0 英寸；纸盒 B，0 英寸；纸盒 C，30 英寸。

（3）终点货架上 V 值：纸盒 A，30 英寸；纸盒 B，6 英寸；纸盒 C，39 英寸。

（4）平均搬举重量：纸盒 A，22 磅；纸盒 B，33 磅；纸盒 C，11 磅。

（5）每个任务的最大搬举重量：纸盒 A，33 磅；纸盒 B，44 磅；纸盒 C，22 磅。

（6）无非对称性（即，A=0）。

（7）每个任务的搬举频率：纸盒 A，1 次 /min；纸盒 B，2 次 /min；纸盒 C，5 次 /min。

（8）搬举时长 8 小时，最大重量搬举次数稀少（即，8 小时内≤5 次 /min）。

（9）用表 3-83b 确定耦合性分级。

多任务分析包括以下三步：

第一步，计算 FIRWL 和 FILI。

FM 取默认值 1.0，其他乘数由搬举方程计算得出，或从乘数表查得（表 3-81 和表 3-82）。FILI 由最大重量除以 FIRWL 得出。

表3-89 多任务作业分析表（范例2）

部门 ___库房___
作业 ___入库___
分析员 ___张___
日期 ___9.10___

作业描述
搬动纸盒如货架并整理

第一步 测量和记录任务参数

任务号	物体重量 L(平均)	L(最大)	手位置 起点 H	V	终点 H	V	垂直距离 D	不对称角度 起点 A	终点 A	频率 次/min F	持续时间 h	耦合性 C
1(A)	22	33	16	0	16	30	30	0	0	1	8	中
2(B)	33	44	12	0	12	6	6	0	0	2	8	中
3(C)	11	22	8	30	8	39	9	0	0	5	8	中

第二步 计算乘数和每个任务的 FIRWL, STRWL, FILI, 和 STLI

任务号	LC×	HM×	VM×	DM×	AM×	CM	FIRWL×FM	STRWL	FILI= L/FIRWL	STLI= L/STRWL	F	新任务号
1(A)	51	0.63	0.78	0.88	1.0	0.95	21.0	15.8	1.6	1.4	1	2
2(B)	51	0.83	0.78	1.0	1.0	0.95	31.4	20.4	1.4	1.6	2	1
3(C)	51	1.0	1.0	1.0	1.0	1.0	51.0	17.8	0.4	0.6	5	3
	51											
	51											

第三步 计算负荷搬举指数（任务重新编码后）

$$CLI = STLI_1 + \Delta FILI_2 + \Delta FILI_3 + \Delta FILI_4 + \Delta FILI_5$$

CLI =	STLI1	+	ΔFILI2	+	ΔFILI3	+	ΔFILI4	+	ΔFILI5
			$FILI_2(1/FM_{1,2}-1/FM_1)$		$FILI_2(1/FM_{1,2,3}-1/FM_{1,2})$		$FILI_2(1/FM_{1,2,3,4}-1/FM_{1,2,3})$		$FILI_2(1/FM_{1,2,3,4,5}-1/FM_{1,2,3,4})$
			$1.6(1/0.66-1/0.65)$		$0.4(1/0.18-1/0.55)$				
CLI =	1.6	+	0.45	+	1.5	+		+	

CLI = 3.6

FIRWL、FILI 的值提示，部分任务存在过度的力量需求。此时不考虑搬举频率的作用。

第二步，计算 STRWL 和 STLI。

STRWL 等于 FIRWL 与 FM 的乘积。STLI 等于平均重量除以 STRWL。FM 的值由表 3-82a 得出。

STRWL 和 STLI 计算结果提示，任务 A 和任务 B 在单独执行时，对部分工人应激较高。

第三步，按照 STLI 降序对任务重新排序。

如果任务的 STLI 相同，频率最高者排在前面。

危害评价： 计算 CLI，CLI=3.6，提示几乎所有任务都存在过高的躯体应激。分析结果显示，任务的联合影响大于单独影响。

重新设计建议： 基于确定的和不确定的因素，建立重新设计策略依赖于费效比、可行性、实用性。目前尚没有完美的测试方法，所以线面的工效学建议只是从本方法的视角出发。

FILI、STLI 和 CLI 的值都提示，多数工人存在力量和持续性问题。所以，重新设计应调整作业布局降低躯体需求，通过降低频率或搬举时长来降低生理需求，如果消除最大用力，CLI 将显著降低，作业应激将下降，更多的工人会适合作业。

搬举力量问题可以从工程学角度做调整，如：①降低纸盒体积或移除障碍，降低水平距离；②升高或降低搬举起点；③降低搬举垂直距离，改善纸盒耦合性；④降低搬举重量。重新设计优先考虑采用能提供每个任务最大 FIRWL 值的干预措施。例如，纸盒 A 的最大搬举重量不可接受，但如果搬举起点高于架子，任务 A 的 FIRWL 将由 27.0 降为 21.0，最大搬举重量大于 FIRWL，但是平均重量低于 FIRWL。另外，设置把手，降低纸盒大小，降低搬举负荷，都可以减小手工搬举应激。

评论： 该示例讨论了复杂的多任务搬举作业分析。由于忽略其他因素（如走动、抓握、推、拉以及其他环境应激）而引起的误差，可以通过详细的生物力学、代谢、心血管和神经生理学评估解决。

几个重要应用原则：

（1）任务 C 的 H 值低于最低值 10.0 英寸，取值 10.0 英寸（即，乘数必须≤1.0）。

（2）任务 B 的 D 值小于最低值 10 英寸，取值 10 英寸。

3.11.5　相关方法

搬举方程属于生物力学、生理心理综合评估方法。评价手工物料作业的其他工具还有很多，如：①手工物料作业评估清单；②生物力学模型；③生理心理模型；④心理模型；⑤视频分析；⑥接触监测。这些方法各有优缺点，用户可以根据自己的需要和条件择优选用。

3.11.6　规则

NIOSH 出版了修订版搬举方程应用指南，提出了专家推荐搬举重量限值（RWL）。该方程还在继续发展和完善过程中，不断有基于该方程提出的新的评价指标和评价方法被报道。

3.11.7　培训

该方程的应用建立在对作业过程的观察和测量、判断分级打分标准的选用、作业分析表格填写、数据准确计算的基础上。要求观察者熟练运用观察方法，熟练操作 3D 定位图像分析系统,能分析处理大量数据,熟练使用数据分析处理软硬件。使调查分析员完全或者部分具备以上工作能力,预计的训练时间为1周(5个工作日)。

3.11.8 所需工具

(1)基本条件:应用修订版NIOSH搬举方程,需要以下基本条件:①经过培训合格的调查员;②作业分析表格;③纸笔、文具;④计算机和数据处理软件(如SAS软件)。

(2)补充条件:如果经济条件允许,还需要以下补充条件:① 3D作业姿态分析系统;②自动姿态分析软件。

(戴文涛　陈青松)

3.12　腰椎运动监测

3.12.1　背景与应用

据估计,工作相关下背痛在美国普遍存在,相当于损失了至少一个工作日。这表明,近1/20的员工总是被这种疾病所困扰。美国全国范围内,由于下背疾患(LBDs)造成的间接费用为400亿~600亿美元。目前有多种评估LBD危险的工具,其中许多(例如静态模型,NIOSH升降方程)假设运动不是造成伤害的重要因素或所有运动都是缓慢而平稳的。然而,研究表明躯干运动在LBD危险发生中起重要作用。

腰椎运动监测器(lumbar motion monitor,LMM)就是为满足这一需求而开发的评估工具,用于评估职业环境中LBD危险的动态组成部分,例如需要手工材料处理(MMH)的危险。专利LMM(图3-24)是一个三轴的电测角仪,作为腰椎的一个轻量级外骨骼,放置在人的背部,直接与脊柱对齐,并使用安全带连接在骨盆周围和肩膀上。LMM使用电位计在三维空间中测量脊柱(作为一个单位)相对于骨盆的瞬时位置。位置数据被记录在一台计算机上,使用的是配套软件,该软件还可以计算脊柱的速度和加速度,以便进行感兴趣的运动。

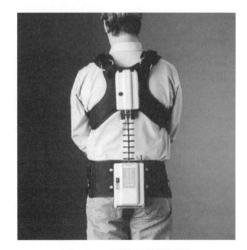

图3-24　腰椎运动监测器

使用LMM开发的LBD危险模型源自400多个重复的MMH作业。除其他工作场所和个人因素外,还记录了躯干运动学数据。"低危险"作业(没有LBDs和工作流失率)和"高危险"作业(100名工人每年有12名或更多发生LBDs)比较的分析数据显示,五项因素共同决定了用此方法测量的结果与之前发现的结果具有相似的可能性,包括两项工作测量(脊柱的最大外部力矩和工作的升力)和三项躯干运动参数(最大矢状面弯曲位置、最大横向速度和平均扭转速度)。腰椎运动监控器允许在员工执行实际工作时收集数据。其可以用于各种各样的工作场所,包括制造环境、仓库和卫生保健设施。

3.12.2　评估程序

基于 LMM 的危险评估可分为放置 LMM、确定作业的 MMH 组件、数据收集和分析四个步骤。

第一步：放置 LMM　LMM 系统的设计旨在适合大多数个体的体型，可调节为"极小、小、中和大"四个长度。正确佩戴、准确测量躯干运动非常重要。数据收集过程中，适当的尺寸取决于多个因素，包括人的站立高度和躯干长度以及工作要求的矢状弹性量。带 LMM 的可调吊带有助于确保正确的佩戴。

第二步：确定作业的 MMH 组件　为了准确评估 MMH 作业的 LBD 危险水平，正确识别所有可能产生伤害的工作元素很重要，通常包括作为工作要求组成部分的提升、降低、推动、拉动和搬运动作。对于需要某种旋转的工作，包含旋转的所有任务都应包括在内。用于数据收集的软件允许定义 8 个任务。

对于只有几个任务的工作，可能有助于（特别是在数据解释过程中）定义可能存在的任务内的差异，特别是如果其物理性质有所不同。例如，在需要一个托盘装载的作业中，将任务分为"低水平的位置箱""中等水平的位置箱"等，可以更容易地帮助用户理解存在最大 LBD 危险的工作。

第三步：数据收集　LMM 软件提示用户以分层的方式组织作业。在开始数据收集之前，会提示用户定义执行作业的公司、作业本身、组成作业的各项任务以及将要执行任务的员工。为了便于以后分析，该软件允许另外输入公司地址、部门信息、与工作场所物理设计相关的数据、员工年龄、性别和人体测量等信息，尽管这些并不需要评估 LBD 危险。

数据收集的主要内容是关于作业信息，描述所有必需的工作。例如，如果作业需要处理许多不同重量的对象或来自不同位置的对象，则应该收集这方面的数据。收集的数据越多，就越有可能代表工作的需求。研究发现，在相同物体重量和提升位置下，收集了三个任务周期和三个执行任务的员工，任务的数据可变性没有进一步降低。

第四步：分析　软件提供了多种数据评估分析方法，具体如下：

（1）躯干运动学描述信息：躯干运动学信息包括三个运动平面的位置、速度和加速度等详细信息。这些信息对于执行 MMH 的一般描述或与其他任务作业比较等都非常有用，对于已经形成假设的用户也很有价值。例如，哪些任务需要比其他任务更多的躯干运动。

（2）高危群体成员概率（LBD 危险）：制作图表，将五种危险模型因素与工作数据库进行比较，以确定每种因素与已知的其他"高危险"工作组的相似程度。图表显示这五个因素水平的平均值，并计算总体"高危险群体成员的概率"（或 LBD 危险）。

LBD 危险可通过多种方法进行计算，可以为单个员工、特定的工作任务或包含多个任务的整个工作确定 LBD 危险。危险也可以计算为一个任务或工作，平均为两个或两个以上执行了该活动的员工佩戴 LMM。

这些评估允许用户定量地确定工作的哪些因素（如矢状面弯曲、扭转速度、升力）是最有可能产生危险的因素。此外，对于具有多个任务的作业，该方法提供了对可能产生最大危险的任务的评估，并指导用户从人类工效学角度提出改进建议。

该软件还允许将数据导出到文本文件中，可以使用其他应用程序进行分析。数据库本身存储在 Microsoft Access format software，必要时可用该软件调出分析。

3.12.3 优点

- LMM 收集的数据为定量数据，允许收集真实环境三维躯干运动学数据。
- LBD 危险模型决定了特定危险因素或整体 LBD 危险水平。
- 将危险水平与之前发现的实际工作场所因素和躯干运动的数据库进行比较，这些因素和躯干运动具有高和低的 LBD 发生率。
- 工作干预的影响可以快速评估。
- 危险模型已得到验证。

3.12.4 缺点

- 使用 LMM 需要对用户进行培训。
- 数据收集需要员工的积极参与。
- 评估通常比其他工具需要更多的数据收集时间。
- 在有限的工作空间内佩戴时，LMM 会与其他设备接触。
- LBD 危险模型不评估身体其他部位受伤的潜在危险。

3.12.5 应用举例

图 3-25、图 3-26 和图 3-27 说明数据结果可以从 LMM 软件导出。图 3-25 是采集数据时的屏幕，显示了躯干在侧面、矢状面和横断面的实时运动情况。竖线是用户输入，标志从一个物料处理任务开始到结束的一个周期。样本运动学输出如图 3-26 所示。收集数据之后，可以查看每个运动平面的计算位置、速度和加速度。图 3-27 显示了一个 LBD 危险模型图示例。横杠表示模型中使用的每个危险因素的大小，图中还显示了计算出的危险概率值。

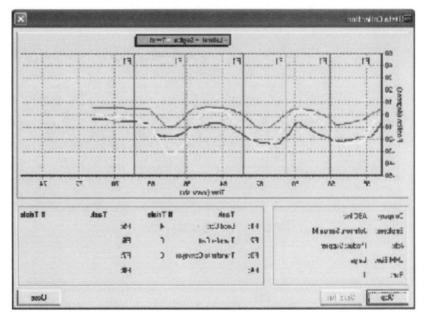

图 3-25　软件数据收集

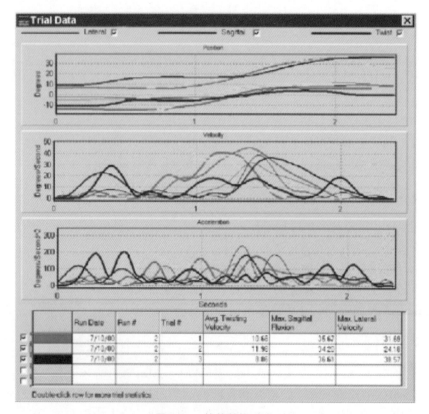

图 3-26　软件数据观察

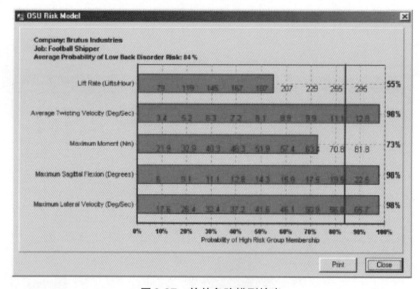

图 3-27　软件危险模型输出

3.12.6　相关方法

目前有许多不同的 LBD 危险评估工具，如 NIOSH 起重方程（Waters 等，1993 年）、工作者提升阈值限定（ACGIH，2002 年）和心理物理表（Snook 和 Ciriello，1991 年），但没有人把躯干运动学因素与传统的措施如提高频率和负载的重量结合起来。其他方法也可用来定量评估躯干运动（例如运动分析），但这些方法在实验室之外使用有限。

3.12.7 培训和应用时间

学习 LMM 大约需要 8 小时，了解如何正确地将设备安装到用户身上，并确定收集和分析数据的方法。附带的用于数据收集和危险评估分析的软件是一个基于 Microsoft windows 的应用程序，熟悉这种格式的人员学习时间可减少。

3.12.8 效度与信度

Marras 等（1992 年）已经建立了 LMM 准确测量躯干运动的方法，研究发现，LMM 在三个运动平面上的读数与使用另一种可靠的运动分析系统测定的读数没有显著差异。

LMM 中使用的 LBD 危险模型也已被前瞻性地验证，以确保其真实反映工作的伤害危险。MMH 工作在进行重要的人类工效学干预之前和之后都使用危险模型进行评估，也在干预发生前和从修改工作开始的一段重要时间后确定工作时的下背部受伤率。研究人员将受伤率和危险评估的变化与一组没有发生变化的工作进行对比分析。结果表明，观察期间工作人员 LBD 危险估计值的变化与实际下背伤发生率的变化之间存在显著的统计学相关性。

这些数据表明，LMM 和 LBD 危险模型为评估工作的下背部损伤危险提供了有用、可靠和有效的信息。

3.12.9 所需工具

使用 LMM 进行 LBD 危险评估需要使用 Acupath™ 系统（LMM、吊带、相关电子设备以及装有 Ballet™ 软件的笔记本电脑）。用户还需要一个卷尺、比例尺或推拉表，以及数据记录表单。

（陈青松）

3.13 职业性重复活动评估方法

3.13.1 背景和应用

职业性重复活动评估方法（occupational repetitive action，OCRA），又称 OCRA 指数法，于 1996 年由 Occhipinti 和 Colombini 建立。该方法较大程度基于国际工效学协会（IEA）肌肉骨骼疾患技术委员会的共识文件，并考虑了工人不同任务轮换的综合性指标，旨在分析与评估工人对各种上肢伤害危险因素（重复、用力、不良姿势和活动、恢复时间缺乏和其他因素）的接触情况。

OCRA 指数可预测接触人群上肢工作相关肌肉骨骼疾患危险，是第一个易于分析、稳定可靠的方法。一般被用于工作站和任务设计或深入分析。基于 OCRA 指数的 OCRA 检查表应用简单，一般用于具有重复性任务的初步筛查。OCRA 方法是观察性的，主要供企业技术专家使用，是预防和改进生产工艺活动的最佳方法。

该方法已广泛用于存在上肢重复性动作或用力作业的不同行业和工作场所，包括机械部件制造、电器、汽车、纺织和服装、陶瓷、珠宝、肉类和食品加工等制造业和服务业的任何工作。该方法不适于评估使用键盘、鼠标或其他电子化数据输入工具的重复性作业或任务。

3.13.2 评估程序

3.13.2.1 一般原则 评估方法基于四个主要的共同危险因素，包括：重复性、用力、不良姿势和活动以及缺乏适宜的恢复时间。

同样需考虑其他"附加因素"，如具有与上肢 WMSDs 病因关系证据的机械、环境和组织因素。每个已识别的危险因素均被合理描述和分类，可帮助明确可能的要求和最初的预防干预措施。

3.13.2.2 OCRA 定义 一个工作班的工作由一个或多个任务构成：①一个单一任务，周期是一遍又一遍重复相同的技术动作序列；②每个周期内可以识别几个技术动作，这些技术动作均可完成周期操作需要的基本操作，如取、放、转、推、拉和重置等。

建议的危险评估过程：①明确具有显著持续时间的周期性特征的重复性任务；②在每个有代表性的任务周期中，找出技术动作序列；③对每个周期内危险因素进行分类和描述；④整合整个工作班期间每个任务中周期相关的数据，考虑不同任务和恢复期的序列动作和持续时间；⑤对作为整体（接触或危险指数）的工作进行危险因素的简短和结构化评估。

3.13.2.3 OCRA 危险指数 OCRA 危险指数是工作班期间实际实施的技术动作数和典型推荐的技术动作数的比值结果。OCRA 定义为（公式 3-6）：

$$OCRA = \frac{工作班实施的技术动作总数}{工作班推荐的技术动作总数} \qquad （公式 3-6）$$

技术动作不应是关节运动。为使动作频率更易于分析，选择传统的测量单元，即上肢的"技术动作"。此定义类似于时间测量（MTM）元素。

工作班中实施的实际技术动作（ATA）总数可通过对工作组织分析来计算完成（每个周期动作数量或每分钟动作数量乘以分析的重复性任务的净时间，获得 ATA）。通过公式 3-7 计算工作班中推荐的技术动作总数量（RTAs）：

$$推荐的技术动作数量 = \sum_{x=1}^{n} \left[CF \times (Ffi \times Fpi \times Fci) \times Di \right] \times Fr \times Fd \qquad （公式 3-7）$$

其中，n= 工作班期间完成的重复性任务的数量；i= 一般的重复性任务；CF= 技术动作频率常数（30 个动作 /min）；Ff、Fp、Fc= 乘数因子（范围为 0～1，n 任务的每个任务中为"负荷""姿势""其他附加因素"乘数）；D= 每个重复性任务的净持续时间（以分钟计）；Fr= 缺乏恢复期的乘数因子；Fd= 基于重复性任务的日持续时间的乘数因子。

实践中，按以下步骤确定每班中 RTAs 总数量：①对于每个重复性任务，从 30 动作 /min 的 CF 开始；②对于每个任务，频率常数必须按照用力、姿势和额外危险因素的存在及程度进行调整；③每个任务的加权频率 × 每个重复性任务的时间（min）；④不同任务获得值相加；⑤结果值 × 恢复期间的乘数因子；⑥应考虑重复性任务所消耗总时间的最后乘数因子；⑦获得的结果代表工作班中总的推荐动作数量（RTAs）。

（1）动作频率常数（CF）：文献虽然没有明确，但对动作频率值提出"有限"的建议，规定每分钟的动作 / 活动范围为 10～25 个。结合工作场所适用性的实际考虑，动作频率常数（CF）被修订为 30 个动作 /min。

（2）用力因素（Ff）：用力很好地代表了实施给定技术动作所需的生物力学负荷。但在实际工作中,难以量化用力。为克服这个困难,人们将 Borg 10 的等级分级用于感知用力程度。一旦明确了需要用力的动作,将要求研究人员描述每个组别(同质组别)从 1～10 的用力分值。时间周期内的平均用力加权计算是每个动作描述的 Borg 等级得分乘以周期内动作所占时间的比例,然后将部分结果加起来。

(3)姿势因素(Fp):姿势的描述 / 评估必须针对所检查的每个重复性任务中有代表性的周期进行,并通过对四个主要解剖部位(左右两侧)姿势和 / 或动作持续时间的描述来完成,包括肩、肘、腕和手。执行每个动作时,所包含的关节部位应达到大于 50% 关节范围且至少三分之一的时间周期。时间越长,分数就越高。

这些典型动作可以通过观察至少 50% 周期时间为彼此等同的技术动作或通过很短持续时间的周期(<15 秒)来获得。典型动作的存在增加了涉及关节的分值。所有这些元素加在一起得到确定姿势因素(Fp)分值的有用表格设计。

(4)其他因素(Fc):其他因素并不是因为他们是次要的,而是由于每个因素在实际检查中可能存在也可能不存在。这些因素主要包括:振动工具的使用、绝对精度需要、局部压迫、寒冷或制冷接触、使用手套的干扰、物体光滑表面、突变动作、"撕裂"动作、快速动作、重复性影响(如敲打、撞击等)。此外,还存在个体心理和劳动组织(如由机械工艺决定的工作节奏、运动物体上的作业)等因素。对每个其他因素,变量分值均可按照其类型和持续时间赋值。

(5)间休时间因素(Fr):间休时间指一个或多个肌肉肌腱群基本上处于休息状态的时间,包括:①休息,如午休;②视觉控制任务;③时间周期内,肌肉群完全连续地静止至少 10 秒(每隔几分钟)。

重复性任务中,将某些标准作为起始点,建议每隔 60 分钟设 1 次间休,即 5 个工作时间对 1 个间休的比率。基于这种乐观分配,具体情况可依据设计标准进行危险评估。总体危险由处于危险中的总小时数决定。对于没有间休的每个小时,应有一个相应的乘数因子。

(6)持续时间因素(Fd):一个工作班中,重复性和 / 或用力上肢运动的整个任务持续时间对于确定整个接触很重要。该指数计算模型是基于重复性手工操作任务在工作班持续(6～8 小时)的场景。

(7)OCRA 接触的计算:表 3-90 提供了处理所有乘数因子和计算 OCRA 指数的必要参数。OCRA 指数为建议推荐的技术动作提供了基础依据。

(8)应用 OCRA 指数重新设计任务 / 工作站实例:应用 OCRA 指数完成对工作站分析且检查上肢危险因素之后,理论上可以使用相同的指数来寻找为使工人接触最小化而应处理的危险因素。因此,OCRA 指数描述了构成指数的不同危险因素逐渐被减少的实例。表 3-91 显示了 OCRA 指数对每个因素或因素组合最佳化的摘要。

1)可以看到最初 OCRA 指数是较高的:右侧 6.1,左侧 5.4。被分析的工作由两个交替任务(A 和 B)组成:高频率动作(任务 A=53.3 动作 /min,任务 B=63.7 动作 /min,两者均为健康肢体);中等用力;高危险的手部姿势和不合理的间休(38 分钟充足的休息时间,但仅集中在 2 次休息)。

2)当将任务 A 和 B 的动作频率分别减少到右侧 45 动作 /min 和左侧 35 动作 /min 后,班中动作总数分别减少到右侧 14 472 和左侧 11 256。如果重新计算 OCRA 指数,结果分别为右侧 4.9 和左侧 4.7。

表 3-90　OCRA 指数的计算

												左臂				右臂			
												A	B	C	D	A	B	C	D	任务
动作频率常数(动作数/min)												30	30	30	30	30	30	30	30	CF

用力因素(感知的用力)

Borg	0.5	1	1.5	2	2.5	3	3.5	4	4.5	5		A	B	C	D	A	B	C	D	任务
因子	1	0.85	0.75	0.65	0.55	0.45	0.35	0.2	0.1	0.01										Ff

姿势因素

							A	B	C	D	A	B	C	D	任务	
						肩										(*)选择最低因素
分值	0~3	4~7	8~11	12~15	16	肘										肘、腕和手之间
因子	1	0.70	0.60	0.50	0.33	腕										
						手									Fp	
						(*)										

其他因素

					A	B	C	D	A	B	C	D	任务
分值	0	4	8	12									Fc
因子	1	0.95	0.90	0.80									

X

重复性任务的持续时间

				A	B	C	D	A	B	C	D	任务

重复性任务推荐的动作数和总数
（部分结果，无间休因子）

								左侧	右侧
α	β	γ	δ	a	β	γ	δ	(α+β+γ+δ)	

缺乏间休相关因素(无充分恢复的小时数)

小时数	0	1	2	3	4	5	6	7	8	Fr
因子	1	0.00	0.80	0.70	0.60	0.45	0.25	0.10	0	

重复性任务全部持续时间相关因素

分钟数	<120	120~239	240~480	>480	Fd	=		$A_{RP} = \pi \times Fr \times Fd$	$A_{RP} = \pi \times Fr \times Fd$
因子	2	1.5	1	0.5					

	右	左		右	左
$\dfrac{\text{重复性任务中观察的技术动作总数}}{\text{推荐的技术动作总数}} = \dfrac{ATA}{RTA} =$					

3）减少用力，OCRA 指数便降至右侧 5.5 和左侧 4.4。

4）当仅优化间休持续时间时，还可以重新计算 OCRA 指数，本例将可用的 38 分钟分成 9~10 分钟的间休。OCRA 指数结果值降至右侧 4.5 和左侧 4。

5）同时优化两个因素（用力和间休时间分布），OCRA 指数值降至右侧 4.1 和左侧 3.3。

6）如果优化三个变量（用力、间休时间分布、减少动作频率），OCRA 指数值降至右侧 3.3 和左侧 2.9。

表 3-91　应用 OCRA 指数逐步优化任务

部位	动作 /min	动作 / 班	用力	姿势	间休期	OCRA 指数
右臂						
A	53.3	18 144	0.9	0.6	0.6	6.1
B	63.7		0.9	0.5		
A	45	14 472	0.9	0.6	0.6	4.9
B	45		0.9	0.5		
A	53.3	18 144	1	0.6	0.6	5.5
B	63.7		1	0.5		
A	53.3	18 144	0.9	0.6	0.8	4.5
B	63.7		0.9	0.5		
A	53.3	18 144	1	0.6	0.8	4.1
B	63.7		1	0.5		
A	45	14 472	1	0.6	0.8	3.3
B	45		1	0.5		
A	45	14 472	1	0.7	1	2.1
B	45		1	0.7		
左臂						
A	40	12 864	0.8	0.5	0.6	5.4
B	40		0.9	0.5		
A	35	11 256	0.8	0.5	0.6	4.7
B	35		0.9	0.5		
A	40	12 864	1	0.5	0.6	4.4
B	40		1	0.5		
A	40	12 864	0.8	0.5	0.8	4
B	40		0.9	0.5		
A	40	12 864	1	0.5	0.8	3.3
B	40		1	0.5		
A	35	11 256	1	0.5	0.6	2.9
B	35		1	0.5		
A	35	11 256	1	0.7	1	1.7
B	35		1	0.7		

　　7）如果目的是达到"消除危险"水平，那么必须进行进一步修正，如改进手部姿势和间休时间（通过将 38 分钟休息因素增至 48 分钟，即 6 个 8 分钟间休）。OCRA 指数将降至可能被认为出于"消除危险"范围的右侧 2.1 和左侧 1.7。由于不可能增加间休持续时间，但可以减少动作频率（仍然相对高的 45 动作 /min）或使工人交替轮换至低危险的任务。

　　3.13.2.4 OCRA 指数结果分类　目前实施的研究和实验允许采用 OCRA 指数来识别不同接触区域的危险因素。通过考虑未接触特定职业危险的工作人群相关的上肢 WMSDs 发生趋势，可以定义 OCRA 指数的分类标准并提出进一步采取的预防措施。

　　（1）OCRA 指数≤1.5，提示检查的情况是完整可接受的（绿色区域或危险消除）。

　　（2）OCRA 指数在 1.6～2.2（黄 / 绿色区域或无相关的危险），意味着接触仍然不相关或不足以预见上肢 WMSDs 发生的显著增加。

（3）OCRA 指数在 2.3～3.5（黄/红色区域或非常低的危险），意味着不严重危险接触水平，但相对于不接触的对照组可能有较高的疾病发生水平。这些情况下，建议引入健康监护、健康教育和培训以及着手改进工作条件。

（4）OCRA 指数≥3.6（红色区域或达到 9.0 中等危险，高危险≥9.1），意味着严重危险的接触水平。必须改进工作条件，必须设置所有健康效应的密切监测。

3.13.2.5 OCRA 检查表　检查表对四个主要危险因素（间休持续时间、频率、用力、姿势）和其他因素建立预先赋值。将各部分分值相加的总和产生一个最后分值来评估实际接触水平。

检查表描述一个工作场所并评估工人接触是否为全班实际接触水平。评估可以快速发现具有显著接触水平（如无、轻、中、高）的工作场所，估计不同工作场所操作者的接触指数，并应用公式 3-8。

$$（A 分值 \times \%PA）+（B 分值 \times \%PB）+etc\cdots\cdots \qquad （公式 3\text{-}8）$$

这里，A 分值和 B 分值分别为同一操作者在不同工作场所采用检查表获得的分值，%PA 和 %PB 代表工作班内重复性任务持续时间的百分数。

每个危险因素检查内容及相应分值见表 3-92。分值越高、危险越大。

表 3-92　OCRA 检查表

1. 工作干预类型（暂停或其他视觉控制工作）：选择一个答案，尽量选中间值	
0 分	重复性工作中每小时至少 1 次 5 分钟的间休（含午休）
1 分	上、下午各有 2 次间休（含午休），7～8 小时工作班每次持续 7～10 分钟；或者每班至少 4 次间休（含午休）；或者 6 小时工作班有 4 次 7～10 分钟的间休
3 分	6 小时工作班有 2 次持续 7～10 分钟的暂停（不含午休）；或者 7～8 小时工作班有 3 次暂停（含午休）
4 分	7～8 小时工作班有 2 次（含午休）持续 7～10 分钟的暂停（或者不含午休的 3 次暂停）；或者 6 小时工作班有 1 次 7～10 分钟的暂停
6 分	7 小时及以上工作班有 1 次至少 10 分钟的暂停（不含午休）；或者 8 小时工作班仅有午休（午休时间不计入工作时间）
10 分	7～8 小时工作班没有真正的暂停，小于 5 分钟的暂停不作为真正的暂停
2. 伴随周期完成手臂动作和工作频率（如必要，可选择中间值）：选择一个答案（描述涉及最多的手臂，如左臂或右臂）	
0 分	手臂动作缓慢，且可能有经常性短暂暂停（每分钟 20 个动作）
1 分	手臂动作不太快，且可能有持续有规律的短暂暂停（每分钟 30 个动作）
3 分	手臂动作较快且有规律（每分钟约 40 个动作），但可能存在短暂暂停
4 分	手臂动作较快且有规律（每分钟约 40 个动作），仅偶尔和不规律存在短暂暂停
6 分	手臂动作快（每分钟约 50 个动作），仅偶尔和不规律存在短暂暂停
8 分	手臂动作很快（每分钟约 60 个动作），任务节奏无暂停，操作者不能控制速度
10 分	很高频率（每分钟约 70 个或更多动作），绝对不可能暂停
3. 存在手臂重复用力的工作活动（全部任务中，至少每几个周期 1 次这样的活动）：可多选	
（1）这个工作	
□处理重量超过 3kg 的物体	1 分 - 每隔几周期
□用拇指和食指捏住并提举重量超过 1kg 的物体	2 分 - 每隔一周期
□用体重获得必要的力量来实施工作活动	4 分 - 约半个周期
□用手作为工具进行击打的工作活动	8 分 - 超过一半周期

（2）需要较大力量的工作活动

□推 / 拉杠杆   4分 -1/3 的时间
□按压按钮   6分 -1/2 的时间
□关闭或打开操作   8分 - 大于 1/2 的时间
□按压或处理部件   16分 - 几乎所有时间
□使用工具

（3）工作活动时需要温和的力量

□推 / 拉杠杆   4分 -1/3 的时间
□按压按钮   6分 -1/2 的时间
□关闭或打开操作   8分 - 大于 1/2 的时间
□按压或处理部件   16分 - 几乎所有时间
□使用工具。

4. 重复性任务中手臂不良姿势作业

□右   □左   □双侧   （标记涉及较多的手臂）

1分 - 手臂在工作台上无支撑，略有抬起，多于 1/2 时间
2分 - 手臂在工作台上无支撑并保持与肩同高，约 1/3 时间
4分 - 手臂在工作台上无支撑并保持与肩同高，约 1/2 时间
8分 - 手臂在工作台上无支撑并保持与肩同高，几乎所有时间

|___|A

2分 - 手腕极度弯曲或处于不良姿势（如大幅度屈伸或大幅度侧偏），至少 1/3 时间
4分 - 手腕极度弯曲或处于不良姿势（如大幅度屈伸或大幅度侧偏），至少 1/2 时间
8分 - 手腕极度弯曲或处于不良姿势（如大幅度屈伸或大幅度侧偏），几乎所有时间

|___|B

2分 - 肘部执行突然的动作（如摇动或击打），大约 1/3 时间
4分 - 肘部执行突然的动作（如摇动或击打），超过 1/2 时间
8分 - 肘部执行突然的动作（如摇动或击打），几乎所有时间

|___|C

2分 - 用手指握紧物体、零件或工具（捏），大约 1/3 时间
4分 - 用手指（近于打开）握住物体、零件或工具（手掌控制），超过 1/2 时间；
8分 - 手指勾住，几乎所有时间。

|___|D

肩 / 肘 / 手腕 / 手存在相同动作，重复至少 2/3 时间（如果周期时间少于 15 秒也请选第 3 项）

E3

注：用四组（A、B、C、D）问题中得分最高的值，如可能，增加最后一个问题
5. 存在其他危险因素：每组问题仅选一个回答
2分 - 使用不合适的手套，超过 1/2 时间（不舒适、太厚、尺寸不对）
2分 - 使用振动工具，超过 1/2 时间
2分 - 使用工具引起皮肤上压痕（产生变红、茧子、水疱等）
2分 - 精细任务（需要集中精力）操作，超过 1/2 时间（小于 2～3mm 的任务）
2分 - 同时存在多个其他因素，占用超过 1/2 时间
3分 - 同时存在多个其他因素，占用所有时间
1分 - 工作速度由机器决定，但存在工作节奏可以加速 / 减速的缓冲机会
2分 - 工作速度完全由机器决定

　　表 3-93 和图 3-28、图 3-29 为描述装配线、个别部门和公司内所有工作场所相关危险的例子。因为检查表中显示的数值已经被校准为 OCRA 指数乘数因子，最终检查的分值是基于对应的 OCRA 分值解释的。表 3-94 显示了检查表分值和近期更新的相应 OCRA 指数。

表 3-93　OCRA 分析重复性动作接触的过程实例：装配线检查结果

编号	工作场所	间休次数	频率	用力	位置	肩	腕	肘	手	机械重复	姿势分值	其他因素	检查分值	轮班类型	相似工作状态	分析的工作状态 小计	女	男
1～2	1	3	6	2	右	2	0	0	6	0	1	3	20	3	2	6	6	0
3～4	2	3	7	1	右	2	1	0	8	3	11	1	23	3	2	6	6	0
5～6	3	3	7	1	右	1	0	0	7	3	10	1	22	3	2	6	6	0
7～8	4	3	4	2	右	2	0	0	4	0	4	1	14	3	2	6	6	0
9	5	3	3	1	右	1	0	0	3	3	6	1	14	3	1	3	3	0
10	6	3	3	0	右	1	0	0	0	3	4	1	11	3	1	3	2	1
11	7	3	6	0	右/左	1	0	0	6	3	9	1	19	3	1	3	3	0
12～14	8	3	6	2	右/左	1	2	0	2	3	5	1	17	3	2	6	6	0
	9	3	0	0	右/左	3	0	0	0	3	5	1	9	3	1	3	3	0
15	10	3	2	0	右	3	2	0	0	3	6	1	12	3	1	3	3	0
16	11	3	3	0	右/左	4	2	4	4	3	7	1	14	3	1	3	3	0
17	12	3	1	0	右	0	0	0	0	3	3	2	9	3	1	3	1	2
18	13	3	6	4	右/左	1	2	2	3	3	6	1	20	3	1	3	1	2
19	14	3	4	1	右	1	0	0	0	3	5	3	16	3	1	3	0	3
20	15	3	1	2	右	4	0	0	1	3	7	1	14	3	1	3	0	3
21	16	3	1	4	右	4	4	0	4	3	7	5	20	3	1	3	0	3
22～23	17	1	1	0	右	1	0	0	1	1	2	1	5	3	1	3	1	2
25	18	3	0	0	右/左	1	0	0	0	3	4	2	9	3	1	3	2	1
26	19	3	4	4	右/左	1	2	0	4	3	7	1	19	3	1	6	5	1
27～28	20	3	1	2	右	2	0	2	0	3	5	1	12	3	1	3	3	0
平均值		2.9	3.3	1.3		1.9	0.8	0.3	2.7	2.6	6.0	1.5	15			78	60	18

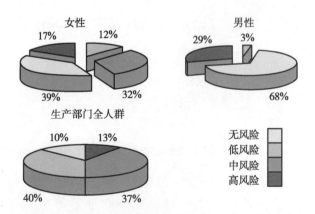

女性　　男性

17%　12%　29%　3%

39%　32%　68%

生产部门全人群

10%　13%

40%　37%

无风险
低风险
中风险
高风险

图 3-28　所有生产部门和按性别划分的检查表最后分值结果

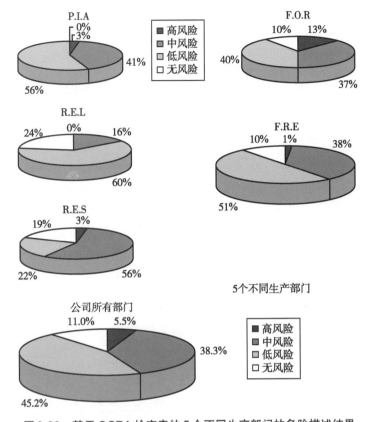

图 3-29　基于 OCRA 检查表的 5 个不同生产部门的危险描述结果

表 3-94　检查表分值和 OCRA 指数

检查表分值 / 分	OCRA 指数	接触水平
≤7.5	2.2	无接触
7.6~11	2.3~3.5	很低接触
11.1~14.0	3.6~4.5	轻度接触
14.1~22.5	4.6~9.0	中度接触
≥22.6	≥9.1	高度接触

3.13.3　优点

OCRA 指数和 OCRA 检查表的优点见表 3-95。

表 3-95　两种方法优点比较表

OCRA 指数	OCRA 检查表
1. 提供了主要机械和工作组织确定上肢 WMSDs 危险的详细分析	1. 纯观察；使用简单快速
2. 与 MTM 分析和随后的任务设计相关联；语言上技术人员易于理解	2. 产生与接触水平相关的分值（绿、黄、红、很红）
3. 预测（限值内）健康效应（上肢 WMSDs）	3. 单元中产生涉及总人群和男女人数的"接触图"

续表

OCRA 指数	OCRA 检查表
4. 比较干扰前后不同工作环境：可模拟工作场所和工作组织的不同设计或再设计解决方案	4. 在决定优先顺序、计划工作轮替和评估接触合规性方面有用
5. 考虑所有重复性任务，涉及复杂（或轮替）工作以及估计工人的危险水平	5. 考虑所有重复性任务，涉及复杂（或轮替）工作以及估计工人的危险水平

3.13.4　缺点

OCRA 指数和 OCRA 检查表的缺点见表 3-96 所示：

表 3-96　两种方法缺点比较表

OCRA 指数	OCRA 检查表
1. 可能耗时，尤其是复杂或多任务工作	1. 只允许针对决定预设高估的主要危险因素进行初步分析
2. 应用来自非同质途径和文献数据决定的乘数因子值	2. 只允许评估每个危险区域的接触（绿、黄、红、很红），不允许精确危险评估（如 OCRA 指数）
3. 除非熟悉 MTM 分析，否则难以理解"技术动作"概念	3. 如果观察者未经较好培训，存在危险因素错分的可能
4. 未考虑同个人因素相关的所有社会心理因素	4. 未考虑同个人因素相关的所有社会心理因素
5. 完成慢动作分析，需要视频摄影	5. 不适用于任务和工作场所的分析设计或重新设计（OCRA 指数更优越）

3.13.5　相关方法

OCRA 方法是基于 IEA 肌肉骨骼疾患技术委员会关于"上肢重复性动作的接触评估"的肌肉骨骼疾患文件的标志内容。

当进行上肢技术动作频率分析时，OCRA 指数方法与动作时间测量方法（MTM）在概念上存在特殊相关。OCRA 检查表的案例，与来自密歇根大学研究团队提出的建议具有相似性，这也同 ACGIH（2000 年）推荐的手部活动水平（HAL）一致。

3.13.6　标准和法规

欧洲委员会指令 89/331/EEC"鼓励增进工人工作中的安全与健康的措施导则"已被纳入欧盟所有成员国法规。该法令要求雇主承担"危险评估"，明确表明"雇主应该评估工人安全与健康危险；由雇主实施的后续评估及其必要性、预防措施和工作与生产必须确保增进保护水平"。OCRA 方法在不同水平上作为定制的工具，用于上肢 WMSDs 相关的危险评估与管理。

另一个欧洲指令 98/37/EEC 和相关修订版阐述了新机械的设计、建造和销售中的基本安全和工效学要求。指令促进了欧洲标准委员会建立大量旨在满足这些要求的技术标准。属于 EN-1005 系列的标准涉及在机械上的手工用力。当前的方案大量基于 OCRA 方法中的评估程序。

3.13.7　培训和应用时间

OCRA 指数和 OCRA 检查表方法一般需要 2 天培训时间。OCRA 指数应用的时间主要取决于工作的复杂程度。一个循环时间为 30 秒的任务需要 30～45 分钟完成。一类任务或工作地点通过工作清单分析需要 10～15 分钟。

3.13.8 信度和效度

根据已有的研究,Occhipinti 和 Colombini(2004 年)报告显示,OCRA 指数与接触人群上肢 WMSDs 患病率高度相关。尤其是线性回归方程(公式 3-9)被用于预测上肢 WMSDs 影响的人群预期患病率:

$$UE\ WMSDs\% = (2.39 \pm 0.27) \times OCRA\ 指数 \qquad (公式\ 3\text{-}9)$$

由线性回归方程表达的相关显示具有统计学意义($P < 0.000\ 01$)。

Occhipinti 等(2000 年)报道,当由两个不同的专家进行相同工作内容评估时,OCRA 指数和 OCRA 检查表两种方法具有很高的一致性和紧密相关性。

3.13.9 所需工具

OCRA 指数和 OCRA 检查表方法的实施仅需笔和纸。OCRA 指数方法常需要视频相机来对录像进行慢动作回放。检查表根据定义可以直接在工作地点完成。两种方法都有专业软件下载且可以处理数据和结果。

(陈青松　王忠旭　张　蔚)

3.14　医院病房手工腾挪患者的接触评估

3.14.1　背景和应用

对于腰椎间盘负荷危险,一些研究基于流行病学调查,一些研究基于生物力学负荷分析。流行病学研究数据表明,手工移动患者涉及的腾挪类型和数量与某种特定的腰椎急慢性疾患有关。生物力学研究涉及提举或手工腾挪失能患者期间的腰椎负荷测量。有研究认为,当从坐姿到站姿提举 75kg 体重患者时,作用于腰椎的最大负荷是 641kg;当从床上腾挪患者到轮椅上时,作用于腰椎间盘 L5/S1 的平均负荷为 448kg;当移动 95kg 体重的失能患者时,椎间盘负荷为 1 020kg。

研究表明,手工腾挪患者产生椎间盘负荷超过可接受的负荷值(女性约 275kg,男性约 400kg)就是"行动限值"的概念。手工腾挪患者作业与腰部损伤相关的危险因素主要包括:

- 患者失能程度;
- 腾挪操作类型;
- 每日提升频率;
- 床位不适或缺乏辅助设备(提举辅助工具)。

Menoni 等于 1999 年创建了分析、干预和预防 WMSDs 的医院患者运动与辅助(movement and assistance of hospital patients,MAPO)实用评估工具,即 MAPO 指数评估法。MAPO 指数的计算基于急性和长期住院患者(少数例外)住院和居住(护理室)使用的 440 种不同类型病房和手工腾挪患者的 6 400 名护士数据。该方法不适用于事故和应急处置、手术室和物理治疗等情况。

3.14.2　评估程序

3.14.2.1　一般原则　识别手工腾挪患者操作中与腰部负荷相关的主要因素并确定其职业接触特征对于损伤危险的接触评估是必要的。这些因素包括：

- 残疾患者产生的患者护理负荷；
- 患者运动障碍的类型和程度；
- 工作环境与病房的空间结构；
- 配备的设备；
- 员工的专业培训。

MAPO 指数数据信息源于护士长访谈和现场检查获得的相关信息资料，具体内容见 MAPO 指数数据收集表（图 3-30）。依据这些信息计算 MAPO 指数，该指数由残疾患者 / 操作人员比值（NC/Op 和 PC/Op）、提举指数（LF）、次要辅助指数（AF）、轮椅指数（WF）、环境指数（EF）和培训分值（TF）六项指标组成。护士长访谈主要收集被评估医院的组织机构和培训等方面的信息；现场检查主要是现场调查和分析相关环境和设备信息，从而获得上述六个方面所需的信息资料，计算 MAPO 指数。

（1）残疾患者 / 操作人员比值（NC/Op 和 PC/Op）：医院腾挪患者的护理负荷主要取决于护患比例，即残疾患者人数与护理人员人数的比例。比例越大，护理负荷越重。因此，描述护理负荷需要收集以下信息：雇用护工（操作者）数量、患者类型和被安排手工腾挪的患者数量，手工腾挪患者工作按要求分为早班、午后班和夜班三个班次（Op）；通常需要手工腾挪的患者类型按照功能丧失情况，划分为完全残疾（NC）和部分残疾（PC）两类。完全残疾为患者完全不能配合腾挪护理工作，部分残疾为患者可部分配合腾挪护理工作。

评估腾挪患者的护理负荷需要调查残疾患者的平均人数及其残疾程度。依据残疾患者剩余活动能力和病情，分为完全残疾（NC）和部分残疾（PC）。NC 指患者不能使用上肢和下肢，在腾挪操作中必须完全由操作者提举；PC 指患者具有部分活动能力，只需要部分被提举。研究表明，腰椎不同的生物力学过度负荷与腾挪操作的不同类型有关。

表 3-97　MAPO 指数数据收集表（应用举例）

医院：　　　　　　　　　　　　单位：

从事三班制导班的人员总数：

早班：4　　　　午后班：3　　　　夜班：2　　　　操作者总数：9

患者类型

残疾患者数（D）：22　　（平均数）	
完全残疾患者数（NC）：16	部分残疾患者数（PC）：6
手工移动操作类型：□床 - 轮椅　　□床 - 推车　　■到枕头　　□其他：	

轮椅和便桶

轮椅（Wh）和 / 或便桶特征和不适宜分值（com）	分值	轮椅或便桶的类型							轮椅的数量 10
		A	B	C	D	E	F	G	
		□ Wh	□ Wh	□ Wh	□ Wh	□ Wh	□ Wh	□ Wh	
		□ com	□ com	□ com	□ com	□ com	□ com	□ com	
		No: 3	No: 1	No: 3	No: 3	No:	No:	No:	
维护较差									

续表

制动失灵	1	X	X		X					
扶手不可抽出	1		X		X					
脚凳不可取出										
靠背烦琐、麻烦	1	X	X		X					
宽度超过70cm	1		X							总的轮椅分值
列分值×分值合计		6	4	0	9					19

平均分值（MSWh）= 总的轮椅分值 / 轮椅数量 = 1.9 MSWh

轮椅数量是否充足（至少50%的残疾患者没有）
■是　　□否

提举设备：手工数量□ 1；电动数量□ 1

提举设备使用正常吗　　□是
如果是，哪一种操作：_____，仅用于电动类型_____

如果不是，为什么　　□不适于单位需求
　　　　　　　　　　■缺乏培训
　　　　　　　　　　□经常破损
　　　　　　　　　　■使用太好费时间
　　　　　　　　　　■使用缺乏足够空间

因使用提举设备完全取消了患者手动提升操作　　■是　　　□否

其他辅助设施可用情况：

滑板	转移盘	辊轴支架	符合人类工效学腰带	滑动表
数量：	数量：	数量：1	数量：	数量：

这些辅助设施被用于哪些操作
□床 / 轮椅搬运　■床 / 手推车搬运　■床上移动　■其他_____

环境的空间结构特征

浴室（集中或个人房间里）：

带有淋雨 / 洗澡的浴室特征和不适宜分值	分值	带有淋雨 / 洗澡设备的浴室类型							浴室数量 3
		A □ C □ I No: 1	B □ C □ I No: 2	C □ C □ I No:	D □ C □ I No:	E □ C □ I No:	F □ C □ I No:	G □ C □ I No:	
辅助设施自由空间不充分	2	X	X						
门向内开									
无淋浴									
没有固定洗浴									
门宽度低于85cm	1	X							
永久的障碍	1								总浴室分值
列分值数		3	4	0	0				7

续表

浴室平均分值＝浴室总分值 / 浴室总数量

厕所（WC）（集中或个人房间里）：

厕所的特征和不适宜分值	分值	厕所的类型							厕所数量 8
		A □C □I	B □C □I	C □C □I	D □C □I	E □C □I	F □C □I	G □C □I	
		No: 1	No: 7	No:	No:	No:	No:	No:	
轮椅周围转向空间不充分	2	X	X						
门向内开									
厕所高度不充分（低于 50cm）	1	X							
厕所没有侧把手	1		X						
门宽度低于 85cm	1								
厕所侧空间低于 80cm	1		X						总的厕所分值
列分值数		3	28	0	0				31

厕所平均分值（MSWC）＝总 WC 分值 /WC 数量 =|3.87|MSWC

病房：

病房的特征和不适宜分值	分值	病房的类型							病房数量 10
		病房：2 床：4	病房：8 床：2	病房： 床：	病房： 床：	病房： 床：	病房： 床：	病房： 床：	
床间或床与墙的空间 <90cm	2	X	X						
床脚间距小于 120cm	2	X							
永久的障碍存在									
床的固定高度 <70cm									
床不舒适：需要部分抬起	1								
侧皮瓣不足									
床与地板的空间 <15cm	2								
带有轮子或没有轮子的床									
扶手椅座高度小于 50cm	0.5	X							总分值
列分值数		9	16	0	0				25

病房平均分值（MSW）＝病房总分值 / 总的病房数 =|2.5|MSW

环境平均分值＝MSB ＋ MSWC ＋ MSW =|8.7|MSE

是否有高度可调的病床：■是　□否

如果是，数量（单位内）：　　　，类型：□三维可调　■手动　□自动

床和地板间距小于 15cm：□是　□否

手工负荷处理的员工培训
□无培训 ■包含在培训教程中 ■仅通过辅助教程给出培训 ■仅通过信息手册培训

续表

失能患者与操作者的数量比			
无力合作患者的数量（NC）16　均值　操作者数量（OP）9		1.77　平均　NC/OP	
部分无力合作患者的数量（PC）6　均值　操作者数量（OP）9		0.66　平均　PC/OP	

提举设备因素（LF）	LF 值	|2|LF
无提举设备或 不适宜＋不充足 提举设备不充足或不适宜 提举设备适宜并充分	4 2 0.5	
次要辅助因素（AF）	LF 值	
次要辅助 不适宜 或 不充足	1	|1|AF
次要辅助 充足 且 适宜	035	

轮椅因素（WF）						|1|WF
轮椅平均分值（MSWh）	0.50～1.33		1.34～2.66		2.67～4.00	
数量上足够	是	否	是	否	是	否
WF 值	0.75	1	1.12	1.5	1.5	2

环境因素（EF）				|1.25|EF
平均环境分值（MSE）	0～5.8	5.9～11.6	11.7～17.5	
EF 分值	0.75	1.25	1.5	

培训因素	TF 因素	|2|TF
不适宜的培训	0.75	
仅为资料培训	1	
无培训	2	

MAPO 接触指数：

$MAPO = [(|1.77| \times |2|) + (|0.66| \times |1|)] \times |1| \times |1.25| \times |2| = 10.56$

IDEX　　　NC/OP　LF　PC/OP　AF　WF　EF　TF

（2）提举指数（LF）：患者提举装置评估体现两个方面：①与完全残疾患者数量比较数量足够；②与单位需求比较不适用。"数量足够"意味着每 8 个完全残疾的患者需要一套提举装置（NC）。

提举设备不适于单位需求的情况：

- 不能用于该部门的患者类型。
- 处于不良的修复状态（经常破损）。
- 由于病房和 / 或浴室的环境特征而无法使用。

如表 3-98，提举指数（LF）值的变化范围：0.5～4。简言之，分配值基于上述足够数量和 / 或使用充分性的特征，首先要估计标准提举频率（1 个 NC 患者通常每天至少需要腾挪 4 次），产生参数的最大可获得分值为：LF=4。

表 3-98　提举因素 LF 分配值

提举设备特征	LF 值
缺乏或不适宜＋不充足	4
不充足或不适宜	2
充足＋适宜	0.5

（3）次要辅助指数（AF）：还需要一些辅助设备以减少因移动患者的某些操作（滑动板、转盘、滚筒、工效学辅带等）而产生的过度负荷或负荷次数。当单位配备一个滑动板加上至少两个其他辅助设备时，AF 被认为是存在的。

减少值（0.5）被分配相对因子，并认为这些辅助设备的存在减少了操作的数量。当次要辅助设备不足时，则赋值为 1。

（4）轮椅指数（WF）：轮椅的评估综合考虑了两方面：①与残疾患者人数相比足够数量；②符合人类工效学要求。足够数量意味着单位中轮椅数量至少等于残疾患者一半的数量。这个选项是基于完全残疾（卧床不起）或部分残疾患者不使用轮椅的观察。现场检查期间，缺乏任一项下列特征，即将已确认的每个类型的轮椅／抽屉柜赋值为 1，进行工效学需求评估。

- 扶手，应是可拆卸的。
- 靠背，应是不烦琐、不麻烦的。
- 配备可靠的制动装置。
- 宽度，应不超过 70cm。

综合每种类型轮椅"不足"分值的总和，乘以轮椅数量（具有相同的功能），获得每种类型轮椅的总分值（列分值，见表 3-97）。各列分数的合计除以轮椅总数，获得平均轮椅分值（MSWh），即是对所有轮椅工效学符合性的评估。

可以通过综合两个方面评估（数量和工效学要求）来定义轮椅指数（WF）值，见表 3-99。该指数值范围为 0.75～2。基于初步观察，轮椅的使用不适或数量不足会导致移动患者操作频度增加至少 1 倍，产生腰椎生物力学的过度负荷。

表 3-99　轮椅因素赋值（WF）

数量上充足	平均轮椅分值					
	0～1.33		1.34～2.66		2.67～4	
	是	否	是	否	是	否
轮椅因素分值（WF）	0.75	1	1.12	1.5	1.5	2

（5）环境指数（EF）：搬运患者的环境空间结构增加或减少是影响腰椎负荷的又一重要因素。环境空间包括浴室、厕所和病房（图 3-31）。

对于每个环境空间，以分值明确不适用特征，见表 3-100。分值为 1 或 2 被分配给环境方面。如果不适用，则迫使操作者完成更多的患者搬运或腾挪操作。最低分值（0.5 分）被分配供部分残疾患者使用的家具（如扶手椅）。

对于每个环境空间，如浴室（B）、厕所（WC）和病房（W），计算程序与轮椅相同，即计算每个环境空间（MSB，MSWC，MSW）不适用的平均分值（MS）。三个平均分值之和构成环境平均分值（MSE），分为三类等距范围来表达低度、中毒和高度不适用，见表 3-101。

表 3-100　浴室、厕所和病房的空间结构特征赋值

空间结构特征	分值
浴室	
空间不适宜辅助设备的使用	2
门的宽度 <85cm	1
不可拆卸障碍物	1
厕所	
空间对于轮椅活动不充分	2
轮椅高度不充分(<50cm)	1
轮椅没有侧抓手	1
门的宽度 <85cm	1
轮椅侧空间 <80cm	1
病房	
床间距 <90cm	2
床脚间距 <120cm	2
床不舒适:需要被部分提起	1
床和地板间距 <15cm	2
扶手不舒适(坐高 <50cm)	0.5

表 3-101　环境因素赋值(EF)

不适宜程度	低	中	高
平均环境分值(MSE)	0~5.8	5.9~11.6	11.7~17.5
环境因素分值(EF)	0.75	1.25	1.5

环境分值(EF)范围为 0.75~1.5。基于初步观察可以建立环境空间结构完全不符合人类工程学要求,导致腰椎生物力学过度负荷的腾挪量大约增加 1.5 倍。

(6)培训分值(TF):接触指数的最后一个决定因素是操作者的专业培训。基于下列特征,针对专业培训充分性进行评估。针对部分提举患者产生最小负荷技术,持续 6 小时的培训课程分为理论和实践两部分。正确使用设备的实际操作训练很有必要。

尽管这些培训并未系统完成,通过现场观察具有这些特征的培训,产生腰椎过负荷的运动量相应减少了,且以低负荷形式完成剩余操作运动。由此,这种充分培训的情况被赋值 0.75。这里,培训仅限于提供信息,在许多产生超负荷的动作中没有观察到明显减少。因此,培训指数赋值为 1。这种情况下,此处没有给出训练的类型,超负荷动作的频率 - 严重程度是双倍的(培训指数赋值为 2)。

3.14.2.2 MAPO 指数计算模型的一般特征　MAPO 综合接触指数计算公式如下(公式 3-10):

$$MAPO = [(NC/OP \times LF) + (PC/OP \times AF)] \times WF \times EF \times TF \qquad (公式\ 3\text{-}10)$$

上述公式中,鉴于前述观察,残疾患者与操作者之间的关系(NC/OP 和 PC/OP)是最重要的,且是研究条件下要求单位操作者提升和 / 或搬运操作频率的函数。

比值 NC/OP 和 PC/OP 分别是就"提升"和"次要辅助"因素而言的"权重",目的是按照研究辅助设备存在 / 缺失及其适用性评估由搬运操作产生的潜在生物力学超负荷。其他指

数（WF、EF、TF）作为一般接触水平的乘数（负或正）。

在计算模型中，提升指数（LF）仅在完全残疾患者中是乘数或减少因子，而辅助指数（AF）仅与部分残疾患者有关。这种方法使模型合理化，即使在现实中，两种辅助工具类型都涉及残疾患者总数。其他因素（轮椅、环境和培训）也与完全残疾和部分残疾患者两者相关，如果这些因素是不充分的，可能产生残疾患者运动 - 转移操作的频率和严重程度的增加。

3.14.2.3 MAPO 指数结果分类 实施的研究和实验可以采用 MAPO 分值确定不同接触水平（绿色、黄色和红色）。参照可以忽略的接触水平，通过比值比的趋势，可以定义 MAPO 指标分类标准，并提出将要采取的后续预防行动。

MAPO 指数为 0～1.5 对应绿色带，危险可以忽略不计，前述情况除外（无提举设备时完全残疾患者 / 操作者的比值 >0.25）。此范围内，下背痛的发生率与一般人群完全相同（3.5%）。

MAPO 指数为 1.51～5 对应黄色"警报带"。此范围内，下背痛的发生率可能比绿色带高 2.5 倍。这个水平有必要实施中长期的干预计划，提出健康监护、配置辅助设施以及相应的培训。

MAPO 指数 >5 对应红色带，危险较高，下背痛发生率可能达到期望值的 5.6 倍。这种情况必须执行短期干预计划，提出健康监护、配置辅助设施、培训和调整环境空间的建议。

3.14.3 优点

- 确认的三个行动水平与交通信号模式（绿、黄、红）一致，具有很大的实用价值。
- 为护理中的下背痛提供了详细的主要危险决策分析。
- 便于对不同病房进行比较。
- 允许进行干预前和干预后的比较，可以模拟不同的干预类型。
- 实现简单快速分析。

3.14.4 缺点

- MAPO 不是一个独立指数，且代表分析病房的危险水平。
- MAPO 不适用于急诊病房。
- 某些具体情况下，MAPO 指数 <1.5 时可能会存在残余危险。
- 环境因素中没有考虑病床的工效学特征。
- 护理室有时轮椅指数值是不充分的。

3.14.5 相关方法

1988 年 Stobbe 提出了 MAPO 指数相关的唯一方法。Stobbe 确定了两个接触水平：与患者的提举频率相关的高危险和低危险（"高"为每个操作员每班次超过 5 次提举；"低"为低于 3 次提举）。研究者采用护士长访谈方式量化病房护理操作中提举腾挪的平均次数。此方法仅考虑了两种类型的腾挪：床到轮椅和厕所到轮椅。

3.14.6 标准和规则

欧盟理事会指令 90/269/EEC 对手动处理负荷的危险评估给予了特殊的推动作用，概述了手动负荷处理的意义以及雇主的相关义务。本着立法精神,主要目标是消除危险(检查自动化的可能性或完成操作的机械化)。

MAPO 方法也是一个指导预防措施的工具,既可选择优先等级,也可促进"不够合格"操作者重新定位。

为评估环境工效学要求(浴室、卫生间和病房),MAPO 考虑了关于建筑障碍拆迁的法律和法规。

关于 MAPO 指数的提举因素,提出了参考标准(EN ISO 10535 Hoists for the transfer of disabled persons - Requirements and test methods)。

3.14.7 培训和应用所需时间

整体而言,MAPO 方法需要 12 小时训练时间。强烈推荐检验培训效果(4 小时)。

训练有素的操作者通常需要 45 分钟评估单个病房的危险 MAPO 指数。需要预先访谈护士长以获得计算 MAPO 指数所需的信息。

3.14.8 信度和效度

在 23 家医院和疗养院,对 234 名患者和 3 400 名护士实施了接触(MAPO 指数)与下背痛之间的关联性研究。采用 logistic 回归分析的比值比(odds ratio)和发生率比(Poisson 回归)对资料进行了分析。

Battevi 等报道结果显示,MAPO 指数为 0~1.5,下背痛发生率与一般人群一致(3.5%)。MAPO 指数为 1.51~5,下背痛发生率是普通人群的 2.5 倍。当 MAPO 指数 >5,下腰痛发生率可高达一般人群的 5.6 倍。

3.14.9 所需工具

MAPO 指数法的实施只需要笔、纸和卷尺。

(陈青松　王忠旭　张　蔚)

3.15 工作相关肌肉骨骼疾患的工效学预防原则 第一部分:通用要求

3.15.1 范围

本文件规定了工作相关肌肉骨骼疾患相关的术语和定义、基本要求、工效学危害因素与危险源、工效学原则、危险评估、预防程序与措施等内容。

本文件适用于用人单位、劳动者、职业卫生技术服务机构和职业卫生监督管理人员从事预防和减少工作相关肌肉骨骼疾患的所有活动。

3.15.2 术语和定义

3.15.2.1 工作相关肌肉骨骼疾患(work-related musculoskeletal disorders,WMSDs) 指从事职业活动所导致或加重的肌肉、肌腱、骨骼、软骨、韧带和神经等运动系统的疾患。

3.15.2.2 危害(harm) 身体伤害或健康损害。本标准中的危害专指工作相关肌肉骨骼疾患。

3.15.2.3 危险源(hazard)　可能导致人身伤害和/或健康损害的根源、状态或行为,或其组合。

3.15.2.4 危险(risk)　危害发生可能性与严重程度的综合。

3.15.2.5 危险评估(risk assessment)　针对危害发生危险进行分析与评价的过程。

3.15.2.6 危险分析(risk analysis)　详细的工作描述、危险源识别和危险估计的全部过程。

3.15.2.7 危险估计(risk estimation)　确定危害可能的严重程度及其发生可能性的过程。

3.15.2.8 危险评价(risk evaluation)　基于持续的危险分析判断危险控制目标是否已经达到的过程。

3.15.2.9 作业空间(work space)　工作系统中为完成工作任务分配给一个人或多个人的工作活动空间范围。

3.15.2.10 工作站(workstation)　工作空间内为作业人员提供的工作设备组合。

3.15.3　基本要求

(1)用人单位应明确预防和减少 WMSDs 的管理部门、人员及其职责。用人单位、管理部门和咨询组织应以合作方式发起改进活动,活动应有工人或工人代表参与。

(2)用人单位应定期(1 次/年,如工作组织、工作场所、工作内容和工作任务未发生改变可适当减少评估频次,如上述内容有变化应重新进行评估)组织人员制定组织方案和评估计划,全面识别工作系统中可能存在的工效学危害因素和危险源,预测、估计和评价 WMSDs 发生危险。组织方案中应包括:改进目标与范围、达到目标的基本时间表和实施改进的组织。

WMSDs 的工效学评估与改进方案(样例)

A.1　评估与改进原则

管理者承诺改进工作条件。

A.2　评估与改进目的

描述工作场所目前状态,特别要陈述工作场所作业特征概况。为明确 WMSDs 的工效学评估目标和改进目的,应着重描述下列因素:作业引起的安全与健康方面的可能隐患、健康管理和生产中可预知的问题、问题的严重性和可能范围、可预知问题的当前状态(包括疾患和疾患发生的生产条件)。

A.3　改进目标

描述应改善的工作条件和目标以及截止日期。

A.4　改进项目的实施计划

阐述项目计划,主要为下列行动:

a. 识别肌肉骨骼负荷相关危险源和危害因素;

b. 危险评估和实施计划的选择;

c. 起草改进计划;

d. 执行改进计划;

---

e. 改进计划实施结果的评估；

f. 记录采取的改进行动并在内部发布。

A.5 预算

本部分涵盖该项目管理所需的预算量，如评估经费、员工培训、控制措施（工效学设计与相关设施）、个体防护用品及其相关管理等。

A.6 负责项目的部门/作业区

本部分涵盖负责项目的部门/作业区。

（3）用人单位应持续改进现有作业环境和作业条件，预防和减少 WMSDs 的发生。同时应基于持续改进活动，管理和记录现存的工效学危害因素以及危险估计和评价过程，并使其文件化。

（4）用人单位应开展多种形式的宣传、教育与培训活动，广泛交流上述危险估计和评价结果并使其融入日常工作，预防和减少 WMSDs 的发生。

3.15.4 工效学危害因素及其危险源

3.15.4.1 工效学危害因素 WMSDs 的工效学危害因素包括机械负荷、重复频率、暴露时间、姿势与事故、作业环境和心理负荷。影响 WMSDs 的总体负荷取决于这些危害因素的负荷水平以及不同组合和特性，包括：

- 高强度作用力；
- 长期持续负荷接触；
- 过度重复用力；
- 强烈姿势要求；
- 强烈或长时间肌肉紧张；
- 不利作业环境和心理负荷；
- 不良的工作（劳动）组织。

3.15.4.2 工效学危险源 基于上述工效学危害因素，并结合现场常见的来源确定工效学危险源和相关危害因素。工效学危险源包括：工作组织、工作类型、作业姿势和动作、作业空间和工作任务、社会心理因素和环境因素六个部分。具体检查内容见如下检查表。

WMSDs 工效学危险源与相关危害因素检查表

B.1 使用介绍

WMSDs 的工效学危险源分为：工作组织、作业类型、作业姿势和动作、作业空间和工作任务、社会心理因素和环境因素六个部分。每个部分将所有危害因素以表格的形式列出，如评估对象存在某一危害因素，在其后方对应位置打"√"。根据评估对象特征，在不同部分中允许出现相同的危害因素。对于确定存在的危害因素，确定危害程度，在备注栏中定位其影响的身体部位或肌群，设计相应的危险控制方案。

B.2 检查表

B.2.1 第一部分：工作组织

表 B.1 工作组织检查表

工效学危害因素	是	否	备注
1. 每天超过 8h 工作班制			
2. 频繁和长时间超时工作			
3. 长时间连续操作			
4. 工间休息不足			
5. 休息日不足			
6. 每日 / 周 / 月或每年工作强度分配不均匀			
7. 劳动者间工作强度分配不均匀			
8. 两班之间休息时间不足（低于 11h）			
9. 频繁的轮班 / 倒班			

B.2.2 第二部分：工作类型

表 B.2 工作类型检查表

工效学危害因素	是	否	备注
1. 提举和搬运重物（详见 B.2.7.1）			
2. 用力较大的工作（详见 B.2.7.2）			
3. 强推拉用力（详见 B.2.7.2）			
4. 高重复性工作（详见 B.2.7.3）			
5. 需频繁使用手指、手或臂部工作			
6. 工作中使用手臂振动工具（详见 B.2.7.10）			
7. 具有车辆传递的全身振动工作（详见 B.2.7.10）			
8. 使用键盘或其他数据录入设备的精力集中工作（详见 B.2.7.5 中第 g 条）			
9. 精细操作工作（详见 B.2.7.4）			
10. 高视觉要求的工作			

B.2.3 第三部分：作业姿势和动作

表 B.3 作业姿势和动作检查表

工效学危害因素	是	否	备注
1. 不良姿势和动作（详见 B.2.7.5）			
2. 持续和 / 或高频度变换关节位置（详见 B.2.7.6）			
3. 长时间强迫体位（详见 B.2.7.7）			
4. 长时间和 / 或长距离走动（水平或倾斜面上）工作（详见 B.2.7.8）			
5. 频繁攀爬楼梯			
6. 持续久坐或站立工作			

B.2.4 第四部分：作业空间和工作任务

表 B.4 作业空间和工作任务检查表

工效学危害因素	是	否	备注
1. 工作空间不足所致强迫体位或动作受限			
2. 工作站设计所致过多动作或不良体位			
3. 工作面高度和尺寸大小不够（详见 B.2.7.5 中第 b、c 条）			
4. 肩以上或膝以下的手工物体操作（详见 B.2.7.9）			
5. 工作空间迫使劳动者采取同一姿势工作			
6. 沉重和 / 或需要高度身体用力的工作物体操作			
7. 难以抓握或较滑的工作物体操作			
8. 冷 / 热的工作环境和 / 或物体的手工处理			
9. 施加于身体高度接触紧张或局部压力作业			

B.2.5 第五部分：社会心理因素

表 B.5 心理因素检查表

工效学危害因素	是	否	备注
1. 心理负荷过多或不足			
2. 时间压力和需求过高			
3. 职业性紧张工作			
4. 过低的工作满意度			
5. 缺乏自主工作（低影响，低控制）			
6. 社会支持不足			

B.2.6 第六部分：环境因素

表 B.6 环境因素检查表

工效学危害因素	是	否	备注
1. 地面光滑或不平			
2. 全身性振动（详见 B.2.7.10）			
3. 作业环境过冷或过热			
4. 作业环境照明不足			

B.2.7 检查表内容解释

B.2.7.1 提举和搬运重物

提举和搬运重物工作可导致作业人员全身或局部负荷过大，可能会造成肌肉骨骼系统损伤，例如下背痛等。依据 GB/T 31002.1—2014《人类工效学 手工操作 第 1 部分：提举与移送》，对于搬举重量、频率、距离等，出现下列情况之一均视为提举和搬运重物操作，结果判定为"是"，并注明判定依据。

a. 提举和搬运物体质量超过23kg。

b. 最大提举频次15次/min,此种情况下手工提举任务的总持续时间不应超过每天1小时,物体质量不应超过7kg。

c. 手工移送累积质量的推荐限值为10 000kg/8h,当移送距离较长(大于20m)时,此推荐限值应降为6 000kg/8h。

B.2.7.2 用力较大的工作

用力较大的工作任务涉及推拉用力、力量型抓握和踏板作业等。

施力过程是指作业活动中为完成提升物体、工具移动或使用而必须付出的力量,所需的力越大,作业人员肌肉负荷越大。作业任务之间常需要较长时间休息来恢复肌肉。重复性工作中,通常没有足够时间进行恢复。

具有潜在WMSDs患病危险的手部发力姿势见图B.1~B.6。

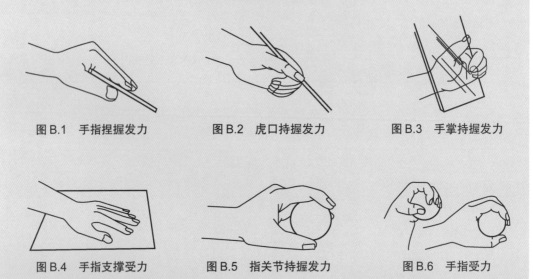

图 B.1 手指捏握发力   图 B.2 虎口持握发力   图 B.3 手掌持握发力

图 B.4 手指支撑受力   图 B.5 指关节持握发力   图 B.6 手指受力

施加力的水平取决于许多因素,例如物体的重量(提举限值)、相对于身体的位置、工件形状与持握方式。例如,通过手指的钩握相比捏握提举相同物体更加省力,见图B.7~B.10。

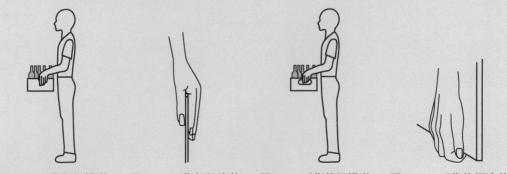

图 B.7 手指捏握提举   图 B.8 手指捏握姿势   图 B.9 手指钩握提举   图 B.10 手指钩握姿势

依据ISO 11228-2—2007,根据实际作业中手柄高度、推拉作业距离、作业频率、作业人员性别以及作业启动时和维持操作时的作用力大小实测值,与表B.7~B.10中的推荐限值进行比对,判定是否存在强推拉用力。

表 B.7　推拉作业用力限值（推行作业启动力限值）

最大启动用力限值（推行作业启动力限值）/N

手柄高度/cm		动作频率															
		10次/min		5次/min		4次/min		2.5次/min		1次/min		1次/2min		1次/5min		1次/d	
男	女	男	女	男	女	男	女	男	女	男	女	男	女	男	女	男	女
作业距离：2m																	
144	135	200	140	220	150					250	170			260	200	310	220
95	89	210	140	240	150					260	170			280	200	340	220
64	57	190	110	220	120					240	140			250	160	310	180
作业距离：8m																	
144	135					140	150			210	160			220	180	260	200
95	89					160	140			230	160			250	190	300	210
64	57					130	110			200	140			210	160	260	170
作业距离：15m																	
144	135							160	120	190	140			200	150	250	170
95	89							180	110	220	140			230	160	280	170
64	57							150	90	190	120			200	130	240	150
作业距离：30m																	
144	135									150	120			190	140	240	170
95	89									170	120			220	150	270	180
64	57									140	110			190	120	230	150
作业距离：45m																	
144	135									130	120			160	140	200	170
95	89									140	120			190	150	230	180
64	57									120	110			160	120	200	150
作业距离：60m																	
144	135											120	120	140	130	180	150
95	89											140	120	160	130	200	160
64	57											120	100	140	110	170	130

注：当操作人员不全是男性时，应使用女性标准进行受力判定。任何情况下，不推荐使用过低的手柄高度作业。

表 B.8　推拉作业用力限值（推行作业持续施力限值）

持续作业最大用力（双手推行）/N — 动作频率

手柄高度/cm 男	女	10次/min 男	女	5次/min 男	女	4次/min 男	女	2.5次/min 男	女	1次/min 男	女	1次/2min 男	女	1次/5min 男	女	1次/d 男	女
作业距离：2m
144	135	100	50	130	80					150	100			180	110	220	140
95	89	100	50	130	70					160	90			190	100	230	130
64	57	100	40	130	60					160	80			180	90	230	120
作业距离：8m
144	135					60	50			130	70			150	80	180	110
95	89					60	50			130	80			150	90	180	110
64	57					60	50			120	70			140	80	180	110
作业距离：15m
144	135							60	40	110	40			130	70	160	90
95	89							60	40	110	40			130	70	160	100
64	57							60	40	110	40			120	70	150	90
作业距离：30m
144	135									60	40			120	60	160	80
95	89									60	40			120	60	160	90
64	57									60	40			110	60	150	80
作业距离：45m
144	135									50	40			100	50	130	80
95	89									50	40			90	60	130	80
64	57									50	40			90	50	130	70
作业距离：60m
144	135											70	30	80	40	110	60
95	89											70	30	80	40	110	60
64	57											70	30	80	40	100	60

注：当操作人员不全是男性时，应使用女性标准进行受力判定。任何情况下，不推荐使用过低的手柄高度作业。

表 B.9 推拉作业用力限值（拖拉作业启动力限值）

手柄高度/cm 男	手柄高度/cm 女	作业距离	10次/min 男	10次/min 女	5次/min 男	5次/min 女	4次/min 男	4次/min 女	2.5次/min 男	2.5次/min 女	1次/min 男	1次/min 女	1次/2min 男	1次/2min 女	1次/5min 男	1次/5min 女	1次/d 男	1次/d 女
144	135	2m	140	130	160	160					180	170			190	190	230	220
95	89		190	140	220	160					250	180			270	210	320	230
64	57		220	150	250	170					280	190			300	220	360	240
144	135	8m					110	110			160	160			170	170	210	200
95	89						150	140			230	160			240	190	290	210
64	57						180	150			260	170			270	200	330	220
144	135	15m							130	100	150	130			160	150	200	170
95	89								180	100	210	140			230	160	280	180
64	57								200	110	240	150			160	170	320	190
144	135	30m									120	120			150	140	190	170
95	89										160	130			210	150	260	180
64	57										180	130			240	150	300	190
144	135	45m									100	100			130	140	160	160
95	89										140	130			180	150	230	180
64	57										160	130			210	150	260	190
144	135	60m											100	100	110	110	140	140
95	89												130	120	160	130	190	160
64	57												150	130	180	140	220	170

注：当操作人员不全是男性时，应使用女性标准进行受力判定。任何情况下，不推荐使用过低的手柄高度作业。

表 B.10　推拉作业用力限值（拖拉作业持续施力限值）

持续作业最大用力（双手拖拉）/N

手柄高度/cm 男	手柄高度/cm 女	作业距离	10次/min 男	10次/min 女	5次/min 男	5次/min 女	4次/min 男	4次/min 女	2.5次/min 男	2.5次/min 女	1次/min 男	1次/min 女	1次/2min 男	1次/2min 女	1次/5min 男	1次/5min 女	1次/d 男	1次/d 女
144	135	2m	80	50	100	80					120	100			150	110	180	150
95	89	2m	100	50	130	80					160	100			190	110	240	140
64	57	2m	110	40	140	80					170	90			200	100	250	130
144	135	8m					60	60			100	90			120	100	150	130
95	89	8m					60	60			130	90			160	100	190	130
64	57	8m					70	50			140	80			170	90	200	120
144	135	15m							60	40	90	60			100	80	130	110
95	89	15m							70	40	120	60			140	80	170	110
64	57	15m							70	40	120	60			150	70	180	100
144	135	30m									70	50			90	70	130	100
95	89	30m									70	50			120	70	170	100
64	57	30m									70	50			130	60	180	90
144	135	45m									50	50			80	70	100	90
95	89	45m									60	40			100	60	140	90
64	57	45m									60	40			110	60	150	80
144	135	60m											64	40	60	50	90	70
95	89	60m											70	40	90	50	120	70
64	57	60m											80	30	90	50	120	60

注：当操作人员不全是男性时，应使用女性标准进行受力判定。任何情况下，不推荐使用过低的手柄高度作业。

过度用力会显著提升 WMSDs 的发生危险。由于上述不良施力因素导致的作业人员用力过度现象会使作业人员更早出现疲劳现象。疲劳出现后，由于肌肉紧张，作业人员完成相同作业任务会施加更多的力，从而进一步提高 WMSDs 的发生率。应避免上述不良施力因素以预防肌肉骨骼损伤的出现。

B.2.7.3　高重复性工作（常见于组装生产线作业）

重复性单调工作即便无重体力劳动也可以造成作业人员肌肉负荷过度。这类工作常需要作业人员长时间保持相同的作业姿势。

分析任务的重复性，需要用步骤或周期来描述。例如，瓶子包装操作（图 B.11）。

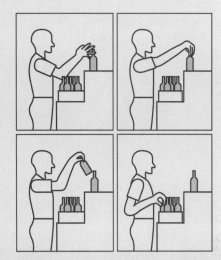

劳动者的工作任务是将传送带上的工件（瓶子）码放在包装箱中，每 24 件为 1 箱。假设每次能放置 4 个瓶子，则需重复 6 次才能装满 1 个箱子。若操作周期持续 2 秒，则至少需要 12 秒才能完成一箱的工作任务。

重复性作业工作非常容易发生疲劳现象，作业人员的肌肉无法在作业间隙的短时间内完全恢复。随作业时间增加，作业人员的疲劳累积程度加深，需要更大的力来执行相同的任务。因此，当在疲劳状态下继续作业时，受伤的概率将会显著提升。工作节奏决定了特定任务周期之间可用于休息和恢复身体的时间。速度越快，可用于恢复的时间越少，WMSDs 的危险就越高。

图 B.11　瓶子包装操作流程示意

高重复性工作主要依据重复性工作任务的循环作业时间来定义。将循环作业时间小于 30 秒的重复性作业定义为高重复性作业，将循环作业时间大于 30 秒的重复性作业定义为低重复性作业。

B.2.7.4　精细操作工作（包含高精度组装作业）

例如使用放大镜作业、精确安装作业、危险作业等。这类工作不同于重体力作业，会造成作业人员保持颈部、四肢的静力负荷，导致局部肌肉长时间紧张，引发不适、疼痛或损伤。此类工作还要求作业人员长时间保持弯腰姿势以保障作业精度。为缓解此类工作的作业强度，需按实际情况配备肘部支撑或下肢支撑设备。

B.2.7.5　不良作业姿势和作业活动

任何身体位置如果长时间保持统一姿势，都可能发生不适和疲劳。例如，站立是一种自然的身体姿势，本身不会造成特别的健康危害。然而，长时间站立工作可能导致脚痛、一般性肌肉疲劳和腰痛。身体位置受限或不良工效学姿势保持时间越长，就越有可能发生 WMSDs。例如，躯干向前弯曲（图 B.12），向后或扭曲亦可能对后背造成过大的压力；手臂抬伸至肩部以上位置（图 B.13），手臂后展至身体后侧（图 B.14），旋转手臂（图 B.15），向前、向后或侧向弯曲手腕（图 B.16），以及手向远离躯干位置过度前伸（图 B.17）。

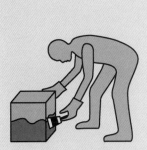

图 B.12　躯干向前弯曲

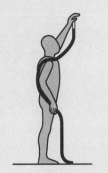

图 B.13　手臂位于肩部以上

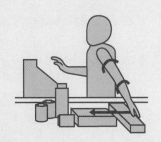

图 B.14　手臂后伸展至身体后侧

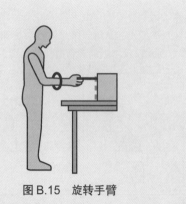

图 B.15 旋转手臂

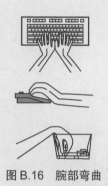

图 B.16 腕部弯曲

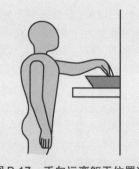

图 B.17 手向远离躯干位置过度前伸

依据 ISO 11226，作业流程设计过程中应避免作业人员头部、上臂、躯干活动角度和不良姿势持续时间超出限值（图 B.18）。

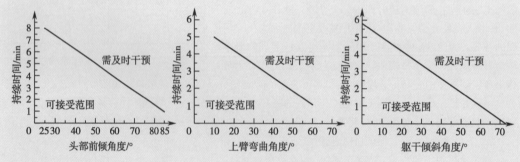

图 B.18 头部、上臂、躯干作业推荐角度范围

典型不良作业姿势包括：

a. 经常性身体外展造成下肢和踝关节负荷增加。

b. 重复性抬、伸上臂造成颈部、肩部、臂部负荷增加。

c. 下背弯曲、躯干倾斜会造成下背负荷增加。以此类姿势搬运极重的物体会极大增加受伤危险。

d. 保持或经常倾斜头部或扭转/拉伸颈部会造成颈椎和颈部肌肉负荷增加。

e. 保持或经常扭转躯干会造成下背负荷增加。

f. 保持或经常扭转颈部会造成颈部负荷增加。

g. 保持或经常内伸、外展腕部会造成手臂和腕部负荷增加。此类姿势常见于使用键盘录入数据作业，指关节保持高强度长时间重复性运动。此类工作会导致手部损伤。

h. 垫脚伸展上肢（尤其是抬、伸上臂至肩部以上时），膝部弯曲无支撑，身体关节极限伸展。

i. 除上述姿势外的一切关节极限角度作业姿势。

B.2.7.6　身体局部长时间保持相同姿势和/或身体局部高频率运动

即使此类姿势不涉及 B.2.7.5 中的部分，也会增加身体局部骨骼肌肉疾患发生危险。

B.2.7.7　长时间强迫体位

即使是推荐性中性姿势，长时间维持不动也会造成肌肉骨骼负荷增加，引发局部肌肉疲劳和损伤。任何作业环境和工作条件都应该为作业人员改变作业姿势提供充足的作业空间和舒适的工作条件，提供适当的工间休息，应按实际情况设计推广工间操以缓解局部肌肉疲劳。

B.2.7.8　长时间和/或长距离走动（水平或倾斜面上）工作

此危害因素包含全部水平和垂直方向的移动（包含爬梯、楼梯等）。

B.2.7.9　肩以上或膝以下的手工物体操作

此危害因素包含身体无支撑以及为作业人员防止跌落和滑倒造成的肌肉过度紧张和不良姿势。

B.2.7.10　全身振动和手传振动

全身振动和手臂局部振动都会造成一些健康影响。手臂振动可能导致作业人员的手和手臂失去知觉，从而增加手部发力来控制手持工具（包括锤钻、便携式磨床、链锯等）。振动对操作者关节肌肉造成的影响与手持电动工具振动频率相关。设计工具时，其工作频率应考虑避开对人体部位影响最大振动频率，工具振动水平应在 $5\sim36m/s^2$ 之间。具体内容参照 GB/T 18368—2001《卧姿人体全身振动舒适性的评价》、GB/T 13441.1—2007《机械振动与冲击 - 人体暴露于全身振动的评价》、GB/T 14790.2—2014《机械振动 - 人体暴露于手传振动的测量与评价》。

a. 工作组织

- 每天超过 8 小时工作班制；
- 频繁和长时间工作；
- 长时间连续操作；
- 工间休息不足；
- 休假日不足；
- 每日 / 周 / 月或每年工作强度不均匀；
- 劳动者间工作强度不均衡；
- 两班之间休息时间不足（少于 11 小时）；
- 频繁的轮班 / 倒班。

b. 工作类型

- 提举和搬运重物；
- 用力较大的工作；
- 强推拉用力；
- 高重复性工作；
- 需频繁使用手指、手或臂部工作；
- 工作中使用手臂振动工具；
- 具有车辆传递的全身振动工作；
- 使用键盘或其他数据录入设备的精力集中工作；
- 精细操作工作；
- 视觉要求高的工作。

c. 作业姿势和动作

- 不良姿势和动作；
- 持续和 / 或高频度变换关节位置；
- 长时间强迫体位；
- 长时间和 / 或长距离走动（水平或倾斜面上）工作；
- 频繁攀爬楼梯；
- 持续久坐或站立工作。

d. 作业空间和工作任务

- 工作空间不足所致不良体位或动作受限；
- 工作站设计所致过多动作或不良体位；
- 工作面高度和尺寸大小不适配；
- 肩部以上或膝部以下的手工物体操作；
- 工作空间迫使劳动者采取同一姿势工作；

- 沉重和 / 或需要高度身体用力的工作物体操作;
- 难以抓握或较滑的工作物体操作;
- 冷 / 热的工作环境和 / 或物体的手工处理;
- 施加于身体的高度接触紧张或局部压力作业。

e. 社会心理因素

- 心理负荷过多或不足;
- 时间压力和需求过高;
- 职业性紧张工作;
- 过低的工作满意度;
- 工作缺乏自主权;
- 社会支持不足。

f. 环境因素

- 滑的和 / 或不平坦的地面;
- 全身振动 / 手臂振动;
- 热和冷的工作环境;
- 贫乏的视觉条件(如光线不足)。

3.15.5　工效学原则

3.15.5.1　活动与休息的平衡　暂停和休息是从负荷产生的紧张中恢复和预防累积疲劳的必要条件。平衡的目标是负荷下活动时间与不活动放松时间的结合,应避免超负荷和不活动。

3.15.5.2　任务设计与工作能力相适应　通过工作设计(包括工作设备、工具、环境、空间和工作组织等)使工作条件适应工作者的能力或通过培训和职业调整提高工作者能力来实现工作需要与工作能力之间合适的平衡。工作能力应考虑工作者年龄和性别的不同。

3.15.5.3　工作执行策略　肌肉骨骼系统超负荷的危害因素来自工人工作时的执行方法。执行工作任务时负荷重心应靠近人体中心,身体躯干和肢体应尽量避免扭曲和侧弯姿势,工作频次和持续时间应适度。

3.15.5.4　避免事故和伤害　工作时应保障劳动者工作环境和工作过程的安全,避免人体坠落或摔倒导致的肌肉骨骼损伤。使用工具时,通过穿戴如防护头盔、手套或鞋等个体防护装备来避免头部、手和足等部位的肌肉骨骼伤害。

3.15.6　危险评估

3.15.6.1　基本原则

(1)危险评估不应仅限于导致肌肉骨骼负荷的几种特定工效学危害因素,应基于对工作场所的所有工效学危险源和相关危害因素进行分析与评估。

(2)危险控制目标的设定应基于多因素分析的可理解性评估结果来消除或减少不可接受危险。

(3)危险评估过程应包括工作描述、危害识别、危险估计与评价过程。存在严重危害因素时,应立即对其实施危险评估,减少肌肉骨骼负荷危险,改进现有危险控制措施。

3.15.6.2 危险分析

（1）工作描述：基于现场调查与访谈，对如下各项工作内容进行详尽描述与分析，用于识别工效学危害因素及其危险源，估计与评价 MSWL 危险。

- 生产流程、工作内容、工作场所（包括作业空间与环境）和工作任务；
- 职业事故统计、工作相关疾病和其他疾病的发生、因病休假等；
- 工作组织（包括组织机构、人员构成、工作制度等）和轮班制度；
- 每天、每周、每月或每年工作小时数；
- 每天作业时间、连续作业时间和工间休息制度；
- 劳动者特征，涉及年龄、性别、身高、体重、肌力、影响工作的既往病史、职业史（详细工作经历）、职业教育和培训等；
- 作业特征，包括作业姿势（如立姿、坐姿、蹲姿、跪姿、卧姿等）、静力负荷、身体不活动、重复性工作和手工操作。

（2）危害识别

a. 基于（1）工作描述和对现场作业活动/动作的详细观察与分析，依据本标准中危险源与相关危害因素分类，识别工作场所中的工效学危险源与相关危害因素。工效学危险源包括：工作组织、工作类型、作业姿势和动作、作业空间和工作任务、社会心理因素和环境因素六个方面。

b. 基于上述工作描述与分析结果，对工作场所可能存在与 WMSDs 相关危险源和危害因素进行分析与识别，并完成各类检查表的填写。

c. 危险估计：进行危险估计时，应考虑危害发生的严重性、可能性（危险）以及潜在危害接触的作业人数，并定位其影响部位（或肌群）。

为完善上述危险分析结果，获得或验证危险控制要点，推荐使用基于作业活动的危险控制优先等级检查问卷。检查问卷实施程序包括：

- 成立检查问卷的实施组织并落实其分工；
- 确定拟要检查的工作场所；
- 各自完成检查表的填写；
- 组织小组讨论工作场所中发现和需优先控制的危险因素；
- 制定工作场所降低肌肉骨骼负荷危险的控制计划；
- 执行大规模危险控制计划前，应实施小规模控制试验以确保危险控制效果。

基于作业活动的危险控制优先等级检查表

C.1　通则

作业动作检查表旨在检查工作相关肌肉骨骼负荷的整体因素，根据因素的优先级寻找制定对应的改善方案。本检查表通用于不同的人群，推荐相关人员（用人单位职业卫生相关人员和其他职业卫生从业人员）使用本检查表进行工作相关肌肉骨骼负荷检查。下述检查表样例可根据实际情况进行增减修改。

C.2　使用方法

a. 以5～8人为单位组织形成工作相关肌肉骨骼负荷检查小组。

b. 通过与生产线负责人访谈的方式充分了解用人单位生产的主要流程与方法、劳动者数量（男工和女工）、工作时长（包含工间休息和加班情况）以及全部现存的劳动问题。

c. 确定被检查作业区域。对于小型企业,应详细调查全部生产车间。对于大型企业,应按照生产工艺流程将全部生产流程分解成工段,按工段进行调查。

d. 调查小组全员应在调查开始前熟练掌握检查表内容及待调查作业区域配置。

e. 通过实地走访的方式进行调查。如必要,应对应检查表内容逐一向生产经理或一线劳动者了解情况。如果待查内容的改善措施已实施或目前暂无改善必要,则在"否"项打"√";如果作业人员认为检查单上的改善措施有必要,则在"是"项打"√";如有必要,在备注栏详细注明一线作业人员的改善建议。

f. 根据调查小组全部成员的调查结果进行数据统计。按每一项中"是"项的选择数量排列改善计划的优先级。

g. 应确保调查项目全部如实填写无空项。

h. 走访调查结束后,应针对每个调查组成员的检查清单组织调查小组全员进行讨论,确定全部改善计划以及改善优先级。同时,汇总走访调查过程中发现的已实施的有效改善方案。

i. 基于小组讨论的结果,与用人单位管理人员、一线生产人员一同召开全体会议,最终确定减少工作相关肌肉骨骼负荷的改善计划及实施方案。

C.3 作业活动检查表样例

表 C.1 作业活动检查表

		是	否	优先级	备注
1	使用手推车、手动叉车或其他轮式机械移动材料				
2	通过使用传送带、卷扬机或其他运输设备代替手工材料运输				
3	减少处理材料时需要身体弯曲/扭转的操作过程				
4	消除或减少手臂抬升至肩部以上的作业动作				
5	改良包裹和容器的抓握条件,增加把手、手柄等设计使其便于抓握				
6	使用小型包装、容器分装原料,减少单次作业的负荷				
7	必须由2名劳动者一同处理超重物体				
8	重复性推拉搬举重物的操作,增加短休息时间				
9	根据材料和工具的使用频率安排其在作业台上的位置				
10	为长时间站姿作业的人员提供椅子				
11	为长时间坐姿作业的人员配置全方位可调节的椅子				
12	使用台钳、固定架等夹具提高工件稳定性,以提高作业效率				
13	测试设备和工具设计是否合理,确保使用者操作时不会过度发力,过度弯曲手部和腕部				
14	选择省力工具进行作业				
15	选择轻量化、重心位置位于使用者手中的工具作业				
16	调节作业台面高度至作业人员肘部或略低于肘部				
17	进行精细作业时,提供手部支撑				
18	在连续性高视觉要求作业间增加工间休息				
19	针对连续性视觉显示终端作业,增加轮岗制度,减少作业重复性				
20	避免作业环境过冷或过热				
21	作业场所应提供充足的光照				
22	作业场所附近安排休息区域,并提供舒适度较高的家具和饮水				
23	鼓励作业人员根据需求自主设计工作站、材料处理设备、椅子				
24	针对作业时间安排问题征求一线作业人员意见				
25	增加重体力重复性作业周期循环时间				

3.15.6.3 危险控制策略 针对严重危害因素，在制定危险控制策略和评估危险控制效果时，应考虑下列因素：

- 危险分析结果；
- 危险控制实施的难易程度；
- 危险控制实施后的改进效果；
- 将受益的劳动者数量；
- 实施危险控制的成本效益。

3.15.6.4 危险控制的实施与干预效果的监测 为检验危险控制的效果与不足，用人单位应对劳动者肌肉骨骼负荷水平和健康状况进行有计划性的监测。建议危险控制实施前后对肌肉骨骼负荷水平的主观估计进行对比性检验，对肌肉骨骼负荷相关的病假缺勤、生产效率、肌肉骨骼疾患发生情况的统计也可用于评估危险控制效果。

肌肉骨骼负荷水平的主观估计问卷

在减少工作相关肌肉骨骼疾患改善措施实施前后，均应邀请一线作业人员如实填写问题一和问题二。

问题一：

请问您在工作过程中或下班回家后是否感到劳累不适？请您按表 D.1 中为您提供的评分标准对您身体因工作所致的不适打分。

表 D.1　不适和疼痛评分标准

0	1	2	3	4
无	轻微不适	中等疼痛	强烈疼痛	难以忍受

表 D.2　身体部位标识表

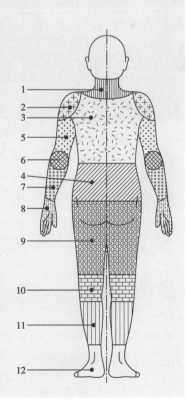

编号	图例	身体部位	分数	
			左侧	右侧
1		颈部		
2		肩部		
3		上背		
4		下背		
5		上臂		
6		肘部		
7		前臂		
8		手部、腕部		
9		臀部、大腿		
10		膝部		
11		小腿		
12		足踝		

问题二：

请问您对您现在的工作环境总体满意吗？

□非常满意　□满意　□不满意　□非常不满意

在减少 WMSDs 改善措施实施后（通常为改善措施实施几周后），再次邀请一线作业人员如实填写问题三。

问题三：

请问工作环境改善后，您身体的不适和疼痛减弱了吗？

□不，与之前一样　□是，但只有一点点　□是，显著改善

3.15.6.5　危险控制的再评价与制定　为检验危险控制的效果，找出新的或者残留的问题，应实施定期评价工作。如果出现产品制造、生产流程、工作台站系统发生改变或事故率、职工抱怨增加等情况，应进行危险的再评价并重新制定危险控制计划。

用于危险控制效果再评价的评估表格

E1　信息

企业名称：_____　部门：_____　日期：_____

E2　干预措施

本部分应包含：

a. 作业内容。

b. 作业人员肌肉骨骼负荷改善目标。

c. 改善行动具体计划（包含时间节点）。

d. 涉及人员及组织。

E3　预算

本部分应详细说明改善计划的实施预算。

E4　阶段性改善成果

本部分应包含改善实施前后作业人员肌肉骨骼系统负荷变化、整体作业负荷变化以及生产力变化。

E5　满意度调查

E5.1　部门负责人

□非常满意　□满意　□不满意　□非常不满意

E5.2　一线作业人员

□非常满意　□满意　□不满意　□非常不满意

E6　附加件

本部分应包含：

a. 体现改善计划实施前后作业人员肌肉骨骼系统负荷变化、整体作业负荷变化以及生产力变化的具体数据。

b. 改善后仍存在的问题与危险。

c. 针对新发现的危害因素制定的危险减少方案。

3.15.7　危险控制原则

危险主要源自高强度作用力、长期持续负荷接触、高度重复用力、强烈的姿势要求、强

烈或长时间肌肉紧张、不合理作业环境或心理负荷、工作组织等工效学危害因素。危险控制应针对这些不良的工效学危害因素进行预防与控制。

3.15.7.1 高强度作用力 提举或搬运重物、转移患者、推或拉重物、货物安置等高强度作用力负荷作业时，需要肌肉高度用力，可导致急性超负荷和 / 或肌肉疲劳。这种情况涉及物体重量、负荷重心与身体的水平距离、操作持续时间和重复频率，危险控制原则如下。

（1）提举和移动物体操作，危险控制原则包括：

- 避免手工重负荷操作；
- 避免移动物体越过障碍物；
- 避免在不平坦或光滑的通道、台阶或楼梯上搬运；
- 避免高强度或频繁的手部操作；
- 避免提举和搬运较大和较重物体；
- 采用起重机械或使用小型提举设备；
- 标记重物体负荷或内部负荷不对称；
- 提供手工操作培训。

（2）其他强负荷作业：其他强负荷作业包括推或拉重物、运输车辆中货物安置、脚手架安装、转移患者等，危险控制原则包括：

- 提供安全的操作条件；
- 提供有轮子的运载工具；
- 避免在受限空间操作；
- 避免有障碍和不平坦地面操作。

3.15.7.2 长期持续负荷接触 长时间处于重负荷下的作业，可能导致局部肌肉关节发生退行性疾病，特别是腰椎。这些作业包括手工材料加工等，危险控制原则：减少每日操作物体总量。

3.15.7.3 频繁重复用力 大部分工作时间高度重复（几次 /min）相似或同样工作，操作者无权决定作业节奏、顺序、作业和休息时间等。危险控制原则包括：

- 调整劳动组织（工作轮换、工作多样化等）减少个体操作的重复程度；
- 赋予劳动者自主决定休息时间的权利；
- 使具有高负荷不能避免的单调重复性作业机械化。

3.15.7.4 不良姿势要求 在头顶、限定位置、有限空间、极度弯 / 扭曲或伸展、持续倾斜、身体不可及或跪、躺、蜷曲或蹲伏等作业的不适宜身体姿势下，会导致作业超负荷、肌肉反应能力降低、肌肉骨骼损伤。危险控制原则包括：

- 提供可调节的工具和设备；
- 提供足够大的空间以避免受限作业导致的不适宜身体姿势；
- 在伸手可及的范围内安排作业布局；
- 当受限姿势不可避免时设置时间限制和 / 或交替进行不同性质的作业；
- 避免布置需要跪、躺、蜷曲或蹲伏姿势的作业。

3.15.7.5 肌肉过度紧张 肌肉保持静态姿势、握持物体或工具等强烈或长时间肌肉紧张会导致肌肉疲劳，没有充分恢复的疲劳可导致骨骼肌肉组织不可逆性改变。长时间收缩的肌肉也可能导致血液循环不足，引发事故和疾病。危险控制原则包括：

- 提供适合手部特征的握持工具；

- 提供脚手架、梯子或小型设备；
- 提供手臂、腰背、肘等支持物；
- 提供左右手都能够使用的夹子或把手；
- 设置可以在腕关节和手臂之间位置使用的夹子或把手。

3.15.7.6 不合理作业环境 手臂和全身振动作业可导致退行性疾病或手部血液循环问题，重负荷产生过程中的高温有可能导致血压问题并增加体温，低温将会降低身体灵活性，照明不足或眩光可能诱发强迫姿势，并增加绊倒或跌落的危险，不适当、不平坦、不稳固或光滑的工作平面和地面能够引起紧张、费力的工作姿势和运动。危险控制原则包括：

- 振动：对于手臂振动，使用低振动工具、减少振动仪器的使用时间、戴手套和避免低温；对于全身振动，使用减振座椅和减少振动作用于人体的时间。
- 气候：穿着适当的衣服，根据环境温度、湿度调整衣物，缩短停留在高温或低温房间的时间。
- 照明：提供充足、不眩光的照明设备。
- 跌落和滑倒：尽可能避免不适当、不平坦、不稳固或光滑的工作平面、地面和运输通道。

3.15.7.7 心理负荷 心理负荷是人员、技术、组织、社会等因素交互作用的结果。心理负荷可以用操作者接触工作负荷的强度、持续时间以及强度的时间分布来评价。工作中的心理负荷强度主要与工作疲劳程度呈正相关。优化作业人员心理负荷水平时，应充分考虑作业任务设计、工作设备、工作环境、工作组织等因素。

（王忠旭　徐　擎）

参 考 文 献

[1] CHAIKLIENG S, SUGGARAVETSIRI P. Ergonomics Risk and Neck Shoulder Back Pain among Dental Professionals[J]. Procedia Manufacturing, 2015(3): 4900-4905.

[2] 邓华欣, 冉瑞红, 曹磊, 等. BRIEF 在汽车制造业不良工效学因素识别评估中的信效度检验[J]. 中国工业医学杂志, 2020, 33(5): 387-390.

[3] 唐历华, 王忠旭, 张蔚, 等. BRIEF 和 PLIBEL 方法在评价空中交通管制员骨骼肌肉疾患中的应用[J]. 中国工业医学杂志, 2017, 30(3): 196-198.

[4] 许旭艳, 沈波, 陈艳, 等. BRIEF 和 QEC 在制鞋作业工人肌肉骨骼疾患研究中的应用[J]. 中国工业医学杂志, 2017, 30(5): 328-331, 347, 401.

[5] 王忠旭, 陈西峰, 张蔚, 等. BRIEF 和 PLIBEL 方法在评价造修船作业工人肌肉骨骼疾患中的应用[J]. 中国工业医学杂志, 2016, 29(4): 244-248.

[6] 唐丽华, 王忠旭, 张蔚, 等. BRIEF 和 PLIBEL 方法在评价航空搬运工人肌肉骨骼疾患中的应用[J]. 中国工业医学杂志, 2016, 29(4): 248-251.

[7] KARLHEINZ S, UIF S, MAX B, et al. MultiPLa-a tool for the combined overall estimation of various types of manual handling tasks[J]. Work-a Journal of Prevention Assessment & Rehabilitation, 2012(41): 4433-4435.

[8] KLUSSMANN A, LIEBERS F, BRANDSTADT F, et al. Validation of newly developed and redesigned key indicator methods for assessment of different working conditions with physical workloads based on mixed-methods design: a study protocol[J]. Bmj Open, 2017, 7(8): e015412.

[9] STEINBERG U, CAFFIER G, LIEBERS F. Assessment of manual material handling based on key indicators-German guidelines [M]. London: Lawrence Erlbaum Associates, 2006: 317-335.

[10] MCATAMNEY L, NIGEL C E. RULA: A survey method for the investigation of work-related upper limb disorders [J]. Appl Ergon, 1993, 24(2): 91-99.

[11] YAZDANIRAD S, KHOSHAKHLAGH A H, HABIBI E, et al. Comparing the effectiveness of three ergonomic risk assessment methods-RULA, LUBA, and NERPA-to predict the upper extremity musculoskeletal disorders [J]. Indian J Occup Environ Med, 2018, 22(1): 17-21.

[12] 苏润娥, 薛红军, 宋笔锋. 快速上肢评估(RULA)方法的改进[J]. 人类工效学, 2008, 14(1): 15-17.

[13] 徐博成. 基于 Kinect 的人体动作损伤评估方法[D]. 青岛: 青岛科技大学, 2017.

[14] 赵川, 余隋怀, 初建杰, 等. 基于模糊逻辑的快速上肢评估方法(RULA)改进[J]. 哈尔滨工业大学学报, 2018, 50(7): 87-93.

[15] KEE D, KARWOWSKI W. A comparison of three observational techniques for assessing postural loads in industry [J]. Int J Occup Saf Ergon, 2007(13): 3-14.

[16] 张蔚. 常用 WMSDs 评估方法在造船作业中应用的信效度研究[D]. 北京: 中国疾控中心职业卫生与中毒控制所, 2017.

[17] 张蔚, 陈西峰, 张雪艳, 等. 快速上肢评估在造船作业中应用的信效度研究[J]. 中国工业医学杂志, 2016, 29(4): 251-255.

[18] 王文军, 余隋怀, 初建杰, 等. 飞机驾驶舱舒适性参数可视化技术[J]. 机械科学与技术, 2015, 34(4): 647-652.

[19] 彭卫平, 胡向阳, 雷金, 等. 基于 RULA 的数控机床控制面板操作舒适性分析[J]. 人类工效学, 2017, 23(6): 42-56.

[20] ZEIDI I M, MORSHEDI H, ZEIDI B M. The effect of interventions based on transtheoretical modelling on computer operators' postural habits [J]. Clinical Chiropractic, 2011, 14(1): 17-28.

[21] YAFA L, YEHUDA L, AMIT G, et al. Validity of the modified RULA for computer workers and reliability of one observation compared to six [J]. Ergonomics, 2014, 57(12): 1-8.

[22] BAZAZAN A, DIANAT I, FEIZOLLAHI N, et al. Effect of a posture correction based intervention on musculoskeletal symptoms and fatigue among control room operators [J]. APPL ERGON, 2019(76): 12-19.

[23] DAVID G C. Ergonomic methods for assessing exposure to risk factors for work-related musculoskeletal disorders [J]. Occup Med, 2005(55): 190-199.

[24] 刘哲. 基于快速上肢评估(RULA)法对某口罩生产人因工程学的危险分析[J]. 职业卫生与应急救援, 2016, 34(5): 362-380.

[25] 贾宁, 凌瑞杰, 王伟, 等. 汽车装配工人工效学负荷与工作相关肌肉骨骼疾患的相关性研究[J]. 环境与职业医学, 2017, 34(10): 858-863.

[26] BURDORF A, DERKSEN J, NAAKTGEBOREN B, et al. Measurement of trunk bending during work by direct observation and continuous measurement [J]. Appl Ergon, 1992(23): 263-267.

[27] PLANTARD P, AUVINET E, LE PIERRES A S, et al. Pose Estimation with a Kinect for Ergonomic Studies: Evaluation of the Accuracy Using a Virtual Mannequin [J]. SENSORS, 2015, 15(1): 1785-1803.

[28] GOLD J E, D'ERRICO A, KATZ J N, et al. Specific and Non-Specific Upper Extremity Musculoskeletal Disorder Syndromes in Automobile Manufacturing Worker [J]. American Journal of Industrial Medicine,

2010，52（2）：124-132.

[29] 李淑江，徐博成. Kinect 摄像头在快速上肢评估中的应用［J］. 机械制造，2017，55（638）：36-40.

[30] STANTON N，HEDGE A，HENDRICK H W，et al. Handbook of Human Factors and Ergonomics Methods ［M］. Oxford：Taylor & Francis，2004.

[31] RAFIE F，JAM A Z，SHAHRAVAN A，et al. Prevalence of Upper Extremity Musculoskeletal Disorders in Dentists：Symptoms and Risk Factors［J］. Journal Of Physical Therapy Science，2015，27（12）：3651-3654.

[32] DIANAT I，KORD M，YAHYAZADE P. Association of individual and work-related risk factors with musculoskeletal symptoms among Iranian sewing machine operators［J］. Appl Ergon，2015（51）：180-188.

[33] 马晶俊，黄河. 基于 OWAS 和 RULA 法对电商物流自提点手工作业的危险分析［J］. 人类工效学，2018，24（3）：49-56.

[34] BORG G. Perceived exertion as an indicator of somatic stress，Scand［J］. J Med Rehabil，1970，2（2）：92-98.

[35] FRANSSON-HALL C，GLORIA R，KILBOM A，et al. A portable ergonomic observation method（PEO）for computerized on-line recording of postures and manual handling［J］. Appl Ergonomics，1995，26（2）：93-100.

[36] HAMPTON S. Can electric beds aid pressure sore prevention in hospitals［J］. Br J Nursing，1998（7）：1010-1017.

[37] HIGNETT S，MCATAMNEY L. Rapid entire body assessment（REBA）［J］. Appl Ergonomics，2000（31）：201-205.

[38] PITT-BROOKE J，REID H，LOCKWOOD J，et al. Ergonomics，in Rehabilitation of Movement：Theoretical Basis of Clinical Practice［M］. Philadelphia：W B Saunders，1997：480-486.

[39] THE NATIONAL ARCHIVES. Manual Handling Operations Regulations，1992，Guidance of Regulations ［EB/OL］.（2022-3-10）. https://www.hse.gov.uk/pubns/priced/l23.pdf.

[40] HSIAO H，KEYSERLING W M. A three-dimensional ultrasonic system for posture measurement［J］. Ergonomics，1990（33）：1089-1114.

[41] KARHU O，KANSI P，KUORINK I. Correcting working postures in industry：a practical method for analysis［J］. Appl Ergonomics，1997，8（4）：199-201.

[42] KUORINKA I，JONSSON B，KILBOM A，et al. Standardised Nordic questionnaires for the analysis of musculoskeletal symptoms［J］. Appl Ergonomics，1987，18（3）：233-237.

[43] LI G，BUCKLE P. Evaluating Change in Exposure to Risk for Musculoskeletal Disorders：A Practical Tool ［J］. 2000，86（6）：282-336.

[44] WATERS T R，PUTZ-ANDERSON V，GARG A，et al. Revised NIOSH equation for the design and evaluation of manual lifting tasks［J］. Ergonomics，1993，36（7）：749-776.

[45] WIKTORIN C，MORTIMER M，EKENVALL L，et al. HARBO，a simple computer-aided observation method for recording work postures，Scand［J］. Work Environ Health，1995，21（6）：440-449.

[46] CHATTERJEE A，SAHU S. A physiological exploration on operational stance and occupational musculoskeletal problem manifestations amongst construction labourers of West Bengal，India［J］. J Back Musculoskelet Rehabil，2018，31（4）：775-783.

[47] DUTTA S，DWIVEDI A，SURESH K M. Use of water quality index and multivariate statistical techniques

for the assessment of spatial variations in water quality of a small river[J]. Environ Monit Assess, 2018, 190(12): 718.

[48] KHAN M R, SINGH N K. Prevalence of musculoskeletal disorders among Indian railway sahayaks[J]. Int J Occup Environ Health, 2018, 24(1-2): 27-37.

[49] JAMDADE B, SHIMPI A, RAIRIKAR S, et al. Factors predisposing to work-related lower back pain in automobile industry workers[J]. Int J Occup Saf Ergon, 2018(1): 1-7.

[50] RUI L H, CHEUNG T W C, ZIXIAN Y, et al. A pilot study: Exploring the musculoskeletal risk exposure associated with drying laundry using the public housing pipe-socket system amongst women in Singapore[J]. Work, 2018, 61(3): 449-461.

[51] JAIN R, MEENA M L, DANGAYACH G S. Prevalence and risk factors of musculoskeletal disorders among farmers involved in manual farm operations[J]. Int J Occup Environ Health, 2018(1): 1-6.

[52] VAISBUCH Y, AARON K A, MOORE J M, et al. Ergonomic hazards in otolaryngology[J]. Laryngoscope, 2019, 129(2): 370-376.

[53] KIM J, PARK B Y, MUN S J, et al. Differences in plantar pressure by REBA scores in dental hygienists[J]. Int J Dent Hyg, 2019, 17(2): 177-182.

[54] WATERS T R, PUTZ-ANDERSON V, GARG A. Applications manual for the revised niosh lifting equation [DB/OL]. (2022-3-31). https://wonder.cdc.gov/wonder/PrevGuid/p0000427/p0000427.asp.

[55] 中国卫生监督协会. 工作相关肌肉骨骼疾患的工效学预防原则 第一部分: 通用要求: T/WSJD 14.1—2020[S]. 北京: 中国卫生监督协会, 2020: 4-24.

[56] RODGERS S H. Job evaluation in worker fitness determination[J]. Occup Med, 1988, 3(2): 219-239.

[57] RODGERS S H. A functional job analysis technique[J]. Occup Med, 1992, 7(4): 679-711.

[58] SALVENDY G. Handbook of Human Factors and Ergonomics in health care and patient safety[M]. 2nd edition. Boca Raton: CRC Press, 2012: 36-65.

[59] ROHMERT W. Problems in determining rest allowances: part 1, use of modern methods to evaluate stress and strain in static muscular work, Appl[J]. Ergonomics, 1973, 4(2): 91-95.

[60] ROHMERT W. Problems in determining rest allowances: part 2, determining rest allowances in different human tasks, Appl[J]. Ergonomics, 1973, 4(3): 158-162.

第4章 心理生理方法

4.1 表面肌电描记技术

4.1.1 方法来源及应用

肌电图（electromyogram，EMG）是众多肌纤维运动单元动作电位（motor unit action potential，MUAP）在时间和空间上的叠加。表面肌电描记术（surface electromyography，sEMG）是由浅层肌肉多个运动单元发放的动作电位序列，在皮肤表面呈现时间和空间上综合叠加的结果，一定程度上反映了神经肌肉的活动。EMG 通过分析肌肉收缩期间产生的电信号研究肌肉功能。当肌细胞去极化至临界值会随膜通透性变化而产生动作电位，将电极置于肌肉内（内置电极）或皮肤表面（表面电极）可测得电位，该测定方法称为肌电描记术（electromyography，EMG），或肌电术。相对于内置电极的 EMG，sEMG 在测量上具有非侵入性、无创伤、操作简单等优点。

生理学知识显示，肌肉的运动由脊髓前角发出指令，沿 α 运动神经元传递到周围。每条肌纤维都由多条可收缩的肌节蛋白链（肌动蛋白丝单位）组成，这些肌节蛋白链产生肌肉活动的力量，由细胞体、连接神经元和肌纤维簇组成的复合物构成一个运动单元，在这个运动单元中所有的肌纤维都被同步激活。

每个运动单元的局部神经元通过细胞去极化（振幅 =100mV，持续时间 2～14ms）化学激活其肌神经连接处的肌肉纤维，沿着肌膜扩散，这种肌肉动作电位刺激肌节收缩，组织和皮肤中的电解质传导电位，使得通过测量插入肌肉或固定在皮肤表面的电极的局部电压来跟踪肌肉活动在技术上成为可能。

肌肉力量由运动单元的数量和每个运动单元放电速率的变化（5～50/s）控制，因此，较大的导线电极和表面电极都能检测到其覆盖区周围不同的运动单元电位的代数和。电极尺寸越大，肌纤维与电极的距离越大，检测到的运动单元越多。不同电极单元的异步点火以及点火速率和电极单元补充的变化在电极上构建了一个干涉图（图 4-1）。因此，EMG 信号被描述为没有可识别序列的一串随振幅和持续时间变化的准随机形状的尖峰。尽管 EMG 信号具有噪声特性，但其仍然包含很多重要的信息。

肌电描记术最早可以追溯至 20 世纪初。1909 年，Piper 发现肌肉疲劳时，肌电的低频成分增加；Kogi 和 Hakamada 于 1962 年首次定量研究了疲劳所致肌电的频谱左移。然而，EMG 较多用于实际研究，在 20 世纪 70—80 年代才取得进展。近些年来，随着计算机技术的发展，肌电测量技术也发展很快，表面电极、遥测技术，计算机辅助的信号转换、记录和分析,使得 EMG 成为无损伤性、即时监测、便于实验室和现场使用的一个新方法。

肌电图波峰的数量和强度与肌肉收缩力之间存在相关性。除了这类应用最广泛的信息外,各种类型的信号处理和模式分析还能让研究者更深入地了解肌肉的激活和运动。所以,重要的是要认识到,肌电图不能测量力、关节位置或除电压以外的其他任何东西。

大多数情况下,肌电图通过测量外部负荷、身体姿势或关节运动来辅助解释肌肉局部活动功能。肌电图的记录既可以通过针电极插入肌肉,也可以通过贴在目标肌肉皮肤上的表面电极来完成。针电极主要用于医疗和康复目的,提取肌肉神经支配的详细信息。表面肌电由于其非侵入性而广泛应用于人类工效学和职业健康领域,使运动过程中的测量更加方便。然而,更间接的表面肌电图测量使应用和处理变得复杂,因为只有位于皮肤表面下的肌肉是可接触的,相邻肌肉的交叉交流可能会干扰。此外,低信号接收和大信号变异性使无干扰评估和适当的缩放复杂化。

肌电方法在劳动负荷评价中广泛应用。现代生产性活动的内容和方式发生了深刻变化,繁重的体力劳动被机械化取代,而流水线生产、VDT 作业日渐增多。体力不再是主要问题,而是要求劳动者吸收和加工信息,精确地移动手臂、手指来完成某项操作。对脑力和视觉器官的要求、反复性操作、静态作业和时间压力(time pacing)等劳动负荷更为突出。瑞典国家职业生命研究所(National Institute for Working Life)调查了 34 家工作地点 1 529 名职员的所谓"现代工作条件",这些看似"轻松"的现代劳动条件却可导致肌肉骨骼疾患。劳动能量代谢率测定劳动负荷作为劳动生理学的传统指标已有 100 多年的历史,现代劳动由于能耗不高,不宜采用这一指标。现代劳动的负荷怎么评价?这是我国职业卫生不能回避的问题。以下是采用肌电术研究评价现代劳动负荷的案例。

(1)疲劳和用力与肌电的关系:在肌电术测定肌肉疲劳和用力方面,研究人员已经达成一些共同的意见(图 4-1)。例如:疲劳时,尽管负荷没有变化,肌电幅度持续升高;频谱左

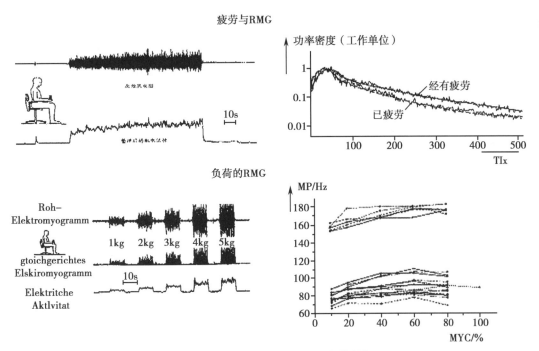

图 4-1　肌肉疲劳与用力时肌电的变化

移。就肌电测定反映肌力（负荷）而言，随着负荷增加（1～5kg），肌电幅度升高，有明确的剂量 - 反应关系。随肌肉用力增加，尚无疲劳时，中位频率（MF）增高，频谱右移。

（2）动态作业的劳动负荷：轻动态作业累及一组或多组小肌群，其量少于全身肌肉总量的 1/7，肌肉收缩频率高于 15 次 /min。例如，键盘输入操作，手指击键可达 100 次 /min 以上，小肌群频繁收缩舒张活动，能耗不高，却容易疲劳甚至损伤。实验室模拟此类劳动，受试者采取坐位，在不同高度的工作台，将小零件以 40 次 /min 的速度由一个盘子移至另一盘子。即时测定其手臂肱桡肌、肱二头肌、三角肌和斜方肌的肌电。结果显示，随工作台高度增加，肌电 MVC（%）持续升高，以三角肌和斜方肌受累最为明显（表 4-1）。此外，在较低的 74cm 工作台上操作时，肌电幅度最低，说明该高度的工作台是比较合适的。

表 4-1　不同高度工作台操作时各肌肉的 MVC　　　　　　　　　　　单位：%

高度	肱桡肌	肱二头肌	三角肌	斜方肌
74cm	5.0	4.2	9.3	8.1
79cm	5.0	4.4	10.2	9.0
84cm	5.1	4.6	11.1	9.5

这两个例子也清楚地表明，肌电用于评估劳动负荷与工效学设计的关系，有助于解决职业卫生中的实际问题。此外，静态姿势、轻动态作业的能耗不高，肌电信号的处理分析除了上述指标外，研究人员在积极探讨新的指标，这是肌电测定评估劳动负荷的一个重要研究领域。

疲劳分析采用的主要指标如 MPF，需要傅立叶转换和计算，但这是基于静态活动的研究，用该指标测定和分析动态活动肌肉的疲劳仍存在问题。为此，已找到一些解决办法，例如：在动态活动开始和期间安插静态活动，测定静态活动时的肌电并以此反映动态活动期间的劳动负荷。

一种同时分析肌电幅度和频谱的方法，称幅频联合分析（joint analysis of EMG spectrum and amplitude，JASA）。由此，可以准确判断肌肉疲劳与否，且肌电的改变可归纳为：疲劳、恢复、肌力增加和肌力减小（图 4-2）。肌电幅度升高可由于疲劳或肌力增高引起。频率的变化也有两种情况：如果频谱左移，同时肌电幅度升高，则说明疲劳，且肌电幅度和频谱变化均显示疲劳。相反，肌电幅度升高而频谱右移，则说明肌力增高，显然肌电幅度和频谱变化均显示肌力增高这个趋势。与此相对应，肌电幅度降低且 MF 下降则说明肌力降低；若肌电幅度降低而 MF 增高则说明肌肉处于疲劳后的恢复状态。

Luttmann 用 JASA 研究了泌尿外科手术台和操作改进前后的情况，改进后医生的肌肉疲劳得到改善。JASA 似乎也有其局限性，主要在于判断肌电变化的性质，而在时间和数量上的改变，无法说明。尽管电子遥测技术和计算机的发展已经奠定了基础，肌电测定反映肌肉疲劳仍需要深入研究。

肌电描记术与其他心理生理学测量方法（如心率变异性、皮肤电阻、眨眼频率、脑电图等）一样，对生物反应的间接评估使数据检测和解释复杂化。用于分析肌肉负荷的肌电图也代表一种生理指标，如同耗氧量或心率。除了在人类工效学和人体因素研究中的应用外，临床肌电图还建立了另一个大的领域，用于肌肉和运动控制功能的医学分析。

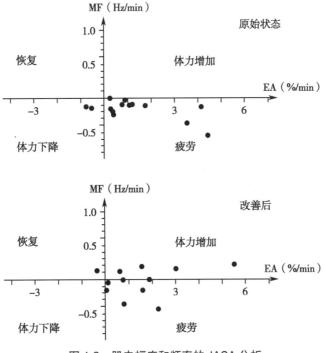

图 4-2　肌电幅度和频率的 JASA 分析

4.1.2　评估程序

4.1.2.1 评估设备　表面肌电遥测仪，一套完整的表面电极遥测肌电图仪器包括：电极、发射机、接收机、设置于计算机的模/数转换卡及图形分析软件。采集的肌电模拟信号首先经模/数转换由模拟信号转换为数字信号，再储存在计算机内。转换时的采样频率一般为1 024Hz，即每秒采集 1 024 个数字，如果记录 8 小时肌电信号，其信息量巨大。肌电信号既往是用计算尺手工测量、分析，现在采用计算机完成。

4.1.2.2 肌肉的选择　运动所涉及的肌肉数量众多，需要适当选择可触及的肌肉。因此，使用肌电图的研究者必须对人体解剖结构有很好的了解。

4.1.2.3 电极配置和放置　电极通常是 5mm 或 10mm 大小的圆盘，由银/氯化银制成，用导电凝胶连接到皮肤并用胶带固定。固定可能需要一些常规凝胶来填充间隙，同时使贴电极的胶布不受凝胶影响。

电极贴于皮肤时，需要保持一定的相对稳定性。为了改善肌电信号的传导效率，在固定电极之前，应使用酒精清洁皮肤表面。导线应采用胶带固定，不得有内部张力。电极放置在肌肉的最隆起处；骨骼标志或运动点探测器可能有助于定位。现代表面肌电仪的电极可满足上述要求，甚至不需要打磨皮肤和剔除汗毛。

基本的（单极）肌电测量方法是将一个活动电极置于肌肉上，将一个参比电极置于骨骼或相对不活动的组织上。使用双电极和差分放大，可以通过减少来自其他肌肉的串扰来改善指向性。应用最广泛的装置中，只有两个活动电极之间的信号差异被放大，而共同的信号部分（来自更远处的肌肉）被抑制。三极电极排列使用三个活性电极（或同心三极电极）和一个双微分。这种设置提供了比双极布置更好的方向性。

电极的大小和形状：肌电术历史上并不注重肌电电极表面的形状和大小。可能是过去研究人员仅对肌电信号的处理感兴趣。而肌电信号处理技术的新进展要求注重电极的结构，需要考虑的问题主要是：①信噪比；②信号带宽；③肌肉采样面积；④对干扰的敏感性。信噪比：获得的肌电信号应包含最大量的肌电信息而电噪声污染量最小，即信 - 噪比最高。任何测定和记录装置必须线性处理肌电信号。尤其不能省略信号，例如歪曲峰值。有几种方法可以降低噪声，如使用较大的测定表面、传导性更好的电解液以便改善与皮肤的接触，去除死皮等。研究认为，长 1cm、宽 1mm 的条杆状银（99.5%）电极效果令人满意。肌电信号的幅度与两个检测点之间的距离成正比。因此，应尽可能加大此距离。但是，随着距离加大，电极要设计得更大，反而不易操作而不能测定手、前臂和腿部小肌肉的肌电。随着距离增加，微分放大器的滤波性能也下降。因此，必须找到某个折中办法。研究认为，1cm 间距是合适的。带宽：肌电信号的带宽受检测表面积及肌纤维动作电位的影响。微分放大器具有一定空间滤波的性能，可视作肌电信号频率范围的频带过滤器（bandpass filter）。如果传导速率为 4.0m/s，内部检测距离为 1cm，过滤频率为 200Hz，其零点为 400Hz。这个带宽捕捉了全频谱的肌电信号并抑制了高频噪声。

因为运动单位的肌纤维是散布于肌肉的几乎整个切面，肌肉采样面积无须太大，无须用电极表面覆盖肌肉的绝大部分来得到某些运动单元的肌电信号。干扰敏感性：这在电极设计上以往考虑很少。检测表面越宽、越长，两点之间的距离越大，电极也就越靠近临近的肌肉（两侧和下方的肌肉），因此，应采用小的电极。有研究推荐了小型、条杆状电极，以及敷贴的部位（图 4-3）。参比电极（reference electrode, ground electrode）用来给前放大器的输入提供一个参比。因此，参比电极应尽可能地远，且敷贴在电中性的组织上（例如骨骼突出的部位）。参比电极与皮肤必须接触良好，应该比较大（2cm×2cm）。电极如果小，其导电性要很高，与皮肤粘贴牢靠。参比电极用得好，可降低、排除电线辐射噪声。

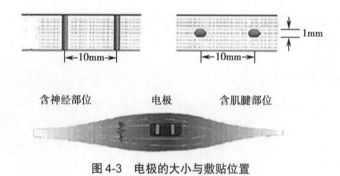

含神经部位　　　　电极　　　　含肌腱部位

图 4-3　电极的大小与敷贴位置

4.1.2.4 肌电信号的过滤

任何测定和记录装置必须线性地处理肌电信号。尤其不能省略信号，例如歪曲峰值。为排除电线源的噪声、低频运动伪影和噪声，从贴片电极发出的信号需经过高通滤波、高倍放大、低通滤波（滤除高频干扰）等信号调理过程。

在原始的肌电图中，大部分信号在 20～200Hz 之间（取决于电极的大小和位置），较少的分量高达 1 000Hz、低至 2～3Hz。由于高频分量越来越多地包含噪声，但没有增加重要信息，因此插入一个通常设置为 500～600Hz 的低通滤波器。电极 - 电解质界面的电荷梯度改变了其在运动过程中的电容，因此低频干扰（运动工件）需要通过 10～20Hz 的高通滤波器进行滤波。电源线发出的嗡嗡声，特别是由电极接触不足引起的嗡嗡声，可以通过

50/60Hz 的陷波滤波器加以抑制。关于适当的滤波器设置（取决于电极的设计和放置以及被测对象）存在着长期的争论，但由于在随机原始肌电图的特定频率区间内找不到特定的信息，更强的滤波器对结果的影响微乎其微。通常，肌电信号的幅度（amplitude）是随机性的，可以用高斯分布来描述。幅度可在 0～10mV（峰～峰值）或 0～1.5mV（rms）。EMG 有用的信号能量位于 0～500Hz，而主要能量在 50～150Hz。有用的能量是指超过电噪声水平的能量。

在低通滤波和高通滤波之间，采用微分放大技术（differential amplification technique）将信号放大。其设想很简明：在两个位点检测信号，电路可将这 2 个信号相减而仅仅放大其差值。结果，去除了这 2 个位点所有的"公共"信号，而不同的信号则保留一个微分并得以放大。远离检测区域的信号视为公共信号，而检测区域的信号则得以区分和放大。这样，可去除比较远的电线辐射噪声，而较近的肌电信号得以放大。

4.1.2.5 肌电信号处理 最广泛使用的处理类型是计算与肌肉激活水平直接对应的平均信号强度（图 4-4）。基本上是通过随后的信号集成或低通滤波对原始肌电图进行校正（或均方根计算）来实现。整合（integration）任一时段肌肉活动的总量可用该时段曲线下的面积表示，整合系指计算曲线下面积的过程，可以用手工或电子方式进行整合。整合肌电图（integrated electromyography, IEMG）是连续地分析曲线下的面积。任一时点的幅度指标代表自活动开始的肌电能量。IEMG 取决于动作电位的幅度、持续时间和频率，因此其代表了活动的运动单元数量。

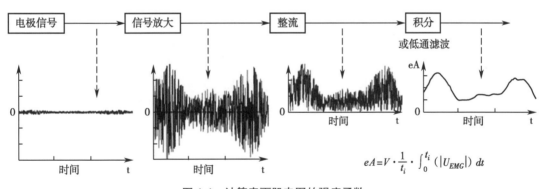

$$eA = V \cdot \frac{1}{t_i} \cdot \int_0^{t_i} (|U_{EMG}|) \, dt$$

图 4-4　计算表面肌电图的强度函数

第二类分析处理集中在原始肌电数据的频谱分析，随着肌肉疲劳，动作电位的传播速度随酸代谢产物的积累而降低。肌电信号包括一系列在某频率启动的动作电位。频率分析把肌电信号分解为不同频率的窦状组分。可以将原始肌电经系列滤波器滤波，将结果作图；或将数据数字化，分析数据，在一定频率范围做功率谱分析。功率谱可表示为线性、对数线性或双对数线性。如果是线性的尺度，功率谱的测定单位为 V^2/Hz。如果尺度定为功率、能量，或幅度为对数线性，单位则用分贝（dB）。总肌电信号的功率谱揭示了单个运动单元的特点。

一般从时域（time domain）和频域（frequency domain）两个方面分析肌电活性。时域分析肌电的幅度（amplitude）及其随时间的变化，常用的指标如下：

（1）电活性（electrical activity, EA）：通过检波而得到电活性指标，在公式 4-1 中，通过总功率和随时间变化的肌电经一定长度的时间窗整合而计算。

$$EA(t) = \frac{1}{T} \int_{t-T}^{t} |EMG(t)| \, dt \qquad \text{(公式 4-1)}$$

（2）均方根值（root mean square, RMS）：RMS 系信号幅度的一个基本测量指标。其测量了肌电信号的功率，与时间或正相的指示器一起，可瞬时测定肌电信号的输出。RMS 的大小取决于正在启动的运动单元的数量、运动单元的启动速率、电信号增升的加速度等。其计算（公式 4-2）如下：

$$RMS(t) = \sqrt{\frac{1}{T} \int_{t-T}^{t} |EMG(t)|^2 \, dt} \qquad \text{(公式 4-2)}$$

（3）肌肉活动性（muscular activity, ACT）：ACT 不是通过时间信号的整合而是经时间信号的微分计算得出（公式 4-3）。

$$ACT_{i+1} = p \times ACT_i + \sqrt{|EMG_{i+1} - EMG_i|} \qquad \text{(公式 4-3)}$$

频域分析则给出肌电信号的能量在不同频率的变化。常用指标有：中位功率频率（median power frequency, MPF），也称为中心频率（center frequency），指一种中位（中心）频率，功率在该频率之上或之下平均分布。MPF 包括中位频率（median frequency）和平均频率（mean frequency）。

肌肉疲劳时，肌电发生明显变化，时域分析可见肌电幅度增大；频域分析表明低频率的功率密度增加，高频率的功率密度降低，形成所谓的频谱左移。一般认为，只有肌电的上述变化称得上直接测定疲劳的一个指标。

肌电幅度在个体间有很大差异，多转换为肌肉最大随意收缩百分比（percentage of the maximal voluntary contraction, MVC%），以抵消个体差异。

4.1.2.6 测量 在数据采集过程中，最关键的一点是确保电极的适当接触。随着时间的推移，电极凝胶扩散到皮肤，出汗可能减小电极的黏附性，所以尤其要注意皮肤出汗和湿度变化带来的影响。此外，还需要检查信号振幅，以确定电子设备是否可能过度调制。

4.1.3 优缺点

肌电图是一种无创技术，提供连续、定量的测量数据，时间分辨率高，对执行任务的干扰很小，用于检测由心理控制过程引起的生理反应。其可以在早期阶段检测肌肉疲劳，与其他心理生理学测量方法（如心率变异性、皮肤电阻、眨眼频率、脑电图等）一样。因此可以作为一种客观的测量方法，即使是针对那些并非有意为之的运动反应。多通道肌电图是一种识别肌肉疲劳的实用方法。

使用表面肌电图，只有位于皮肤正下方的肌肉才可以接触到。适当的分析只适用于不太肥胖个体的单个肌肉。需要仔细校准仪器、数据处理和解释。EMG 测量的准备工作稍显冗长（经验丰富的操作人员需要 15～30 分钟），数据的解释需要额外的信息（例如工作场所条件或工作岗位的同步测量）。由于非线性特性，校准缺乏可靠性，这需要用户定义单个校准功能。

4.1.4 范例

在实验室模拟工人生产劳动中常见的手臂姿势，如手臂以不同角度外展（图 4-5）。在保持各姿势的同时，测定手臂肱桡肌、肱二头肌、三角肌和斜方肌的肌电。结果表明，随着手臂上抬和外展角度以及前伸距离的增加，肌电活性（MVC%）逐一升高（表4-2），也就是说姿势负荷升高，且呈现明确的剂量-反应关系。显然，肌电术可以确切评价劳动姿势的负荷，同时也为工效学设计提供了依据，对驾驶、流水线生产乃至搬运等工作任务的设计，应注意保证劳动者手臂在较低的、靠近身体的位置操作。

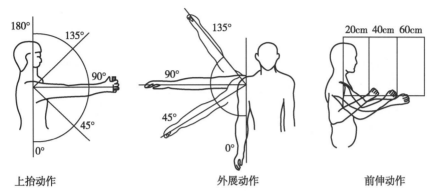

上抬动作　　　　　　　外展动作　　　　　　　前伸动作

图 4-5　实验室模拟生产劳动中常见的几种静态姿势

表 4-2　手臂不同姿势负荷的肌电测定结果

手臂姿势		MVE/%			
		肱桡肌	肱二头肌	三角肌	斜方肌
上抬	0°	1.8	0.7	6.4	4.6
	45°	2.5	2.6	10.1	5.8
	90°	3.4	3.7	12.6	9.0
	135°	5.7	5.0	16.2	13.2
	180°	8.1	7.4	20.8	16.3
外展	0°	2.3	0.9	6.5	3.9
	45°	5.4	2.1	14.5	7.7
	90°	6.7	3.6	20.3	12.1
	135°	8.5	5.2	25.0	15.9
前伸	0cm	2.0	0.9	8.4	4.7
	20cm	2.2	2.7	9.2	9.8
	40cm	2.5	3.5	9.5	9.3
	60cm	3.8	3.4	11.7	9.0

注：MVC（%）为肌肉最大随意收缩百分比。

4.1.5　相关方法

　　表面肌电描记技术是心理生理学测量的一个分支，是一种无创测量技术，用于检测由心理控制过程引起的生理反应。与其他心理生理学测量方法，如心率变异性、皮肤电阻、眨眼频率、脑电图等一样，用于分析肌肉负荷的表面肌电描记术也代表一种生理指标，如同耗氧量或心率。

　　肌电图除了在人类工效学和人体因素研究中的应用外，临床肌电图还建立了另一个大的领域,用于肌肉和运动控制功能的医学分析。

4.1.6 规则

由于本方法需要将电子设备与人体相连接,所以必须确保受试者不受任何形式的电击伤害。表面肌电描记术硬件必须符合医疗设备的安全和控制规定,因此必须使用经过认证的设备。

许多人试图将表面肌电描记术标准化。但由于影响检测到的肌电信息内容的因素(电极尺寸、类型、配置和位置、滤波器频率和特性、信号处理、归一化等)数量众多,以及参数设置取决于受试者、实验布局以及相互依赖的事实,目前还没有建立人类工效学的通用标准。因此,需要详细记录表面肌电描记术的处理条件,也正是因为实验条件对结果的影响,限制了不同途径获得结果之间的横向比较。

4.1.7 培训

虽然表面肌电描记术测量本身运行非常迅速,但需要丰富的经验来定义实验设置和辅助措施,以及肌肉选择、电极放置、过滤器选择、校准和数据分析与解读。因此,虽然用于演示目的的度量可以非常快速地执行,但随着度量的精度和细节(长达数年)的增加,需要肌电图操作人员具备长期使用和分析肌电数据的经验。虽然硬件和基本软件设备几乎可用于任何类型的检测,但通常需要根据实验设置创建或修改用于数据解释的参数。

4.1.8 所需工具

(1)表面肌电仪
- 电极和电缆;
- 前置放大器;
- 硬件过滤单元;
- 数模转换器;
- 计算机或其他存储介质;
- 记录与控制软件;
- 数据分析软件。

(2)检测过程需要的耗材
- 电极带、电极胶或一次性电极;
- 电缆固定用胶带。

虽然有大量的移动和固定产品可供选择,但需要注意的是大多数产品只针对一种电极结构设计(通常是双极排列)。

(廖浩然 吴 磊)

4.2 基于心率和心率变异性的心理负荷评估

4.2.1 方法来源及应用

心率可以从心电图检查中得到,可反映心脏的电活动。对于脑力劳动的评估,关注的并不是心电图本身,而是每次心跳之间的时间间隔。心率(heart rate, HR)是某一时间段(通常为1分钟)心跳的次数,而平均心跳周期或心搏间期(inter-beat intervals, IBI)是该时间段内心跳的平均持续时间。心跳具有不同的时间间隔,导致IBI时间序列具有特定模式和频率,被称为心率变异性(heart rate variability, HRV)。心率变异性是反映心脏交感神经与迷走神经活性及其平衡协调关系的指标,在迷走神经活性增强(如电刺激迷走神经)和交感神经活性减低时HRV增大;反之,迷走神经活性降低(如切断该神经)和交感神经活性增强(如刺该神经)时则HRV减小。以前人们发现脑力负荷对心率变异性有影响:在加载脑力负荷时,HRV减小;脑力负荷越高,HRV越低。在任务执行过程中,受试者必须花费脑力劳动,可以应用心率变异性来分析脑力负荷对生理活动的影响。

心脏的正常节律由心脏窦房结细胞产生跨膜电位控制,窦房结细胞自律性活动受自主神经系统交感神经和副交感神经分支的神经支配调节。研究表明,交感神经和副交感神经的一侧活动与HR之间存在明显的非线性关系,这两个自主分支与心脏周期之间的关系更为线性。

心率主要由脑干核控制,下丘脑和前额叶皮质结构引导。必须区分两种不同的控制模式:

(1)副交感神经(迷走神经)和交感神经输出到心脏:由下丘脑通过脑干核直接控制;Porges将这些分别标记为迷走神经张力和交感神经张力。

(2)调节压力反射活动:这种情况下,压力感受器进入孤束核的信息作为脑干核的输入,决定迷走神经和交感神经活动。下丘脑在这种模式下的作用是调节压力反射增益因子对自主神经系统分支的调节。

这两种心脏控制模式的区别对于解释脑力劳动和压力过程中HR和HRV的变化很重要。

HRV可能与自主控制的变化有关。变异的两个主要来源可以区分:呼吸窦性心律失常和自发性波动主要与短期血压控制(压力反射)有关。呼吸窦性心律失常是呼吸模式在心率模式中的反映。吸气期间,对心脏的迷走神经控制减弱(迷走神经门),导致心率增加;呼气期间,这种迷走神经抑制消失,导致心率增加。根据这一机制,与正常呼吸频率相对较高有关,认为呼吸窦性心律失常主要由迷走神经决定。第二个变化源与压力反射控制和控制回路的"本征律"密切相关。在涵盖HRV许多心血管变量中,可以发现一个特征性的10秒律(0.10Hz分量),其受压力反射增益的调节。通过光谱分析,区分了三个不同频段:0.02~0.06Hz的低频段、0.07~0.14Hz的中频段以及0.15~0.40Hz的高频段。一些学者认为,高频区域完全由迷走神经决定,低频区域的功率是交感神经活动的一个指标。后者是一个过于简单的观点,因为迷走神经控制对低频有很大影响。

许多脑力劳动研究中发现,一般心血管反应模式的特征是所有频带的心率和血压升高,心率变异性和血压变异性降低。这种模式与防御反应类似,主要存在于实验室研究中,使用的是需要在工作记忆中进行挑战性思维操作的短期任务。一条最重要的经验表明,中频段是对脑力劳动变化最敏感的测量频段。模拟研究表明,这可能归因于两个效应同时发生:迷走神经激活减少和交感神经激活增加。

4.2.2 评估程序

为了获得非人为因素的心率数据和计算功率带频谱值,需采取如下步骤。

（1）心电图测量：心电图可以在胸部用三个电极测量。一种产生相对高的 r 波和抑制的 t 波（最理想的是检测 R 峰）的良好引线是胸前双极型引线，电极位于 V6 位置，另一电极位于胸骨。由于伪影敏感性的原因，应避免在四肢（手臂、腿部）使用电极衍生。心电的源信号为毫伏电平，说明该信号对 50/60Hz 的干扰相对不敏感。然而，如果确实发生这种干扰，在 50Hz 时，截止频率为 35Hz，衰减为 20～40dB（因子 10 或 100）的低通滤波可以很容易地解决这种问题。

（2）采样和 R 峰检测：心电图 R 峰的硬件检测和 r 波事件时间的记录（精确到 1 毫秒）是最有效和最直接的数据采集方法，可作为首选技术。Mulder 描述了一种能够获得 1 毫秒精度的装置，而检测误差（即 R 峰缺失或 T 波的额外触发）很少出现。或者，同样的特性也可以在离线应用软件中实现。这种情况下，EMG 至少在 400Hz 下进行采样，以获得 2～3 毫秒的检测精度。在必须测量微小 HRV 变化的情况下（例如迷走神经阻滞研究），这样的精度水平可能非常低。心电图通常与其他信号结合测量，如呼吸、手指血压和脑电图。在这种情况下，通常选择比适当的 R 峰值检测所需的采样率更低的采样率。

（3）伪影检测与校正：由于光谱功率测量对丢失或附加事件具有很高的灵敏度，对测量 R 峰事件序列中的伪影进行检测和校正非常关键。Mulder 指出，在 100 秒的时间段内，一个缺失的 R- 峰值会使计算出的 HRV 测量值增加 100%。当受试者处于正常的休息、坐姿时，不超过 10% 的人工干扰具有技术背景，即大多数问题与生理起源有关，从偶尔发生的额外收缩到特定的短暂迷走神经突然激活模式或与呼吸（叹息）有关的人工干扰。没有经验的使用者可能没有意识到这样一个事实：在没有心脏问题的医学迹象情况下，受试者可能出现额外的心脏收缩或其他心脏传导问题。这种"伪影"的自动检测和校正即使不是不可能，也是非常困难的，意味着当伪影数量过大时，应将受试者排除在研究之外。由于这个原因，每 20 名受试者中就有 1 人的数据必须被跳过。在野外，例如在移动的车辆中，由电气干扰和 / 或振动引起的伪影更常见，但仍然受到限制。

虽然自动检测和校正并不总是成功和令人满意的，尽管耗时，但使用视觉支持的检测和分类更为充分。通过使用线性插值，可以相对容易地纠正检测和分类的伪影。

（4）光谱程序：频谱分析有助于以不同的节奏分解 IBI 时间序列，例如，区分 0.10Hz 组分与 HRV 中的呼吸相关组分。事实上，必须确定之前定义的三个频段中每个频段的方差（功率）。

采用多种技术和程序对校正后的 IBI 数据进行光谱分析，以获得 HRV 谱功率值。可以应用多种光谱方法，每种方法都有优点和局限性。结果并不真正依赖于计算光谱的方法。然而，比较 HR 和 IBI 光谱时，可以预期会有严重的差异。

（5）HR 和 IBI 或标准化值：虽然看上去可以预期 HR 和 IBI 光谱会产生相同的结果，但事实并非如此。当 HRV 在一定的测量周期内降低时，HR 和 IBI 的光谱值都会降低。由于 HR 和 IBI 之间的关系是相反的，所以并不以线性的方式发生。国外研究特别描述了对平均心率的强烈依赖，得到的结论是，如果采用 IBI 方法而不是 HR 方法，那么在脑力劳动的实验中发现结果有统计学差异的可能性会更大。这是由这种情况下预期的 IBI 和 HRV 同时降低所致。故可以认为，在 HR 和 IBI 检测的预期结果上存在差异是不合理的。因此，Mulder 建议使用标准化值。这意味着，对于心率变异性的计算，HR 和 IBI 原始时间序列中的值除以手头分析段中的平均值，这相当于采用变异系数而不是计算标准差。Mulder 表明，这种转变防止了 HR 和 IBI 结果之间的奇怪差异。因此，更推荐使用标准化的功率值，获得的功率值具有单位"平方调制指数"。

（6）对数变换：已有研究表明，光谱功率值具有卡方统计分布。从理论和实践的角度来看，采用这些功率值的对数值是最合适的转换，以获得更适合统计分析的正态分布。因此，建议在统计分析之前，对所有谱带值取自然对数。

4.2.3 优缺点

HR 和 HRV 作为脑力劳动的指标，投入的精力越多，HR 越高，HRV 越低。然而，由于HR 与压力反射血压控制和自主神经活动的复杂关系，有几个原因可以解释为什么在所有情况下，上述起始点都是不存在的，根据这一观点，当以相对高的工作存储器要求进行短时实验室任务时，获得了最稳定的结果。

该方法的实际缺点和限制是其对所获得的 IBI 系列中人工产物的敏感度及其对呼吸模式变化的敏感度，对于后者，说话和叹气对 HRV 的影响很大，人工产物校正耗时。此外，使用电极的必要性以及使用注册装置的必要性也显而易见。然而，现在的运动医学腕表可以可靠的方式对心率进行精确记录，其准确性足以进行人体因素研究。

4.2.4 范例

在高级驾驶模拟器中，22 名参与者在不同道路完成了试驾，其中包括环形车道、安静的双车道和城市道路。在测试过程中，记录了参与者的心率。根据记录的心搏间期，利用剖面技术计算出 HRV 在 0.10Hz 频段的运动平均 HR 和功率。采用这种技术，在本案例中输入 30s 的数据，就可计算出平均值，然后以 10 秒的步幅移动计算窗口，再次计算平均值，得到的移动平均线如图 4-6 所示。

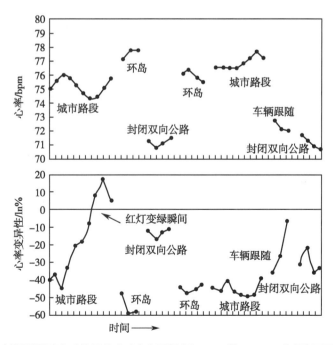

图 4-6　驾驶模拟器测试时的平均心率（上面板）和 HRV 的 0.10Hz 分量（下面板）（N=22）

注：时间以 10 秒为单位显示，显示与静息状态 0 相比的 HRV。

在不同道路环境下的骑行明显反映了 HR 和 0.10Hz 的分量。在高密度的道路（环形车道）上开车比在双车道上开车更费力——HR 更高，HRV 更小。非常具有说明性的是，HRV 的 0.10Hz 分量给出的附加信息，当通过第一个建筑区域观察行驶情况时，与在双车道上行驶相比，HR 相对较高，并且在这段行驶期间 HR 仍然较高，然而，在整个城市的前半段，HRV 很低，这部分实际上是唯一的驾驶部分，第二部分是参与者等待红灯变绿，显然，等待本身并不是一项费力的任务，这在 HRV 中清晰反映出来了。

4.2.5　相关方法

有一些相关方法，用于获得关于精力投入的指标，如主观量表和调查表，然而，其应当被视为互补而非对 HRV 的替代方法，因为有很多原因会导致主观和心理生理指标的差异。HR 和 HRV 与血压变化和呼吸模式有密切联系，因此，在可能的情况下，测量呼吸和手指血压是有意义的。在个体水平上获得关于呼吸模式的附加信息，有助于对 HRV 的解读，适用于说话和叹气以及主要呼吸频率变化的情况，例如，在执行任务期间呼吸频率增加时，由于上述原因，高频段的 HRV 就会降低。此外，当主要呼吸频率在中频范围内时，将导致 HRV 大幅增加。

测量手指血压有可能从一拍一拍的跳动中获得收缩压和舒张压。由于强烈的依赖关系，通过压力反射、血压和 HR，将显著增加人们对 ANS 控制过程的深入了解，特别是在解释与两种机制（直接下丘脑控制或发生防御型反应）相关的 HR 变化时，血压指数的可用性至关重要。

4.2.6　规则

对 HR 和 HRV 的测量和分析目前尚没有标准和法规。

4.2.7　培训

有了正确的测量方法和设备、适当的数据分析包以及将数据转换为正确格式的软件，使用上述测量和分析技术的培训一般为 2～3 小时，然而，了解 HRV 的背景以及必要的数据转换和人工校正算法需要更多的时间。为了完全了解在精神任务执行期间 HR 和 HRV 的状况，需要对这些数据进行几周或几个月的分析。

4.2.8　信度和效度

在短期精神负荷实验任务中获得的 HR 和 HRV 可靠性和可重复性通常较高，但在实际应用中并不适用，产生这种现象的原因：一方面可能与受试者在认知活动方面的不确定性有关，另一方面与情感/动机因素以及补偿努力有关。根据前面提到的 HR 监管的两种主要机制，这可能具有重要意义，此外，呼吸模式的波动对 HRV 有很大的影响，例如说话时。

对于诊断，有不同的观点看法。因为精神活动类型的差异是无法区分的，所以有学者认为 HRV 是非诊断性的指标。然而，因为在需要关注度和不需要关注度的脑力劳动间有明显区分，确实应考虑寻找一个相同的诊断指标。但是，测量的灵敏度并不高，因此很难区分出任务负载水平和相关投入量。此外，为了获得足够的统计可靠性，在个人层面使用指标需要多次重复。

最后，有效性方面必须与前面提到的 HR 监测机制相关。如果只有第二种机制，即防御型反应在起作用，那么 HRV 指标对精神投入是非常有效的，然而，如果补偿机制变得越来越重要，那么对 HR 和 HRV 的变化在精神投入方面的解释就不够可靠。

4.2.9 所需工具

数据采集需要三个电极、一个放大器、一个 r 波触发装置（硬件或软件）和一个数据采集装置，该装置将数据保存为 ECG 的样本或 R 峰值时间点，后者是最有效的。有几种设备可供使用，从腕表或另一台便携式电子设备到全套电生理记录设备。对于数据分析，原则上遵循以下两种方法：第一种是使用标准包进行光谱分析，将非等距事件序列转换为等距样本序列；第二种是包括事件序列的直接傅立叶变换。在这两种情况下，还需要适当的人工校正。有些软件包结合了必要的处理步骤，包括其他心血管时间序列的数据预处理。

（胡雅丽 吴 磊）

4.3 动态脑电图方法与睡眠

4.3.1 方法来源及应用

困倦通常指有睡眠倾向，涉及主观的、行为的和生理的困倦。对于困倦，现有评估技术多基于自我评估。然而，这种技术在有效性和瞬间捕捉的可能性方面存在局限性，行为测量也存在类似问题，本质上，困倦肯定存在但很难表示。另一种生理学技术，包括诱发电位、瞳孔成像和临界闪烁融合，但都难以连续监测困倦。多导睡眠图方法能发挥连续监测作用，如脑电描记术（electroencephalography，EEG）、眼电描记术（electrooculography，EOG）和肌电描记术（electromyography，EMG）的记录和分析。

EEG 是通过头皮表面或针状电极记录的脑电活动的总和。动物研究中，常使用植入大脑深处的电极。正常情况下，由于大脑结构活跃性的不同，警觉的大脑呈现一种高频率（16～50Hz）的不规则模式，当警觉性下降时，EEG 的频率下降，振幅增加，越来越多的神经元被丘脑同步并同时激活，这就是使用脑电图作为睡意指标的基本原理。

目前已有研究者完成了对入睡过程的第一次脑电图描述。研究发现，闭眼躺着的放松受试者表现出以 α 波为主（8～12Hz）的活动，并对环境刺激作出反应，然而，当 α 开始分裂时，受试者就停止了反应。进一步研究表明，脑电图频率下降到 θ（4～8Hz），再降到 δ（0～2Hz）范围，即睡眠正常。已有研究表明，异常长的反应时间与 α 朝 θ 方向向下阻塞有关，解释为"与睡眠具有相同性质的短暂现象"。

眼睑闭合和眼球运动都与脑电图的变化有关。通常，当 α 波活动中断，受试者进入睡眠第一阶段时，眼球开始缓慢运动（0.1～0.6Hz）。尽管有时会在睡眠第二阶段持续一段时间，但随着睡眠的建立，缓慢的眼球运动开始消失。

上述研究使用了放松和闭眼条件，这种情况下，α 信号存在警觉性。然而，如果眼睛是睁开的，则相反，并且随着 α 和 θ 活动的增加，较差的检测性能随 α 和 θ 活动的增加而变化。此外，在执行任务时入睡的个体在事件发生前表现出 α 活动增强，当颈部肌肉张力下降，受试者"点头"时，"终末"θ 突然爆发，缓慢的眼球运动也随着 α 活动的增加而增加。

α 和 θ 活动以及缓慢的眼球运动，也随着睡眠损失的增加和昼夜节律波谷的接近而逐渐增加，但直到达到一定程度的主观嗜睡，表明需要努力保持清醒，才能看到效果。近期研究已经证明，不同的 1Hz 波段对睡眠丧失和接近昼夜节律波谷的反应不同，似乎存在一种稳态和昼夜节律类型的嗜睡。

使用上述方法，许多研究集中在不同工作环境下的多导睡眠图困倦。国外有报道指出，α 活动（过滤）时间随着乡村和安全驾驶的时间增加而增加，同时还发现，当驾驶枯燥乏味时，α 活动和漂移增加。对轮班工人的研究表明，火车司机深夜的 α 和 θ 活动（以及缓慢的眼球运动）有所增加，卡车司机的行为方式大致相同。四分之一的流程操作员在上夜班时显示实际睡眠。然而研究发现，在长途卡车驾驶中，尽管有关于嗜睡的自我报告和频繁嗜睡的录像证据，但 α 和 θ 的活动几乎没有变化；在长途飞行中，机组人员的 α 和 θ 活动增加。许多研究表明，在驾驶模拟器中，θ/α 活动增加是睡眠缺失和酒精的作用，这一趋势被休息、打盹、噪声等抵消。

4.3.2　评估程序

文献中广泛描述了多导睡眠图记录的准备过程，尤其是 1968 年 Rechtshaffen 和 Kales 提出的"金标准"手册，以及睡眠医学的原理和实践。该程序使用所谓的"10-20 系统"的一部分进行电极定位，从测量鼻根（鼻骨开始从头骨突出的眼睛之间的凹陷）和枕骨隆突（头骨与颈部相交的凹陷）之间的距离开始，还应测量一只耳朵前部中点到另一只耳朵的距离，通过这些测量，确定理想的电极位置。睡眠时，使用 C3 和 A2 或 C4 和 A1，对于困倦的测量，推导出 O2-P4 通常是首选。一般来说，α 活动在枕骨或顶骨衍生物中最为明显。额叶位置通常包含来自眼球运动的大的人工干扰，因此可能难以使用。当使用双极推导时，电极的精确定位非常重要，记录的振幅将随电极之间距离的增加而增加，直到某一点。

用记号笔识别后，用酒精和丙酮清洁电极粘贴的皮肤部位（去除脂肪），良好的记录需要适当的拓印。现场使用银 - 氯化银杯电极，并用液体胶或自粘环固定。EOG 电极以水平对（位于每只眼睛的外眼角）和垂直对（位于眼睛上方和下方）的形式放置，如果只有很少的通道可用，只需斜放一对电极，即一个电极位于外眼角，略高于眼睛中线，另一个电极位于中线以下，完成眼睛闪烁（垂直）和水平眼球运动的记录。通常情况下，自粘电极可用于脑电图的记录，这主要是因为其具有 0.5mV 的高压信号。

电极使用后，用钝的皮下注射针通过电极顶部的孔注入导电介质电极胶。为了保持良好的接触，可使用钝的注射器稍微擦伤皮肤，但是，必须注意的是不要抽血，因为可能改变电极的电性能。所用电极的电阻应低于 5kΩ，在更高的级别上，会呈现伪影，并产生很差的信噪比，如果不满意，应使用阻抗计检查，涂抹更多的凝胶或皮肤磨损更多。对于 α 和 θ 的活性，具有高电压信号（0.5mV）的 EOG 可以接受比脑电图（0.01～0.05mV）更高水平的阻抗。

下一步，将电极引线收集在"马尾"中，以免干扰头部的运动。在一些地方，应用外科胶带将"马尾"固定在脖子上，以防止运动伪影。使用胶带时，重要的是要在引线中留出足够的间隙，以允许头部正常运动。

然后，导线与一个小型便携式脑电图记录仪的插座相连，该记录仪放置在携带袋中（例如，在腰带上）。录音机已经预先设定好了特定类型的录音，随后开始并校准，通常包括几轮"向右看，向左看""绷紧脸颊肌肉""闭上眼睛""直视前方"。

每次校准操作都应使用记录器的事件标记进行标识，这些记录后续用来识别 EEG 中的特定模式并去除伪影，然后让受试者进行正常活动或等待实验开始。大多数情况下，受试者将根据研究设计，在睡觉、起床或开始和结束轮班时按事件标记，然后，这些事件成为明确地识别记录的关键部分。大多数研究中,研究对象还会有一个小日记本,记录睡觉、起床、开始和结束工作的时间等。日记也用来记录困倦、压力和每2～3小时的其他状态,以及任何重要的事件,如不得不关闭录音机等。

受试者通常在24小时后返回,取出电极和记录仪。受试者通常会收到关于如何取出电极(棉花上的丙酮)的指示,以简化后勤工作,并以有效的时间返回或取出记录仪。后勤工作通常很重要。在实验室里,将录音机的内容输入计算机,以备后续处理。立即查看记录对于确定数据是否可用或是否需要安排重新记录非常重要。

4.3.3 分析过程

对记录的数据在屏幕上进行分析,通常借助光谱分析。记分员将每20秒的窗口分成4秒的片段,并对是否存在困倦(α活动、θ活动、缓慢的眼部运动)进行评分,与此同时,所有的伪影都将从材料中去除,以便进行定量光谱分析。还需准备好将打分记录到传统的睡眠阶段,因为充分的睡眠很可能发生。基本上,睡眠分为第1阶段(α活动消失,眼球运动缓慢,θ活动存在),第2阶段(θ活动伴随睡眠纺锤波,即14～16Hz活动超过0.5秒,连同k复合波-快速,高振幅波),第3阶段(δ活动占周期的20%～50%,振幅 >75μV),第4阶段(δ活动占周期比 >50%)和REM睡眠(θ活动、快速眼部运动、EMG活动急剧降低)。

计算机分析主要是一些光谱分析,取代了使用模拟或数字滤波器的简单技术。光谱分析通常使用快速傅立叶变换(FFT),得到的频谱(振幅或功率)可以在感兴趣的频率上进行积分或平均,根据每个波段的活动量,将脑电图活动划分为不同的频段。带宽取决于采样间隔,例如,4秒间隔允许分辨率为1/4波段。可以把数据表示为总功率,用每赫兹平方微伏表示。通常情况下,人们更喜欢在几个频带上整合功率,例如α(8～12Hz)、θ(4～8Hz)、β(16～30Hz)和δ(0.5～4Hz)间隔,通常每一条带都用整个研究中平均值的百分比表示,或在开始时与受控情况下的值相关,例如,α带常被分为高和低部分或α和θ带之和,到目前为止还没有使用绝对水平,因此,比较不同条件下的结果相对困难。

4.3.4 优缺点

EEG和EOG记录的主要优点是研究者可以获得明显困倦(和睡眠)的逐秒测量值,没有其他方法可以提供这种功能。然而,没有这些变化不能被认为是低(潜在)困倦,因为多种因素可以掩盖困倦的脑电图。为了获得一种对潜在"深度"睡眠测量的可靠方法,需要引入某种可控的低刺激条件。

当受试者离开实验室时,实验人员通常不知道受试者每一分钟都在做什么,如果在休息时出现极度困倦甚至睡眠,可能完全无害,但如果在操作设备时出现这种情况,则会致命。因此,一些常用的日记符号非常重要。

一个明显的问题是,由于环境的运动或电干扰而产生的大量人工干扰,通过小心使用电极和导线,可以消除运动伪影,电干扰通常可以被过滤掉。在个体层面上,弱α产生者可能难以分析。

4.3.5 范例

图4-7显示了患有严重嗜睡的受试者睁大眼睛进行测试时的EEG/EOG模式。第一秒是β活动,眨眼相对正常(三角形),接着是α活动的增加,以及明显的闭眼和缓慢的滚动眼

球运动, 15 秒后, 睡眠停止, 测试活动重新出现, 眼睛闪烁。

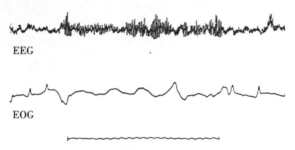

图 4-7　受试者打瞌睡时的 EEG 和 EOG 记录

4.3.6　相关方法

没有其他方法可测量持续的警觉性波动, 但是有 3～4 个相关的方法都是基于这样的想法, 即在一个受到良好控制的放松期间, 通过睁开或闭上眼睛来分析 EEG, 这样做的好处是减少了外界干扰, 使潜在的困倦通过放松和催眠的状态接触出来。

（1）多重睡眠潜伏期测试: 简单地说, 就是在一个黑暗的房间里躺在床上 20 分钟, 让自己放松并进入睡眠。当第一阶段睡眠的前三个阶段出现时, 测试结束, 警觉个体的正常值为 15～20 分钟, 而 5 分钟则是由于睡眠不足、深夜工作或药物摄入导致的病理或严重嗜睡的指标。该测试通常在白天重复 3～5 次, 并用平均值作为分数, 睡眠发作 REM 可能提示嗜睡或抑郁。该项测试的缺点是, 具有良好放松能力的受试者可能会获得虚假的短暂延迟。

保持清醒测试使用相同的原理, 但涉及尽可能长时间保持清醒的指令, 该测试持续时间增加到 60 分钟。

Karolinska 睡意测试指睁眼 10 分钟, 闭眼 5 分钟, 用睡意指标的时间量作为测量指标, 对 EOG 中有明显 α 或 θ 活动和 / 或缓慢眼球运动的时间进行累加, 该项测试的优点是与久坐的工作任务比较接近。

（2）"α 衰减测试": 是基于眼睛张开和闭着的 EEG α 功率之比, 每隔 1 分钟交替记录一次。α 值（波谱含量）在闭眼时随睡意的增加而降低, 而在睁眼时随睡意的增加而增加。

4.3.7　规则

尽管有 Rechtschaffen 和 Kales 提出的睡眠记录的金标准, 但没有专门针对持续脑电图记录睡意的相关标准, 所以, 用上述金标准作为检测睡眠的指南。

4.3.8　培训

对于最少数量的电极, 经验丰富的实验室专家应用时间在 15～20 分钟之间。学习使用电极只需要几个小时, 但在性能相当可靠之前, 需要 10～20 个应用程序, 并跟踪记录质量。为脑电图评分需要几个月的训练, 并由经验丰富的操作员密切监控其质量。此外, 必须进行重复质量检查。

4.3.9　信度和效度

可靠性指一种方法测量其预期测量值的精确性, 因此还没有为动态脑电图的嗜睡方法建立正式的可靠性。这一定义毫无意义，这些方法精确地定义了要测量的内容，因此可靠性本质上是完美的。另一种方法是评估测量的重复性，但由于脑电图是不断变化的，这种方法也缺乏意义。

对于作为嗜睡指标的有效性，上述许多研究建立了主观嗜睡与嗜睡障碍表现之间的关系。本质上，当 EEG 以 α 或 θ 活动为主，眼球运动缓慢时，与环境有目的的相互作用是不可行的。

4.3.10 所需工具

这类测量的主要工具是一个小型、轻便、可移动的 EEG 记录仪。除了记录设备外，还需要一台个人计算机下载记录的信号。人工睡眠分析和频谱分析软件由记录器制造商提供，但用户可能需要进行修改。EEG 记录还需要电极（氯化银或其他类型）、酒精和丙酮等消耗品来清洁应用部位。

（郁英杰　吴　磊）

4.4 事件相关电位（ERP）的脑功能与心理测试法

4.4.1 方法来源及应用

事件相关电位（event-related potential，ERP）是一种特殊的脑诱发电位。它反映了认知过程中大脑的神经生理变化，也称为认知电位，指当人们对某事件进行认知加工时，从头颅表面记录到的脑电位。ERP 的成分除了受刺激物理特性影响的"外源性（生理性）成分"外，还包括不受刺激物理特性影响的"内源性（心理性）成分"，与受试者的精神状态和注意力有关。ERP 不像普通诱发电位记录神经系统对刺激本身产生的反应，而是大脑对刺激带来的信息而引起的反应，是在注意的基础上，与识别、比较、判断、记忆、决断等心理活动有关，反映认知过程中大脑的神经电生理改变，是了解大脑认知功能活动的"窗口"。

ERP 中最典型、最常用的成分是 P300，由 Sutton 等于 1965 年发现。P300 即为晚期成分的第三个正波 P3，由于当初发现的 P3 是在 300 毫秒左右出现的正波，故称之为 P300。后来随着与 P300 类似的成分不断被发现，P300 形成了一个含有多个子成分的家族。P300 主要与人在从事某一任务时的认知活动如注意、辨别及工作记忆有关。其潜伏期反映对刺激物评价或归类所需时间，即反应速度，随作业难度的增加而延长；波幅反映心理负荷的量，即受试者投入任务中的脑力资源的多少。P300 可能代表期待的感觉信息得到确认和知觉任务的结束，目前已被广泛用于研究认知功能。虽然 P300 对认知损害评价的临床应用较广，但近年来的研究证实 P300 的脑内源不止一个，而是与多种认知加工有关，所以其在认知损害特征的精确描述方面有一定局限性。

4.4.2 评估程序

4.4.2.1 实验模式设计　要考虑到许多噪声（干扰因素）对 ERP 信号的影响。首先，ERP 模式通常需要设计成多次试验，以便每个感兴趣的事件都能记录下来。但也有例外的情况，如 Humphrey 和 Kramer 于 1994 年曾提出 P300 和脑电慢波，可以通过很少的试验来解决。其次，试验时需要隔离其他电源的电极和记录装置。最后，通过良好的设计，ERP 可成为分解认知过程的有效工具。

4.4.2.2　准备 ERP 记录条件　这一程序包括在受试者的头皮上使用电极，选择放大器和滤波器，并确保"干净"信号（即电信号未受电线噪声、运动伪影、漂移等污染）正在被记录。谨慎监测实验过程中的电信号，以保证数据质量。

4.4.2.3　准备 ERP 数据　这一程序通常需要根据 ERP 组件的特性进行额外筛选，对可能影响脑电活动的眼电活动进行纠正。眼动发生的试验可调整为与球囊相关的电活动。使用这些筛选技术以提高 ERP 组件的信号/噪声比。许多情况下，涉及信号均衡。

4.4.2.4　ERP 组件定义和模式识别　在进行统计分析之前，重要的是如何定义 ERP 组件。最简单的方法是在有限的时间窗口中检查组件，根据基-峰振幅、峰-峰振幅或面积的大小来定义。这种方法虽然很简单，但有个缺陷，很难消除那些暂时重叠的组件。

4.4.2.5　ERP 数据分析　为了保证试验操作过程中各组件的灵敏性，需要对多种单变量和多变量程序进行数据分析。ERP 作为一种诱发反应，是隐藏于脑电图中的微弱信号。通过叠加平均，研究者可以提取出这一信号。该信号反映了与特定感觉、运动或认知事件相关的神经活动。越来越多的可靠性分析也使用 ERP 成分。经评估，P300 振幅的分半信度为0.92，P300 潜伏期的分半信度为 0.83。几天后重新评估，P300 振幅和潜伏期的分半信度分别为 0.83 和 0.63。

4.4.3　影响 ERP 的因素

4.4.3.1　物理因素　①刺激概率：靶刺激概率越小，P300 的波幅越高，反之，波幅减小。一般靶刺激与非靶刺激的比例为 20：80。②刺激的时间间隔：间隔越长，P300 波幅越高。③刺激的感觉通道：听、视、体感感觉通道皆可引出 ERP，但其潜伏期及波幅不尽相同。

4.4.3.2　心理因素　ERP 检测过程中一般要求受试者主动参与，因而受试者的觉醒状态、注意力是否集中皆可影响结果。另外，由于受试者只有识别靶刺激并作出反应才能诱发 ERP 成分，因此，作业难度对测试结果也有影响，难度加大时，波幅降低，潜伏期延长。

4.4.3.3　生理因素　①年龄：不同年龄 P300 的波幅及潜伏期不同。潜伏期与年龄呈正相关，随年龄增加而延长；而波幅与年龄呈负相关，儿童及青少年波幅较高。②分布：ERP 各成分有不同的头皮分布。

4.4.4　优缺点

通过叠加技术获得的与事件发生过程有时间锁定（time-lock）关系的脑电称为事件相关电位（ERP）。ERP 是刺激事件引起的实时脑电波，在时间精度可达到微秒级。极高的时间分辨率是 ERP 的主要优势，ERP 也可以和行为数据，特别是反应时间（reaction time，RT）很好地配合，以研究认知加工过程的规律。ERP 的另一个重要优势是加深对与任务相关脑区的认识。这一认识可使研究人员在了解神经心理学特点的基础上，将一定的认知功能映射到神经解剖回路。例如，根据 ERP 和其他大脑活动成像数据，Just 等（2003）提出了一个心理负荷模型，该模型在判断是不同脑区还是重叠脑区执行了特定任务的基础上，可预测多任务执行中信息处理的限制因素。同时，也可以在没有操作员操作的情况下获得 ERP。在高度自动化的系统中，几乎不需要操作员采取行动，只需要充当系统监视器或监管者。

考虑到运动伪影和噪声的问题，最好在静止状态下记录个人的 ERP。这样明显限制了 ERP 的使用。尽管如此，仍有大量作业人员可以进行 ERP 记录（例如飞行员、驾驶员、办公室工作人员、程序员等）。ERP 需要离散的刺激或反应。因此，很难通过已有任务中的新刺激（例如，在空中交通管制显示器上出现新的航迹）记录到 ERP。最后，EPR 的记录、分析和解释都需要大量的培训。

4.4.5 范例

景艳等选择健康青年志愿者共 20 例为研究对象，均是来自医学院的学生，其中男性 8 例、女性 12 例，年龄为 20～28 岁，均采用相同的短纯音靶刺激声（1kHz，60dB nHL）和三种不同强度（50、65、70dB nHL，1kHz）的非靶刺激声（短纯音）进行 3 次听觉事件相关电位（auditory event-related potential，AERP）测试，比较其 P300 的潜伏期和幅值。结果表明，改变非靶刺激声强度对 P300 波潜伏期无明显影响，但能显著改变幅值；相同频率刺激声条件下，靶刺激和非靶刺激声强度分别为 60dB nHL 和 65dB nHL 时能诱发出典型的 P300 波形。三种刺激声强度诱发的 P300 波形，见图 4-8。

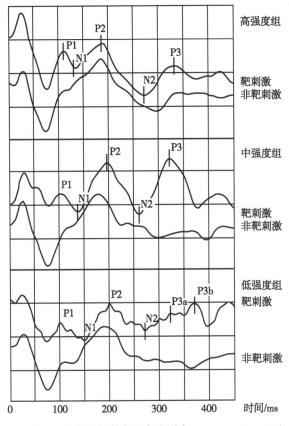

（上、中、下图非靶刺激声强度分别为 70、65、50dB nHL）

图 4-8　三种刺激声强度诱发的 P300 波形

4.4.6 相关方法

最密切相关的检查是 EEG。ERP 是一种特殊的脑诱发电位，通过有意赋予刺激仪特殊的心理意义，利用多个或多样的刺激所引起的脑电位。然而，与 ERP 不同的是，EEG 活动通常以频率而非时间域来分析。EEG 可以记录到时间分辨率极高的脑电信号，将记录电极和参考电极间的电位差作为电压,电压随时间变化构成了脑电图的波形,可以为临床诊断癫痫、睡眠障碍等精神疾病提供依据。和 ERP 一样,EEG 也可以广泛应用于实验室、模拟器和现场环境。

除了 EEG,其他能评估中枢神经系统活动的技术包括正电子发射断层扫描(positron-emission tomography,PET)和功能性磁共振成像(functional magnetic resonance imaging,fMRI)。PET 和 fMRI 通过提供图像来实现脑功能的空间定位,通常作为一个个体来执行一个特定的任务。这两个技术包括从血流或代谢活动的变化推断神经活动的变化。PET 技术基于由放射性核素发射的正电子与负电子碰撞而产生的一对高能光子的测量和定位,由于这一对光子的运动方向相反,可用置于头两侧的探测器探测。因此实验时需要给受试者注入含有特定放射性元素标记的化合物。fMRI 是一种新兴的神经影像学方式,其原理是利用磁振造影来测量神经元活动所引发的血液动力改变。fMRI 类似于 PET,因为它也提供了大脑功能活动的图谱。然而,fMRI 可以更快获得(在几秒内),不依赖于吸入或注射放射性同位素,并可在与结构信息相同的系统中收集。从方法本身来讲,fMRI 的空间分辨率可小至大脑皮层小柱水平,即约 1mm;时间分辨率可达到 40 毫秒。但由于其功能主要是作用在大脑血液中的 H 原子上,因此实际上的空间分辨率会受血管直径和支配范围的影响,时间分辨率则受血液反应速度的影响,滞后于脑电活动 1～2 秒。

4.4.7　规则

暂时没有管理 ERP 数据收集和分析的标准规范。但有一些已经发布了有关 ERP 数据记录和分析的指南。

4.4.8　培训

学习如何记录和分析 ERP 数据所需的时间取决于:需要学习基础知识(几个月),还是对 ERP 信号的基础知识(更深入的内容)有所了解。ERP 电极的使用所需学习时间也从几个电极的大约 15 分钟到大阵列电极的 45 分钟不等。

4.4.9　所需工具

ERP 记录需要传感器(电极)、放大器、用于数据收集和分析的计算机系统,以及用于数据收集和分析的软件。市场上有许多可用于 ERP/EEG 记录的系统,但这些系统中的许多设计都是基于临床,因此不能完全满足研究所需。

(谢　英　沙　焱　李智民)

4.5　血压对工作负荷的动态评估

4.5.1　方法来源及应用

工作负荷(workload)是指单位时间内人体承受的工作量,旨在测定和评价人体的负荷状况,努力使其落入最佳工作负荷区域。通常情况下,把个体在正常环境中连续工作 8 小时且不发生过度疲劳的最大工作负荷值,称为最大可接受工作负荷水平。确定最大可接受工作负荷水平时,应考虑个体差异和工作性质。一般而言,体力劳动者的工作负荷以疲劳感、肌肉酸痛感、沉重感等主观体验作为评定手段；脑力劳动者的工作负荷以情绪状况、睡眠质量、脾气好坏作为最直接的指标。

工作负荷很低时，大脑的兴奋性水平较低，注意力不易集中，这时人体对外界信号的反应较慢，容易漏失或歪曲信号而导致错误，这种情况称为工作低负荷；当工作负荷很高时，工作者的工作能力接近或达到极限水平，这时无论生理还是心理状况都已不能适应继续工作的要求，并且由于剩余能力耗尽，工作者无法应付突发事件而容易导致各类事故，这种情况称为工作超负荷。无论工作超负荷还是工作低负荷，都不利于保持人们的高效率。以从事信息工作的人群为例，如果信息呈现速度超出了人的处理能力，就会出现漏失信息或歪曲信号、延迟反应等情况；如果信息呈现的概率很低，较长时间才会出现一种刺激，则信号觉察时间或信号漏报的可能性将大大增加。

既往工作负荷的评估多是针对某一特定工作完成后，随机对受评者的工作负荷进行调查。这种评估方式可协助管理者了解某一特定作业下受评者的实质负荷状况。但是，个体的工作负荷感受会受到评估者情绪和健康状况的影响。所以在实际工作中评估工作负荷水平相当困难。令人欣慰的是，动态评估技术的发展给工作负荷评估注入了新的活力。动态血压监测（ambulatory blood pressure monitoring，ABPM）是动态评估技术的重要组成部分。

ABPM 是用于检查血压是否正常的一项辅助检查方法，是一种连续 24 小时采用间接无创性测量方法，并按设定的时间间隔进行跟踪测量和记录血压的便携式血压监测方法，能反映患者昼夜血压变化的总体状况和趋势。ABPM 最初是根据临床目的制定的一种评估技术。近年来，该项技术也被用于调查与心血管疾病危险相关的工作特征。大多数与工作相关的 ABPM 研究基于 Karasek 团队提出的工作需求/决策纬度模型。研究表明，在高工作负荷下交感神经活动可增加，这是高工作需求与低决策自由度结合的一种表现。大量证据表明"工作压力"与高血压有关。当然，除了工作压力对血压变化或血压状况的影响，研究者认为社会支持、感知控制和付出-回报失衡也对血压产生影响，此外还测试了任务的顺序和层次结构的完整性。

4.5.2　评估程序

ABPM 是指使用便携式记录仪对动脉血压进行自动、重复和无创记录。评估的参数包括收缩压和舒张压，有时还包括动脉平均血压和血压动态。具体步骤如下：

第一步：配置 ABPM 设备。

第二步：通过客观方法和/或主观分析方法，例如工作内容问卷选择适当的工作分析。

第三步：制定一份关于日常活动的预调查问卷（旨在制定血压监护仪的测量间隔）。

第四步：在电脑或纸上保存日志，并回答以下问题：

（1）回答时间，使用电脑记录时间。

（2）设置，您在哪里、当前活动、身体位置、单独/不单独等。

（3）当前状态，建议观察包括感知的精神和身体负荷、情绪、知觉控制。

第五步：准备血压监测仪，包括受试者编号、日期和测量间隔。

第六步：将血压监测仪安装到受试者身上，并安装活动传感器。

第七步：在血压测量、测量中断、自感血压测量，使用电脑或日记本及如何使用佩戴设备睡觉等方面指导受试者。

第八步：受试者可以从日常工作开始。

第九步：监测结束（如 24 小时后）后移除血压监测仪和日志。

第十步：将数据传输到计算机。

高血压是一种由血压异常升高定义的疾病，其对动脉造成了一定的机械损伤，从而增加动脉硬化、心肌梗死或脑卒中等心血管疾病危险。通过 ABPM 评估，记录平均日间血压可确定受试者的血压状态。有证据表明，工作场所在高血压疾病的发生发展中扮演着重要的角色。实验数据表明，工作负荷（即结合高心理需求和低决策纬度）和工作时升高的动态血压密切相关。

血压的数值可以反映工作负荷对个人的紧张效应，因为血压会对个人所处状况的变化作出迅速反应。这种反应也可以是负荷类型的条件反应，这种条件可以是病理性的。例如，患有缺血性心脏病的专业驾驶员对视觉回避任务的舒张压反应比非驾驶员高。这种条件反应形成的原因被认为是过往的驾驶经验刺激神经通路导致血压的升高。据报道，血压对工作状态变化的短期影响与社会支持和工作量的变化相关。另有研究显示，收缩压可预测心血管疾病的发病率（如心肌梗死）。大量研究表明，工作压力通过血压升高机制可部分导致心血管疾病。此外，心血管系统病理变化的危险也随血压升高的频率和高度而升高。如果工作压力确实在持续性高血压的发展中起到作用，就有可能证明工作压力不仅可以在工作期间升高血压，也可以在休闲时间和夜间升高血压。研究工作压力对夜间血压的这种间接效应很重要，因为夜间血压升高与末梢器官损伤具有独立相关性，高于白天血压升高的危险。研究还表明，夜间血压降低率与目标器官受累有关。

4.5.3 评估要求

评估血压必须结合当时的体位和运动状态。这是最基本的信息，ABPM 还需要监测受试者的心理状态，可以通过记录日记的方式，或心理问卷调查的方式。评估 ABPM 包括动态测量的血压和瞬间设置的信息，如果可能，还应包括瞬间心理状态（如自我感觉的心理负担、自我感觉拥有的控制度、情绪和动机等）的评级。另外 ABPM 和移动式心理数据监测都需要确定取样方法、数据分割和数据简化。

（1）确定取样方法：取样方法可以是时间、事件或时间和事件的组合。工作压力研究中的时间抽样是每隔 15 分钟自动记录血压。白天和夜间间隔 30 或 60 分钟。ABPM 指南指出，白天 15～20 分钟和夜间 30 分钟的测量间隔足以进行有效评估。

早期的 ABPM 研究，使用标准化的上午 6：00 至晚上 10：00 这个时间段来定义白天，晚上 10：00 到早上 6：00 定义为夜间。现在定义的白天和夜间通常根据受试者自己的时间表，即当受试者睡觉和醒来时。对于 ABPM 而言，抽样并不常见，但有研究者已经使用了时间和事件抽样的组合。除上述时间抽样计划外，还可以询问参与者是否在开始和结束工作、改变工作中的活动、家庭活动和 / 或睡觉时测量血压等。事件抽样方法的其他类型事件包括情绪或压力情境。

（2）确定数据分割：整个动态监测过程中，分割是区分相对同质的数据单元的必要条件。可以根据不同的标准和研究目的分割数据，例如，这些标准可以是主要活动（如工作时间、往返工作、家务时间、休闲时间、夜间时间）或从所选时间段的开始到结束。另一标准可以是事件，例如情绪。然后是事件发生前血压测量的开始时间或次数，以及结束时间或事件发生后血压测量值的数量决定了分段。分割的前提是设置好所有关于血压测量的信息。

（3）数据简化：动态评估技术产生了一个巨大的数据集，必须进一步简化。数据采集之前，应规定所需的数据缩减策略。例如，仅使用定义段血压的平均值和方差值，或只使用没有影响的数据，或使用定义部分的心理评级中位数等。

4.5.4 优缺点

ABPM 允许重复测量血压，并同时记录工作量和受试者的紧张程度。此外，为了全面评估工作对血压的影响，可以评估夜间血压的恢复情况。

ABPM 会影响受试者的日常活动，例如受试者需避免体育活动，对于某些受试者，ABPM 还会影响睡眠质量。

4.5.5 范例

（1）研究目的：探讨客观测量的工作压力（接触负荷）对研究对象工作中、工作后和睡眠期间的心率和血压的影响。

（2）研究方法：在实际工作日的 24 小时内，通过电脑记录和动态血压监测，对 105 名妇女进行了调查。通过使用任务诊断调查（the task diagnosis survey）对受试者的工作进行客观分析。通过判断员工是接触高工作负荷或低工作负荷，对工作场所进行分类。在全部样本中，41 名参与者接触低工作负荷，17 名接触高工作负荷。

（3）研究结果：高工作负荷与日常生活中的收缩压和舒张压水平有关。工作负荷高与血压升高有密切关系。然而，与工作负荷有显著关系的不是闲暇时间，而是包括家务、育儿、照顾老年人和生病等在内的额外负担。此外，工作负荷高的女性更多提到难以放松，以及入睡困难的问题。

（4）研究结论：本研究中的工作负荷接触情况是由外部观察员独立评估的，研究结果支持了对设计工作场所向健康工作转变的需求。

4.5.6 相关方法

其他相关方法包括动态评估其他生物参数，如心电图检查。心电图是利用心电图机从体表记录心脏每一心动周期所产生的电活动变化图形的技术。心脏是一个立体结构，为了反映心脏不同面的电活动，在人体不同部位放置电极。在常规心电图检查时，通常只安放 4 个肢体导联电极和 V1～V6 六个胸前导联电极，记录常规 12 导联心电图。心电图是测量和诊断异常心脏节律的最佳方法，可诊断心电传导组织受损时心脏的节律异常以及由于电解质平衡失调引起的心脏节律改变。

4.5.7 规则

除了与心理负荷相关的标准（ISO 10075-1/-2、ISO/CD 10075-3），还有一些标准用于ABPM 的诊断。主要是血压标准，一般情况下，理想的血压为 120/80mmHg，正常血压为130/85mmHg 以下，130～139/85～89mmHg 为临界高血压，为正常高限；140～159/90～99mmHg 为高血压Ⅰ期，此时机体无任何器质性病变，只是单纯高血压；160～179/100～109mmHg 为高血压Ⅱ期，此时有左心室肥厚、心脑肾损害等器质性病变，但功能还在代偿状态；180/110mmHg 以上为高血压Ⅲ期，此时有脑出血、心力衰竭、肾功能衰竭等病变，已进入失代偿期，随时可能发生生命危险。

4.5.8 培训

研究者应具有传统血压测量的经验,应了解监测功能和 ABPM 读数代表的意义。此外,研究者还需要了解影响血压的常见因素(如年龄、体重指数、冠心病家族史、吸烟行为等),并能够记录这些因素。在受试者身上安装血压监测仪需要 15～20 分钟。

受试者需要了解测量相关的程序,包括充气和放气的频率,主动在测量失败的情况下重复测量,还需要了解如何缩小袖口。另外,测量说明(测量时保持手臂稳定,不移动)应以口头和 / 或书面形式给出。测量结束时,应由研究者取下血压监测仪,并对受试者进行访谈,了解测量过程中的状况,访谈时间大约 30 分钟。

4.5.9 影响因素

准确测量血压取决于许多因素,最重要的因素包括:

(1)年龄和体重指数:随着年龄的增长,平均收缩压呈线性上升,平均舒张压和平均动脉血压同时升高。此外,平均收缩压和平均舒张压随着体重指数的增加而上升[BMI= 体重(kg)/ 身高的平方(m²)]。因此,所有的统计分析必须控制年龄和体重指数。

(2)身体姿势和身体活动:在脑力负荷研究中,受运动干扰的数据被排除在进一步的数据分析之外。对不同体位所得数据进行比较时,必须考虑到身体活动的混杂效应。

(3)情绪调节:情绪发作会影响心血管活动,应排除与情绪事件相关的数据。有研究者采用焦虑自评量表(self-rating anxiety scale, SAS)和汉密尔顿焦虑量表(Hamilton anxiety scale, HAMA)评定,选取早上 8:00—10:00 测量血压值,综合分析血压值和量表评分结果,探讨焦虑情绪与高血压严重情况的相关性。结果表明,高血压患者相对于健康人群表现焦虑情绪,并且焦虑情绪水平与高血压值呈正相关性。

(4)性行为:所有评估夜间血压恢复的研究都必须排除患者在夜间性行为的干扰。性交可能极大地促进血压升高,然后在性高潮后几分钟内血压快速下降。所以,所有描述夜间血压变化的参数会受这些变化的影响。

(5)烟草使用:如果让吸烟者参与研究则需要采取一些控制措施,因为无论使用有烟还是无烟(如鼻烟、嚼烟等)制品的吸烟者白天动态舒张压都会明显升高。

(6)抗高血压药物:抗高血压药包括影响心血管系统的所有药物。评估时应排除所有使用抗高血压药物对心血管系统的影响。

(7)肾脏疾病:所有肾脏疾病患者都应被排除在外。

(8)袖口尺寸:手臂周长与血压袖带尺寸之间的关系可能影响血压测量的准确性。使用太小的袖口会高估血压,使用过大的袖口则可能低估血压。

(9)性别:分析时应将性别作为一个额外的自变量,因为血压对男性和女性有不同的影响。

(谢 英 沙 焱 李智民)

4.6 人类工效学研究中的呼吸测量

4.6.1 方法来源及应用

某些应用研究中,呼吸测量的价值很大。呼吸似乎与各种心理因素密切相关。某些呼吸测量还与情绪、情感和身心症状有密切的联系。因此，呼吸测量与评估在人类工效学研究中也得到广泛应用。有两种主要类型的呼吸评估：①呼吸深度和频率对通气的影响评估；②气体交换相关参数的测量评估。

呼吸深度常用潮气量表示（即每次呼吸所排出的量）以及呼吸频率（每分钟呼吸次数）。每分钟排出空气量以每分通气量表示，即潮气量和呼吸速率的乘积，通常反映代谢活动水平。典型的呼吸波形能反映呼吸频率、潮气量、每分通气量等多个参数，可有效描述人体的呼吸活动。在呼吸峰值和谷值处，分别代表呼吸达到吸气最大时刻和呼气最大时刻。一般将呼吸频率大于 24 次 /min 称为呼吸过速，小于 12 次 /min 称为呼吸过缓；呼吸幅度一般为潮气量 500ml 左右，超过此量为呼吸加深，低于此量为呼吸变浅。若呼吸过深过快，称为 Kussmaul 呼吸，见于代谢性酸中毒；若呼吸浅而快或浅而慢，多见于胸腔积液或镇静药中毒。

除了这些基本参数外，呼吸测量通常包括根据呼吸周期的持续时间、呼吸周期的阶段（吸气时间和呼气时间）、总周期时间、平均吸气流速（潮气量 / 吸气时间）等。气体测量交换包括评估每个时间单位消耗的氧气（oxygen，O_2）的体积或数量，以及产生的二氧化碳（carbon dioxide，CO_2）量。这些参数可用于计算能量支出。

超过代谢需求的通气（即换气过度）会使身体每一时间单位排出的二氧化碳多于代谢过程产生的二氧化碳。因此，动脉血二氧化碳分压（partial pressure of carbon dioxide，PCO_2）水平低于正常值，导致低碳酸血症。呼吸过度和低碳酸血症的发生可以通过测量肺动脉末端的 PCO_2 来确定。

呼吸测量可以为主观测量提供有价值的补充信息。测量前需要对评估任务或系统需求、操作员工作量以及任务环境的压力或潜在危险等进行调查。由于评估简单，呼吸频率是最常用的呼吸测量方法。虽然呼吸频率有时确实是一个方便的测量方法，但还是有必要提醒一下，呼吸频率的变化可能经常伴随继发性或代偿性呼吸量变化，所以强烈建议对呼吸量进行测量。

Wientjes 等评估了隔离、工作量和疲劳对潮气量、呼吸频率、每分通气量、心率和血压的累积效应，发现负责工作任务关键部分的船员在压力爆发期间，每分通气量和收缩压会升高。Wilhelm 和 Roth 在动态测量每分通气量的基础上，提出一种新的方法，用于描述与代谢活动总体变化无关的动态行为引起的或情绪性心律变化。

呼吸测量也可作为心脏迷走神经张力和睡眠质量的重要控制参数。罗宇舟等提出了一种通过测量整晚呼吸声音监测睡眠质量的方法。通过本方法，仅采集呼吸声音，通过分析高效地将睡眠分为几个阶段。通过蓝牙声音传感器把受试者的呼吸声音录下来，传输到服务器进行解析，在时域和频域提取声音特征值，能将整晚的睡眠状态进行分类，实验证明了本方法的有效性。

4.6.2 评估程序

目前已开发出几种呼吸测量的方法，用于不受自主呼吸干扰的情况下进行合理有效的定量估计。测量肋骨和腹部的独立运动，主要通过诱发性呼吸体积描记术。这种方法基于胸腔和腹腔周长的变化来计算每次呼吸过程中置换的空气体积。

呼吸监测和分析过程由若干不同的阶段组成。由于人类工效学评估需要在真实环境中完成，所以使用目前在售的一种非侵入性动态呼吸监测系统，即 LifeShirt，该设备可以记录呼吸的体积和频率。配有微处理器还可以注册电子日记信息。该系统也可在实验室使用，安装便携式呼气末二氧化碳分压（PETCO$_2$）监视器。

（1）研究设计：呼吸参数已被证明非常适合作为生理、心理和情绪的测量指标。通过感应体积描记术来评估所有呼吸参数，任何一个受试者都能得到恰当的测量。但测量时要尽量减少极端姿势运动的可能性，以减少伪影。

（2）测量前准备：选择合适尺寸的 LifeShirt，应用心电图电极连接所有电缆，启动装置。向受试者简要介绍使用方法，在实际监测中，针对相应的姿势使用一次性 800ml 呼吸袋和鼻夹进行校准。

（3）生理监测：在测量期间呼吸信号以 50Hz（1 000Hz 心电图和 10Hz 二维加速度计）连续采样。数据存储在可移动媒体上，电池持续时间为 24 小时。在较长时间内，受试者很容易更换电池和存储介质。受试者可以在非常温暖的环境中穿着背心长达 24 小时或更长时间。

（4）数据采集和分析：数据通过传统的读卡器下载到 PC 硬盘上。数据分析通过合适的程序执行。两个原始波形记录道和多达 40 个不同的衍生测量值均显示在条形图类型屏幕上，用于交互评估，如体积参数、时间、力学、胸腹协调、衍生物、心脏功能、姿势和体力活动，可以导出数据以进行进一步信号处理或统计分析。

4.6.3　优缺点

呼吸参数提供了一系列关于脑力劳动、体力工作负荷和情绪紧张的信息。每分通气量，即呼吸频率和潮气量的乘积，是正常情况下代谢活动的一种度量，因此呼吸量化可以相对准确和持续地评估不同类型身心活动中的能量消耗。同时，呼吸参数，如吸气流量，可能也是对动力的反映，而 PETCO$_2$ 参数、潮气量和呼吸率的变异性则反映了焦虑和身体疼痛程度的信息。

在许多应用研究中，呼吸不太可能成为一个重要的目标选择。呼吸调节涉及脑干、代谢和意愿等错综复杂的相互作用，而这些相互作用很难被完全了解。此外，如果研究者只对氧气消耗量、PETCO$_2$ 或 CO$_2$ 生成量感兴趣，呼吸测量并不是最方便的手段。不同类型的记录设备，传统研究者并非全部熟悉，有时可能需要评估呼吸行为的不同方面。

如前所述，呼吸不是简单的单一维度现象，呼吸通常在体积、时间、模式和强度等维度上以复杂的方式发生变化。考虑到这些因素，对呼吸评估感兴趣的研究人员应该判定，呼吸量化能否最好地解决相关问题。

4.6.4　范例

Wientjes 等对受试者在静坐状态不同水平心理负荷下的呼吸参数进行了跟踪调查。研究者通过反馈和金钱激励改变记忆比赛的要求，建立心理需求和内部动机逐渐增加的三个层次，同时进行呼吸和 PETCO$_2$ 监测。每分通气量和吸气流量的增加反映了任务需求的强度。呼吸速率和 PETCO$_2$ 在不同任务条件下没有变化，但潮气量呈现增加趋势。

数据表明，每分通气量和吸气量敏感地反映了任务困难和／或动机导致的心理负荷变化。呼吸性窦性心律失常的变化表明任务强度对心脏迷走神经张力的影响。心理需求对代谢活动的影响虽然很小，但这种影响可由每分通气量变化反映出来。

4.6.5　相关方法

随着科学的进步,呼吸测量的方法越来越多。如林健等针对呼吸系统疾病患者的呼吸状态监控需求,设计了一款可穿戴呼吸测量系统。该系统基于热式流量传感器,可实现呼吸信号的采集,系统可穿戴,易于推广普及;采用基于线性回归的标定算法,可自动识别数据阶次,选择拟合曲线,提高测量精度;验证了测量系统设计方案的可行性,对比了不同方案下传感器的输出结果,并进行实际呼吸测试;提出一套人体呼吸特征参数计算方法,可获得呼吸频率、潮气量等肺容量参数,以利于后续医疗分析。研究表明,该呼吸测量系统可以解决人体呼吸状态的实时监控问题,在呼吸医疗领域有较好的应用前景。

王政等研究了可穿戴设备智能口罩的呼吸测量方案和技术,即以气压传感器为检测元件,以 STM32 系列微控制器为核心运算处理器,对智能口罩内部压力数据进行实时采集,并采用最小二乘法对原始数据进行平滑滤波处理,处理后的数据经过峰值谷值的计算和分析得出呼吸频率、波动、暂停等各项参数。

目前以智能口罩为具体研究对象,详细给出硬件电路、处理算法和嵌入式软件的设计方法,并通过 Matlab 软件中的 Sgolay 函数计算最小二乘多项式平滑法的矩阵,最后结合实际产品给出部分测试数据和结果。

呼吸与其他生理过程密切相关,最明显的可能是心血管系统。目前受到关注的是呼吸性窦性心律失常。呼吸性窦性心律不齐(respiratory sinus arrhythmia,RSA)是一种心率随呼吸周期性波动的生理现象。近年来,在临床上常被用作心迷走神经张力的非侵入式检测指征。其定量分析受呼吸参数、体位、体动等因素影响,目前使用较多的五种定量分析方法分别为:相邻 R-R 间期差值均方根法、峰谷法、逐次呼吸余弦拟合法、谱分析法,以及时频联合的分析法。

4.6.6　可靠性和有效性研究

近十年来,呼吸测量各种校准方法的信度和效度受到研究者的高度重视。需要解决的一个重要问题是,呼吸波不仅对与呼吸活动有关的运动有反应,而且对姿势变化和其他运动也有反应。一些研究者使用在线系统处理呼吸数据,利用简单的过滤器去除呼吸信号中与运动相关的伪影。LifeShirt 系统采用先进的数字滤波呼吸信号,同时通过加速度计估计姿势的变化,并采取自动和手动调整运动相关的伪影。$PETCO_2$ 的测量也可能带来严重的有效性问题,需加以考虑。在纳入分析之前,应仔细检查 CO_2 波形。

(谢　英　沙　焱　李智民)

参 考 文 献

---

[1] STANTON N,HEDGE A,BROOKHUIS K,et al. Handbook of human factors and ergonomics methods[M]. Boca Raton:CRC press,2005.

[2] 杨磊,范忠群,刘鹤云,等. 汽车制造厂职工肌肉骨骼疾患的流行病学调查[J]. 工业卫生与职业病, 1995,21(3):156-158.

[3] 杨磊. 职业性下背痛的病因学研究进展[J]. 工业卫生与职业病,1993,19(3):190-192.

[4] KIM S,KIM G,KI J. Effects of group art therapy combined with breath meditation on the subjective well-being of depressed and anxious adolescents[J]. Arts in Psychotherapy,2014,41(5):519-526.

[5] NIOSH. Selected topics in surface electromyography for use in the occupational setting: Expert perspectives [M]. Cincinnati: DHHS publication, 1992: 1-179.

[6] RIIHIMÄKI H. Low-back pain, its origin and risk indicators[J]. Scand J Work Environ Health, 1991(17): 81-90.

[7] KUORINKA I, JONSSEN B, KILBOM A, et al. Standard Nordic questionnaires for the analysis of musculoskeletal symptoms[J]. Ergonomics, 1987(18): 233-237.

[8] MULDER L J M. Measurement and Analysis Methods of Heart Rate and Respiration for Use in Applied Environments[J]. Biological Psychology, 1992, 34(2-3): 205-236.

[9] KAJIWARA S. Evaluation of driver's mental workload by facial temperature and electrodermal activity under simulated driving conditions[J]. International Journal of Automotive Technology, 2014, 15(1): 65-70.

[10] LANE J D, WHITE A D, WILLIAMS R B. Cardiovascular effects of mental arithmetic in Type A and Type B females[J]. Psychophysiology, 2010, 21(1): 39-46.

[11] WOLPERT E A. A Manual of Standardized Terminology and Scoring System for Sleep Stages of Human Subjects[J]. Archives of General Psychiatry, 1969, 20(2): 246.

[12] 景艳, 陈睿春, 梁建平. 不同强度非靶刺激声对听觉事件相关电位 P300 的影响[J]. 听力学及言语疾病杂志, 2016, 24(2): 138-141.

[13] 王雪霜, 郭伏, 刘玮琳, 等. 基于事件相关电位的产品外观情感测量研究[J]. 人类工效学, 2018, 24(1): 20-26.

[14] 唐丹丹, 彭微微, 杨青松, 等. 刺激冲突和反应冲突的事件相关电位特征: 中顶部 P3[J]. 心理与行为研究, 2018, 16(1): 31-36.

[15] 中国高血压防治指南修订委员会. 中国高血压防治指南(2018 年修订版)[J]. 中国心血管杂志, 2019, 19(1): 1-44.

[16] 赵娟, 滕丽新, 毛梅. 强化与标准血压控制措施对高龄高血压病人致命与非致命性心血管事件的影响[J]. 中西医结合心脑血管病杂志, 2018, 16(17): 156-160.

[17] 柏晓莉, 汪冬梅. 焦虑情绪与高血压严重情况的相关性分析[J]. 中国农村卫生, 2017(2): 34.

[18] PIMENTEL M, CHOW E J, LIN H C. Comparison of peak breath hydrogen production in patients with irritable bowel syndrome, chronic fatigue syndrome and fibromyalgia[J]. Gastroenterology, 2000, 118(4): A413.

[19] SCOTT C K F, SRICHAI M B, KULIK D M, et al. Index of Suspicion: Case 1: Fatigue, Shortness of Breath, and Chest Pain in an Adolescent Boy: Case 2: Poor Feeding and Weight Gain, Tachypnea, and Vomiting in a Neonate: Case 3: Afebrile Seizures After a Bout of Diarrhea in a 2-year-old Girl[J]. Pediatrics in Review, 2011, 32(3): 123-128.

[20] GING A M, NASR S, LIMITED R. Ergonomic and adjustable respiratory mask assembly with headgear assembly[J]. Environmental & Ecological Statistics, 2017, 16(1): 25-36.

[21] 林健, 刘涛, 李庆国. 可穿戴呼吸测量系统的开发[J]. 液压与气动, 2017(3): 107-114.

[22] 罗宇舟, 江钟伟, 刘贝贝. 基于测量呼吸声音监护睡眠状态的研究[J]. 软件, 2016(9): 91-93.

第5章 认 知 行 为

人的认知行为研究方法可分为定量和定性两种评估方法。定量法可以测出大小、形状、功耗等具体数值，但由于人的因素，导致系统性能产生不确定性，很多指标不便于定量化，只能通过相对模糊的设计原则来表达，没有绝对的评估标准，如"要保证可操作性""不要产生误操作""不要使操作者的工作负荷过高"等。因此只能采用定性评估方法。无论定性或定量评估方法，最适用的可能只有其中几种，包括连续观察法、抽样（定时）观察法、访谈法、语言沟通方案评估、生产评估指令等。

5.1 观察法

5.1.1 背景说明

观察法是对任务、工作活动或某些性能测试问题进行相对连续记录的过程。操作人员包括一个观察者，根据其本人的理解，对测试活动进行如实记录或说明，可以手动记录资料，也可以利用某些更复杂的方法、工具把事件和事件发生的时间记录下来。在直接观察的同时，还可利用拍照、录音、录像等自动记录方法。

5.1.2 评估程序

观察者应具有熟练的技能，能辨别出测试期间发生的重大事件，能使用各种类型的设备（如可变焦透镜、吊挂式话筒等）。应对观察过程进行总结，并为以后操作加以说明。观察者必须熟悉被观察的人 - 机系统的性能。在被试使用样机或实验设备时，观察者应进行观察。观察者应特别注意取得操作者完成工作的时间及差错数据。观察者应记录对被试训练、技能水平和定量的估计资料，还应对生命保障、安全和硬件设计标准进行评估观察。使用直接观察法评估包括样机或硬件的使用。因此，使用这一方法的最适宜时间应是系统方案进展到足以保证生产三维模型以后的任何时间。

5.1.3 应用

连续观察法是评估者评估系统性能最常用的方法之一。实际测试和评估过程中，该方法均以某种形式得到一定程度的应用。尽管自动记录装置的使用不断增多，但直接观察法永远也不会完全被淘汰。这种观察法可用于整个系统的任何部分，用于对子系统或系统部件的观察，对单任务作业或数个受试者同时操作多项任务的测试和评估都十分有用。同其他测试和评估方法相比，该方法操作简单。在进行测试和评估时，除了简单记录测试等事件外,观察者可进行很多观察。观察者还可以评估测试资料,以便提出可能的建议或测试的操作项目。如果不采用直接观察法,则存在一种危险,可能遗漏对测试的整体印象,看不到偶发测试事件,或漏掉其他不进行观察就会漏掉的细节。

5.2 抽样(定时)观察法

除了观察者对测试工作进行观察所花的时间量不同外,该方法同连续观察法是一样的。选择进行测试观察的时间,应选定要执行关键任务的时间段。先期对项目进行系统分析,预先确定关键任务。如果靠分析尚不能确定可能的关键任务,为了测试与评估数据,可进行最佳的推测采样观察。

抽样观察法同连续观察法相比较,在使用和评估效果方面唯一的不同是省钱,但有遗漏重要测试和评估数据的风险。显而易见,如果不对测试进行连续观察,就可以让观察者对其他的测试进行人机工程测试和评估任务或对以前的测试进行数据处理和评估。执行人机工程测试和评估所需的人数可能会减半或减得更多。抽样观察法的缺点是可能丢失操作者重要作业数据或其他重要人机工程有关数据。如果预先确定不了关键任务,就需要频繁进行观察。为防止误用数据,对操作者 / 装备的各种基本任务都应进行多次观察。

5.3 访谈法

5.3.1 背景说明

访谈法是一项简单的人机工程测试评估者与被试者讨论有关事件的过程。这种讨论应建立在确保用最少时间获得最大信息量的基础上。为使之能用于特定情况,可对一般交谈法进行一些具体变更。比如,通过训练教员可获得许多测试评估资料,因为他们最了解学生因新系统设计不合理而发生的问题。

5.3.2 评估程序

进行访谈的第一步是建立一套向被访者提问的表格,这种表格类似一份清单,应尽量考虑到所有相关的测试问题;第二步是选择对被评估系统具有实际经验的访谈者;第三步是安排一个与被访者进行访谈的合适时间。适用于访谈的基本原则如下:

(1)访谈者应询问被访者已完成任务相关的问题,被访者应说出其认为测试任务中本人和其他人的职责包括哪些内容,应收集被访者认为设备、技术资料、后勤和预备训练等是否适当的意见。

(2)访谈应在实际测试后尽早进行,最好在几小时之内。如果可能,访谈应一个一个进行,而不要一名访谈者同时与几名被访者访谈。访谈地点应选择尽量没有干扰、相对安静的地方。访谈时间一般不超过 30 分钟。时间太长的访谈将导致被访者产生厌烦情绪,对被访者是一种负担。

(3)人机工程的访谈者必须注意确保获得被访者自己的实际意见,而不是被访者认为访谈者想要听到的观点。必须让被访者知道,不会依据其回答对其进行任何等级划分。访谈者应尽快与被访者建立良好的关系。如果被访者同意,可对访谈进行录音。但是,无论被访者同意与否，录音总会对某些人产生一定威胁感，因此必须慎重使用。

访谈法的另一个例子是"关键事件法"。关键事件法是一套对人的行为观察结果进行收集的过程，所使用的方法要有助于在解决实际问题中应用这些结果。关键事件是指任何一种可以观察到的人的活动，其作用和重大影响对观察者来说基本是清楚的。"关键事件法"包括以下五个基本步骤：

（1）确定关键事件的综合作用；

（2）针对要报告观察结果的人的活动及对其要求（教导），制定收集事件的计划；

（3）收集比较客观的资料；

（4）分析资料；

（5）以陈述形式解释和报告对这种关键事件的要求。

事件的收集应包括询问对特定活动/工作最有影响或没什么影响的行为（或关键事件）。这种事件可通过访谈获得，也可通过书面报告获得。访谈的最终结果是提供评审使用的大量资料（事实和观点），旨在指出系统存在的问题，并提出改进建议，很多情况下是对系统进行检验。

5.3.3 应用

访谈法是经常采用的最主要评估方法之一。方法简单、省钱、使用快捷。被访者参与的每项测试都包含一定数量的用普通观察法不能获得的资料，因此与被访者进行访谈，可直接获取这类资料及对现有装备的意见。访谈不需要使用测试设备，可在远离测试现场的地点进行，以下几点对如何进行访谈可能会有所帮助。

（1）访谈目的是发现与被访者有所了解的系统相关的客观事实，或找出被访者对某些测试问题的主观评价、态度和看法。为获取事实，访谈的设计必须尽可能准确明了。

（2）访谈应通过在访谈者和被访者之间建立的关系取得最大成效。一个合适的访谈中，当访谈者和被访者建立了真正良好的关系时，就有可能获得更详细、更可靠的资料，仅用调查表则达不到这种效果。

（3）在使用访谈法的过程中，访谈者和应答者不能有偏见，这是必须要注意的事项。理想的访谈结果是被访谈者给访谈者提供准确的信息。然而偏见的影响可能在很大程度上改变这种结果，其回答对最后的分析基本没有价值。访谈者可能由于语调、提问方式甚至面部表情，使访谈产生偏见。为减少由于这些和其他原因引起的偏见，就要认识这一问题的严重性从而进行训练并积累经验。

（4）不能用访谈来代替直接的测试观察，访谈只是人机工程测试和评估方法中的一种。

5.4 语言沟通方案评估

5.4.1 问卷调查表/语言沟通记录

获得主观评估资料最基本的方法是问卷调查，是一种使用最频繁、最难设计的一项主观评估方法。

5.4.2 背景说明

问卷调查是一种预先设计好、需要询问一系列问题的方法，目的是获得被调查者态度/

喜好和意见的可度量的表达方式。能够产生确凿、可靠结果的问卷调查表的设计需要对技能和经验有一种测量尺度。但是，问卷调查表的设计和构成不能从教科书上学到，对每项测试的要求往往不同，有一些新的不同问题。然而，问卷调查表的设计和实施还是有某些规则和原理的，遵循这些原理，可以避免和消除某些共性缺陷，这些缺陷会造成提出不正确的问题及导致不确定的结果（答案）。以下内容（特别是参考资料）可对制订计划、进行和实施问卷调查提供一些指导。

5.4.3 调查程序

适用于人机工程测试与评价人员进行各种测试的问卷调查表的设计方法，可分为七个有逻辑的步骤：

- 初始计划；
- 问题形式的选择；
- 问题的措辞；
- 问卷调查表的制定；
- 预试；
- 问卷调查表的实施；
- 问卷调查表资料的量化和分析。

准备问卷调查表应细心，对被评估系统应有足够的背景知识，对主持答卷人员的背景及对结果进行分析的类型也要有一定了解。经常是没有足够的策划就制定问卷调查表，到分析和解释结果时才认识到设计的问题及缺点。问卷调查表可能用到四种基本形式的问题：

- 开放式回答或任答题；
- 是非题或二选一；
- 多项选择；
- 评级量表。

每一种形式都有优缺点，对此问卷调查表设计者必须清楚，在最终选定问卷前必须仔细权衡。不存在一种形式的问题在任何场合下都比另一种形式的问题高级的情况。为达到正确选择的目的，调查表设计者必须知道每种形式的优缺点，必须选择最能满足具体测试情况需要的形式。适用于问卷调查表设计的指导原则如下：

（1）措辞：在问卷调查表的构成中，最重要也是最困难的就是问题的措辞。大多数专家认为，不完美的或不合适的问题措辞是问卷调查表产生误差的最大原因。用词难易程度不当或短语含义模糊，会造成对问题的错误理解，导致最终结果中的错误和歧义。除了选择问题形式和问题措辞之外，还需要考虑以下因素，如问题的次序、给出问题的格式和数据的采集等。必须对问卷调查表中所有问题进行检查，以便确保全面、准确涵盖测试目的和测试关键问题所需要的所有资料。

（2）预试：问卷调查表要经受多次变动，在未正式使用之前，决不能认为是完美无缺的。预试为调查者提供了一个使用小样本应答者来试用问卷调查表的机会。在实施正式测试之前，可用该预试结果对问卷调查表进行必要的修订和改进。预试是制定问卷调查表的最后一个验证步骤。

（3）结果：从问卷调查表实施中获得的结果包括主观评价的词或短语，这些资料可被量化或转换成可用于制表和分析的图形或数字。最终结果可以是对每一个问题回答的简单频数分布,如例数、百分比或百分位的总体分布。对数据还可以进一步处理,给出平均值、标准差或相关数据,最后的处理结果可能还包括统计分析,给出所得到的差异或相关在统计学上的显著性,然后对这些量化数据必须列表和分析,最终报告中通常以表格的形式概括给出结果。

(4)与面谈法的比较:与面谈法相比,问卷调查表有几个相似和不同之处。为获取最佳结果,二者都应在测试后几个小时内进行,且都不是在测试现场进行。尽管与面谈法相比,问卷调查表必须进行更详尽的设计,但可包括开放性问题,可自由回答问题。二者不同之处是填写问卷调查表时,调查人员不需要出席。在用于评价和分析被试者的回答时,问卷调查通常比较简单。

(5)应用:问卷调查表是从选定的被试组中系统地获得表明答案的主观测量工具,问卷调查表的作用是传达信息。当设计合理时,也有助于数据报表和结果分析。问卷调查表可用于评估多种定性变量,如可接受性、使用方便性和优先选择等。问卷调查表适用于技术人员小组(如专心于高级控制的工程测试人员)或有较大代表性的服务人员。

使用问卷调查表时,应该注意以下几点:

- 了解个体或团体的态度,如得到人们对军事系统的反应、感觉和喜好等有价值的资料。因为态度决定行动,有代表性的人群样本对问卷调查表的意见,为系统在实际使用中用户的反应提供了可靠的估计和预期,避免将来冒出问题。
- 问卷调查表适用于各种类型的测试。当客观测量不可行和定性资料需要补充客观测量时,应用问卷调查表获得主观资料。如果可以进行直接观察,不能用问卷调查表替代直接观测法。
- 问卷调查表的一个缺点是,被试者在进行答卷时不能达到面谈时充分表达出自己意见的程度,答题写出答案的工作量比说的工作量大得多。与面谈法相比,问卷调查表的另一个缺点是主试者不能捕捉到意想不到的,但确为被试者很可能发生的回答。
- 在问卷调查表设计中需要克服一个最困难的问题,即对"问卷调查表是什么"和"如何使用问卷调查表"的误解。有人认为,只要有较好的书写能力和使用理智的人员就能设计出一份好的问卷调查表。这种错误认识的严重后果是问卷调查表设计不合理,提出的问题措辞不当。问卷调查表还会给出一些数据,比如频率或百分率,这些数字可以进行统计分析,甚至可以产生具有统计学意义的结果。因此,用一些错误的结果可能导出虚假的结论,进而作出错误的重大决策,如决定采用某一不可用的器件或项目。

5.5 事件记录

5.5.1 背景说明

这是一种实时记录测试情况或记录事件次数的方法。使用该方法的设备复杂程度互不相同,从秒表到整套系统。较复杂的事件记录系统可能包括:事件记录器、电池组、事件控制盒和信号电缆。事件记录器本身应能记录几个通道;电池组使用应方便;事件控制盒用来控制事件记录器上的不同通道,电缆用来连接事件控制盒和事件记录器,还有其他记录系统,这些系统可以把上述单元组成一个便于携带的记录包。

5.5.2 操作程序

使用该方法记录事件的顺序如下：

（1）负责观察某项测试的人员首先应熟悉所计划的测试事件。估计什么任务是更关键的并根据时间安排记录下来。如果要监视的任务特别关键，可以进行一次测试演练或多重复几次计划。

（2）总的测试可以分成几个功能任务，每一任务分配单独的通道。这里列举几个功能任务的例子：阅读技术文件、启动控制器、判读显示器和进行调整等。

（3）每当一个功能任务启动和停止时，用通道控制器很容易启动操作。对每个通道上的每一事件可能需要写上启动标记，这些都记录在记录器的滚动图纸上。

近年来已有了不需要用纸张的事件记录设备，当进行测试时，测试观察者只需简单地按与功能任务有关的组键。数据输入以计算机程序格式记录在固态内存条内，这些数据后期通过简单连接电缆传送给计算机，这种情况下，可以立即写出计算机的书面报告，计算机在综合注释便笺上，留有书写注释的空白。使用事件记录方法的直接输出结果各不相同，有对被评价资料的手写注释，也有完整的计算机打印结果。最终的输出是任务时间数据的验证。

5.5.3 应用

多数人机工程测试评价工作需要使用下列设备的一种，它们是前面提到的事件记录方法或其变种：

（1）事件记录器和独立控制器；

（2）组合功能的固态内存数据收集器；

（3）秒表。

当对关键测试事件进行记录和评价时，这些方法在决定系统／操作者作业能力随时间的变化情况方面是很有用的，有两种方法允许同时记录几个功能任务，因此观察者应注意测试的其他方面。当然，秒表是三种记录事件方法中最便宜的，有时也是最有效的。然而，与其他方法相比，秒表也更易产生错误。其他两种方法的记录结果可以用作时间线、工作负荷和时间分配的分析。

总的来说，所有测试方法将客观地给出对人的能力的测量和为整个测试工作提供有用的数据。这些方法的使用，对测试很少产生干扰。学习使用记录设备的培训随设备复杂程度而定，一般都不复杂。

这些数据能计算完成工作的时间，评价和优化集体任务，分离能够减少拆装时间、装载时间和发射时间的特殊点。这种方法本来并不用于评价，必须用其他方法对数据进行进一步分析。

5.6 联机交互模拟／生产评估的指令

人的认知行为测试评价方法主要依赖原型硬件或样机，但也有使用计算机程序模拟人 - 机界面中的操作者和设备。此处描述的一般方法属于使用计算机实时模拟和实际测量被试。与其他模拟方法一样，联机交互程序用于评价和验证特定操作程序和特殊操作设备是否适用。要对一些计算机模拟装置和功能样机做出准确区分往往很难。功能样机强调准确给出空间尺寸和空间布局。

5.6.1 背景说明

对联机交互模拟最重要的要求是能精确代表所提出系统的某些部分。所提出的系统中关键变量在模拟中应能适当复制。某些情况下,模拟器对某些参数必须能提供一定的偏离,目的是训练操作者对实际操作情况的正确响应,确保实际操作时更可靠。使用这种偏离是要冒风险的,但为补偿某些不准确的参数,这又常常是必需的。联机交互模拟意味着要使用复杂的计算机及软件。被试控制台也必须与被模拟的系统控制台相似。建立实时交互软件的第一步是准备被试操作程序。对应各种显示器及显示格式,联机操作需要制作许多操作控制器;还必须记录操作者和系统运行的输出,对动作、误差与反应时间列出事件表,绘出事件的时间图。

5.6.2 应用

使用实时模拟的原因是不必用真实系统就能对模型进行操纵、研究和测量,发现可能发生的问题。与其他测试评价方法相比,使用实时模拟方法具有以下优点:

- 建立模拟器比建造被模拟的系统或原型硬件更便宜、更容易、更快捷。
- 模拟器装上仪表可以很方便地收集数据,且数据能很快转换成可用的形式,而由真实系统收集这种数据是很困难的或是不可能的。
- 作为训练的辅助手段,模拟器是极其有用的。
- 模拟器比实际系统更容易操作。
- 模拟器可以用来训练完成对被试者有危险的任务(例如,摔机着陆)。
- 一旦提供了模拟程序,可以很容易选择不同的方法和策略。
- 记录数据可以保存下来,供以后使用。

与其他测试评价方法相比,使用联机模拟方法有以下缺点:

- 模拟倾向于引起过分一般化。
- 如果变量之间的关系不正确或假设的限制条件错误,模拟就会出错。
- 模拟器可能因其固有的原因而夹杂真实系统没有的特性。
- 模拟器一般比使用面谈、问卷或其他经验数据收集法昂贵。

5.6.3 与其他方法的比较

一般来说,使用联机模拟的时间应在被模拟系统硬件(和软件)建立起来之前。如果不是这样,没有必要花费时间、精力进行模拟。使用联机交互模拟主要有两种方法:一种是使用人的模型程序,另一种是使用从实际原型系统硬件收集直接或间接数据的所有测试评价方法。

(周前祥　吴家兵)

第6章 环 境 方 法

6.1 热条件测量

6.1.1 背景和应用

作业环境对工人的职业健康、生命质量以及工作效率有较大影响。其中,热环境对工人的影响尤为显著。生理状态下,人体体内产热量等于散热量,体温相对稳定;当工人在高温下作业或进行较高强度活动时,体内释放热量的速率大于散热速率,人体容易出现热紧张反应,如果这种热紧张不能得到及时处理,会导致工人发生体温过高、中暑、晕倒、中枢神经系统紊乱等,严重者甚至死亡。因此,为了评估工人作业的热环境条件以保障工人的职业健康、提高工作效率,相关评估方法得到了普遍使用,包括客观测量法和主观评价法。

6.1.2 客观测量法(热交换分析方法)

正常状态下,人的体温相对恒定。当环境温度发生变化时,机体通过产热或散热活动,维持体温的稳定。人体通过辐射、传导、对流和蒸发等热交换形式,使体温保持在正常范围。当人体的代谢无法与外环境进行有效的热交换以达热平衡时,则会发生热紧张或冷紧张,见图 6-1。

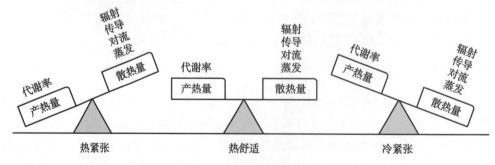

图6-1 热平衡三种状态产热量与散热量之间的关系及其相关参数

6.1.2.1 热交换相关因素的测量 评估热紧张、冷紧张或热舒适条件所需的环境参数包括温度、湿度和风速。

(1)温度:随着温度升高,通过辐射、传导和对流的散热量减少。温度对人体的总体影响可以通过测量气温(ta)、平均辐射温度(tr)、表面温度(ts)三个相关属性来评估。

228

气温（ta）可采用常规的温度计或电子温度计测量。越小的传感器对气候变化越敏感。传感器范围/精度依据测量参数各有不同。测量舒适度：10～40℃/±0.5℃；测量热应力：−40～+120℃/外部舒适范围±1℃；理想的精度±0.2℃。

平均辐射温度（tr）：空间中所有墙壁和物体（包括室外空气）的平均温度。当平均辐射温度超过皮肤温度时，热量会从环境转移到皮肤。tr最常使用黑球温度计间接测量法进行测量。该法使用简单，应用普遍，但不适用于辐射温度不均匀或温度瞬间变化的环境。传感器平均辐射温度范围/精度：舒适度：10～40℃/±2℃；热应力：−40～+50℃/±5℃；高于+50℃：在150℃时从5～13℃线性增加；理想的舒适度±0.2℃；理想的应力精度±0.5℃。

当风速大于0.15m/s时（公式6-1），

$$tr=[tg+2\ 734+(1.1×108×va×0.6)/(εg×D0.4)×(tg−ta)]×0.25−273 \qquad （公式6-1）$$

其中：tr为平均辐射温度（℃）；tg为黑球温度（℃）；ta为空气温度（℃）；va为风速（m/s）；D为球体直径（标准为0.15m）；εg为发射系数（哑光黑漆的发射系数为0.95）。

表面温度（ts）：使用特殊传感器进行测量。使用时确保表面与传感器保持良好接触，同时将传感器与环境隔离，或使用非接触式红外传感器。使用接触式传感器，表面和传感器之间的传导远高于传感器与环境的传导，然而，在对低导电率的表面（如木材、泡沫聚苯乙烯等）进行测量时，则可能产生较大误差。这种情况下，使用非接触式红外传感器更合适。测量精度取决于计算实际ts所需的表面发射率/反射率。对于大多数无光泽表面，这是相对恒定的；但对于有光泽的表面，其表面可充当镜子，传感器会测量来自其他物体的反射辐射。传感器表面温度测量范围/精度：舒适度：0～50℃/±1℃；应力：−40～+120℃；−10～+50℃/±1℃；低于−10℃和高于+50℃：分别从1～3.5℃和4.5℃线性增加至范围限制。理想的舒适精度：±0.5℃，理想的应力精度：±0.5℃。

（2）湿度：空气湿度是表示空气中水汽含量和湿润程度的气象要素。通常，空气湿度用相对湿度（relative humidity，RH）来表示，即空气中实际蒸汽压与该温度下饱和蒸汽压之比的百分数（公式6-2）：

$$RH=100×Pa/Pas（\%） \qquad （公式6-2）$$

其中：Pa=环境蒸汽压；Pas=环境温度下的饱和蒸汽压。

测量空气相对湿度可以使用毛发湿度计，但这种湿度计的准确度有限且反应缓慢；也可以使用电子湿度计（具有对相对湿度敏感的电介质的电容传感器，氯化锂湿度计），但当接触极端气候时，这些传感器往往表现出缓慢漂移（持续数天）并需要定期重新校准。露点湿度传感器非常精确但成本高，可以冷却光滑表面并检测凝结发生的温度，即露点。环境的水分浓度等于该露点处的饱和蒸汽压。

干湿球湿度计准确度高且成本低。它结合了环境温度传感器（干球）和温度传感器及其周围的湿棉芯（湿球）。通过湿芯的蒸发来冷却温度计，同时降低相对于干球温度的湿球温度，这种差异可用于计算相对湿度。

当空气自由流动到灯芯且传感器自由接触环境时，其对空气运动和辐射都很敏感，称为天然湿球温度计。这是湿球黑球温度（wet-bulb globe temperature，WBGT）指数测定仪的一部分。

相对湿度可以转换为蒸汽压力（公式6-3）：

$$Pa=RH/100×Pas=RH/100×e^{[23.561\ 3−4\ 030.183/(t_a+235)]} \qquad （公式6-3）$$

如果需要将露点转换为蒸汽压，则需要用公式6-3（RH=100%）和露点温度来完成，而不是用 ta。

对于来自旋转湿度计或干湿球湿度计的蒸汽压力的计算，即来自 ta 或干球温度（tdb）和吸入的湿球温度（twb），可使用以下公式（公式 6-4）：

$$Pa=Pas_{(湿球温度下的饱和蒸汽压)}-66.7\times(ta-twb)=e^{[23.5613-4\,030.183/(t_a+235)]}-66.7\times(ta-twb)\quad（公式6-4）$$

水分浓度或蒸汽压，是皮肤蒸发的决定因素。相对湿度为 100% 的饱和空气可能含有不同量的水分（公式 6-3），具体取决于其温度。温度越高，相对湿度下的水分含量越高。当空气温度低于皮肤温度时，即使在相对湿度为 100% 的情况下，汗液也会从皮肤蒸发，因为皮肤的蒸汽压高于空气的蒸汽压。

湿度范围 / 精度：舒适度：（500～3 000）Pa±150Pa；应力：（500～6 000）Pa±150Pa；精度要保证在（tr-ta）≤10℃的舒适范围内，应力≤20℃。

（3）空气流速：空气流速的大小、方向以及不稳定气流会影响对流散热和蒸发散热，热交换会随着风速的增加而增加。在凉爽的环境中，身体会在有风的条件下更快降温，相比之下，在极热、潮湿的环境中，身体则会更快升温。在极热但干燥的环境中，身体的干热传递将会加快，与此同时，身体的蒸发散热也会加快。

如果空气流动的方向固定且波动不大，空气流速可使用叶片或杯式风速计进行测量。如果空气流动的方向不固定或波动很大，则使用热线风速计进行测量。此外，空气流速还可用 Kata 温度计进行测量，该温度计具有非常大的流体储存器，测量时首先将储存器加热，然后悬挂在相关位置并使其冷却至气温，通过测量杆中液位随时间而下降的速度来判断空气流速。

传感器 va 范围 / 精度：舒适度：（0.05～1）m/s±（0.05+0.05 va）m/s；应力：（0.2～20）m/s±（0.1+0.05va）m/s；响应时间（此时达到最终值的 90%）：合适的≤0.5s，满意的≤0.2s（用于测量不稳定气流强度）。

（4）测量位置：热条件测量的准确位置应代表工人实际在空间中的位置，即工作区域。大多情况下，热条件选择工人工作场所的一个网格区域进行测量。空间的热变化越大，网格就越密集。通常，网格的宽度为 5m。除了水平方向的测量外，还需要在垂直方向对同一位置的不同高度进行测量：工人的头部、躯干和腿部（站立工作：1.7m、1.1m 和 0.1m；坐姿工作：1.1m、0.6m 和 0.1m）。若在同构环境中，则可只测量腹部水平的高度（站立 1.1m，坐姿 0.6m）。

测量时，测量时间的不同也可能对测量结果造成误差。因此，研究日常和季节性模式的气候概况尤为重要。为了测量的准确性，至少需将设备在该气候条件下放置一天的时间。此外，也可使用问卷调查的方法来确定时间以减少工作量。

6.1.2.2 个人参数

（1）服装：外界环境的热量和水分通过服装传递到人体进而影响体温调节。人体与外界环境之间的热交换也主要通过皮肤来完成。当人体穿上服装后，服装可一定程度地阻隔皮肤和环境之间的热量和水分传递。在寒冷环境下，服装可减少热量散失以保护人体，但在高温环境下服装也不利于身体热量散失到外界环境。服装的热阻和湿阻是体现服装热湿舒适性最重要的两个物理指标。部分服装静态下的热阻估算值在 ISO 9920—2007 中可找到。热阻和湿阻两者的关系可估算为（公式 6-5）：

$$R_e=I_t/(0.016\,5\times i_m)\qquad（公式6-5）$$

其中，R_e 为湿阻（Pa·m²/W）；I_t 为热阻（℃·m²/W）；i_m 为服装渗透指数（n.d.）；0.016 5 为

刘易斯常数（0.016 5℃/Pa）；i_m 的值可以从表 6-1 中查询。

表 6-1 不同服装的服装渗透指数估算值

服装描述	服装渗透指数（i_m）估算值	
	低温环境（15℃）	高温环境（30℃）
裸身	0.50	0.50
普通渗透服装	0.38	0.38
搭配编织外套	0.34	0.34
搭配涂层外套或长裤	0.31	0.31
搭配两件半透式服装	0.17	0.15
搭配一件半透式服装	0.14	0.13
搭配两件不渗透服装	0.12	0.07
搭配一件不渗透服装	0.10	0.06
搭配一件不渗透服装，遮盖头部（脸部不遮盖），佩戴手套，密封性好	0.06	0.02
所有开口皆密封，无皮肤裸露	0.05	0.00

衣物的热阻和湿阻受许多因素的影响，如风速、湿度、着装者的运动等。大多数普通和温暖天气的衣物热阻（1.9 clo ＞ I_t ＞ 1.2 clo）可校正为（公式 6-6）：

$$I_{t,动态} = 相关因子 \times I_{t,静态}\qquad（公式 6-6）$$

相关因子 $= e^{[-0.281\times(V_{ar}-0.15)+0.044\times(V_{ar}-0.15)^2-0.492W+0.176W^2]}$

其中：$I_{t,静态}$ 为服装热阻，可在 ISO 9920—2007 中找到；

W 为行走速率，最大 1.2m/s；如果是其他运动，则从代谢率中得出：

W=0.052×[代谢速率（W/m²）−58]，W≤0.7m/s；

V_{ar} 为相对空气速度，最小 0.15m/s，最大 3m/s。

对于低透气性且可承受风速较高的寒冷天气服装，可使用校正公式（公式 6-7）：

$$相关因子 =0.54\times e^{(-0.15V_{ar}-0.22w)}\times P^{0.075}-0.06\times\ln(P)+0.5\qquad（公式 6-7）$$

V_{ar} 为相对空气速度，0.4～18m/s；W 为行走速度（m/s），0～1.2m/s；P 为外层布料的透气性（L/m²s），范围为 1～1 000L/m²s（低 1L/m²s，中等 50L/m²s，高 1 000L/m²s）

公式 6-7 稍显复杂，在大多数情况下，湿阻近似等于热阻的 1.3 倍。

（2）代谢率：代谢率指人体在生理状态下的能量代谢，根据能量守恒定律，机体消耗的能量应等于产生的热能和所做的外功之和。根据此原理，国内外研究人员总结出三种测量代谢率的方法：直接测量法、间接测量法以及公式推测法。目前，较为常用的方法是间接测量法。其原理是根据三大产能营养素在产能时所消耗的氧气和产生的二氧化碳间存在的定比关系，在特定条件下、一定时间内通过测量耗氧量和二氧化碳生成量来计算能量消耗。表 6-2 列出了一些活动的代谢率估算值。

表 6-2 不同活动的代谢率

活动	代谢率	
	W/m²	met
斜倚	46	0.8
坐姿，放松	58	1.0

续表

活动	代谢率	
	W/m²	met
坐姿活动(办公室、居住场所、学校)	70	1.2
坐姿,轻度活动(购物、实验室工作、轻体力工作)	93	1.6
坐姿,中度活动(家务劳动、机械工作)	116	2.0
平地步行		
2km/h	110	1.9
3km/h	140	2.4
4km/h	165	2.8
5km/h	200	3.4

6.1.3 主观方法

对于热环境,目前已经开发了相关的主观评估方法,可参见表6-3~表6-5。主观评估类型包括:冷热的感觉、冷热的舒适度、对冷热感觉的倾向、对当前环境的可接受度。

请注意,除了工作场所热环境外,许多因素(如工作压力、工作管理、工作条件等)都会对热环境的主观感觉造成影响。因此,在使用主观评估方法时,应尽可能地完善客观数据。

表6-3 冷热感觉描述量表

程度	分值/分	等级
热	(+4)	很热
	+3	热
	+2	暖和
	+1	微暖
一般	0	常温
	−1	微凉
	−2	凉爽
	−3	冷
冷	(−4)	很冷

表6-4 冷热舒适度描述量表

程度	等级	等级词汇
舒适	0	舒适
	1	稍微不舒适
	2	不舒适
	3	很不舒适
不舒适	4	极不舒适

表 6-5 对冷热倾向描述量表

程度	等级	代表 7 个评分等级的词汇	相当于 3 个评分等级
暖和	+3	更暖和	暖和
	+2	暖和	
	+1	稍微暖和	
	0	不暖不凉	
	−1	稍微凉爽	凉爽
	−2	凉爽	
凉爽	−3	更凉爽	

6.1.4 方法步骤

客观评估所需要采取的步骤如下：

（1）确定并选择适当的设备来测量 t_a、t_r、P_a（或 RH）和 v_a，考虑设备和传感器的范围，精度和响应时间；

（2）校准设备；

（3）通过调查估计工作场所气候在时间（季节、天气）和空间内的波动；

（4）将相关工作站定位为测量位置或使用总工作区域的网格来确定测量位置；

（5）根据季节或天气条件来确定测量位置和测量时间；

（6）在所有位置测量并记录三个高度的气候参数，若是高度均匀的环境则测量一个高度；

（7）调查工作场所的工作负荷（代谢率）和服装（热阻和湿阻）；

（8）校正不同运动和风速条件下的服装热阻、湿阻；

（9）获取所有数据并使用热紧张、冷紧张或舒适度的评估方法。

6.1.5 参考规则

（1）ISO 9920—2007 《热环境的人类工效学 服装整体热阻和湿阻的估算》。

（3）ISO 8996—2004 《热环境的人类工效学 代谢率的测定》。

（3）GB/T 18049—2017 《热环境的人类工效学 通过计算 PMV 和 PPD 指数与局部热舒适准则对热舒适进行分析测定与解释》。

6.1.6 培训

热评估仪器的相关培训需要 2～4 小时，包括测量仪器的识别、正确的使用方法以及操作的注意事项等问题。

6.1.7 所需工具

（1）环境温度传感器：常规温度计或电子传感器，最好可以屏蔽辐射。

（2）辐射温度传感器：黑球或辐射计。

（3）湿度传感器：旋转湿度计、Assman 干湿度计、电子 RH 传感器或露点传感器。

（4）风速 / 空气流速传感器：卡塔温度计、热线风速计、叶片风速计（单向）或加热球（多向）。

（陈智健　田亚锋　吴礼康）

6.2　冷紧张指数

6.2.1　背景与应用

当人体的热散失（辐射、传导、对流和蒸发）超过人体产生的热量时，就会产生冷紧张。这种反应会导致皮肤温度下降，特别是四肢温度下降。评估冷紧张通常采用几种热散失途径的方法，以量化冷紧张。

6.2.2　相关方法

6.2.2.1　风寒指数　由低环境温度和空气流速的不同组合所引起的对流热散失，可用不同风寒指数计算得出。最初的风寒指数（WCI）由 Siple 和 Passel 开发，得出的是低环境温度和空气流速每种组合的热损耗率。后期开发的 Steadman 风寒指数建立在热力平衡概念基础之上，即产生热量等于散失热量。随着相关研究的进一步进展，风寒指数的计算方法得到进一步完善。目前常使用的风寒指数（W）是基于传热学的基本理论，计算如下（公式 6-8）：

$$W=13.12+(0.621\ 5\times T_{air})-(11.37\times V^{0.16})+(0.396\ 5\times T_{air}\times V^{0.16}) \qquad （公式 6-8）$$

其中，W 为风寒指数（℃）；T_{air} 为空气温度（℃）；V 为 10m 高度的风速（km/h）。

使用华氏温度时，风寒指数的计算公式为（公式 6-9）：

$$W=35.74+(0.621\ 5\times T_{air})-(35.75\times V^{0.16})+(0.427\ 5\times T_{air}\times V^{0.16}) \qquad （公式 6-9）$$

其中，W 为风寒指数（℉）；T_{air} 为空气温度（℉）；V 为 10m 高度的风速（km/h）。

新风寒指数使用健康成年人人脸平均 1.5m 高度的风速，因此，10m 高度（标准风速计高度）的风速需乘以三分之二。另外，步行者的速度也会对风速造成影响，平静风速的阈值为 4.8km/h（1.3m/s），由步行者速度决定。考虑到冻伤的危险，W 可以解释为：

- 在 −28℃下接触 30 分钟以上可能会导致冻伤；
- 在 −40℃下接触 10 分钟会导致冻伤（如果持续风速 >50km/h，则时间进一步缩短）；
- 在 −48℃下接触 5 分钟会导致冻伤（如果持续风速 >50km/h，则时间进一步缩短）；
- 在 −55℃下接触 2 分钟或更短时间会导致冻伤。

6.2.2.2　所需的服装热阻　所需热阻（IREQ）是一种基于热平衡方程的评估方法。IREQ 方程旨在量化所有形式的热量散失，同时也考虑到热量产生，计算不同的热环境和活动水平下所需的服装热阻效果。与此同时，IREQ 提供了冷保护指南，可作为冷紧张的衡量标准。

如果服装的热阻对于给定条件是不够的，则 IREQ 方程可用于计算持续受限的接触时间（DLE 时间），表示在达到低或高热应变阈值之前的允许接触时间。

值得注意的是，IREQ 方程虽为全身提供了所需的热阻效果，但评估冷紧张时仍需按单独部位进行，例如手、脚和呼吸系统等。如果存在严重的局部冷紧张，例如接触冷敷物品或由于剧烈运动导致的高通风，则尤其需要单独评估局部冷紧张。

6.2.2.3　热感　记录热感是分析冷紧张简单但实用的方法，可以通过调查评分的方法进行。通常，热感调查可分为以下几类：热（+3 分）、暖（+2 分）、稍温（+1 分）、冷漠（0 分）、稍冷（−1分）、冷（−2分）和很冷（−3分）。如需要，也可使用非常热（+4分）和非常冷（−4分）。

热不适程度调查也可分为以下几类：舒适（0分）、稍微不舒服（1分）、不舒服（2分）、非常不舒服（3分）、极不舒服（4分）。

6.2.2.4 冷应变指数 基于核心温度（T_{core}）和皮肤平均温度（T_{sk}）的冷应变指数（CSI）能通过分析现有数据库来实时提示冷应变水平。该指数使用公式6-10对0～10通用等级的冷应变进行评级：

$$CSI=6.67(T_{core\,t}-T_{core\,0})/(35-T_{core\,0})^{-1}+3.33(T_{sk\,t})-T_{sk\,0}/(20-T_{sk\,0})^{-1} \quad （公式6-10）$$

其中，$T_{core\,0}$和$T_{sk\,0}$是初始测量值，$T_{core\,t}$和$T_{sk\,t}$是同时在时间t进行的测量温度；当$T_{core\,t}>T_{core\,0}$时，$T_{core\,t}-T_{core\,0}$被认为是0。CSI有可能被广泛接受并普遍使用，但仍需进一步发展。

（陈智健　田亚锋　吴礼康）

6.3 热紧张

6.3.1 背景和应用

当人体吸收或产生的热量超过人体散失的热量时，便会发生热紧张，进而引起发生中暑、晕倒、中枢神经系统紊乱等，严重的甚至导致死亡。在作业环境中，热条件直接影响工人的健康和作业能力，不良的热条件引起工人发生热紧张，对作业工人造成严重的职业危害。具有较大热紧张危险的作业场所主要有钢铁铸造厂、发电厂、面包店、厨房等。行为因素也会增加热紧张的发生危险，例如身着透风性差的衣服（防护服）等。除此之外，发生热紧张的危险还与个体生理因素有关，表6-6列举了相关因素。

表6-6 热紧张的相关危害因素

环境因素	生理因素	行为因素
高气温	年龄	剧烈活动
高湿度	体重	脱水
高辐射温度	身体素质	酒精摄入
直接接触热源	代谢率	药物摄入
	生理适应程度	服装类型
	高血压	

6.3.2 评估程序

（1）检查职业伤害日志/记录，以了解热紧张问题。

（2）对作业工人进行面谈，以确定作业工人所处环境的问题、潜在热源的位置和具体情况，并进一步采取措施预防热紧张问题。

（3）对热源进行检查，并进行温度测量，计算每位作业工人的相对热负荷，以确定工程控制的必要性。

（4）确定在高温条件下执行的作业工作负荷类别（表6-7）。

表 6-7　工作负荷类别

工作负荷	内容
轻强度手工	写作，针织
高强度手工	IT工程师
单手高强度工作	工匠锤击，装潢工人
双手轻强度工作	园丁，刨木工人
身体适度工作	打扫工作
身体高强度工作	挖掘工作，铺设道路工作

（5）计算/估算工作的平均代谢率（公式6-11），并对各代谢率进行求和以确定工作负荷类别。工作负荷类别分为轻工作强度工作（200kcal/h）、中工作强度工作（200～350kcal/h）和重工作强度工作（350～500kcal/h）。

$$M 平均值 = [(M_i)(T_i)]/(T_i) \qquad （公式6-11）$$

其中，M为代谢率，以kcal为单位（表6-8）；T为时间（min）；i为每一项工作任务。

（6）计算热紧张指数。

（7）工程控制。

表 6-8　工作负荷的评估

身体姿势和移动		工作负荷 /(kcal·min^{-1})[a]
坐姿		0.3
站姿		0.6
行走		2.0～3.0
爬坡		每升高1m增加0.8kcal/min
工作类型	平均工作负荷 /(kcal·min^{-1})	负荷范围 /(kcal·min^{-1})
手工　低强度	0.4	0.2～1.2
高强度	0.9	
单手工作　低强度	1	0.7～2.5
高强度	1.7	
双手工作　低强度	1.5	1.0～3.5
高强度	2.5	
全身工作　低强度	3.5	2.5～15.0
中强度	5	
高强度	7	
非常高强度	9	

注：[a] 标准工人体格为身高1.8m、体重70kg。

6.3.3　热紧张指数：身体测量

记录身体核心温度是最直接的热紧张测量方法。测量身体核心温度最准确的仪器是直肠温度计，但在工作情况下用直肠温度计测量直肠温度是不切实际的。耳朵或皮肤温度的测量不能提供准确和可靠的核心温度值。

6.3.4 热紧张指数：环境测量

环境测量应在作业工人所在的工作区域或尽可能接近工作区域进行。当作业工人没有连续接触单个高温区域但在两个或多个具有不同环境热量水平的工作区域之间移动，又或者当环境热量在单个高温区域发生显著变化时，应测量每个工作区域的环境热量情况，并测量作业工人所接触的每一级环境热量。

6.3.4.1 湿球黑球温度指数
湿球黑球温度指数（WBGT）是全球使用最广泛的热紧张指数之一。WBGT 适用于评估长工作时间内热量对人体的影响，如工作日 8 小时工作时间或每小时工作时间。对于短时间内热量的评估，该指数并不适用。

对于没有太阳辐射的室内和室外条件，WBGT 计算见公式 6-12：

$$WBGT = 0.7T_{nw}+0.3T_g \qquad （公式6-12）$$

对于有太阳辐射的室外工作，WBGT 计算见公式 6-13：

$$WBGT = 0.7T_{nw}+0.2T_g+0.1T_a \qquad （公式6-13）$$

其中，WBGT 为湿球黑球温度指数；T_{nw} 为天然湿球温度；T_g 为直径 150mm 的黑球中心温度；T_a 为屏蔽太阳辐射的空气温度。

对于长时间（数小时）或持续的工作，WBGT 计算 60 分钟内平均值。对于间歇性工作，计算 120 分钟内平均值。WBGT 平均值使用公式 6-14 计算：

$$WBGT 平均值 = [(WBGT_i)(T_i)]/(T_i) \qquad （公式6-14）$$

其中，WBGT 为湿球温度指数；T 为时间（min）；i 为每一项任务。

每小时的允许热接触限值见表 6-9。这些限值假设工人身体健康、穿着舒适的衣服并有足够的水和盐摄入量。如果员工穿着厚重、阻止汗液蒸发的服装，则必须使用表 6-10 中调整额外服装保温层的限值。

表 6-9　允许的热接触限值

工作和休息的时间搭配	工作负荷		
	低强度	中强度	高强度
连续工作 1 小时	30.0℃	26.7℃	25.0℃
每小时内，75% 工作，25% 休息	30.6℃	28.0℃	25.9℃
每小时内，50% 工作，50% 休息	31.4℃	29.4℃	27.9℃
每小时内，25% 工作，75% 休息	32.2℃	31.1℃	30.0℃

表 6-10　WBGT 校正因子

服装类型	clo（克罗）[a]值	WBGT 校正
夏季轻便工作服	0.6	0
棉质工作服	1	−2
冬季工作服	1.4	−4
隔水、可渗透的服装	1.2	−6
完全密封的西装、手套、靴子和帽子	1.2	−10

注：[a] 服装热阻值，皮肤与调整后的干球温度之间每 1℃温差为为 1clo=5.55kcal/（m²·h）（辐射和对流）。

6.3.4.2 所需工具 测量可使用便携式仪器和个人热紧张监测器。这些仪器可通过计算湿球黑球温度指数以快速确定一个人是否可以安全地工作或可在特定高温作业环境下持续作业的时间。

黑球温度计:一个 150mm 直径的空心铜球,外部涂有亚光黑色,中央温度计或传感器的温度范围为 −5～+100℃±0.5℃。在读数之前,让黑球温度计平衡至少 25 分钟。

天然湿球温度计:温度范围为 −5～+50℃±0.5℃。在读取温度之前,用去离子水或蒸馏水将天然湿球温度计的整个灯芯保持湿润至少 30 分钟,确保灯芯干净。

干球温度计:温度范围为 −5～+50℃±0.5℃。保护干球温度计免受辐射源的影响,同时保持灯泡周围的正常气流。

这些仪器应悬挂在具有代表性的工作或休息区域胸部高度的支架上。

6.3.5 其他热紧张指数

6.3.5.1 热紧张预测指数 WBGT 是职业性热紧张的主要筛选工具,而热紧张预测指数(predicted heat strain,PHS)则是对热紧张进行详细分析和解释。与 WBGT 相比,PHS 描述了一种基于人体热平衡方程的方法,用于预测出汗率和人体核心温度。其计算需考虑到人体与环境之间热传递所涉及的所有因素,即四个热气候因素、劳动强度(代谢率)、服装的热阻性等。代谢率估算方法可查询国际标准 ISO 8996—2005,服装热阻性估算方法可查询国际标准 ISO 9920—2007。

6.3.5.2 全球热气候指数 全球热气候指数(universal thermal climate index,UTCI)是用于评估室外作业环境热紧张的方法。其利用气象数据来预测室外热气候对人体生理的影响。UTCI 等效温度提供了气温、热辐射、湿度和风速等多方面数据的特征。由气温、热辐射、湿度以及风速组合而定的 UTCI 等效温度定义为参考环境的空气温度,以该温度评估热紧张水平。但是,UTCI 的应用受到一定限制,例如,其仅限于对具有固定代谢率(135W/m²)的标准状态的评估;此外,该指数的应用还受到工人在热环境接触时间等方面的条件限制。

6.3.6 参考规则

(1) ISO 8996—2005 《热环境的人类工效学 代谢率的测定》。

(2) ISO 9920—2007 《热环境的人类工效学 服装整体热阻和湿阻的估算》。

(3) ISO 7243—2017 《热环境的人类工效学 用湿球全球温度(WBGT)指数评估热紧张》。

6.3.7 防护策略

(1) 工程控制:增加通风,空气冷却,屏蔽热辐射或隔热.

(2) 改善工作条件:降低劳动强度,改善休息区域的环境,作业自动化,在工作区域附近提供充足的适温饮品,提供散热性良好的服装或带有辅助冷却功能的服装。

(3) 工人个人防护:对特殊作业环境的工人进行身体监测(例如心率、血压、口腔温度、身体水分流失情况、个人热紧张监测等),除此之外,需对作业工人进行针对性的热紧张个人防护相关培训,提高防护意识和防护能力。

(陈智健 田亚锋 吴礼康)

6.4 热舒适指数

6.4.1 背景及应用

国内外学者开发了许多用于评估和设计热舒适条件的指标。其中,预计平均热感觉指数(predicted mean vote, PMV)是评估热环境中使用最广泛的指数之一,可以预测人体能量代谢率、服装热阻以及四个环境参数(气温、平均辐射温度、空气流速和空气湿度)的平均值,用于检验给定热环境是否符合舒适准则,以及为不同的接受程度设立环境要求。预期不满意率(predicted percentage of dissatisfied, PPD)是定量预测热不满意率的指数,与PMV存在一定的关系。

人体热感主要与身体整体的热平衡有关。当人体内部产生的热量等于环境中散失的热量时,人处于热平衡。在中等环境中,人体热调节系统将自动通过调整皮肤温度和出汗量以维持热平衡。PMV模型的基础研究表明,热感觉可以描述为人体热调节系统效应机制(血管舒张、血管收缩、出汗、颤抖)的热负荷函数。

通过应用PMV和PPD指数以评估人体整体的热或冷的不舒适性。但这些指数需要在指定的舒适标准下使用。

6.4.2 评估程序

估计或测量代谢率、服装热阻、空气温度、平均辐射温度、空气流速和空气湿度时,可以确定PMV。PMV根据人体热平衡预测群体对七个等级热感觉评价的平均值,如表6-11所示。

表6-11　7个等级热感觉量表

PMV 值	热感觉
+3	热
+2	暖
+1	稍暖
0	适中
−1	稍凉
−2	凉
−3	冷

6.4.2.1 代谢速率　人体代谢率在很大范围内变化,取决于人的活动和进行活动的条件,可以根据职业相关知识或活动分析对其进行粗略估计。表6-12列举了不同活动的代谢率。

表6-12　不同活动的代谢率

活动	代谢率	
	W/m²	met
斜倚	46	0.8
坐姿,放松	58	1.0

续表

活动	代谢率	
	W/m²	met
坐姿活动(办公室、居住场所、学校)	70	1.2
坐姿,轻度活动(购物、实验室工作、轻体力工作)	93	1.6
坐姿,中度活动(家务劳动、机械工作)	116	2.0
平地步行		
2km/h	110	1.9
3km/h	140	2.4
4km/h	165	2.8
5km/h	200	3.4

6.4.2.2 服装热阻 由于服装偏好、公司着装规范、季节等差异,服装热阻在一个空间内的不同人之间有较大变化。对于服装的典型组合,服装热阻可从表6-13给出的数据直接估算;或求和单件服装的热阻值间接估算(GB/T 18049—2017《热环境的人类工效学 通过计算PMV和PPD指数与局部热舒适准则对热舒适进行分析测定与解释》有详细列表)。

表6-13 服装各种典型组合的热阻

工作服	Id		日常着装	Id	
	clo	m²·K/W		clo	m²·K/W
内裤、锅炉服、袜、鞋	0.70	0.110	内裤、T恤衫、短外衣、薄袜、便鞋	0.30	0.050
内裤、衬衫、锅炉服、袜、鞋	0.80	0.125	衬裤、短袖衬衫、轻便裤子、薄短裤、鞋	0.50	0.080
内裤、衬衫、裤、罩衫、袜、鞋	0.90	0.140	内裤、衬裙、长裤、连衣裙、鞋、内衣、衬衫、裤、袜、鞋	0.70	0.105
有短袖和短裤腿的内衣、衬衫、裤、罩衫、袜、鞋	1.00	0.155	内衣、衬衫、裤、袜、鞋	0.70	0.110
有长袖和长裤腿的内衣、保暖夹克、袜、鞋	1.20	0.185	内裤、衬衫、裤、夹克、袜、鞋	1.00	0.155
有短袖和短裤腿的内衣、锅炉服、保暖夹克和裤、袜和鞋	1.40	0.220	内裤、长袜、裙、衬衫、马甲、夹克	1.00	0.155
有短袖短裤腿的内衣、衬衫、裤、夹克、厚填料外用夹克和工装裤、袜、鞋、帽、手套	2.00	0.310	内裤、长袜、女上衣、长裙、夹克、鞋	1.10	0.170
有长袖及长裤腿的内衣、保暖夹克和裤、外用保暖夹克和裤、袜、鞋	2.20	0.340	有长袖及长裤腿的内衣、衬衫、裤、V领毛衣、夹克、袜、鞋	1.30	0.200
有长袖及长裤腿的内衣、保暖夹克及裤、厚填料风雪大衣、工装裤、袜、鞋、帽及手套	2.55	0.395	有短袖及短裤腿的内衣、衬衫、裤、马甲、夹克、外衣、袜、鞋	1.50	0.230

6.4.2.3 热环境参数 热环境参数的测量应在工人的工作区域或休息区域中进行。关于PMV的测定,对于坐姿活动的人员测量高度为0.6m,对于立姿活动的人员测量高度为1.1m。PMV也可以通过积分传感器直接测量。

在坐姿活动中，人体附近的平均风速决定了对流热量的散失。如果人移动，则是空气相对于身体活动的速度。因此，可以假设相对风速是代谢率的函数（公式 6-15）：

$$v_{ar}=v+0.005(M-58) \qquad （公式 6-15）$$

以代谢率、服装热阻以及热环境各参数作为输入变量，PMV 可表示为（公式 6-16 至公式 6-19）：

$$PMV=(0.303e^{-0.036M}+0.028)\{(M-W)-3.05\times10^{-3}\times[5\,733-6.99(M-W)]$$
$$-P_a-0.42\times[(M-W)-58.15]-1.7\times10^{-5}M[5\,867-P_a-0.001\,4M(34-t_a)]$$
$$-3.96\times10^{-8}f_{cl}\times[(t_{cl}+273)^4-(t_r+273)^4]-f_{cl}h_c(t_{cl}-t_a)\} \qquad （公式 6-16）$$

$$t_{cl}=35.7-0.028(M-W)-I_c\{3.96\times10^{-8}f_{cl}\times[(t_{cl}+273)^4-(t_r+273)^4]+f_{cl}h_c(t_{cl}+t_a)\} \qquad （公式 6-17）$$

$$h_c=\begin{cases}2.38|t_{cl}-t_a|^{0.25} & 当\,2.38|t_{cl}-t_a|^{0.25}>12.1\sqrt{v_{ar}}\\ 12.1\sqrt{v_{ar}} & 当\,2.38|t_{cl}-t_a|^{0.25}<12.1\sqrt{v_{ar}}\end{cases} \qquad （公式 6-18）$$

$$f_{cl}=\begin{cases}1.00+1.290I_{cl} & 当\,I_{cl}\leq0.078m^2\cdot K/W\\ 1.05+0.645I_{cl} & 当\,I_{cl}>0.078m^2\cdot K/W\end{cases} \qquad （公式 6-19）$$

式中：PMV 为预计平均热感觉指数；M 为代谢率，W/m^2；W 为有效机械功率，W/m^2；I_{cl} 为服装热阻，$m^2\cdot K/W$；f_{cl} 为服装表面积系数；t_a 为空气温度，℃；t_r 为平均辐射温度，℃；v_{ar} 为相对风速，m/s；P_a 为水蒸气分压，Pa；h_c 为对流换热系统，$W/(m^2\cdot℃)$；t_{cl} 为服装表面温度，℃。注：1 代谢单位 =1met=58.2W/m^2；1 服装单位 =1clo=0.155$W/(m^2\cdot℃)$。

PMV 可由代谢率、服装热阻、空气温度、平均辐射温度、风速及空气湿度不同组合计算得出。tcl 与 hc 的公式可通过迭代法算出。

PMV 指数是从稳态条件下导出的，但在一个或多个参数有微小波动时，只要使用参数前 1 小时的时间加权平均值，也能取得很好的近似结果。

仅当 PMV 值处于 −2～+2，且 6 个主要参数在以下范围时，才宜用 PMV 指数：

M：46～232W/m^2

I_{cl}：0～0.310$m^2\cdot K/W$

t_a：10～30℃

t_r：10～40℃

V_{ar}：0～1m/s

P_a：0～2 700Pa

PPD 是定量预测感觉太冷或太热的热不满意率指数。热不舒适人员指在 7 级热感觉量表中选择热、暖、凉或冷的人。当 PMV 值确定后，PPD 指数可以按公式 6-20 计算：

$$PPD=100-95\times e^{(-0.033\,53\times PMV^4-0.217\,9\times PMV^2)} \qquad （公式 6-20）$$

6.4.2.4 局部热不适 用 PMV 和 PPD 表示人体热或冷的不舒适，但热不满意也可由人体特定部位受到非愿意的冷却或加热所引起，这就是局部热不适。造成局部热不适最普遍原因是吹风感。此外，头和脚踝之间的垂直温差过高、地板太热或太冷、非对称的辐射温度过高等都会对局部感觉造成影响。评估局部热不适的标准在 ISO 7730—2005 中有详细介绍。

6.4.3　优缺点

6.4.3.1　优点

- PMV 指数是一种适用性高的工具，可以预测室内和室外许多不同条件下的整体热感和热不适；
- PMV 指数已被专业人士广泛使用多年；
- PMV 指数已纳入多个标准和指南。

6.4.3.2 缺点
- 需要昂贵的测量仪器或对热环境进行合格评估；
- 服装和代谢率作为参数，实际上可能难以在建筑物中评估；
- 在接近热中性和低至中等活动水平时执行最佳；
- 建立在复杂的方程式基础上。

6.4.4 相关方法

评估中等热环境的其他方法包括新的有效温度（ET）和标准有效温度（SET）。这些指数基于人体的简单模型得到。如今，先进的模型可用于瞬时预测非常详细的体温调节参数，某些模型可以对各种环境条件作出主观反应。

6.4.5 规则

- GB/T 18049—2017《热环境的人类工效学 通过计算 PMV 和 PPD 指数与局部热舒适准则对热舒适》。
- ISO 7730—2005《热环境的人类工效学 用 PMV 和 PPD 指数的计算及局部热舒适度标准分析测定和解释热舒适度》；
- ISO 8996—2005《热环境的人类工效学 代谢率的测定》；
- ISO 9920—2007《热环境的人类工效学 服装整体热阻和湿阻的估算》；
- ISO 7726—1998《热环境人类工效学 测定物理量的方法》。

6.4.6 培训

根据经验，热参数测量、服装热阻和代谢率评估以及 PMV 指数的确定和评估培训需要 8~10 小时。

6.4.7 所需工具

- 用于测量热参数的仪器。如果只能测量一些参数，则必须估算其他参数。
- 典型服装热阻和不同活动代谢的参考表。
- 输入参数的不同组合。
- 所输入参数的不同组合的 PMV 指数列表值。

（陈智健 田亚锋 吴礼康）

6.5 职业振动

6.5.1 背景与应用

振动通常分为两组，即全身振动（whole body vibration，WBV）和手臂振动（hand-arm vibration，HAV）或局部振动。全身振动为从头到脚的振动接触，涉及如卡车、公共汽车、重型设备、农用车辆、叉车和桥式起重机操作员等员工;手臂振动或局部振动接触,主要但不完全涉及使用各种振动气动、电动、液压和汽油动力手动工具的雇员。很少有人谈到 WBV 和 HAV 之间的"交叉接触"。除了某些手工工具使用的情况,例如道路裂土器或手提锤式工具,工人可以选择用手抓住工具,使工具远离躯干(HAV 接触),或使工具靠在躯干上(WBV 接触),以试图抑制振动。有时两者可以同时发生,例如骑摩托车或山地自行车。HAV 和 WBV 的医疗效果明显不同,振动接触模式和物理特性如加速度水平、振动频率和进入人体的通路也不同。因此,通常的做法是分别讨论 HAV 和 WBV,尽管二者具有共同的物理特性,但具有不同的生理学特征,也具有不同的安全和健康效果。

6.5.2 职业振动接触对健康和安全的影响

6.5.2.1 手臂振动 手臂振动接触与手或手指的常见不可逆健康状况有关,称为手臂振动综合征(hand-arm vibration syndrome, HAVs)。HAVs 的主要症状,最初是手指刺痛和/或麻木,类似但不同于腕管综合征。随着振动持续,在寒冷的情况下,通常但不总是出现单个"白色"或漂白的指尖,经常被工人误认为冻伤。初始手指烫漂发作持续 5~15 分钟且间隔很宽。随着振动持续,特别是在寒冷条件下,发作在数量、强度、持续时间和手指疼痛方面迅速增加。在 HAVs 的后期阶段,发作可以并且确实发生在所有季节以及工作中和工作之外。HAVs 会干扰患者的工作和非工作生活,例如,在割草坪、清晨接触车辆方向盘等冰冷物体、冷水打到手指时等。寒冷有助于触发 HAVs 的发作;同时,由于吸烟引起的震动、寒冷和尼古丁的结合尤其致命,因为这三种物质都有收缩血管的作用,有助于"关闭"血管。在极端情况下,手指的血液供应不足会导致坏疽,可能需要截肢。因此,HAVs 可迅速成为一种严重的职业病。

大多数情况下,HAVs 是不可逆转的。建议工人发现 HAVs 症状和体征时立即停止振动接触并立即就医。

6.5.2.2 全身振动 全身振动接触与 HAV 接触有很大区别,其通过不同的途径进入人体,例如操作者驾驶车辆时,振动通过脊柱进入人体。WBV 接触可产生潜在的急性安全影响和慢性健康影响。WBV 接触与严重的腰痛和腰椎间盘退变、水分流失、屈曲和疝有因果关系,但不限于此。一般来说,WBV 慢性接触需要一段时间后,腰背部问题才会出现。有时工作人员报告说,因接触西尼罗河病毒而肾脏疼痛;模拟动物研究表明,这主要是指腰椎疼痛。不适的汽车座椅、笨拙的姿势以及手动货物处理,加上 WBV 接触,都会加重腰痛症状。研究表明,怀孕合并 WBV 接触可能是增加流产和其他妇科疾病的危险因素。

WBV 安全问题涉及在驾驶车辆时受到全身共振条件的车辆操作员以及由于方向盘和驾驶员的手在试图握住时的机械解耦动作而失去对车辆控制的可能性并安全地控制方向盘。有研究人员试图将 WBV 用作所谓的"工作强化"返回工作制度的一部分。

6.5.3 振动测量

6.5.3.1 基础知识 振动是对运动的描述,称为矢量。振动仅意味着运动可用幅度和强度(即加速度或速度或位移)与运动移动的方向来描述。任何给定点的振动由六个矢量定义:三个相互垂直的"线性"运动,它们在一条线上移动(即从前到后,从上到下,从一侧到另一侧)和三个旋转矢量(即俯仰、偏航、滚动)。对于职业振动,不测量旋转运动;仅同时测量三个线性轴(三轴)。对于 HAV,振动是由工人握刀的工具手柄测量的;而对于 WBV,振动是由汽车司机坐着的坐垫顶部测量的。振动强度的测量通常是加速度,或更准确地说,一种被称为均方根加速度的平均加速度形式。三个相互垂直的轴,分别同时测量。HAV和 WBV 的标准中都有统一的坐标系和测量方法,遵循相关标准通常可以直接比较 HAV 和 WBV 的测量值。

存在共振或自然频率的概念,其中人体以及其他物理结构通过充当一种振动"调谐器"来响应,拒绝某些撞击振动频率并响应或"调整"到其他振动,通过实际放大和加剧这些撞击振动频率来实现频率。例如,人类 WBV 共振发生在垂直(上下)方向为 4～8Hz。简单地说,如果一辆汽车包含 4～8Hz 频率的光谱成分,这些振动通过驾驶员的座位传到驾驶员的脊椎,驾驶员的脊椎很可能会不由自主地作出反应,实际上将 WBV 接触的影响放大并加剧。换句话说,身体能够选择接受和放大某些振动频率而不是其他振动频率,这样可能会加剧振动的影响。各种振动标准试图定义和补偿这些不需要的和有潜在影响的人类共振频率。对许多人而言,共振似乎并不常见,但其几乎影响到所有物理结构,比如桥梁。

手臂振动和全身振动的频率测量范围有很大差异,这会影响加速度计传感器的选择及其放置方法。

6.5.3.2 全身测量　由于传感器不能有效地直接放置在阀体上,标准的方法是使用硬橡胶阀座垫 / 阀瓣,其中包含三轴加速度计。衬垫附着在操作者的座位上,通常使用管道胶带。由于测量的频率范围扩展到 1Hz 以下,最初是使用压阻式加速度计或电容式加速度计等仪器进行测量的,这些仪器可以测量稳态(即 0Hz)。然而,目前已有满足低频要求的压电加速度计。测量过程中,座椅必须被占据,这样座椅垫才能反映实际传递到身体的加速度。数据采集至少需要 2～5 分钟,使处理后的值具有统计学意义。如果峰值很大(相对于通常发生的平均值),则标准将低估实际危害,从而表明这些平均值可能不足以预测潜在危害。

6.5.3.3 手臂振动测量　为了获得有意义的数据,在测量工具使用过程中,三轴加速度计必须安装在接近手的位置。传感器需要尽可能刚性地安装在工具上,以确保工具振动向传感器的全面传输。需要对工具产生的加速度范围进行初步测量,以确保传感器的测量范围适当。测量超过 90 秒的连续振动才能提供统计意义。所有三个测量轴必须同时独立捕获和存储。

6.5.3.4 数据处理　可以通过多种方式处理数据以提供有意义的信息。图 6-2 和图 6-3 是常用的第三个八度音阶曲线的示例。分别检查每个轴的数据,然后将其组合以计算单个值,从而快速确定潜在问题。可以使用特殊分析仪生成这些数字,以便与欧盟指令等要求进行比较。

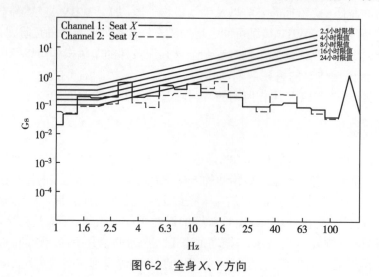

图 6-2　全身 X、Y 方向

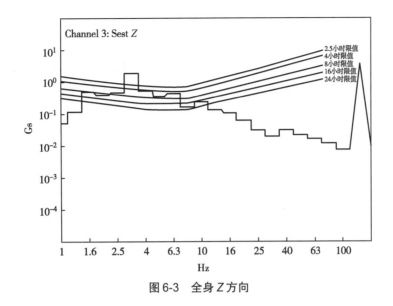

图6-3　全身Z方向

6.5.4　优点

- 这些测量方法的需求将显著增加。
- 技术的变化增强了以更高置信度测量振动的能力。
- 采用世界标准将增加对职业振动测量的需求。
- 车辆和工具的制造商可向个人在这方面提供指导。

6.5.5　缺点

- 由于过程的复杂性,准确执行这些测量的能力需要专业培训。
- 虽然获取信息的测量和处理工具正在改进,但仍然有些复杂。
- 由于设备和现场设置和执行测量所需的时间,测量成本很高;
- 一些现行标准使用的方法比单一的价值比较更复杂。

6.5.6　相关方法

6.5.6.1　职业手部和全身振动控制　控制工作场所的振动是一项多方面的工作,当振动测量表明已超过某些适当的振动标准时,就应进行控制。卡车、公共汽车和重型设备等车辆的全身振动控制通常集中使用所谓的空气座椅,这些座椅的设计主要是为了最大限度地控制垂直振动,以衰减特别危险的 4～8Hz 共振频率。一些制造商还提供可提供垂直振动控制以及前后控制和侧向控制的座椅。仅靠座椅并不够,应尽可能通过带有悬挂驾驶室的车辆,适当充气的轮胎以及功能正常的减震器进行补充。在使用振动机械的工厂,可以使用气动座椅,并将振动设备与地板机械隔离。在可能的情况下,还应考虑使用廉价的闭路电视进行远程操作,尽量让工人远离 WBV 接触。手臂振动控制主要涉及用减振或防振(A/V)工具代替传统的振动手动工具。需要注意,标记"符合人类工效学设计"的电动工具不一定减震。根据人类工效学设计的电动工具,其刀柄的特点允许使用该工具时将手和手腕保持在所谓的中立位置,从而最大限度地减少患腕管综合征而非 HAVs 的倾向。为了减少刀具产生的振动,应该在刀具内部进行机械阻尼和 / 或隔离。因此,合适的工具应该是一种既可抗振动又符合人类工效学设计的工具。不建议在传统工具的手柄周围使用所谓的工具包装,应将其视为最后的措施,并且只能在最短的时间内进行。包裹的问题基本上是双重的:倾向于增加工具手柄直径,从而产生将其他累积创伤障碍引入手中的可能性;并且包裹不一定衰减足够的(较低频率)振动以使工具符合 HAV 标准。为了保护工人免受 HAVs 伤害,建议仅使用符合或超过 ISO 10819(防振手套标准)的全手指防护(A/V)手套。A/V 手套可减少振动,但还必须:①保持手指和手的温暖和干燥;②帮助防止割伤和撕裂;③正确安装。请记住:不推荐使用手指接触的 A/V 手套,因为 HAVs 通常从指尖开始,然后向下移向手掌。

此外,应安排好的工作实践,包括尽可能轻地握住工具来完成工作,这与安全的工作实践是一致的。工人不应使用超过必要的工具;避免吸烟;保持手指和手的温暖和干燥,以避免 HAVs 伤害;保持(冷)工具排气远离手;并考虑每小时进行约 10 分钟无振动休息。如果出现 HAVs 的症状和体征,工作人员应立即寻求医疗帮助。

6.5.6.2 职业手臂和全身振动标准　世界各地使用了许多职业 HAV 和 WBV 标准。美国使用的主流职业 HAV 和 WBV 标准如下:

- HAV 标准:美国政府工业卫生学家会议(ACGIH)手臂振动标准;美国国家标准协会(ANSI)S3.34;国家职业安全与健康研究所(NIOSH),89-106,手臂振动推荐标准。
- WBV 标准:ACGIH 全身振动标准;国际标准组织(ISO)2631;ANSI S3.18。

注意,对于每个 HAV 和 WBV 标准,都有规定的统一/通用方法来收集和计算分析所谓的三轴线性振动加速度数据。然而,这些标准在描述或解释上述数据以及构成加速度和振动频率过大值的因素时并不统一。因此,在获得实际标准并彻底理解之前,应注意不要尝试进行任何振动测量。

6.5.7 欧盟指令

欧盟指令包含要求雇主采取行动的特定价值。初始值需要医疗监控,最终值需要进行作业修改。

6.5.8 近似训练和申请时间

最少的培训包括 2～4 天培训课程。此外,还建议接受设备制造商提供的培训。例如,当代理提供工具信息和工具使用视频时,对一组工具的典型评估需要一天时间来设置和测量。信息的处理在现场或场外完成。记录数据和场外处理的优点是可以花时间验证信息。对数据质量的现场评估对于及时成功完成任务至关重要。

(陈智健　田亚锋　吴礼康)

参 考 文 献

[1] 王丽娟,狄育慧. 平均辐射温度应用探讨[J]. 暖通空调,2015,45(01):87-90.

[2] 张佳月,田征文,谭红专. 人类基础代谢率测量方法的研究进展[J]. 中南大学学报(医学版),2018,43(07):805-810.

[3] YU W,WU Y S,FAN J T. Effect of Posture Positions on The Evaporative Resistance and Thermal Insulation of Clothing[J]. Ergonomics,2011,54(3):301-313.

[4] ISO/TC 159/SC 5. Ergonomics of the physical environment.Ergonomics of the thermal environment:
     Determination and interpretation of cold stress when using required clothing insulation(IREQ)and local
     cooling effects: ISO 11079—2007[S]. ISO, 2007: 1-34.

[5] ISO/TC 159/SC 5. Ergonomics of the physical environment.Ergonomics: Evaluation of thermal strain by
     physiological measurements: ISO 9886—2004[S]. ISO, 2007: 1-21.

[6] ISO/TC 159/SC 5. Ergonomics of the physical environment. Ergonomics of the physical environment:
     Subjective judgement scales for assessing physical environments: ISO 10551—2019[S]. ISO, 2007: 1-28.

[7] HAVENITH G, FIALA D. Thermal Indices and Thermophysiological Modeling for Heat Stress[J].
     Comprehensive Physiology, 2016, 6(1): 255-302.

[8] GAO C, KUKLANE K, OSTERGREN P, et al. Occupational Heat Stress Assessment and Protective
     Strategies in The Context of Climate Change[J]. International Journal of Biometeorology, 2018(62): 359-
     371.

第7章 应用举例

7.1 汽车制造业

汽车制造业作为国民经济的战略性、支柱性行业，在其高速发展过程中也给劳动者带来诸多健康问题。汽车制造业是较为典型的劳动密集型产业，生产过程中广泛存在低负荷、快节奏、高重复、强迫体位等不良工效学问题，由此导致的工作相关肌肉骨骼疾患（WMSDs）已成为该行业的主要职业健康问题。正确定义 WMSDs，清晰识别、描述和评估相关工效学因素及其接触与接触危险，对用人单位与技术服务机构开展 WMSDs 的预防与控制具有重要意义。

7.1.1 定义 WMSDs 问题

采用中国疾病预防控制中心职业卫生与中毒控制所提供的《肌肉骨骼疾患问卷（电子版）》，对我国 36 家企业 21 560 名作业人员的流行病学横断面调查结果显示，不分部位 WMSDs（任一部位发生即视为 1 例）的发生率为 41.6%，调查的 9 个部位发生率在 7.3%～23.4% 之间，从高到低依次为颈部（23.4%）、肩部（19.5%）、足部（18.0%）、下背部（16.0%）、手部（14.9%）、上背部（14.6%）、膝部（12.0%）、腿部（10.3%）和肘部（7.3%），不同部位的发生率存在统计学差异（$P<0.05$）。不同车间作业人员 WMSDs 发生情况见表 7-1。从不同车间作业来看，液力变矩器车间、离合器双质量飞轮车间、塑料分公司、车身车间和发动机装配车间等具有较高的 WMSDs 发生率（均在 50% 以上），其次为行政管理（44.1%）、质量控制（44.0%）、冲压（43.2%）、后勤（42.4%）、总装（41.5%）、铸造（41.4%）、焊装（41.1%）、技术管理（37.8%）、涂装（37.4%）、原料备料（36.3%）、维修（33.7%）、成型（31.7%）和配管制造（25.6%）等（不含其他车间）。大部分车间均以颈部、肩部和下背部为 WMSDs 的主要发生部位。

7.1.2 工效学危害因素识别

采用国际通行的 BRIEF 和 PLIBEL 两种方法，识别汽车制造作业中的 WMSDs 损伤部位、相关工效学危害因素及其危害来源。以总装车间从事备胎安装的装配岗位为例，描述两种方法对 WMSDs 及其危害因素的识别过程（包括评分与结果判定），并以此为例提出该行业不同岗位作业人员 WMSDs 可能发生的识别结果。备胎安装的具体工作任务和作业活动如下。

备胎安装作业的主要工作任务是将备胎架安装在后备厢的固定位置并固定备胎。该工作任务的重点作业活动由四个动作组成：①低头弯腰从货架取出备胎架部件并组装备胎

表 7-1　汽车制造业不同车间 WMSDs 发生情况

车间	人数	不分部位 n	发生率/%	颈部 n	发生率/%	肩部 n	发生率/%	上背部 n	发生率/%	下背部 n	发生率/%	肘部 n	发生率/%	腕部 n	发生率/%	腿部 n	发生率/%	膝部 n	发生率/%	足踝部 n	发生率/%
车身车间	954	488	51.2	283	29.7	240	25.2	218	22.9	205	21.5	106	11.1	207	21.7	142	14.9	154	16.1	197	20.6
成型车间	486	154	31.7	88	18.1	61	12.6	51	10.5	46	9.5	14	2.9	41	8.4	35	7.2	43	8.8	66	13.6
冲压车间	833	360	43.2	210	25.2	171	20.5	130	15.6	145	17.4	76	9.1	115	13.8	100	12.0	104	12.5	166	19.9
发动机装配	984	502	51.0	313	31.8	245	24.9	185	18.8	221	22.5	89	9.0	171	17.4	137	13.9	155	15.8	253	25.7
焊装车间	3 821	1 572	41.1	823	21.5	672	17.6	509	13.3	564	14.8	253	6.6	531	13.9	369	9.7	444	11.6	801	21.0
行政管理部门	933	411	44.1	281	30.1	233	25.0	120	12.9	137	14.7	29	3.1	51	5.5	46	4.9	61	6.5	62	6.6
后勤部门	172	73	42.4	46	26.7	32	18.6	18	10.5	31	18.0	7	4.1	10	5.8	14	8.1	15	8.7	14	8.1
技术管理部门	609	230	37.8	132	21.7	97	15.9	72	11.8	79	13.0	32	5.3	36	5.9	48	7.9	49	8.0	66	10.8
离合器双质量飞轮车间	14	8	57.1	4	—	3	—	2	—	5	35.7	2	—	5	35.7	2	—	2	—	5	35.7
配管制造车间	39	10	25.6	8	20.5	3	—	3	—	2	—	3	—	4	—	2	—	2	—	4	—
其他车间	105	47	44.8	33	31.4	26	24.8	19	18.1	21	20.0	8	7.6	9	8.6	11	10.5	11	10.5	6	5.7
塑料分公司	21	12	57.1	6	28.6	7	33.3	5	23.8	7	33.3	4	—	3	—	5	23.8	4	—	1	—
涂装车间	2 312	865	37.4	452	19.6	382	16.5	286	12.4	330	14.3	149	6.4	309	13.4	209	9.0	292	12.6	400	17.3
维修车间	104	35	33.7	13	12.5	14	13.5	6	5.8	8	7.7	1	—	1	—	4	—	9	8.7	10	9.6
液力变矩器车间	53	36	67.9	31	58.5	25	47.2	19	35.8	23	43.4	12	22.6	17	32.1	14	26.4	3	—	13	24.5
原料备料部	706	256	36.3	152	21.5	135	19.1	95	13.5	107	15.2	55	7.8	78	11.0	74	10.5	81	11.5	100	14.2
制动器车间	9	4	—	2	—	3	—	3	—	3	—	1	—	2	—	1	—	0	—	3	—
质量控制部门	293	129	44.0	92	31.4	62	21.2	47	16.0	44	15.0	19	6.5	24	8.2	28	9.6	33	11.3	44	15.0
铸造车间	191	79	41.4	48	25.1	37	19.4	31	16.2	33	17.3	7	3.7	23	12.0	15	7.9	12	6.3	23	12.0
总装车间	8 921	3 698	41.5	2 030	22.8	1 766	19.8	1 329	14.9	1 449	16.2	704	7.9	1 573	17.6	963	10.8	1 110	12.4	1 649	18.5

架；②将备胎架搬运至后备厢固定位置，弯腰按压将其固定；③将备胎从货架处搬运至后备厢备胎架处；④用扳手固定备胎和备胎架。作业现场视频截图见图 7-1。

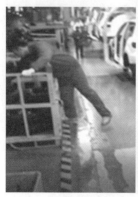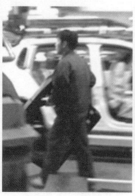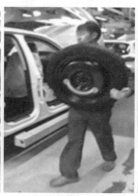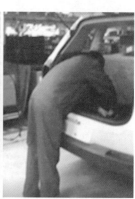

取备胎架　　　　　搬运并固定备胎架　　　　搬运备胎　　　　固定备胎和备胎架

图 7-1　备胎安装重点作业活动视频截图

7.1.2.1 BRIEF 方法　按照 BRIEF 方法四项指标的评分原则，图 7-1 显示，对于该示例作业人员的左右手腕而言，姿势指标中存在捏握、桡侧偏移和尺侧偏移 3 种危险情况，依据该项指标评分原则（6 种不良姿势中只要出现 1 种，该指标即可赋值 1 分），左右手腕的姿势指标评为 1 分；力量指标存在抓握≥4.5kg 危险情况，同理该项指标评为 1 分；持续时间存在≥10 秒危险情况，该指标评为 1 分；作业频率为 1 次 /min，该指标未≥30 次 /min，评为 0 分。因此左右手腕的姿势、力量、持续时间和作业频率四项指标的分值合计为 3 分。依据 BRIEF 方法危险部位判定原则（四项指标总分值≥2 分即可判定该部位存在患病危险），该示例手腕部存在 WMSDs 发生危险。对于左右手肘，该部位存在前臂旋转（姿势 =1 分）、搬举≥4.5kg（力量 =1 分）、频率≥2 次 /min（作业频率 =1 分），BRIEF 方法中该部位无持续时间评分项，因此该部位各项指标总分值为 3 分，存在 WMSDs 发生危险。对于左右肩部，存在搬举≥4.5kg（力量 =1 分）、持续时间≥10 秒（持续时间 =1 分）、作业频率≥2 次 /min（频率 =1 分），无不良姿势，该部位总分值为 3 分，存在 WMSDs 发生危险。对于颈部，作业姿势存在低头≥20°（姿势 =1 分）、持续时间≥10 秒（持续时间 =1 分）、作业频率≥2 次 /min（频率 =1 分），无负重项，该部位总分值为 3 分，存在 WMSDs 发生危险。对于背部，作业姿势存在≥20°（姿势 =1 分）、搬举≥9kg（用力 =1 分）、持续时间≥10 秒（持续时间 =1 分），不存在作业频率危险情况，该部位总分值为 3 分，存在 WMSDs 发生危险。对于腿部，用力存在≥4.5kg（用力 =1 分）、每天超过 30%（持续时间 =1 分），不存在姿势不良因素和作业频率危险情况，该部位总分值为 2 分，存在 WMSDs 发生危险。综上评分结果，安装备胎作业活动存在左右手腕、左右手肘、左右肩、颈、背和腿部 WMSDs 的发生危险，这些危险部位存在的危险项目详见表 7-2。

表 7-2　备胎安装岗位作业人员不同部位评分结果

	部位					
	左右手腕	左右手肘	左右肩	颈	背	腿
姿势	捏握 尺侧偏移 桡侧偏移	前臂旋转		≥20°	≥20°	

续表

	部位					
	左右手腕	左右手肘	左右肩	颈	背	腿
力量/kg	抓握≥4.5	≥4.5	≥4.5		≥9	足≥4.5
持续时间/s	≥10		≥10	≥10	≥10	≥30%/d
频率/(次·min⁻¹)		≥2	≥2	≥2		
计分	3	3	3	3	3	2

基于上述评分与危险部位判定方法，对汽车制造企业49个作业岗位的作业活动进行了分析（表7-3），结果显示，汽车制造作业普遍存在腕部、肘部、肩部、背部和腿部WMSDs发生危险，且在不同车间、工种和相似接触组（similar exposure group，SEG）各有差异。车身、冲压、焊接、铸造和总装五个车间存在的危险部位覆盖了除颈部外的其他5个部位，包括腕部、肘部、肩部、背部和腿部。车身车间各工种的打磨、焊接和整理作业主要集中在腕部、肘部、肩部、背部和腿部；电焊工的吊装作业主要集中在腕部、肘部、肩部和背部；装配工的零件、配件和内饰件安装作业主要集中在腕部、肩部、背部和腿部；装配工的打磨和吊装、装配作业主要集中在腕部、肩部和背部等。

表7-3 汽车制造作业WMSDs发生危险的BRIEF分析结果

车间	工种	SEG	存在WMSDs发生危险的部位						颈部	背部	腿部
			腕部		手肘部		肩部				
			左	右	左	右	左	右			
车身车间	电焊	打磨	√	√	√	√	—	√	—	√	√
		吊装	—	√	√	—	—	√	—	√	—
		焊接	√	√	√	√	√	√	—	√	√
		检查	—	—	—	—	—	—	—	—	—
		涂胶	√	√	—	—	—	—	—	—	—
	密封	涂胶	√	—	—	—	—	—	—	√	—
	整理	焊接	√	√	—	√	—	—	—	√	—
		整理	√	√	√	—	—	√	—	√	√
		装配	√	√	—	√	√	√	—	—	—
	装配	打磨	√	√	—	—	—	—	—	√	—
		吊装	√	√	—	—	—	√	—	√	—
		检测	√	√	—	—	—	—	—	—	—
		检查返工	√	√	—	—	—	—	—	—	—
		零件安装	√	√	—	—	√	√	—	√	√
		铆接	√	√	—	—	—	√	—	√	—
		密封件	√	√	—	—	—	—	—	—	—
		内饰件	√	√	—	—	—	√	—	√	√
		配件安装	√	√	—	—	—	√	—	√	—
		上料	√	√	—	—	—	—	—	—	—
		调整	√	√	—	—	—	—	—	—	—
		线束管路	√	√	√	—	—	—	—	√	—
		装配	√	√	—	—	—	√	—	√	—

续表

车间	工种	SEG	存在 WMSDs 发生危险的部位						颈部	背部	腿部
			腕部		手肘部		肩部				
			左	右	左	右	左	右			
成型车间	质检	检测	√	√	√	√	—	—	—	—	—
冲压车间	冲压	打磨	—	—	—	—	—	—	—	√	—
		上下料	—	—	√	√	—	—	—	—	—
	技术管理人员	上下料	√	√	√	√	—	—	—	√	—
	其他辅助	搬运	√	√	√	√	—	—	√	√	√
		钣金	√	√	√	√	—	—	—	√	—
		叉车	√	—	√	√	—	—	—	√	—
		成品装框	√	—	√	√	—	—	—	—	—
		冲压	—	—	—	—	—	—	—	√	—
		打磨	√	√	—	—	—	—	—	—	—
		点修补	—	—	√	√	—	—	—	—	√
		吊装	√	√	—	√	—	—	—	√	—
		钢板检查	√	√	√	√	—	—	—	—	—
		间接辅助	√	√	√	√	√	√	—	√	√
		检查	—	—	—	—	—	—	—	—	—
		紧固件	√	√	—	√	—	—	—	√	√
		理货	—	—	√	√	—	√	—	—	—
		零件分装	√	√	√	√	√	√	—	—	—
		模具保养	√	√	√	√	—	√	—	√	—
		配件安装	√	√	√	√	—	—	—	√	—
		上料	√	√	√	√	—	—	—	√	—
		调整	—	—	√	√	—	—	—	√	—
发动机装配	冲压	冲压	√	√	√	√	—	—	—	—	—
	其他辅助	机加车工	√	√	√	√	—	—	—	√	—
		调整	√	√	√	√	—	—	—	√	—
	装配	吊装	√	√	—	—	√	—	—	—	—
		检测	—	—	√	√	—	—	—	—	—
		检查	√	√	√	√	—	—	—	—	—
		紧固件	—	—	√	√	—	—	—	√	—
		零件安装	√	√	√	√	√	√	—	√	—
		零件分装	√	√	—	—	—	—	—	—	—
		清洁	—	—	√	—	—	—	—	—	—
		清洗	√	√	—	—	—	—	—	—	—
		设备加料	√	√	—	—	—	—	—	√	—
		调整	—	—	√	√	—	—	—	√	—
		装配	√	√	√	√	—	—	—	√	—
	钻工	排钻	√	√	√	√	—	—	—	√	—

车间	工种	SEG	存在 WMSDs 发生危险的部位								
			腕部		手肘部		肩部		颈部	背部	腿部
			左	右	左	右	左	右			
焊接车间	冲压	冲压	√	√	√	√	—	—	—	—	—
	打磨	打粗	√	√	√	√	√	√	—	√	—
	电焊	焊接	√	√	√	√	√	√	√	√	√
	铆接	铆接	√	√	—	√	√	—	—	√	√
	喷漆	补漆	√	—	√	√	—	—	—	√	—
		喷漆	—	√	√	√	—	—	—	√	√
	其他辅助	擦蜡	√	√	√	√	—	—	—	√	√
		打磨	√	√	√	√	—	—	—	√	√
		点修补	√	√	√	√	—	—	—	√	√
		间接辅助	√	√	√	√	—	—	—	√	√
		检查	—	√	√	√	—	—	—	√	√
		零件安装	√	√	√	√	—	—	—	√	√
		铆接	√	√	√	—	—	—	—	√	√
		密封件	√	—	√	√	—	—	—	√	√
		配件安装	√	√	√	√	—	—	—	√	√
		清洁	√	√	√	√	—	—	—	√	√
		上料	√	√	√	√	√	√	—	√	√
		上下料	√	√	√	√	—	—	—	√	√
		调整	√	√	√	√	—	—	—	√	√
		涂胶	—	√	√	√	—	—	—	√	√
		装配	√	√	√	√	—	—	—	√	√
离合器双质量飞轮车间	下料	上下料	√	√	√	√	√	√	—	√	—
	装配	装配	√	√	√	√	√	√	—	—	—
涂装车间	打磨	打磨	√	√	—	—	—	—	—	√	√
	电焊	焊接	—	—	—	—	√	√	—	√	—
	密封	密封	—	—	—	—	—	—	—	—	—
	喷漆	油漆	—	√	—	—	—	—	—	—	—
	涂蜡	打蜡	—	√	—	—	—	—	—	√	—
	整理	检查	—	√	—	—	—	—	—	√	—
		整理	—	—	—	—	—	—	—	√	—
液力变矩器车间	铆接	铆接	√	√	√	√	—	—	√	√	—
	清洗	清洗	√	√	√	√	—	—	—	√	—
	装配	零件安装	√	√	√	√	√	√	—	√	—
		上下料	√	√	√	√	√	√	—	—	—

续表

车间	工种	SEG	腕部 左	腕部 右	手肘部 左	手肘部 右	肩部 左	肩部 右	颈部	背部	腿部
原料备料部	铲车	叉车	✓	✓	—	—	—	—	—	✓	—
	技术管理人员	搬运	✓	✓	—	—	—	—	—	✓	—
	技术管理人员	零件分装	✓	✓	—	—	—	—	—	✓	—
质量控制部	技术管理人员	检测	✓	✓	✓	✓	✓	✓	—	✓	—
铸造车间	打磨	打磨	✓	✓	✓	—	—	—	—	✓	—
	回砂	回砂	✓	—	—	✓	✓	✓	—	✓	✓
总装车间	冲压	冲压	✓	✓	—	—	—	—	—	✓	—
	冲压	打粗	✓	✓	—	—	—	—	—	✓	—
	打磨	打粗	✓	✓	✓	—	—	—	—	✓	—
	电焊	焊接	✓	✓	✓	✓	✓	✓	—	✓	✓
	电焊	涂胶	✓	✓	✓	✓	—	—	—	—	—
	铆接	铆接	✓	✓	✓	✓	—	—	—	✓	—
	其他辅助	机车加工	✓	✓	—	—	—	—	—	✓	—
	其他辅助	间接辅助	✓	✓	—	—	—	—	—	—	—
	其他辅助	检测	✓	✓	—	—	—	—	—	✓	—
	其他辅助	零件安装	✓	✓	✓	✓	—	—	—	✓	✓
	质检	检测	✓	✓	✓	✓	—	—	—	—	—
	装配	插接件	✓	✓	✓	✓	—	✓	—	—	—
	装配	车辆信息	✓	✓	—	—	—	—	—	—	—
	装配	吊装	✓	✓	—	—	—	—	—	—	—
	装配	加液	✓	✓	—	—	—	—	—	✓	—
	装配	检测	✓	✓	✓	✓	—	—	—	—	—
	装配	检查	—	✓	✓	✓	—	—	—	✓	—
	装配	紧固件	✓	✓	✓	✓	✓	✓	—	✓	—
	装配	零件安装	✓	✓	✓	✓	—	—	—	✓	✓
	装配	铆接	✓	✓	✓	✓	—	—	✓	✓	—
	装配	密封件	✓	✓	✓	✓	✓	✓	—	✓	—
	装配	内饰件	✓	✓	✓	✓	✓	✓	—	✓	—
	装配	配件安装	✓	✓	✓	✓	✓	✓	✓	✓	✓
	装配	调整	✓	✓	✓	✓	✓	✓	—	✓	✓
	装配	贴标	✓	✓	—	—	—	—	—	✓	✓
	装配	贴膜	✓	✓	—	—	—	—	—	—	—
	装配	涂胶	—	✓	✓	✓	—	—	—	—	—
	装配	线束管路	✓	✓	✓	✓	✓	✓	—	✓	✓
	装配	装配	✓	✓	✓	✓	✓	✓	—	✓	✓

表头：存在 WMSDs 发生危险的部位

7.1.2.2 PLIBEL 方法　同样以备胎安装岗位为例（图 7-1），基于 BRIEF 方法识别的 WMSDs 危险部位，采用 PLIBEL 方法识别其相关危害因素及来源。PLIBEL 方法将颈肩和上背部、肘手和前臂部、足部、膝和臀部、下背部这五组 WMSDs 的相关危害因素及来源从作业姿势、活动和使用工具、工作组织和环境因素等 17 个方面进行识别与评估。结果显示，该岗位不同危险部位存在的危害因素及来源见表 7-4。

表 7-4　备胎安装岗位不同危险部位相关危害因素及其来源分析结果（PLIBEL 方法）

识别出的危害因素及其来源	危害因素与危险源				
	颈、肩和上背部	肘、腕和手部	足部	膝和臀部	下背部
3. 工人或工作活动使用的工具和设备设计不当	√	√	√	√	√
4. 工作高度被错误调整	√				√
6.（如果站立完成工作）不可能坐和没有支撑			√	√	√
8a. 重复性攀梯、迈步工作			√		√
9a. 完成重复性或持续性工作，背部轻微前屈	√				
9b. 完成重复性或持续性工作，背部严重前屈	√				
10a. 完成重复性或持续性工作，颈部前屈	√				
11b. 手部负荷提举，需注意负重	√				√
11c. 手部负荷提举，需注意抓握困难的操作	√				√
12. 完成重复、持续或不舒适的负荷搬运和推拉活动	√	√			√
14a. 存在简单的重复性活动	√	√			
14b. 存在舒适的伸展活动范围内重复性活动	√	√			
15a. 完成重复或有支撑的手工工作，需注意工作材料和工具的重量问题	√	√			
15b. 完成重复或有支撑的手工工作，需注意工作材料和工具的不舒适抓握问题	√	√			
17a. 完成重复性工作，手和前臂存在扭转动作		√			
17b. 完成重复性工作，手和前臂存在用力作业		√			
17c. 完成重复性工作，手和前臂存在手部不良姿势		√			

基于上述示例的识别与分析方法，对汽车制造企业 49 个作业岗位存在的 WMSDs 危险部位相关危害因素及其来源进行了全面分析。结果显示（表 7-5），各车间、工种 / 岗位和相似接触人群相同危险部位的危险因素来源略有差异。

表 7-5　汽车制造业不同作业岗位各组危险部位的相关危害因素及其来源（PLIBEL 分析）

车间	工种	危害因素与危险源				
		颈、肩和上背部	肘、腕和手部	足部	膝和臀部	下背部
车身车间	电焊工	4、9a、9b、9c、10a、10b、10d、11a、11b、11c、11d、11e、11f、11g、12、13、14a、14b、15a、15b、16	2、3、12、13、14a、14b、15a、15b、17a、17b、17c、17d	2、6、7、8a、8b	2、6、7、8a、8b	4、6、9a、9b、9c、11a、11b、11c、11d、11e、11f、11g、12

续表

车间	工种	危害因素与危险源				
		颈、肩和上背部	肘、腕和手部	足部	膝和臀部	下背部
车身车间	密封工	2、9a、9b、9c、10a、10b、11a、11b、11c、13、14a、15a、15b	2、13、14a、15a、15b、17a、17b、17c	2、6	2、6	2、6、9a、9b、9c、11a、11b、11c
	整理工	2、4、5、9a、9b、9c、9d、10a、10b、10c、10d、11a、11b、11c、11d、11e、11f、11g、12、13、14a、14b、15a、15b、16	2、12、13、14a、14b、15a、15b、17a、17b、17c	1、2、6、8a、8b、8c	1、2、6、8a、8b、8c	1、2、4、5、6、8a、8b、9a、9b、9c、9d、11b、11c、11d、11e、11f、11g、12
	装配工	2、9a、9b、9c、10a、10b、10d、11b、14a、14b、16	2、15a、17a、17b	2、6、8a、8b	2、6、8a、8b	2、6、9a、9b、9c、11b
成型车间	质检工	2、3、9a、10a、11f、12、14a、15a、15b	2、3、12、14a、15a、15b、17a、17b、17c	2、3、6、8a	2、3、6、8a	2、3、8a、9a、11f、12
冲压车间	冲压工	9a、9b、10a、11a、11b、14a、15a、15b	14a、15a、15b、17a、17b、17c	6	6	6、9a、9b、11a、11b
	技术管理人员	9a、9c、10a、10b、16	—	6、8a	6、8a	6
	其他辅助工种	2、4、9a、9b、9c、10a、10b、10c、10d、11a、11b、11c、11e、11f、11g、14a、14b、15a、15b、16	2、12、13、14a、14b、15a、15b、17a、17b、17c	1、2、6、7、8a、8b、8c	1、2、6、7、8a、8b、8c	4、6、8a、8b、9a、9b、9c、11b
发动机装配	冲压工	5、9a、10a、12、13、14a、15a、15b	12、13、14a、15a、15b、17a、17c、17d	—	—	5、9a、12
	其他辅助工种	9a、9c、10a、10b	15a、17a、17b	6	6	6、9a、9c
	装配工	2、3、4、5、9a、9b、9c、9d、10a、10b、10c、11a、11b、11c、11e、11f、11g、12、13、14a、14b、15a、15b、16	2、3、12、13、14a、14b、15a、15b、17a、17b、17c、17d	2、6、8a、8c	2、6、7、8a、8c	2、4、5、6、8a、8c
	钻工	2、3、9a、9b、10a、11a、11b、11f、11g、12、14a、15a、15b	2、3、12、14a、15a、15b、17a、17b、17c、17d	2、3、6、8a	2、3、6、8a	2、3、6、8a、11a、11b、11f、11g、12
焊接车间	冲压工	3、9a、10a、11a、11b、11f、12、14a、15a、15b、17b、17c	3	3、6、8a	3、6、8a	3、6、8a、9a、11a、11b、11f、12
	打磨工	2、3、9a、10a、11a、11b、11f、12、14a、15a、15b	2、3、12、14a、15a、15b、17b、17c	2、3、6、8a	2、3、6、8a	2、3、6、8a、9a、11a、11b、11f、12

续表

车间	工种	危害因素与危险源				
		颈、肩和上背部	肘、腕和手部	足部	膝和臀部	下背部
焊接车间	电焊工	2、3、4、9a、9b、9c、10a、10b、11a、11b、11c、14a、15a、15b、16	2、3、14a、15a、15b、17a、17b、17c、17d	2、3、6、8a、8b	2、3、6、8a、8b	2、3、4、6、8a、8b、11a、11b、11c
	铆接工	9b、9d、10a、14b、15a	14b、15a、17a、17b	6、8b	2、6、8b	2、6、9b、9d
	喷漆工	9a、9c、10a、10b、10c、14a、17a	——	6、8b	6、8b	6、8b、9a、9c
	其他辅助工种	2、3、9a、9b、9c、10a、10b、10d、11a、11b、11c、11e、11f、11g、12、13、14a、14b、15a、15b、16	12、13、14a、14b、15a、15b、17a、17b、17c、17d	1、2、3、6、7、8a、8b	1、2、3、6、7、8a、8b	2、3、6、8a、8b、9a、9b、9c、11e、11f、11g、12
离合器双质量飞轮车间	下料工	2、3、9a、9c、10a、11a、11b、11f、12、14a、15a、15b	2、3、12、14a、15a、15b、17b、17c	2、3、6、8a	2、3、6、8a	2、3、6、8a、9a、9c、10a、11a、11b、11f、12
	装配工	2、3、9a、9c、10a、11a、11b、11f、12、14a、15a、15b	2、3、12、14a、15a、15b、17b、17c	2、3、6、8a	2、3、6、8a	2、3、6、8a、9a、9c、11a、11b、11f、12
涂装车间	打磨工	2、9a、9c、10a、10b、13、14a、14b、15b	2、13、14a-b、15b、17a、17b、17c	2、6	2、6	2、6、9a、9b
	电焊工	9a、9b、9c、10a、10b、10d、11g、13	13、17a、17b、17c	6	6	6、9a、9b、9c、11g
	密封工	9a、9b、10a、13、15b	13、15b、17a、17b、17c	6	6	6、9a、9b
	喷漆工	15b	13、14a、15a、15b、17a、17b、17c	6、7、8a	6、7、8a	6、8a
	涂蜡工	9a、9c、10a、10b、10d、11g、13	13、17a、17c	6	6	6、9a、9c
	整理工	9a、9b、9c、10a、10b、11a、13、14a、15a、15b	13、14a、15a、15b、17a、17b、17c	6	6	6、9a、9b、9c、11a
液力变矩器车间	铆接工	2、3、9a、10a、11a、11b、11e、12、14a、15a、15b	2、3、14a、15a、15b、17b、17c	3、6、8a	3、6、8a	3、6、8a、11a、11b、11e
	清洗工	2、3、9a、10a、11a、11b、11f、11g、12、14a、15a、15b	2、3、12、14a、15a、15b、17b、17c	2、3、6、8a	2、3、6、8a	2、3、6、8a、9a、11f、11g、12
	装配工	2、3、9a、10a、11a、11b、11c、11e、11f、11g、12、13、14a、15a、15b、16	2、3、12、13、14a、15a、15b、17a、17b、17c	2、3、6、8a	2、3、6、8a	2、3、6、8a、9a、11a、11b、11c、11e、11f、11g、12

车间	工种	危害因素与危险源				
		颈、肩和上背部	肘、腕和手部	足部	膝和臀部	下背部
原料备料部	铲车工	9a、10a、11b、14a	17b	2	2	9a、11b、11f
	技术管理人员	9a、10a、11b、1g、14a、15a	14a、15a、17a、17b	6	6	6、9a
质量控制部门	技术管理人员	2、3、9a、11a、11g、12、14a、15a、15b	2、3、12、14a、15a、15b、17a、17b、17c、17d	2、3、6、8a	2、3、6、8a	2、3、6、8a、9a、11a、11g、12
铸造车间	打磨工	2、3、9a、10a、11a、11b、11f、11g、12、14a、15a、15b	2、3、12、14a、15a、15b	2、3、6、8a	2、3、6、8a	2、3、6、8a、9a、11a、11g、12
	回砂工	3、9a、10a、11a、11b、11d、11e、11f、11g、12、14a、15a、15b	3、12、14a、15a、15b、17b、17c	3、6、8a	3、6、8a	3、6、8a、9b、11a、11b、11d、11e、11f、11g、12
总装车间	冲压工	9a、10a、14a	17c	2、6	2、6	6、9a
	打磨工	3、4、9b、10a、11a、11b、11c、11e、11g、12、13、14a、15a、15b、16	3、12、13、14a、15a、15b	3、6、8a	3、6、8a	3、4、6、8a、9b、11a、11b、11c、11e、11g、12
	电焊工	2、3、4、9a、9b、10a、11a、11b、11c、11d、11e、11f、11g、12、13、14a、15a、15b、16	2、3、12、13、14a、15a、15b、17a、17b、17c、17d	2、3、6、8a、8b	2、3、6、8a、8b	2、3、4、6、8a、8b、9a、9b、11a、11b、11c、11d、11e、11f、11g、12
	铆接工	3、4、9a、9b、10a、11a、11b、11c、11d、11e、11g、12、14a、15a、15b	3、12、14a、15a、15b、17a、17b、17c、17d	3、6、8a	3、6、8a	4、6、8a、9b、11a、11b、11c、11d、11e、12
	其他辅助工种	9a、9c、10a、10b、16	14a、15a、17a、17b	6	6	6、9a、9c
	质检工	2、3、9a、10a、11b、12、14a、15a、15b	2、3、12、14a、15a、15b、17a、17b、17c	2、3、6、7	2、3、6	2、3、6、9a、12
	装配工	2、3、4、5、9a、9b、9c、9d、10a、10b、10c、10d、11a、11b、11c、11d、11e、11f、11g、12、13、14a、14b、15a、15b、16	2、3、12、14a、14b、15a、15b、17a、17b、17c、17d	1、2、3、6、7、8a、8b、8c	1、2、3、6、7、8a、8b、8c	1、2、3、4、5、6、8a-c、9a、9b、9c、9d、11b、11c、11d、11e、11f、11g、12
离合器双质量飞轮车间	下料工	2、3、9a、9b、10a、11a、11b	2、3	2、3、6、8a	2、3、6、8a	2、3、6、8a、9a、9b、11a、11b
	装配工	2、3、9a、9b、10a、11a、11b、11g、12、14a、15a、15b	2、3、12、14a、15a、15b、17b、17c	2、3、6、8a	2、3、6、8a	2、3、9a、9b、11a、11b、11g、12

车间	工种	危害因素与危险源				
		颈、肩和上背部	肘、腕和手部	足部	膝和臀部	下背部
涂装车间	打磨工	2、9a、9c、10a、10b、12、14a、14b、15b	2、12、14a、14b、15b、17a、17b、17c	2、6	2、6	2、6、9a、9b
	电焊工	9a、9b、9c、10a、10b、10d、11g、13	13、17a、17b、17c	6	6	6、9a、9b、9c、11g
	密封工	9a、9b、10a、13、15b	13、15b、17a、17b、17c	6	6	6、9a、9b
	喷漆工	15b	13、14a、15a、15b、17a、17b、17c	6、7、8a	6、7、8a	6、8a
	涂蜡工	9a、9c、10a、10b、10d、11g、13	13、17a、17c	6	6	6、9a、9c、11g
	整理工	9a、9b、9c、10a、10b、11a、13、14a、15a、15b	13、14a、15a、15b、17a、17b、17c	6	6	6、9a、9b、9c、11a
液力变矩器车间	铆接工	2、3、9a、10a、11a、11b、11e、12、14a、15a、15b	2、3、12、14a、15a、15b、17b、17c	3、6、8a	3、6、8a	3、6、8a、11a、11b、11e
	清洗工	2、3、9a、10a、11a、11b、11f、11g、12、14a、15a、15b	2、3、12、14a、15a、15b、17b、17c	2、3、6、8a	2、3、6、8a	2、3、6、8a、9a、11a、11b、11f、11g、12
	装配工	2、3、9a、10a、11a、11b、11c、11a、11b、11c、11d、11e、11f、11g、12、13、14a、15a、15b、16	2、3、12、13、14a、15a、15b、17a、17b、17c、17d	2、3、6、8a	2、3、6、8a	2、3、6、8a、11a、11b、11c、11e、11f、11g、12
原料备料部	铲车工	9a、10a、11b、14a	17b	2	2	9a、11b
	技术管理人员	9a、10a、11b、11g、14a、15a	14a、15a、17a、17b	6	6	6、9a
质量控制部门	技术管理人员	2、3、9a、10a、11g、12、14a、15a、15b	2、3、12、14a、15a、15b、17a、17b、17c、17d	2、3、6、8a	2、3、6、8a	2、3、6、8a、9a、11g、12
铸造车间	打磨工	2、3、9a、10a、11a、11b、11f、12、14a、15a、15b	2、3、12、14a、15a、15b、17a、17b、17c	2、3、6、8a	2、3、6、8a	2、3、6、8a、9a、11a、11b、11f、12
	回砂工	3、9b、10a、11d、11e、11f、11g、12、14a、15a、15b	3、12、14a、15a、15b、17b、17c	3、6、8a	3、6、8a	3、6、8a、9b、11a、11b、11d、11e、11f、11g、12

7.1.3 接触水平与接触危险

本部分仍以备胎安装岗位为例（图7-1），采用REBA方法对接触水平与接触危险进行分析与评价。根据备胎安装岗位现场负荷情况，参照REBA评分原则，躯干弯曲角度在20°～60°之间，计3分；颈部弯曲大于20°，计2分；腿部双下肢坐立或站立，重量由双腿支撑,计 1 分,查表后,A 组得分为 4 分。上臂弯曲在 45°～90°之间,计 3 分;下臂弯曲在 60°～100°之间,计 1 分;手部弯曲或伸展大于 15°,计 2 分,查表后,B 组得分为 4 分。手提重物负重>10kg;手物接触情况为手持可接受,但不理想或需要借助身体另外一部分,计 1 分;A 组得分加上负重/用力得分后,可得到"A 组分值"=6 分。B 组得分加上手物接触情况得分后,可得到"B 组分值"=5 分。经查表后,C 分值为 8 分;在此基础上考虑到该岗位存在 4 次/min 以上的重复动作,则在 C 分值的基础上加 1 分,最终得到 REBA 总分值为 9 分。对应危险度水平应为"高危险",行动干预水平为"需要尽快进行干预"。具体赋分情况详见表 7-6。

表 7-6　安装备胎岗位作业人员各部位 REBA 接触水平及危险等级分析结果

A 组			B 组			手提重物	手物接触情况	A 分值	B 分值	C 分值	活动加分	REBA 总分值	REBA 危险等级
躯干得分	颈部得分	腿部得分	上臂得分	下臂得分	手腕得分								
3	2	1	3	1	2	2	1	6	5	8	1	9	高危险

基于上述 REBA 示例的分析与评估方法,表 7-7 列出了该汽车制造企业的接触水平(最大值及占比)和接触危险等级,接触水平中的最大值为所有样本该部位赋分的最大值(以此判定接触水平的大小),占比为最大值的样本例数占所有样本例数的百分比。结果显示,该行业不同车间 REBA 危险等级存在差异,REBA 危险等级为"非常高危险"的车间有车身车间、冲压车间、发动机装配车间和总装车间,REBA 危险等级为"高危险"的车间有焊装车间、涂装车间、原料备料部和质量控制部,REBA 危险等级为"中危险"的车间有液力变矩器车间和铸造车间,REBA 危险等级为"低危险"的车间有成型车间和离合器双质量飞轮车间。不同车间内部各工种的 REBA 危险等级也各有不同,主要源于车间内不同工种在不同部位的危险接触水平差异。

REBA 危险等级为"非常高危险"的车间:车身车间主要来源于背部(100%)、颈部(100%)、肘部(100%)、腕部(100%)这四个部位和负荷/用力(100%)的接触水平,电焊工和装配工为"非常高危险"工种,整理工为"高危险"工种,密封工为"中危险"工种;冲压车间主要来源于颈部(100%)、肘部(100%)和腕部(100%)这三个部位的接触水平,辅助工种为"非常高危险"工种,冲压工为"中危险"工种,技术管理人员为"低危险"工种;发动机装配车间来源于背部(100%)、颈部(100%)、肩部(100%)、肘部(100%)和腕部(100%)这五个部位的接触水平,装配工为"非常高危险"工种,冲压工、钻工和辅助工均为"中危险"工种;总装车间主要来源于背部(100%)、颈部(100%)、腿部(100%)、肘部(100%)、腕部(100%)这五个部位和负荷/用力(100%)、抓握(100%)这两项的接触水平,装配工为"非常高危险"工种,电焊工和辅助工为"高危险"工种,冲压、打磨、铆接和质检均为"中危险"工种。

REBA 危险等级为"高危险"的车间:焊装车间来源于背部(100%)、颈部(100%)、肘部(100%)、腕部(100%)这四个部位和抓握(100%)的接触水平,电焊工、铆接工、喷漆工、辅助工为"高危险"工种,冲压工、打磨工为"中危险"工种;涂装车间来源于背部(100%)、颈部(100%)、肘部(100%)、腕部(100%)这四个部位的接触水平,打磨工、电焊工、整理工为"高危险"工种,密封工、喷漆工、涂蜡工为"中危险"工种;原料备料部主要来源于颈部(66.67%)、肩部(66.67%)、肘部(100%)、腕部(66.67%)这四个部位和负荷/用力(100%)的接触水平,铲车工、技术管理人员均为"高危险"工种;质量控制部门来源于肩部(100%)、肘部(100%)、腕部(100%)这三个部位的接触水平,技术管理人员为"高危险"工种。

表 7-7　汽车制造业不同车间和工种各部位接触水平（最大值及占比）和接触危险等级

车间	工种	样本量(N)	各部位或因素 REBA 分值																		REBA 总分值	危险等级
			背		颈		腿		肩		肘		腕		负荷/用力		抓握		活动范围			
			最大值	百分比/%	最大值	百分比/%	最大值	百分比/%	最大值	百分比/%	最大值	百分比/%	最大值	百分比/%	最大值	百分比/%	最大值	百分比/%	最大值	百分比/%		
车身车间	电焊工	61	4	80.0	3	100.0	3	75.0	6	100.0	2	100.0	3	100.0	3	100.0	1	33.3	1	33.3	12	非常高
	密封工	2	4	80.0	3	100.0	1	25.0	3	83.3	1	50.0	2	66.7	0	0.0	0	0.0	0	0.0	6	中
	整理工	21	4	80.0	3	100.0	3	75.0	5	83.3	2	100.0	3	100.0	2	66.7	1	33.3	2	66.7	9	高
	装配工	57	5	100.0	3	100.0	3	75.0	6	83.3	2	100.0	2	66.7	2	66.7	0	0.0	1	33.3	11	非常高
	合计	141	5	100.0	3	100.0	3	75.0	6	83.3	2	100.0	3	100.0	3	100.0	1	33.3	2	66.7	12	非常高
成型车间	质检工	1	1	20.0	2	66.7	1	25.0	1	83.3	1	50.0	2	66.7	0	0.0	0	0.0	1	33.3	2	低
冲压车间	冲压工	2	3	60.0	2	66.7	1	25.0	3	83.3	1	50.0	2	66.7	1	33.3	0	0.0	1	33.3	4	中
	技术管理人员	1	2	40.0	1	33.3	1	25.0	1	100.0	1	50.0	2	66.7	0	0.0	0	0.0	1	33.3	3	低
	其他辅助工种	26	4	80.0	3	100.0	3	75.0	5	100.0	2	100.0	3	100.0	2	66.7	1	33.3	2	66.7	11	非常高
	合计	29	4	80.0	3	100.0	3	75.0	5	83.3	2	100.0	3	100.0	2	66.7	1	33.3	2	66.7	11	非常高
发动机装配	冲压工	1	1	20.0	1	33.3	3	75.0	1	83.3	1	50.0	2	66.7	0	0.0	0	0.0	2	66.7	5	中
	其他辅助工种	2	2	40.0	2	66.7	1	25.0	4	33.3	1	50.0	2	66.7	0	0.0	0	0.0	1	33.3	4	中
	装配工	152	5	100.0	3	100.0	3	75.0	6	33.3	2	100.0	3	100.0	1	33.3	1	33.3	2	66.7	11	非常高
	钻工	2	2	40.0	1	33.3	1	25.0	3	100.0	2	100.0	2	66.7	0	0.0	0	0.0	1	66.7	6	中
	合计	157	5	100.0	3	100.0	3	75.0	6	100.0	2	100.0	3	100.0	1	33.3	1	33.3	2	66.7	11	非常高

续表

车间	工种	样本量(N)	各部位或因素 REBA 分值																		REBA 总分值	危险等级
			背		颈		腿		肩		肘		腕		负荷/用力		抓握		活动范围			
			最大值	百分比/%	最大值	百分比/%	最大值	百分比/%	最大值	百分比/%	最大值	百分比/%	最大值	百分比/%	最大值	百分比/%	最大值	百分比/%	最大值	百分比/%		
焊装车间	冲压工	1	2	40.0	1	33.3	1	25.0	1	100.0	2	100.0	2	66.7	2	66.7	3	100.0	1	33.3	6	中
	打磨工	1	2	40.0	2	66.7	1	25.0	1	100.0	2	100.0	2	66.7	0	0.0	0	0.0	1	33.3	4	中
	电焊工	8	5	100.0	3	100.0	3	75.0	5	100.0	2	100.0	3	100.0	1	33.3	0	0.0	1	33.3	10	高
	铆接工	5	5	100.0	3	100.0	2	50.0	2	83.3	1	50.0	3	100.0	0	0.0	0	0.0	0	0.0	8	高
	喷漆工	4	5	100.0	3	100.0	2	50.0	3	83.3	2	100.0	3	100.0	0	0.0	0	0.0	0	0.0	10	高
	其他辅助工种	44	5	100.0	3	100.0	3	75.0	5	83.3	2	100.0	3	100.0	2	66.7	0	0.0	1	33.3	10	高
	合计	63	5	100.0	3	100.0	3	75.0	5	66.7	2	100.0	3	100.0	2	66.7	3	100.0	1	33.3	10	高
离合器双质量飞轮车间	下料工	1	1	20.0	2	66.7	1	25.0	1	66.7	1	50.0	2	66.7	0	0.0	0	0.0	1	33.3	2	低
	装配工	1	1	20.0	2	66.7	1	25.0	1	100.0	1	50.0	2	66.7	0	0.0	0	0.0	1	33.3	2	低
	合计	2	1	20.0	2	66.7	1	25.0	1	100.0	1	50.0	2	66.7	0	0.0	0	0.0	1	33.3	2	低
涂装车间	打磨工	4	5	100.0	2	66.7	3	75.0	5	100.0	1	50.0	3	100.0	0	0.0	0	0.0	2	66.7	10	高
	电焊工	1	5	100.0	2	66.7	1	25.0	3	100.0	2	100.0	2	66.7	0	0.0	0	0.0	0	0.0	8	高
	密封工	2	3	60.0	2	66.7	3	75.0	2	50.0	2	100.0	1	33.3	0	0.0	0	0.0	0	0.0	6	中
	喷漆工	3	3	60.0	2	66.7	1	25.0	4	83.3	3	100.0	3	100.0	0	0.0	0	0.0	0	0.0	5	中
	涂蜡工	2	3	60.0	2	66.7	1	25.0	5	100.0	2	100.0	3	100.0	0	0.0	0	0.0	0	0.0	4	中
	整理工	4	5	100.0	3	100.0	1	25.0	4	100.0	2	100.0	2	66.7	0	0.0	0	0.0	0	0.0	9	高
	合计	16	5	100.0	3	100.0	3	75.0	5	16.7	2	100.0	3	100.0	0	0.0	0	0.0	2	66.7	10	高
液力变矩器车间	铆接工	1	2	40.0	1	33.3	1	25.0	2	16.7	1	50.0	2	66.7	0	0.0	0	0.0	1	33.3	3	低
	清洗工	1	2	40.0	2	66.7	1	25.0	1	50.0	2	100.0	3	100.0	0	0.0	0	0.0	1	33.3	4	中
	装配工	5	2	40.0	2	66.7	1	25.0	2	16.7	2	100.0	3	100.0	0	0.0	0	0.0	1	33.3	4	中
	合计	7	2	40.0	2	66.7	1	25.0	2	83.3	2	100.0	3	100.0	0	0.0	0	0.0	1	33.3	4	中

续表

车间	工种	样本量(N)	背		颈		腿		肩		肘		腕		负荷/用力		抓握		活动范围		REBA总分值	危险等级
			最大值	百分比%	最大值	百分比%	最大值	百分比%	最大值	百分比%	最大值	百分比%	最大值	百分比%	最大值	百分比%	最大值	百分比%	最大值	百分比%		
原料备料部	铲车工	1	3	60.0	2	66.7	1	25.0	3	83.3	2	100.0	2	66.7	3	100.0	0	0.0	1	33.3	10	高
	技术管理人员	3	3	60.0	2	66.7	1	25.0	4	16.7	2	100.0	2	66.7	3	100.0	0	0.0	1	33.3	10	高
	合计	4	3	60.0	2	66.7	1	25.0	4	66.7	2	100.0	2	66.7	3	100.0	0	0.0	1	33.3	10	高
质量控制部门	技术管理人员	1	3	60.0	2	66.7	3	75.0	5	100.0	2	100.0	3	100.0	2	66.7	0	0.0	1	33.3	10	高
铸造车间	打磨工	1	2	40.0	2	66.7	1	25.0	2	50.0	2	100.0	2	66.7	0	0.0	0	0.0	1	33.3	4	中
	回砂工	1	2	40.0	1	33.3	2	50.0	3	100.0	2	100.0	2	66.7	2	66.7	0	0.0	1	33.3	7	中
	合计	2	2	40.0	2	66.7	2	50.0	3	16.7	2	100.0	2	66.7	2	66.7	0	0.0	1	33.3	7	中
总装车间	冲压工	4	3	60.0	2	66.7	1	25.0	3	16.7	2	100.0	2	66.7	0	0.0	0	0.0	1	33.3	6	中
	打磨工	1	3	60.0	2	66.7	1	25.0	3	83.3	2	100.0	2	66.7	0	0.0	0	0.0	1	33.3	6	中
	电焊工	9	4	80.0	2	66.7	2	50.0	4	33.3	2	100.0	3	100.0	1	33.3	0	0.0	1	33.3	10	高
	铆接工	2	2	40.0	1	33.3	1	25.0	3	50.0	1	50.0	2	66.7	1	33.3	0	0.0	1	33.3	4	中
	其他辅助工种	4	4	80.0	3	100.0	3	75.0	5	83.3	2	100.0	3	100.0	0	0.0	0	0.0	1	33.3	10	高
	质检工	2	2	40.0	2	66.7	1	25.0	1	83.3	1	50.0	3	100.0	0	0.0	0	0.0	2	66.7	5	中
	装配工	485	5	100.0	3	100.0	4	100.0	6	16.7	2	100.0	3	100.0	3	100.0	3	100.0	2	66.7	13	非常高
	合计	507	5	100.0	3	100.0	4	100.0	6	16.7	2	100.0	3	100.0	3	100.0	3	100.0	2	66.7	13	非常高

REBA 危险等级为"中危险"的车间：液力变矩器车间来源于肩部（83.33%）、肘部（100%）、腕部（100%）这三个部位的接触水平，清洗工、装配工为"中危险"工种，铆接工为"低危险"工种；铸造车间主要来源于颈部（66.67%）、肘部（100%）、腕部（66.67%）这三个部位和负荷/用力（66.67%）的接触水平，打磨工、回砂工均为"中危险"工种。

REBA 危险等级为"低危险"的车间：成型车间主要来源于颈部（66.67%）、肩部（83.33%）、腕部（66.67%）这三个部位的接触水平，质检工为"低危险"工种；离合器双质量飞轮车间主要来源于颈部（66.67%）、肩部（100%）、腕部（66.67%）这三个部位的接触水平，下料工、装配工均为"低危险"工种。

7.1.4　对策与建议

汽车制造企业应基于 WMSDs 的接触水平与接触危险分析与评价结果，认真开展有针对性的宣传教育与培训，尽快改善工作场所劳动条件，降低工效学负荷水平，合理安排劳动组织，设计良好的工效学设备与工具。针对不同危险等级可采取不同的干预措施。

7.1.4.1 "非常高危险"等级岗位　车身车间的电焊工和装配工、冲压车间的其他辅助工种、发动机装配和总装车间的装配工，接触危险为"非常高危险"等级，根据 REBA 的评分标准，"立刻需要"对上述岗位采取干预措施。

7.1.4.2 "高危险"等级岗位　车身车间的整理工，焊装车间的电焊工、铆接工、喷漆工、其他辅助工种，涂装车间的打磨工、电焊工、整理工，原料备料部的铲车工和技术管理人员，质量控制部的技术管理人员，总装车间的电焊工、其他辅助工种，接触危险为"高危险"等级，根据 REBA 的评分标准，"尽快需要"对上述岗位采取干预措施。

7.1.4.3 "中危险"等级岗位　车身车间的密封工，冲压车间的冲压工，发动机装配车间的冲压工、其他辅助工种和钻工，焊装车间的冲压工和打磨工，涂装车间的密封工、喷漆工和涂蜡工，液力变矩器车间的清洗工和装配工，铸造车间的打磨工和回砂工，总装车间的冲压工、打磨工、铆接工和质检工，接触危险为"中危险"等级，根据 REBA 的评分标准，"需要"对上述岗位采取干预措施。

7.1.4.4 "低危险"等级岗位　成型车间的质检工，冲压车间的技术管理人员，离合器双质量飞轮车间的下料工和装配工，液力变矩器车间的铆接工，接触危险为"低危险"等级，根据 REBA 的评分标准，"需要"对上述岗位采取干预措施。

再次以"高危险"等级的总装车间的装配工（安装备胎岗位）为例，手腕部、手肘部、肩部、颈部、背部和腿部均为该岗位 WMSDs 的易发部位。通过 PLIBEL 识别出该岗位的危险来源包括使用的工具或设备设计不当；工作高度不适当；长时间走动作业；重复性工作时，手和前臂存在扭转、用力、不良姿势作业；背部和颈部存在持续性或重复性前屈或扭转；手部负荷提举时存在负重或抓握困难的操作；手工负重搬运作业。

针对上述问题，建议从以下方面进行改进：

（1）使用的工具或设备设计不当：搬运备胎、备胎架时，建议使用小推车、手推运货车和其他带轮或滚轴的装置。

（2）工作高度不适当：取备胎时，由于货架高度过低，被迫需要弯腰取部件，为此可将货架设置为可调节高度的升降平台，避免工人持续弯腰操作；还需考虑将常用物料、工具摆放在工人方便拿取的区域。

（3）长时间走动作业：改善作业场所布置，缩短搬运走动距离，考虑为工人分配坐姿和立姿相交替的作业,使作业更高效和舒适。

（4）重复性工作时,手和前臂存在扭转、用力、不良姿势作业:用扳手固定备胎和备胎架时,建议调整工作节奏,减少重复性动作、动作持续时间及动作频率,避免始终使用同一种姿势完成重复性操作。

（5）背部和颈部存在持续性或重复性前屈或扭转:弯腰从货架拿取备胎时,建议减少不必要的身体弯曲和扭转,或为工人配备颈椎或腰椎保护带,以满足作业人员在不同工作姿态下维持骨骼系统正常的生理姿态,避免弯腰或身体扭曲,将肌肉骨骼负荷减至最低。

（6）手部负荷提举时存在负重或抓握困难的操作:搬运货架或备胎时,建议配备把手或手柄,避免搬运时物品滑落。

（7）手工负重搬运作业:应制定负重标准限值,考虑工人所能承受的最大重量,严禁超负荷作业,每次搬运物体质量不要超过23kg,避免不必要的人工搬运,并指导其采用正确的搬举姿势。

（贾　宁　王忠旭）

7.2 船舶制造业

船舶制造业是我国国民经济支柱产业之一,产能居世界领先地位,船舶产量多年稳居世界第三。造修船过程中广泛存在高负荷、高重复性、不良姿势、作业单调等不良作业条件是导致 WMSDs 的重要因素。船舶制造业工人 WMSDs 患病率高,且随工龄增加呈递增趋势,是该行业严重的职业卫生问题。因此,针对船舶制造业工人 WMSDs 情况开展调查,识别该行业存在的不良工效学因素并评估其接触危险,可为预防和控制 WMSDs 的发生提供科学依据。

7.2.1 定义 WMSDs 问题

采用中国疾病预防控制中心职业卫生与中毒控制所提供的《肌肉骨骼疾患问卷（电子版）》,对全国 12 个船舶制造企业共 3 488 名作业人员 WMSDs 情况进行流行病学横断面调查。结果发现,船舶制造业工人近 1 年的 WMSDs 发生率为41.1%,以颈部（22.6%）最为严重,其次为肩部（19.3%）、下背部（18.9%）、上背部（14.1%）、膝部（14.0%）、腕部（13.0%）、腿部（12.0%）、足踝（11.8%）和肘部（9.4%）;发生率位居前 3 位的车间分别是生产管理（52.1%）、组立 / 加工（45.3%）和分段涂装（44.7%）。从不同部位的 OR 值来看,各车间 WMSDs 发生率显著超过对照组（$P<0.05$）的部位各有特点,结果显示（表 7-8,表 7-9,表 7-10）:搭载 / 总装主要有膝部（1.84）、肘部（1.82）、腕部（1.57）、腿部（1.57）;分段涂装主要有肘部（3.75）、腕部（2.98）、膝部（2.22）、腿部（2.13）、上背部（1.84）、下背部（1.68）、足部（1.46）;分段制作主要有下背部（1.54）;钢板预处理 / 切割主要有腕部（2.71）、下背部（1.89）、膝部（1.59）;管子切割 / 配盘主要有下背部（2.85）;起重 / 密配主要有颈部（1.82）;生产管理主要有肘部（3.03）、腕部（2.30）、腿部（2.25）、下背部（2.17）、膝部（2.01）、上背部（1.79）、足部（1.76）、肩部（1.72）;舾装主要有肘部（1.63）、膝部（1.43）;组立 / 加工主要有肘部（3.07）、膝部（2.68）、腕部（2.56）、腿部（2.52）、下背部（2.23）、上背部（1.86）、足部（1.74）、肩部（1.40）。

表 7-8 船舶制造工人 WMSDs 发生情况（1）

车间	人数	不分部位				颈部				肩部				上背部			
		发生人数	发生率/%	OR	95%CI	发生人数	发生率/%	OR	95%CI	发生人数	发生率/%	OR	95%CI	发生人数	发生率/%	OR	95%CI
搭载/总装	462	152	32.9	0.90	0.700~1.042	66	14.3	0.55*	0.418~0.711	64	13.9	0.72*	0.551~0.946	58	12.6	1.10	0.848~1.495
分段涂装	311	139	44.7	1.41*	1.120~1.767	80	25.7	1.10	0.874~1.469	62	19.9	1.10	0.842~1.485	59	19.0	1.84*	1.372~2.459
分段制作	202	84	41.6	1.20	0.933~1.645	29	14.4	0.55*	0.369~0.815	32	15.8	0.90	0.577~1.238	6	3.0	0.24*	0.106~0.542
钢板预处理/切割	246	109	44.3	1.39*	1.073~1.788	34	13.8	0.53*	0.364~0.757	38	15.4	0.80	0.578~1.164	21	8.5	0.70	0.466~1.151
管子切割/配盘	58	23	39.7	1.10	0.675~1.940	11	19.0	0.80	0.397~1.480	10	17.2	0.90	0.472~1.852	5	8.6	0.70	0.295~1.856
起重/密配	70	31	44.3	1.40	0.862~2.223	25	35.7	1.82*	1.112~2.972	14	20.0	1.10	0.623~2.021	2	—	0.23*	0.057~0.944
生产管理	317	165	52.1	1.89*	1.509~2.367	94	29.7	1.38*	1.078~1.764	88	27.8	1.73*	1.340~2.220	59	18.6	1.79*	1.341~2.400
调试/试航	2	2	—	—	—	2	—	—	—	2	—	—	—	2	—	—	—
舾装	371	108	29.1	0.72*	0.569~0.899	60	16.2	0.63*	0.476~0.836	48	12.9	0.67*	0.490~0.908	39	10.5	0.90	0.657~1.294
职能管理	390	139	35.6	1.00	0.780~1.192	87	22.3	0.90	0.736~1.198	62	15.9	0.90	0.643~1.120	37	9.5	0.80	0.582~1.161
组立/加工	1 059	480	45.3	1.44*	1.268~1.642	299	28.2	1.29*	1.115~1.485	252	23.8	1.40*	1.204~1.633	203	19.2	1.86*	1.574~2.201
总计	3 488	1 432	41.1			787	22.6			672	19.3			491	14.1		

注：*$P<0.05$。

表 7-9 船舶制造工人 WMSDs 发生情况（2）

车间	人数	下背				肘				腕			
		发生人数	发生率/%	OR	95% CI	发生人数	发生率/%	OR	95% CI	发生人数	发生率/%	OR	95% CI
搭载/总装	462	57	12.3	1.00	0.729~1.288	36	7.8	1.82*	1.277~2.605	48	10.4	1.57*	1.153~2.147
分段涂装	311	61	19.6	1.68*	1.260~2.239	46	14.8	3.75*	2.692~5.213	56	18.0	2.98*	2.204~4.030
分段制作	202	37	18.3	1.54*	1.075~2.219	8	4.0	0.90	0.435~1.819	21	10.4	1.60	0.994~2.493
钢板预处理/切割	246	53	21.5	1.89*	1.386~2.581	14	5.7	1.30	0.751~2.256	41	16.7	2.71*	1.920~3.837
管子切割/配盘	58	17	29.3	2.86*	1.616~5.044	5	8.6	2.00	0.809~5.124	6	10.3	1.60	0.670~3.662
起重/密配	70	11	15.7	1.30	0.672~2.452	1	—	—	—	7	10.0	1.50	0.687~3.308
生产管理	317	76	24.0	2.17*	1.664~2.833	39	12.3	3.03*	2.130~4.302	46	14.5	2.30*	1.665~3.185
调试/试航	2	1	—	—	—	2	—	—	—	2	—	—	—
舾装	371	40	10.8	0.80	0.595~1.163	26	7.0	1.63*	1.077~2.456	34	9.2	1.40	0.952~1.968
职能管理	390	46	11.8	0.90	0.672~1.261	17	4.4	1.00	0.598~1.618	23	5.9	0.90	0.553~1.307
组立/加工	1059	259	24.5	2.23*	1.910~2.602	132	12.5	3.07*	2.489~3.794	168	15.9	2.56*	2.124~3.081
总计	3488	658	18.9			326	9.4			452	13.0		

注：* $P<0.05$。

表7-10 船舶制造工人WMSDs发生情况（3）

车间	人数	腿部				膝部				足踝部			
		发生人数	发生率/%	OR	95% CI	发生人数	发生率/%	OR	95% CI	发生人数	发生率/%	OR	95% CI
搭载/总装	462	49	10.6	1.57*	1.156~2.141	62	13.4	1.84*	1.390~2.432	47	10.2	1.10	0.799~1.487
分段涂装	311	43	13.8	2.13*	1.525~2.969	49	15.8	2.22*	1.618~3.043	41	13.2	1.46*	1.044~2.048
分段制作	202	15	7.4	1.10	0.625~1.813	20	9.9	1.30	0.816~2.084	16	7.9	0.80	0.494~1.387
钢板预处理/切割	246	25	10.2	1.50	0.983~2.288	29	11.8	1.59*	1.067~2.355	20	8.1	0.90	0.536~1.354
管子切割/配盘	58	7	12.1	1.800	0.822~4.029	7	12.1	1.60	0.736~3.602	6	10.3	1.10	0.476~2.595
起重/密配	70	3	—	—	—	4	—	—	—	10	14.3	1.60	0.818~3.146
生产管理	317	46	14.5	2.25*	1.628~3.112	46	14.5	2.01*	1.458~2.782	49	15.5	1.76*	1.286~2.408
调试/试航	2	2	—	—	—	2	—	—	—	2	—	—	—
舾装	371	28	7.5	1.10	0.730~1.607	40	10.8	1.43*	1.023~2.011	31	8.4	0.90	0.603~1.278
职能管理	390	31	7.9	1.20	0.786~1.669	34	8.7	1.10	0.79~1.626	29	7.4	0.80	0.526~1.137
组立/加工	1 059	169	16.0	2.52*	2.092~3.030	195	18.4	2.68*	2.247~3.190	162	15.3	1.74*	1.448~2.089
总计	3 488	418	12.0			488	14.0			413	11.8		

注：*P<0.05。

7.2.2　工效学危害因素识别

采用国际通行的 BRIEF 和 PLIBEL 两种方法，识别船舶制造作业中的 WMSDs 损伤部位及其相关工效学危害因素。以对搭载 / 总装车间自动焊岗位为例，阐明两种方法的识别过程。自动焊岗位的主要任务和活动是在施焊过程中，手工清除和回收覆盖在焊缝上剩余的焊剂，具体作业过程及作业姿势见图 7-2。

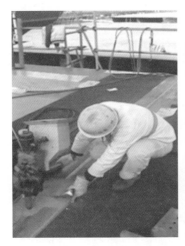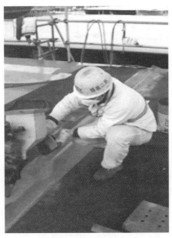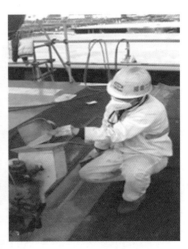

图 7-2　自动焊岗位的现场作业活动图

7.2.2.1　BRIEF 方法　美国人因危险因子基准检查表（BRIEF）是一项简单、易于理解、可靠的不良工效学因素识别方法，对身体上肢的左右手腕、手肘、肩和躯干的颈、背、腿 6 个部位动作活动的姿势、力量、持续时间和动作频率四项指标进行整体调查和观测，以计分大小判定危险，每个部位共四项指标，每项计 1 分最高计 4 分。四项指标中姿势和力量两个分项指标在不同部位会有多项检查内容，只要有 1 个存在，则该分项指标计 1 分，一般将分值 ≥2 分作为判定危险部位的标准。

对自动焊岗位视频观察可知，该岗位的作业活动存在下蹲、双手捏握工具、背弯曲扭转、高度重复性和长时间持续作业等不良作业条件。具体作业姿势见图 7-2。根据 BRIEF 赋值原则，四项指标中姿势和力量两个分项指标只要有 1 项检查内容存在则相应分项指标计 1 分，持续时间和力量这两个分项指标只要存在相应的检查内容，则相应分项指标计 1 分。左右手腕部位，姿势指标中存在双手捏握和背伸 ≥45° 两种情况，故姿势指标赋值 1 分；捏握 ≥0.9kg，抓握 ≥4.5kg，故力量指标赋值 1 分；同时持续时间 ≥10s，持续时间赋值 1 分；动作频率 <30 次 /min，故频率指标赋值 0 分。因此，左右手腕部位四个分项指标共评分 3 分，总分值 ≥2 分，自动焊作业人员的左右手腕判定为 WMSDs 危险部位。左右手肘部位，姿势指标中存在前臂旋转情况，故姿势指标赋值 1 分；频率 ≥2 次 /min，频率指标赋值 1 分；力量 <4.5kg，力量指标赋值 0 分。因 BRIEF 检查表中左右手肘无对应的持续时间项指标内容，故左右手肘部位四项指标的总分值为 2 分，判定为 WMSDs 危险部位。左右肩部位，不存在 BRIEF 检查表中的不良姿势，同时力量 <4.5kg，持续时间 <10s，频率 <2 次 /min，4 项指标赋值均为 0 分，故左右肩部位暂不判定为 WMSDs 危险部位。颈部，存在作业姿势 ≥20° 和向侧面的情况，故姿势指标赋值 1 分；持续时间 ≥10s，赋值 1 分；频率 ≥2 次 /min，赋值 1 分；有

负重情况，力量指标赋值 1 分。因此，颈部四项指标的总分值为 4 分，判定为 WMSDs 危险部位。背部，存在作业姿势 ≥20° 和扭转的情况，姿势指标赋值 1 分；持续时间 ≥10s，赋值 1 分；频率 ≥2 次 /min，赋值 1 分；力量 <9kg，赋值 0 分。故背部四项指标的总分值为 3 分，判定为 WMSDs 危险部位。腿部，在作业过程中存在下蹲的不良姿势，姿势指标赋值 1 分；每日的持续时间 ≥30%，持续时间赋值 1 分；无力量负重，频率 <2 次 /min，力量和频率两项指标均赋值 0 分，故腿部四项指标的总分值为 2 分，判定为 WMSDs 危险部位。各部位评分结果见表 7-11。

表 7-11　自动焊作业人员不同部位评分结果

指标	部位					
	左右手腕部	左右手肘部	左右肩部	颈部	背部	腿部
姿势	捏握 背伸≥45°	前臂旋转		≥20° 向侧面	≥20° 扭转	蹲
力量 /kg	捏握≥0.9kg 抓握≥4.5kg			负重		
持续时间 /s	≥10			≥10	≥10	≥30%/d
频率 /（次·min⁻¹）		≥2		≥2	≥2	
计分	3	2	0	4	3	2

基于以上实例，采用 BRIEF 检查表对船舶制造业的搭载 / 总装、分段涂装、分段制作、钢板预处理 / 切割、管子切割 / 配盘、舾装、智能管理和组立 / 加工 8 个车间的 21 个工种的重点作业活动现场视频进行了检查和分析，判定船舶制造业作业工人可能存在的危险部位。表 7-12 显示，船舶制造业各车间各工种普遍存在 WMSDs 发生的危险部位，不同车间工种存在的危险部位各有差异，但主要为左右手腕部、背部和腿部，其次是左右肘部、左右肩部和颈部。其中切割车间的切割工和冷加工存在 WMSDs 发生危险的部位最多，除颈部外，其他部位均为 WMSDs 发生危险部位。此外，仅有搭载 / 总装车间的电焊工和分段涂装车间的喷漆工存在颈部 WMSDs 发生危险。BRIEF 检测结果提示，不同车间不同工种的作业任务和活动有所差异，因此要区别对待各车间不同工种 WMSDs 发生的高危险部位，重点关注船舶制造业作业人员左右腕部、背部和腿部。

表 7-12　船舶制造业 BRIEF 识别结果

车间	工种	SEG	WMSDs 发生的危险部位								
			腕部		肘部		肩部		颈部	背部	腿部
			左	右	左	右	左	右			
搭载 / 总装	测量工	测量	—	√	—	—	—	—	—	—	√
	打磨工	打磨	√	√	√	√	—	—	—	√	√
	电焊工	自动焊	√	√	—	√	—	—	√	√	√
	管工	切割	—	—	—	—	—	—	—	√	√
	划线工	划线	—	—	—	—	√	√	—	—	—
	火工	校正	—	√	—	—	—	—	—	√	√
	刨工	碳刨	√	√	—	—	—	—	—	√	√

续表

车间	工种	SEG	腕部 左	腕部 右	肘部 左	肘部 右	肩部 左	肩部 右	颈部	背部	腿部
搭载/总装	铜工	搬运	—	—	—	—	—	—	—	—	—
		切割	—	√	—	—	—	—	—	√	√
		检查	—	—	—	—	—	—	—	√	—
		安装	—	—	—	—	—	—	—	—	—
	装配工	切割点焊	—	—	—	√	—	—	—	—	—
		装配	√	√	√	—	—	—	—	√	√
	辅助工	整理	√	√	—	—	—	—	—	√	√
分段涂装	打磨工	打磨	—	√	—	—	—	—	—	—	—
	喷砂工	喷砂	√	√	—	—	√	√	—	—	—
	喷漆工	油漆	√	√	—	—	—	—	√	—	—
分段制作	电焊工	焊接	√	√	—	—	—	—	—	√	√
	火工	板材加工	—	√	—	—	—	—	—	√	√
	装配工	切割点焊	√	√	—	—	—	—	—	√	√
		装配	—	√	√	√	—	—	—	√	√
	合拢工	打磨	√	√	—	—	—	—	—	√	√
		起重	√	√	—	—	—	—	—	√	√
		清洁	—	—	—	—	—	—	—	√	—
	管工	打磨	—	—	—	—	—	—	—	√	—
		管子安装	—	—	—	—	—	—	—	√	√
钢板预处理/切割	配料工	理料	√	√	—	—	—	—	—	√	√
	切割工	切割	√	√	√	√	√	√	—	√	√
	火工	校正	√	√	—	—	—	—	—	√	—
	冷加工	冷加	√	√	√	√	√	√	—	√	√
	打磨工	打磨	√	√	—	—	—	—	—	√	√
	电焊工	焊接	√	√	—	—	—	—	—	√	√
	装配工	装配	√	√	—	—	—	—	—	√	√
	木工	木工	√	√	—	—	—	—	—	√	√
	密性工	密性实验	—	—	—	—	—	—	—	—	—
	起重工	起重	√	√	—	—	√	√	—	√	√
管子切割/配盘	管工	管子加工	√	√	—	—	—	—	—	√	√

续表

车间	工种	SEG	腕部 左	腕部 右	肘部 左	肘部 右	肩部 左	肩部 右	颈部	背部	腿部
舾装	电焊工	焊接	√	√	—	—	—	—	—	√	—
	机加工	出榫	—	—	—	—	—	—	—	√	—
	铜工	理料	—	—	—	—	—	—	—	√	—
		管子加工	—	—	√	√	—	—	—	√	—
		焊接	√	√	—	—	—	—	—	—	—
		安装钳工	—	—	—	—	—	—	—	√	—
	铲车工	包装搬运	—	—	—	—	—	—	—	—	—
	装配工	分段定位	—	—	—	—	—	—	—	—	—
		拼装定位	—	—	—	—	—	—	—	√	—
		切割	—	—	—	—	—	—	—	√	—
		切割点焊	—	—	—	—	—	—	—	√	—
		打磨	√	√	—	—	—	—	—	√	—
		焊接	—	—	√	√	—	—	—	—	—
	起重工	吊装	—	—	—	—	—	—	—	—	—
		起重	—	—	—	—	—	—	—	—	—
	辅助工种	打磨	—	—	—	—	—	—	—	√	—
组立 / 加工	配料工	理料	—	—	—	—	—	—	—	√	—
		配送料	—	—	—	—	—	√	—	—	—
	铲车工	吊装	—	—	—	—	√	√	—	—	—
	切割工	切割	—	—	√	—	—	—	—	√	—
	火工	校正	√	√	—	√	—	—	—	√	—
	冷加工	冷加	—	—	—	—	—	—	—	—	—
	打磨工	打磨	√	√	—	—	√	√	—	—	√
	电焊工	电焊	√	√	—	√	—	—	—	√	—
	装配工	装配	—	—	—	—	—	—	—	—	—
	起重工	吊装	—	√	—	—	—	—	—	√	—
		起重	—	—	—	—	—	—	—	—	—
	辅助工	安装钳工	—	√	√	√	√	√	—	—	—
		吊装	—	—	—	—	—	—	—	—	—
		装配	—	—	—	—	—	—	—	√	—
职能管理	辅助工	机加钳工	√	√	√	√	—	—	—	√	√

7.2.2.2 PLIBEL 方法　瑞典 PLIBEL 检查表针对身体五个部位涉及姿势、活动和使用工具、组织和环境因素等 17 个方面工效学问题,运用该方法对作业工人可能危险部位的危害因素及其来源进行综合判断评估。

以自动焊岗位的不良工效学因素来源识别为例,对自动焊岗位人员 17 个方面的功效学问题进行了识别与评估。不同危险部位的危害因素及其来源见表 7-13。

表 7-13　自动焊 7 岗位相关危害因素及其来源(PLIBEL 法)

识别出的危害因素及其来源	危害因素与危险源				
	颈、肩和上背部	肘、前臂和手部	足部	膝和臀部	下背部
1. 工作场所路面不平、倾斜、光滑或无弹性			√	√	√
3. 工人或工作活动使用的工具和设备设计不当	√	√	√	√	√
4. 工作高度被错误调整	√				√
6.(如果站立完成工作)不可能坐和没有支撑			√	√	√
8b. 重复性跳跃、持续蹲姿或跪姿工作			√	√	
9a. 完成重复性或持续性工作,背部轻微前屈	√				√
9b. 完成重复性或持续性工作,背部严重前屈	√				
9c. 完成重复性或持续性工作,背部侧弯或轻微扭曲	√				√
10a. 完成重复性或持续性工作,颈部前屈	√				
10b. 完成重复性或持续性工作,颈部侧屈或轻微扭转	√				
11a. 手部负荷提举,需注意重复性持续提举	√				√
11b. 手部负荷提举,需注意负重	√				
11f. 手部负荷提举,需注意膝高度以下提举	√				√
13. 完成无支撑前臂前伸或侧伸的持续工作活动	√	√			
14a. 存在简单的重复性活动	√	√			
14b. 存在舒适的伸展活动范围内重复性活动	√	√			
15a. 完成重复或有支撑的手工工作,需注意工作材料和工具的重量问题	√	√			
15b. 完成重复或有支撑的手工工作,需注意工作材料和工具的不舒适抓握问题	√	√			
17a. 完成重复性工作,手和前臂存在		√			
17b. 完成重复性工作,手和前臂存在扭转工作		√			
17c. 完成重复性工作,手和前臂存在手部不舒适姿势		√			

基于以上实例,对船舶制造业的搭载 / 总装、分段涂装、分段制作、钢板预处理 / 切割、管子切割 / 配盘、舾装、智能管理和组立 / 加工 8 个车间 21 个工种的重点作业活动进行识别和分析,判定船舶制造业可能存在的危害因素及其来源。结果显示,船舶制造业各车间不同工种在颈、肩和上背部,肘、前臂和手部,足部,膝和臀部以及下背部五个组合部位均识别出一定数量的不良工效学因素,并且不同车间、工种 / 岗位危害来源有一定差异,可能与不同车间、工种 / 岗位的具体作业活动、作业姿势及任务的频次和持续时间不同有关。其中,

船舶制造业各车间各工种岗位的颈、肩和上背部普遍存在重复性活动,在完成重复性或持续性工作时,背部和颈部存在弯曲或扭转;肘、前臂和手腕部也普遍存在重复性活动,在用手或前臂完成重复性工作时,存在扭转或用力或手部不舒服姿势;足、下背、膝和臀部普遍存在没有可能的位置便于工人坐和休息,此外,在完成重复性或持续性工作时,下背部普遍存在弯曲或扭转情况(表 7-14)。PLIBEL 方法识别的不良工效学因素来源提示,可以针对性地对船舶制造业各车间各岗位进行危害因素预防和控制,进而预防控制各部位 WMSDs 的发生。

表 7-14　船舶制造业 PLIBEL 识别结果

车间	工种	危害因素与危险源				
		颈、肩和上背部	肘、腕和手部	足部	膝和臀部	下背部
搭载 / 总装	测量工	3、4、9a、9c、10a、10b、13、14b	3、13、14b、17a、17c	6、8b	6、8b	4、6、8b、9a、9c
	打磨工	3、9a、9b、10a、14a、14b、15a、5b	3、14a、14b、15a、15b、17a、17b、17c	2、3、6、8b	2、3、6、8b	2、3、6、8b、9a、9b
	电焊工	3、4、9a、9b、9c、10a、10b、11a、11b、11f、13、14a、14b、15a、15b	3、13、14a、14b、15a、15b、17a、17b、17c	1、6、8b	1、3、6、8b	1、3、4、6、8b、9a、9b、9c、11a、11b、11f
	管工	9a、10a、14a、14b	14a、14b、17a	6	6	6、9a
	划线工	2、9a、9c、10a、10b、10d、13、14a	2、13、14a、17a、17c	2、6	2、6	2、6、9a、9c
	火工	3、4、9a、9b、9c、10a、10b、11a、11b、11c、13、14a、14b、15a、15b	3、13、14a、14b、15a、15b、17a、17c	3、6、8b、8c	3、6、8b、8c	3、4、6、8b、8c、9a、9b、9c、11a、11b、11c
	刨工	2、3、4、9a、9c、10a、10b、11a、11b、13、14a、14b、15a、15b	2、3、13、14a、14b、15a、15b、17a、17b、17c	2、6	2、6	3、4、6、9a、9c、11a、11b
	辅助工	5、9a、9b、9d、10a、10b、10c、13、14a、14b、15b	13、14a、14b、15b、17a、17b、17c、17d	6、8b	6、8b	5、6、8b、9a、9b、9d
	铜工	2、9a、9b、9c、10a、10b、11c、11g、13、15a、15b	2、13、15a、15b、17a、17b、17c	1、2、6、8b	1、2、6、8b	1、2、6、8b、9a、9b、9c、11c、11g
	装配工	2、4、9a、9b、9c、10a、10b、11a、11b、11c、11f、13、14a、14b、15a、15b	2、12、13、14a、14b、15a、15b、17a、17b、17c	2、6、8b	2、6、8b	2、4、6、8b、9a、9b、9c、11a、11b、11c、11f
分段涂装	打磨工	10d、11b	14a	2、6	2、6	2、6
	喷漆工	2、4、9b、9c、10a、10b、10c、10d、11a、11g、13、14a、14b、15a、15b、16	2、3、13、14a、14b、15a、15b、17a、17b、17c、17d	1、2、6、8a	2、6、8a	2、4、6、8a、9b、9c、11a、11g
	喷砂工	3、4、9a、9c、10a、10b、10d、11a、11b、11c、11g、13、14a、15a、15b	3、13、14a、15a、15b、17a、17c	1、3、6、8a	1、3、6、8a	1、3、4、6、8a、9a、9c、11a、11b、11c、11g

续表

车间	工种	危害因素与危险源				
		颈、肩和上背部	肘、腕和手部	足部	膝和臀部	下背部
分段制作	电焊工	9a、9b、9c、10a、10b、14a、14b	14a、14b、17a	6	6	6、9a、9b、9c
	管工	2、9b、9c、10a、14a、14b	2、14a、14b	1、2、6	1、2、6	1、2、6、9b、9c
	合拢工	4、5、9a、9b、9c、10a、10b、14a、14b、16	14a、14b、17a、17b、17c	6	6	4、5、6、9a、9b、9c
	火工	1、9a、9b、9c、10a、14a、14b	1、14a、14b、17a、17b	1、6	1、6	1、6、9a、9b、9c
	装配工	9a、10a、11b、11c、14a、14b、15a、15b、16	14a、14b、15a、15b、17a、17b	6	6	6、9a、11b、11c
钢板预处理/切割	打磨工	9a、9b、9c、9d、10a、10b、10c、10d、11b、11c、14a、14b、15a、15b	14a、14b、15a、15b、17a、17b	6	6	6、9a、9b、9c、9d、11b、11c
	电焊工	9a、9b、9c、10a、10b、14a、14b、16	14a、14b、17a	6	6	6、9a、9b、9c
	火工	9b、9c、10a、10b、11c、14a、14b、16	14a、14b、17c	—	—	9b、9c、11c
	冷加工	2、4、5、9a、9b、9c、9d、10a、10b、10c、11b、11c、11d、11e、12、14a、14b、15a、15b	2、12、14a、14b、15a、15b、17a、17b、17c	2、6	2、6	2、4、5、6、9a、9b、9c、9d、11b、11c、11d、11e、12
	密性工	9a、9c、10a、10d、13、14a、14b	13、14a、14b	6	6	6、9a、9c
	木工	2、4、9a、9c、10a、10b、11、14a、14b	2、12、14a、14b、17a、17b、17c	2、6	2、6	2、4、6、9a、9c
	配料工	3、9a、9b、10a、14a、14b、16	3、14a、14b、17d	1、6	1、6	1、6、9a、9b
	起重工	2、5、9a、9b、9c、13、14a、14b、16	2、13、14a、14b、17a、17b、17d	2、6	2、6	2、5、6、9a、9b、9c
	切割工	4、9b、10a、11b、11f、13、14a、14b、15a、15b	13、14a、14b、15a、15b、17b	6、7、8c	6、8c	4、6、8c、9b、11b、11f
	装配工	9a、9b、9c、10a、11b、11c、11d、11f、12、14a、14b、15a、15b	12、14a、14b、15a、15b、17a、17b、17c	6	6	6、9a、9b、9c、11b、11c、11d、11f
管子切割/配盘	管工	2、9b、9c、10a、11c、13、14a、14b、15b	2、13、14a、14b、17a、17b、17c	1、2、6、8a	1、2、6、8a	1、2、6、8a、9b、9c、11c
舾装	铲车工	10d、14a	12、13、14a	2、6	2、6	2、6
	电焊工	2、4、9b、9c、10a、10b、11a、11b、13、14a、15a、15b	2、13、14a、15a、15b、17c	2、6、8c	2、6、8c	2、4、6、8c、9b、9c、11a、11b

续表

车间	工种	危害因素与危险源				
		颈、肩和上背部	肘、腕和手部	足部	膝和臀部	下背部
舾装	机加工	4、9b、10a、13、14a、14b、15b	13、14a、14b、15b、17a、17b、17c	6	6	4、6、9b
	起重工	9a、10a、10d、13、14b、15a、15b	13、14b、15a、15b、17b	6、8b	6、8b	6、8b、9a
	铜工	2、4、9a、9b、9c、10a、10b、11a、11b、13、14a、15a、15b	2、13、14a、14b、15a、15b、17a、17b、17c	6、8a、8b、8c	6、8a、8b、8c	4、6、8b、9a、9b、9c、11a、11b
	装配工	4、5、9a、9b、9c、10a、10b、10c、10d、11b、11c、11g、13、14a、14b、15a、15b	2、3、13、14a、14b、15a、15b、17a、17b、17c	1、6、8b	1、6、8b	1、4、5、6、8b、9a、9b、9c、11b、11c、11g
	辅助工	2、4、9b、9c、10a、10b、13、14a	2、13、14a、17a、17b、17c	2、6、8b	2、6、8b	2、4、6、8b、9b、9c
组立/加工	铲车工	2、5、9a、12、14a、14b、15b、16	2、12、14a、14b、15b、17a、17b、17c	2	2	2、5、9a、12
	打磨工	2、5、9a、9b、9c、10a、11b、13、14a、15a	2、13、14a、15a、17a、17b、17c	1、2、6、8a、8b、8c	1、2、6、8a、8b、8c	1、2、5、6、8a、8b、8c、9b、9c、11b
	电焊工	2、5、9b、9c、9d、10a、11b、13、14a、15a	2、13、14a、15a、17a、17b、17c	1、2、6、8b、8c	1、2、6、8b、8c	1、2、5、6、8c、9b、9c、9d、11b
	火工	2、3、4、5、9a、9c、10a、10b、10d、11a、11b、11c、11f、12、13、14a、14b、15a、15b	2、3、12、13、14a、14b、15a、15b、17a、17b、17c	1、2、3、6	1、2、3、6	1、3、4、5、6、9a、9c、11a、11b、11c、11f
	冷加工	9a、10a、10b、11b、13、14b	13、14b、17a、17d	6、8a	6、8a	6、8a、9a、11b
	配料工	9a、9b、9c、10a、10d、11c、11g、12、13、15b	12、13、15b、17a、17b、17c	1、6、8a	1、6、8a	1、6、8a、9a、9b、11c、11g
	起重工	3、4、9a、9b、9c、10a、10d、11c、11g、12、13、14a、15a、15b	3、12、13、14a、17a、17b、17c	1、6、8b	1、6、8b	4、6、8b、9a、9b、9c、11c、11g
	切割工	9a、9b、9c、10a、13、14b	13、14b、17a、17c	6、8a	6、8a	6、8a、9a、9b、9c
	装配工	3、4、9a、9c、10a、10b、11a、11b、11c、13、14a、15a、15b	3、13、14a、15a、15b、17a、17b、17c	3、6、8b	3、6、8b	3、4、6、8b、9a、9c、11a、11b、11c

续表

车间	工种	危害因素与危险源				
		颈、肩和上背部	肘、腕和手部	足部	膝和臀部	下背部
组立/加工	辅助工	2、3、4、9a、9b、9c、9d、10a、10b、10c、10d、11a、11b、11c、12、13、14a、15a、15b	2、3、12、13、14a、15a、15b、17a、17b、17c	1、2、6、8b、8c	1、2、6、8b、8c	1、2、4、6、8b、8c、9a、9b、9c、9d、11a、11b、11c、12
职能管理	辅助工种	9a、9b、9c、10a、13、14a、14b	13、14a、14b、15a、17a、17b	6	6	6、9a、9b、9c

7.2.3　接触水平与接触危险

OWAS 方法用于评估不同姿势对人体骨骼肌肉系统的伤害程度。通过分析背部、手臂与腿部的作业姿势和负荷进行 OWAS 编码。依据编码结果确定各工作姿势所对应的行动等级，分为 AC1、AC2、AC3 和 AC4 四个等级，然后选择相应的处理方案。

同样以搭载/总装车间自动焊岗位为例，采用 OWAS 方法对该岗位作业人员的作业活动和背、手臂、腿等身体部位的工作姿势和负荷进行观测与评估。根据 OWAS 方法编码原则，自动焊岗位作业人员在作业过程中，背部姿势为前屈，故背部编码为 2；手臂作业姿势为双手位于肩下方，故手臂编码为 1；腿部作业姿势为单腿蹲坐，故腿部编码为 5；作业负荷 <10kg，故负荷编码为 1。根据 OWAS 行动等级（AC）分类依据，由自动焊岗位得到的背部（2）、手臂（1）、腿部（5）与负荷（1）这四个编码可以确定自动焊岗位的行动等级为 AC3，说明对肌肉骨骼系统存在明显有害效应的姿势，需要尽快采取改善措施。自动焊岗位 OWAS 分析结果见表 7-15。

表 7-15　自动焊岗位 OWAS 分析结果

	姿势			负荷
	背部	手臂	腿部	
编码	2	1	5	1
行动等级	AC3			

基于以上分析实例，采用 OWAS 方法对船舶制造行业的搭载/总装、分段涂装、分段制作、钢板预处理/切割、管子切割/配盘、装、智能管理和组立/加工 8 个车间 21 个工种的作业活动进行分析，对各作业活动中的不良工作姿势和负荷进行评估。

由表 7-16 可见，船舶制造业工人作业活动中背部不良姿势占比 68.9%，其中搭载/总装、分段涂装、分段制作、钢板预处理/切割、管子切割/配盘、舾装、职能管理和组立/加工车间的背部不良姿势分别占比 74.4%、66.7%、68.2%、77.4%、100.0%、61.9%、20.0% 和 66.7%，除了管子切割/配盘车间以弯曲且扭转为主，其他车间均以前屈为主。由表 7-17 可见，船舶制造业工人作业活动中手臂不良姿势占比 13.7%，其中搭载/总装、分段涂装、分段制作、钢板预处理/切割、舾装和职能管理车间的手臂不良姿势分别占比 2.3%、55.6%、13.6%、25.8%、4.8% 和 20.0%，管子切割/配盘和组立/加工车间工人作业活动未见手臂不良姿势出现。由表 7-18 可见，船舶制造业工人作业活动中腿部不良姿势占比 85.8%，其中搭载/总装、分段涂装、分段制作、钢板预处理/切割、管子切割/配盘、舾装、职能管理和

组立 / 加工车间的腿部不良姿势分别占比 100.0%、100.0%、95.5%、87.1%、100.0%、81.0%、20.0% 和 66.7%，搭载 / 总装、分段制作、钢板预处理 / 切割和管子切割 / 配盘车间作业活动的腿部不良姿势以双腿蹲坐为主，分段涂装、舾装、职能管理和组立 / 加工车间的腿部不良姿势以站立为主。由表 7-19 可见，船舶制造业工人作业活动的工作负荷均以≤10kg 为主，异常负荷（>10kg）仅占比 6.0%，未见≥20kg 的异常负荷，其中分段涂装、分段制作、管子切割 / 配盘和职能管理车间未见异常负荷。

表 7-16　船舶制造业各车间不同工种背部姿势构成情况

车间	工种	样本量	正常姿势 挺直	不良姿势			
				前弯	扭转	弯曲且扭转	合计
搭载 / 总装	测量工	2	1（50.0%）	1（50.0%）	—	—	1（50.0%）
	打磨工	3	—	3（100.0%）	—	—	3（100.0%）
	电焊工	8	1（12.5%）	7（87.5%）	—	—	7（87.5%）
	管工	2	—	2（100.0%）	—	—	2（100.0%）
	划线工	2	1（50.0%）	1（50.0%）	—	—	1（50.0%）
	火工	6	3（50.0%）	3（50.0%）	—	—	3（50.0%）
	刨工	3	—	3（100.0%）	—	—	3（100.0%）
	其他辅助工种	6	1（16.7%）	5（83.3%）	—	—	5（83.3%）
	铜工	4	2（50.0%）	2（50.0%）	—	—	2（50.0%）
	装配工	7	2（28.6%）	5（71.4%）	—	—	5（71.4%）
	合计	43	11（25.6%）	32（74.4%）	—	—	32（74.4%）
分段涂装	打磨工	1	—	1（100.0%）	—	—	1（100.0%）
	喷漆工	15	5（33.3%）	7（46.7%）	—	3（20.0%）	10（66.7%）
	喷砂工	2	1（50.0%）	1（50.0%）	—	—	1（50.0%）
	合计	18	6（33.3%）	9（50.0%）	—	3（16.7%）	12（66.7%）
分段制作	电焊工	4	—	4（100.0%）	—	—	4（100.0%）
	管工	2	—	1（50.0%）	—	1（50.0%）	1（50.0%）
	合拢工	9	3（33.3%）	6（66.7%）	—	—	6（66.7%）
	火工	3	3（100.0%）	—	—	—	0（0.0%）
	装配工	4	1（25.0%）	3（75.0%）	—	—	3（75.0%）
	合计	22	7（31.8%）	14（63.6%）	—	1（4.6%）	15（68.2%）
钢板预处理 / 切割	打磨工	3	—	—	—	3（100.0%）	3（100.0%）
	电焊工	3	—	3（100.0%）	—	—	3（100.0%）
	火工	1	—	1（100.0%）	—	—	1（100.0%）
	冷加工	3	—	—	1（33.3%）	2（66.7%）	3（100.0%）
	密性工	3	—	3（100.0%）	—	—	3（100.0%）
	木工	2	—	—	—	2（100.0%）	2（100.0%）
	配料工	5	4（80.0%）	—	—	1（20.0%）	1（20.0%）
	起重工	5	3（60.0%）	1（20.0%）	1（20.0%）	—	2（40.0%）
	切割工	3	—	2（66.7%）	1（33.3%）	—	3（100.0%）
	装配工	3	—	3（100.0%）		—	3（100.0%）
	合计	31	7（22.6%）	13（41.9%）	3（9.7%）	8（25.8%）	24（77.4%）
管子切割 / 配盘	管工	1	—	—	—	1（100.0%）	1（100.0%）

车间	工种	样本量	正常姿势	不良姿势			
			挺直	前弯	扭转	弯曲且扭转	合计
舾装	铲车工	2	2（100.0%）	—			0（0.0%）
	电焊工	1	—	1（100.0%）			1（100.0%）
	机加工	2	—	2（100.0%）			2（100.0%）
	其他辅助工种	1	—	1（100.0%）			1（100.0%）
	起重工	2	1（50.0%）	1（50.0%）			1（50.0%）
	铜工	5	2（40.0%）	3（60.0%）			3（60.0%）
	装配工	8	3（37.5%）	4（50.0%）	1（12.5%）		5（62.5%）
	合计	21	8（38.1%）	12（57.1%）	1（4.8%）		13（61.9%）
职能管理	其他辅助工种	5	4（80.0%）	1（20.0%）			1（20.0%）
组立/加工	铲车工	4	4（100.0%）	—			0（0.0%）
	打磨工	6	1（16.7%）	5（83.3%）			5（83.3%）
	电焊工	6	—	6（100.0%）			6（100.0%）
	火工	6	1（16.7%）	5（83.3%）			5（83.3%）
	冷加工	2	1（50.0%）	1（50.0%）			1（50.0%）
	配料工	3	2（66.7%）	1（33.3%）			1（33.3%）
	其他辅助工种	7	—	7（100.0%）			7（100.0%）
	起重工	4	3（75.0%）	1（25.0%）			1（25.0%）
	切割工	3	2（66.7%）	1（33.3%）			1（33.3%）
	装配工	1	—	1（100.0%）			1（100.0%）
	合计	42	14（33.3%）	28（66.7%）			28（66.7%）
	总计	183	57（31.1%）	109（59.6%）	4（2.2%）	13（7.1%）	126（68.9%）

表 7-17 船舶制造业各车间不同工种手臂姿势构成情况

车间	工种	样本量	正常姿势	不良姿势		
			双手位肩下方	单臂处于肩或以上	双臂处于肩或以上	合计
搭载/总装	测量工	2	2（100.0%）	—	—	0（0.0%）
	打磨工	3	3（100.0%）	—	—	0（0.0%）
	电焊工	8	8（100.0%）	—	—	0（0.0%）
	管工	2	2（100.0%）	—	—	0（0.0%）
	划线工	2	1（50.0%）	—	1（50.0%）	1（50.0%）
	火工	6	6（100.0%）	—	—	0（0.0%）
	刨工	3	3（100.0%）	—	—	0（0.0%）
	其他辅助工种	6	6（100.0%）	—	—	0（0.0%）
	铜工	4	4（100.0%）	—	—	0（0.0%）
	装配工	7	7（100.0%）	—	—	0（0.0%）
	合计	43	42（97.7%）	—	1（2.3%）	1（2.3%）
分段涂装	打磨工	1	—	1（100.0%）	—	1（100.0%）
	喷漆工	15	7（46.6%）	4（26.7%）	4（26.7%）	8（53.3%）
	喷砂工	2	1（50.0%）	1（50.0%）	—	1（50.0%）
	合计	18	8（44.4%）	6（33.3%）	4（22.2%）	10（55.6%）

车间	工种	样本量	正常姿势	不良姿势		合计
			双手位肩下方	单臂处于肩或以上	双臂处于肩或以上	
分段制作	电焊工	4	4（100.0%）	—	—	0（0.0%）
	管工	2	2（100.0%）	—	—	0（0.0%）
	合拢工	9	7（77.8%）	2（22.2%）	—	2（22.2%）
	火工	3	2（66.7%）	—	1（33.3%）	1（33.3%）
	装配工	4	4（100.0%）	—	—	0（0.0%）
	合计	22	19（86.4%）	2（9.1%）	1（4.5%）	3（13.6%）
钢板预处理/切割	打磨工	3	3（100.0%）		—	0（0.0%）
	电焊工	3	3（100.0%）		—	0（0.0%）
	火工	1	1（100.0%）		—	0（0.0%）
	冷加工	3	1（33.3%）		2（66.7%）	2（66.7%）
	密性工	3		—	3（100.0%）	3（100.0%）
	木工	2	2（100.0%）		—	0（0.0%）
	配料工	5	3（60.0%）	1（20.0%）	1（20.0%）	2（40.0%）
	起重工	5	4（80.0%）	1（20.0%）	—	1（20.0%）
	切割工	3	3（100.0%）		—	0（0.0%）
	装配工	3	3（100.0%）	—	—	0（0.0%）
	合计	31	23（74.2%）	2（6.5%）	6（19.3%）	8（25.8%）
管子切割/配盘	管工	1	1（100.0%）	—	—	0（0.0%）
舾装	铲车工	2	2（100.0%）	—	—	0（0.0%）
	电焊工	1	1（100.0%）	—	—	0（0.0%）
	机加工	2	2（100.0%）	—	—	0（0.0%）
	其他辅助工种	1	1（100.0%）	—	—	0（0.0%）
	起重工	2	2（100.0%）	—	—	0（0.0%）
	铜工	5	5（100.0%）	—	—	0（0.0%）
	装配工	8	7（87.5%）	1（12.5%）	—	1（12.5%）
	合计	21	20（95.2%）	1（4.8%）	—	1（4.8%）
职能管理	其他辅助工种	5	4（80.0%）	1（20.0%）	—	1（20.0%）
组立/加工	铲车工	4	4（100.0%）	—	—	0（0.0%）
	打磨工	6	6（100.0%）	—	—	0（0.0%）
	电焊工	6	6（100.0%）	—	—	0（0.0%）
	火工	6	6（100.0%）	—	—	0（0.0%）
	冷加工	2	2（100.0%）	—	—	0（0.0%）
	配料工	3	3（100.0%）	—	—	0（0.0%）
	其他辅助工种	7	7（100.0%）	—	—	0（0.0%）
	起重工	4	4（100.0%）	—	—	0（0.0%）
	切割工	3	3（100.0%）	—	—	0（0.0%）
	装配工	1	1（100.0%）	—	—	0（0.0%）
	合计	42	42（100.0%）	—	—	0（0.0%）
	总计	183	158（86.3%）	12（6.6%）	12（6.6%）	24（13.7%）

表7-18 船舶制造业各车间不同工种腿部姿势构成情况

车间	工种	样本量	正常姿势				不良姿势			合计
			于座椅下方坐立	站立	单脚直立	双腿蹲坐	单腿跨坐	跪姿	走动	
搭载／总装	测量工	2	—	1(50.0%)	—	—	1(50.0%)	—	—	2(100.0%)
	打磨工	3	—	—	—	2(66.7%)	1(33.3%)	—	—	3(100.0%)
	电焊工	8	—	2(25.0%)	—	4(50.0%)	2(25.0%)	—	—	8(100.0%)
	管工	2	—	—	—	2(100.0%)	—	—	—	2(100.0%)
	划线工	2	—	2(100.0%)	—	—	—	—	—	2(100.0%)
	火工	6	—	2(33.3%)	—	3(50.0%)	1(16.7%)	—	—	6(100.0%)
	刨工	3	—	1(33.3%)	—	2(66.7%)	—	—	—	3(100.0%)
	其他辅助工种	6	—	3(50.0%)	—	3(50.0%)	—	—	—	6(100.0%)
	铜工	4	—	2(50.0%)	—	1(25.0%)	—	—	1(25.0%)	4(100.0%)
	装配工	7	—	1(14.3%)	1(14.3%)	4(57.1%)	—	—	1(14.3%)	7(100.0%)
	合计	43	—	14(32.6%)	1(2.3%)	21(48.8%)	5(11.6%)	—	2(4.7%)	43(100.0%)
分段涂装	打磨工	1	—	1(100.0%)	—	—	—	—	—	1(100.0%)
	喷漆工	15	—	12(80.0%)	—	—	—	—	3(20.0%)	15(100.0%)
	喷砂工	2	—	2(100.0%)	—	—	—	—	—	2(100.0%)
	合计	18	—	15(83.3%)	—	—	—	—	3(17.7%)	18(100.0%)
分段制作	电焊工	4	—	1(25.0%)	—	3(75.0%)	—	—	—	4(100.0%)
	管工	2	—	1(50.0%)	—	1(50.0%)	—	—	1(50.0%)	2(100.0%)
	合拢工	9	1(11.1%)	4(44.4%)	—	4(44.4%)	—	—	—	8(88.9%)
	火工	3	—	3(100.0%)	—	—	—	—	—	3(100.0%)
	装配工	4	—	1(25.0%)	1(25.0%)	2(50.0%)	—	—	—	4(100.0%)
	合计	22	1(4.5%)	9(40.1%)	1(4.5%)	10(45.5%)	—	—	1(4.5%)	21(95.5%)

续表

车间	工种	样本量	正常姿势			不良姿势				合计
			于座椅下方坐立	站立	单脚直立	双腿跨坐	单腿跨坐	跪姿	走动	
钢板预处理/切割	打磨工	3	—	1（33.3%）	—	2（66.7%）	—	—	—	3（100.0%）
	电焊工	3	—	—	—	3（100.0%）	—	—	—	3（100.0%）
	火工	1	1（100.0%）	—	—	—	—	—	—	0（0.0%）
	冷加工	3	—	1（33.3%）	—	1（33.3%）	—	—	1（33.3%）	3（100.0%）
	密性工	3	—	3（100.0%）	—	—	—	—	—	3（100.0%）
	木工	2	—	1（50.0%）	—	1（50.0%）	—	—	—	2（100.0%）
	配料工	5	2（40.0%）	2（40.0%）	—	1（20.0%）	—	—	—	3（60.0%）
	起重工	5	1（20.0%）	1（20.0%）	—	—	—	—	3（60.0%）	4（80.0%）
	切割工	3	—	—	—	3（100.0%）	—	—	—	3（100.0%）
	装配工	3	—	2（66.7%）	—	1（33.3%）	—	—	—	3（100.0%）
	合计	31	4（12.9%）	11（35.5%）	—	12（38.7%）	—	—	4（12.9%）	27（87.1%）
管子切割/配盘	管工	1	—	—	—	1（100.0%）	—	—	—	1（100.0%）
躯装	铲车工	2	1（50.0%）	1（50.0%）	—	—	—	—	—	1（50.0%）
	电焊工	1	—	1（100.0%）	—	—	—	—	—	1（100.0%）
	机加工	2	—	2（100.0%）	—	—	—	—	—	2（100.0%）
	其他辅助工种	1	—	—	—	1（100.0%）	—	—	—	1（100.0%）
	起重工	2	—	1（50.0%）	—	1（50.0%）	—	—	—	2（100.0%）
	铜工	5	1（20.0%）	2（40.0%）	—	1（20.0%）	1（20.0%）	—	—	4（80.0%）
	装配工	8	2（25.0%）	4（50.0%）	—	1（12.5%）	1（12.5%）	—	—	6（75.0%）
	合计	21	4（19.0%）	11（52.5%）	—	4（19.0%）	2（9.5%）	—	—	17（81.0%）

续表

车间	工种	样本量	正常姿势		不良姿势					合计
			于座椅下方坐立	站立	单脚直立	双腿跨坐	单腿跨坐	跪姿	走动	
职能管理	其他辅助工种	5	4(80.0%)	1(20.0%)	—	—	—	—	—	1(20.0%)
组立/加工	铲车工	4	4(100.0%)	—	—	—	—	—	—	0(0.0%)
	打磨工	6	1(16.7%)	3(50.0%)	—	2(33.3%)	—	—	—	5(83.3%)
	电焊工	6	3(50.0%)	1(16.7%)	—	2(33.3%)	—	—	—	3(50.0%)
	火工	6	3(50.0%)	3(50.0%)	—	—	—	—	—	3(50.0%)
	冷加工	2	—	2(100.0%)	—	—	—	—	—	2(100.0%)
	配料工	3	—	3(100.0%)	—	—	—	—	—	3(100.0%)
	其他辅助工种	7	2(28.6%)	1(14.3%)	1(14.3%)	2(28.6%)	1(14.3%)	—	—	5(71.4%)
	起重工	4	—	3(75.0%)	—	1(25.0%)	—	—	—	4(100.0%)
	切割工	3	—	2(66.7%)	—	—	—	—	1(33.3%)	3(100.0%)
	装配工	1	—	—	—	1(100.0%)	—	—	—	1(100.0%)
	合计	42	13(30.9%)	18(42.9%)	1(2.4%)	8(19.0%)	1(2.4%)	—	1(2.4%)	29(69.1%)
总计		183	26(14.2%)	79(43.2%)	3(1.6%)	56(30.6%)	8(4.4%)	—	11(6.0%)	157(85.8%)

表 7-19 船舶制造业各车间不同工种负荷构成情况

车间	工种	样本量	正常负荷	异常负荷		
			≤10kg	10~20kg	>20kg	合计
搭载/总装	测量工	2	2(100.0%)	—	—	0(0.0%)
	打磨工	3	3(100.0%)	—	—	0(0.0%)
	电焊工	8	8(100.0%)	—	—	0(0.0%)
	管工	2	2(100.0%)	—	—	0(0.0%)
	划线工	2	2(100.0%)	—	—	0(0.0%)
	火工	6	6(100.0%)	—	—	0(0.0%)
	刨工	3	3(100.0%)	—	—	0(0.0%)
	其他辅助工种	6	6(100.0%)	—	—	0(0.0%)
	铜工	4	4(100.0%)	—	—	0(0.0%)
	装配工	7	6(85.7%)	1(14.3%)	—	1(14.3%)
	合计	43	42(97.7%)	1(2.3%)	—	1(2.3%)
分段涂装	打磨工	1	1(100.0%)	—	—	0(0.0%)
	喷漆工	15	15(100.0%)	—	—	0(0.0%)
	喷砂工	2	2(100.0%)	—	—	0(0.0%)
	合计	18	18(100.0%)	—	—	0(0.0%)
分段制作	电焊工	4	4(100.0%)	—	—	0(0.0%)
	管工	2	2(100.0%)	—	—	0(0.0%)
	合拢工	9	9(100.0%)	—	—	0(0.0%)
	火工	3	3(100.0%)	—	—	0(0.0%)
	装配工	4	4(100.0%)	—	—	0(0.0%)
	合计	22	22(100.0%)	—	—	0(0.0%)
钢板预处理/切割	打磨工	3	3(100.0%)	—	—	0(0.0%)
	电焊工	3	3(100.0%)	—	—	0(0.0%)
	火工	1	1(100.0%)	—	—	0(0.0%)
	冷加工	3	1(33.3%)	2(66.7%)	—	2(66.7%)
	密性工	3	3(100.0%)	—	—	0(0.0%)
	木工	2	2(100.0%)	—	—	0(0.0%)
	配料工	5	5(100.0%)	—	—	0(0.0%)
	起重工	5	5(100.0%)	—	—	0(0.0%)
	切割工	3	2(66.7%)	1(33.3%)	—	1(33.3%)
	装配工	3	1(33.3%)	2(66.7%)	—	2(66.7%)
	合计	31	26(83.9%)	5(16.1%)	—	5(16.1%)
管子切割/配盘	管工	1	1(100.0%)	—	—	0(0.0%)

续表

车间	工种	样本量	正常负荷	异常负荷		
			≤10kg	10~20kg	>20kg	合计
舾装	铲车工	2	2(100.0%)	—	—	0(0.0%)
	电焊工	1	1(100.0%)	—	—	0(0.0%)
	机加工	2	1(50.0%)	1(50.0%)	—	1(50.0%)
	其他辅助工种	1	1(100.0%)	—	—	0(0.0%)
	起重工	2	2(100.0%)	—	—	0(0.0%)
	铜工	5	5(100.0%)	—	—	0(0.0%)
	装配工	8	8(100.0%)	—	—	0(0.0%)
	合计	21	20(95.2%)	1(4.8%)	—	1(4.8%)
职能管理	其他辅助工种	5	5(100.0%)	—	—	0(0.0%)
组立/加工	铲车工	4	4(100.0%)	—	—	0(0.0%)
	打磨工	6	5(83.3%)	1(16.7%)	—	1(16.7%)
	电焊工	6	6(100.0%)	—	—	0(0.0%)
	火工	6	5(83.3%)	1(16.7%)	—	1(16.7%)
	冷加工	2	2(100.0%)	—	—	0(0.0%)
	配料工	3	2(66.7%)	1(33.3%)	—	1(33.3%)
	其他辅助工种	7	7(100.0%)	—	—	0(0.0%)
	起重工	4	4(100.0%)	—	—	0(0.0%)
	切割工	3	3(100.0%)	—	—	0(0.0%)
	装配工	1	1(100.0%)	—	—	0(0.0%)
	合计	42	39(92.9%)	3(7.1%)	—	3(7.1%)
总计		183	172(94.0%)	11(6.0%)	—	11(6.0%)

　　船舶制造业各车间各工种行动等级构成情况见表7-20，183名研究对象需改善的行动等级占比达到68.3%，提示绝大部分工人需要改善不良作业姿势。其中，具有轻微危害效应的AC2级占比34.4%，具有明显危害效应的AC3级占比为31.1%，具有严重危害效应的AC4级占比2.7%。值得注意的是，行动等级AC4级在钢板预处理/切割车间的打磨工、木工、配料工以及管子切割/配盘车间的管工中存在，为严重危害姿势，需要立即采取改善措施。

表7-20　船舶制造业各车间不同工种行动等级构成情况

车间	工种	样本量	不需处理	需要处理			
			AC1	AC2	AC3	AC4	合计
搭载/总装	测量工	2	1(50.0%)	—	1(50.0%)	—	1(50.0%)
	打磨工	3	—	—	3(100.0%)	—	3(100.0%)
	电焊工	8	—	3(37.5%)	5(62.5%)	—	5(62.5%)

续表

车间	工种	样本量	不需处理 AC1	需要处理 AC2	AC3	AC4	合计
搭载／总装	管工	2	—	—	2（100.0%）	—	2（100.0%）
	划线工	2	1（50.0%）	1（50.0%）	—	—	1（50.0%）
	火工	6	3（50.0%）	—	3（50.0%）	—	0（0.0%）
	刨工	3	—	1（33.3%）	2（66.7%）	—	2（66.7%）
	其他辅助工种	6	1（16.7%）	3（50.0%）	2（33.3%）	—	5（83.3%）
	铜工	4	2（50.0%）	1（25.0%）	1（25.0%）	—	2（50.0%）
	装配工	7	2（28.6%）	—	5（71.4%）	—	5（71.4%）
	合计	43	10（23.3%）	9（20.9%）	24（55.8%）	—	33（76.7%）
分段涂装	打磨工	1	—	1（100.0%）	—	—	1（100.0%）
	喷漆工	15	5（33.3%）	10（66.7%）	—	—	10（66.7%）
	喷砂工	2	1（50.0%）	1（50.0%）	—	—	1（50.0%）
	合计	18	6（33.3%）	12（66.7%）	—	—	12（66.7%）
分段制作	电焊工	4	—	1（25.0%）	3（75.0%）	—	4（100.0%）
	管工	2	—	1（50.0%）	1（50.0%）	—	2（100.0%）
	合拢工	9	3（33.3%）	2（22.2%）	4（44.4%）	—	6（66.7%）
	火工	3	3（100.0%）	—	—	—	0（0.0%）
	装配工	4	1（25.0%）	1（25.0%）	2（50.0%）	—	3（75.0%）
	合计	22	7（31.8%）	5（22.7%）	10（45.5%）	—	15（68.2%）
钢板预处理／切割	打磨工	3	—	1（33.3%）	—	2（66.7%）	3（100.0%）
	电焊工	3	—	—	3（100.0%）	—	3（100.0%）
	火工	1	—	1（100.0%）	—	—	1（100.0%）
	冷加工	3	—	—	3（100.0%）	—	3（100.0%）
	密性工	3	—	3（100.0%）	—	—	3（100.0%）
	木工	2	—	1（50.0%）	—	1（50.0%）	2（100.0%）
	配料工	5	4（80.0%）	—	—	1（20.0%）	1（20.0%）
	起重工	5	4（80.0%）	1（20.0%）	—	—	1（20.0%）
	切割工	3	—	—	3（100.0%）	—	3（100.0%）
	装配工	3	—	2（66.7%）	1（33.3%）	—	3（100.0%）
	合计	31	8（25.8%）	9（29.0%）	10（32.3%）	4（12.9%）	23（74.2%）
管子切割／配盘	管工	1	—	—	—	1（100.0%）	1（100.0%）

续表

车间	工种	样本量	不需处理	需要处理			
			AC1	AC2	AC3	AC4	合计
舾装	铲车工	2	2（100.0%）	—	—	—	0（0.0%）
	电焊工	1	—	1（100.0%）	—	—	1（100.0%）
	机加工	2	2（100.0%）	—	—	—	0（0.0%）
	其他辅助工种	1	—	—	1（100.0%）	—	1（100.0%）
	起重工	2	1（50.0%）	—	1（50.0%）	—	1（50.0%）
	铜工	5	1（20.0%）	3（60.0%）	1（20.0%）	—	4（80.0%）
	装配工	8	4（50.0%）	2（25.0%）	2（25.0%）	—	4（50.0%）
	合计	21	10（47.6%）	6（28.6%）	5（23.8%）	—	11（52.4%）
职能管理	其他辅助工种	5	4（80.0%）	1（20.0%）			1（20.0%）
组立/加工	铲车工	4	4（100.0%）	—	—	—	0（0.0%）
	打磨工	6	1（16.7%）	3（50.0%）	2（33.3%）	—	5（83.3%）
	电焊工	6	—	4（66.7%）	2（33.3%）	—	6（100.0%）
	火工	6	1（16.7%）	5（83.3%）	—	—	5（83.3%）
	冷加工	2	1（50.0%）	1（50.0%）	—	—	2（100.0%）
	配料工	3	2（66.7%）	1（33.3%）	—	—	1（33.3%）
	其他辅助工种	7	—	4（57.1%）	3（42.9%）	—	7（100.0%）
	起重工	4	2（50.0%）	2（50.0%）	—	—	2（50.0%）
	切割工	3	2（66.7%）	1（33.3%）	—	—	1（33.3%）
	装配工	1	—	—	1（100.0%）	—	1（100.0%）
	合计	42	13（31.0%）	21（50.0%）	8（19.0%）	—	29（69.0%）
	总计	183	58（31.7%）	63（34.4%）	57（31.1%）	5（2.7%）	125（68.3%）

7.2.4 对策与建议

船舶制造业各车间各工种普遍存在 WMSDs 发生危险，基于上述分析与评估结果，应针对船舶制造业 WMSDs 发生的重点岗位和重点部位进行有针对性的改善和防控，同时完善企业工效学安全管理体系，增强员工工效学安全教育，最大限度降低 WMSDs 发生危险。

7.2.4.1 针对重点岗位进行防控 利用 OWAS 方法评估船舶制造业作业人员 WMSDs 负荷危险，发现绝大部分船舶制造业工人需要改善不良作业姿势，可从改善工作条件、工作器具和合理安排组织时间等入手，采取相关改善措施，降低 WMSDs 的发生。

（1）存在弯腰或背部扭曲不良作业姿势的工种，如行动等级为 AC4 级的钢板预处理/切割车间的打磨工、木工、配料工和管子切割/配盘车间的管工，需要立即采取改善措施。可调整操作对象放置的位置或劳动者作业角度，使劳动者在其前面进行操作，避免扭腰且不用弯腰。可通过设置可伸缩工作台或改变进料点的高度调整工作高度或配备高度可调的座椅，使劳动者不用弯腰处理工件。可增加作业空间，减少劳动者不必要的弯腰或背部扭曲姿势的发生。

（2）存在单臂或双臂处于肩或肩以上不良姿势的工种，如划线工、打磨工、喷漆工、火工和冷加工等，可在脚下或椅子下使用平台或类似平台的装置，使相对于肩的实际工作高度降低，减少手臂姿势负荷。也可根据实际情况增加劳动者作业工具的手柄或调整降低操作对象的高度，减低手的实际操作高度。

（3）作业过程中存在负荷超过 10kg 的工种，如装配工、冷加工、切割工、机加工和打磨工，可采取岗位轮换和工作小组的方式，预防将高负荷工作集中于某个固定的劳动者。此外，可使用满足工作要求的最轻的工具，减少不必要的负荷。

（4）存在长期站立作业情况的工种，如测量工、划线工、刨工、铜工和装配工等，应容许操作者在完成一系列工作任务后稍坐，休息片刻，使操作者的姿势有所变化。在不影响作业活动的前提下增加可调节高度的工位座椅，改善站立作业姿势。如果可行，可组织轮换操作，使同一劳动者能够交替使用立姿和坐姿完成不同操作，尽量避免长时间保持同一姿势对身体局部造成的损伤。

7.2.4.2 针对 WMSDs 发生重点部位进行防控　船舶制造业各车间各工种普遍存在 WMSDs 发生危险，不同车间工种存在的危险部位有差异，但主要为左右手腕、背和腿部，可见于打磨工、电焊工、刨工、切割工、装配工、整理工、喷漆工、合拢工、切割工、火工和冷加工等，企业可以配备一定的劳保用品有针对性保护劳动者身体部位，为劳动者配备护腕、护腰和护膝等防护装备，让其在工作中能够缓解对腕部、腰部和膝腿部的持续性伤害。如果可行，可改进操作工具的设计使手腕伸直，尽量使手腕处于平直状态，不要出现尺向或桡向偏移。

7.2.4.3 完善企业工效学安全管理体系　建立企业内部工效学安全管理体系，责任明确到人，定期对工作场所、劳动工具及人员操作进行工效学安全检查、评估与改进。此外，应在工效学安全原则指导下完善船舶制造企业各车间各岗位的工作岗位操作规程，制定正确的作业流程及方式，避免不良作业习惯，降低作业人员肌肉骨骼疾患的发生危险。企业可为 WMSDs 高危险的劳动者提供定期体检，发现出现 WMSDs 相关病症时要及时休养治疗，避免对机体造成更严重的损害。

7.2.4.4 增强员工工效学安全教育　加强员工工效学安全教育，强化员工的肌肉骨骼失调预防意识，帮助劳动者理解工效学安全的原则，在实际工作岗位中独立判别可能存在的不良工效学因素及肌肉骨骼疾患发生的隐患，有意识地规避肌肉骨骼疾患的发生。

（杨咪咪　陈培仙　刘移民）

7.3 医疗行业

医疗行业是全球公认的 WMSDs 高危行业。研究显示，护理人员 WMSDs 患病率为 40%～85%，约 20% 的护理人员因此类疾病躯体活动受限。每年有大量医护人员因 WMSDs 转岗、调休甚至离职。据报道，美国因腰背痛而病休的医护人员约占 5 成，因颈部、肩部和腰部 WMSDs 而离职的比例分别为 6%、8% 和 11%，医院每年为护理人员流失、人员替代付出的资金高达 2.7 万～10.3 万美元。根据美国劳工统计局 2013 年的数据，医疗行业工伤保险年开销近 10 亿美元。我国相关研究较少，据香港地区劳工统计局统计，每年因 WMSDs 相关身体原因导致医护人员缺勤时间的中位数为 8 天，年整体缺勤率为29%。

医疗护理过程中，普遍存在病患转运、重患护理、长时间医疗操作等不良工效学问题，严重影响护理人员的身心健康。我国医院护理作业缺乏如辅助升降器、符合人类工效学的病患转运设备等设施，更缺乏针对医护人员WMSDs防护的相关工效学培训。调查显示，我国仅有53.1%的护理人员反映医院组织过包括患者转运、特殊转运技巧、辅助器械使用方法的岗前培训或定期培训，缺乏针对护理人员WMSDs相关职业健康危险评估研究。

截至2019年年底，全国医师总数达386.7万人，护士总数达445万人。正确识别我国医护人员工作中存在的不良工效学危险，有效防控工作环境中不良工效学危害因素，对改善我国医疗系统工作人员肌肉骨骼疾患现状意义重大。

7.3.1 定义WMSDs问题

采用中国疾病预防控制中心职业卫生与中毒控制所提供的《肌肉骨骼疾患问卷（电子版）》，对我国54家大、中、小型医疗机构6 766名医疗护理人员的流行病学横断面调查结果（表7-21）显示，依据美国NIOSH对WMSDs的判定标准，医疗行业不分部位WMSDs的发生率为56.1%，各部位波动在6.80%～40.6%之间，以颈部、肩部、背部和腿部疾患为主。

表 7-21　医疗护理人员WMSDs发生情况与发生危险

发生部位	发生人数	发生率/%	OR 值
不分部位	3 794	56.1	1.75
颈部	2 749	40.6	2.24
肩部	2 224	32.9	2.20
上背部	1 490	22.0	2.22
下背部	1 712	25.3	2.33
肘部	462	6.8	1.58
腕部	782	11.6	1.77
腿部	1 126	16.6	2.65
膝部	922	13.6	1.87
足踝部	1 072	15.8	1.81

表7-22至表7-24列出了医疗行业不同科室医务人员WMSDs的发生人数、发生率与发生危险（OR 值）。从不分部位WMSDs的OR 值来看，绝大多数科室显著超过对照组（P<0.05），发生危险最高的科室为整形美容中心，以肩、颈部的OR 值为最高；其次是肿瘤外科，以下背部、腿部和足部的OR 值位居前三位；中医科，以颈部、肘部和膝部的OR 值位居前三位；疼痛科，以下背部、肩部和颈部的OR 值位居前三位；康复医学科，以下背部、颈部和上背部的OR 值位居前三位；心血管内科，以腿部、足部和颈部的OR 值位居前三位；神经内科，以腿部、足部和颈部的OR 值位居前三位；牙科，以肩部、颈部和上背部的OR 值位居前三位；内科，以腿部、下背部和上背部的OR 值位居前三位；消化内科，以肩部、腿部和上背部的OR 值位居前三位。

表 7-22 医务人员 WMSDs 发生情况（1）

科室	人数	不分部位				颈部				肩部				上背部			
		发生人数	发生率/%	OR	95% CI	发生人数	发生率/%	OR	95% CI	发生人数	发生率/%	OR	95% CI	发生人数	发生率/%	OR	95% CI
ICU	156	95	60.9	2.71*	1.959~3.751	71	45.5	2.73*	1.986~3.761	57	36.5	2.58*	1.856~3.597	48	30.8	3.49*	2.465~4.933
儿科	179	92	51.4	1.84*	1.369~2.477	69	38.5	2.05*	1.512~2.785	60	33.5	2.26*	1.651~3.102	50	27.9	3.04*	2.178~4.245
耳鼻喉科	56	28	50.0	1.74*	1.029~2.945	22	39.3	2.12*	1.235~3.628	13	23.2	1.40	0.728~2.530	8	14.3	1.30	0.617~2.774
妇产科	281	154	54.8	2.11*	1.662~2.682	111	39.5	2.14*	1.672~2.728	99	35.2	2.44*	1.900~3.139	67	23.8	2.46*	1.851~3.259
妇科	88	39	44.3	1.40	0.907~2.114	25	28.4	1.30	0.814~2.069	25	28.4	1.78*	1.117~2.840	15	17.0	1.60	0.921~2.822
供应室	13	3	—	—	—	2	—	—	—	3	—	—	—	2	—	—	—
骨外科	71	37	52.1	1.89*	1.186~3.024	26	36.6	1.89*	1.163~3.071	15	21.1	1.20	0.678~2.131	10	14.1	1.30	0.657~2.519
呼吸与危重症医学科	4	1	—	—	—	0	—	—	—	0	—	—	—	0	—	—	—
急诊	306	173	56.5	2.26*	1.798~2.851	127	41.5	2.32*	1.838~2.930	108	35.3	2.45*	1.923~3.116	66	21.6	2.16*	1.629~2.858
检验科	83	45	54.2	2.06*	1.335~3.182	32	38.6	2.05*	1.316~3.204	33	39.8	2.96*	1.902~4.615	19	22.9	2.33*	1.389~3.904
精神科	9	2	—	—	—	0	—	—	—	1	—	—	—	1	—	—	—
康复医学科	79	52	65.8	3.35*	2.102~5.349	42	53.2	3.71*	2.380~5.795	31	39.2	2.90*	1.839~4.570	22	27.8	3.03*	1.843~4.976
老年病科	28	17	60.7	2.69*	1.258~5.751	12	42.9	2.45*	1.159~5.196	13	46.4	3.89*	1.847~8.193	8	28.6	3.14*	1.378~7.145
临床护理	194	107	55.2	2.14*	1.608~2.851	78	40.2	2.20*	1.644~2.945	64	33.0	2.21*	1.630~2.997	45	23.2	2.37*	1.686~3.330
麻醉科	41	24	58.5	2.46*	1.318~4.581	21	51.2	3.44*	1.858~6.351	16	39.0	2.87*	1.530~5.395	8	19.5	1.9 0	0.876~4.130
门诊	346	182	52.6	1.93*	1.557~2.397	145	41.9	2.36*	1.895~2.94	108	31.2	2.04*	1.612~2.575	77	22.3	2.25*	1.728~2.920
泌尿外科	37	22	59.5	2.55*	1.322~4.929	15	40.5	2.23*	1.155~4.309	12	32.4	2.16*	1.08~4.299	8	21.6	2.16	0.986~4.748
内科	1006	625	62.1	2.86*	2.495~3.269	438	43.5	2.52*	2.205~2.887	350	34.8	2.40	2.079~2.759	246	24.5	2.54*	2.165~2.978
宁养院	3	2	—	—	—	2	—	—	—	1	—	—	—	0	—	—	—
皮肤科	11	7	63.6	3.05	0.891~10.414	5	45.5	2.73	0.831~8.942	4	36.4	—	—	1	—	—	—
其他	588	305	51.9	1.88*	1.586~2.219	229	38.9	2.09*	1.755~2.482	174	29.6	1.89*	1.567~2.272	108	18.4	1.77*	1.417~2.199
神经内科	215	137	63.7	3.06*	2.307~4.052	91	42.3	2.40*	1.823~3.162	74	34.4	2.36*	1.768~3.139	45	20.9	2.08*	1.485~2.905

续表

科室	人数	不分部位				颈部				肩部				上背部			
		发生人数	发生率%	OR	95%CI	发生人数	发生率%	OR	95%CI	发生人数	发生率%	OR	95%CI	发生人数	发生率%	OR	95%CI
神经外科	84	51	60.7	2.69*	1.732~4.178	29	34.5	1.73*	1.097~2.713	22	26.2	1.59	0.976~2.599	15	17.9	1.71	0.972~2.994
肾内科	29	17	58.6	2.47*	1.176~5.170	11	37.9	2.00	0.943~4.240	7	24.1	1.43	0.609~3.349	11	37.9	4.79*	2.257~10.182
手术室	147	73	49.7	1.72*	1.239~2.380	50	34.0	1.69*	1.194~2.381	38	25.9	1.57*	1.077~2.274	33	22.4	2.27*	1.532~3.366
输液室	12	4	—	—	—	4	—	—	—	3	—	—	—	1	—	—	—
疼痛科	13	9	69.2	3.92*	1.205~12.731	7	53.8	3.82*	1.281~11.372	6	46.2	3.85*	1.291~11.467	4	—	—	—
体检科	164	72	43.9	1.36	0.997~1.860	53	32.3	1.56*	1.122~2.175	41	25.0	1.50*	1.046~2.140	28	17.1	1.62*	1.069~2.440
外科	1182	675	57.1	2.32	2.048~2.623	467	39.5	2.14*	1.881~2.427	362	30.6	1.98*	1.73~2.271	253	21.4	2.14*	1.830~2.495
物业公司	130	34	26.2	0.62	0.416~0.915	10	7.7	0.27*	0.143~0.521	13	10.0	0.50*	0.281~0.887	5	3.8	0.31*	0.128~0.770
消毒中心	25	11	44.0	1.37	0.620~3.017	3	—	—	—	6	24.0	1.42	0.565~3.557	5	20.0	1.96	0.734~5.238
消化内科	92	57	62.0	2.84*	1.857~4.329	39	42.4	2.41*	1.587~3.651	36	39.1	2.89*	1.892~4.403	24	26.1	2.77*	1.730~4.432
心血管内科	111	73	65.8	3.34*	2.254~4.962	52	46.8	2.88*	1.980~4.202	38	34.2	2.34*	1.573~3.473	20	18.0	1.72*	1.057~2.811
牙科	356	225	63.2	2.99*	2.399~3.726	193	54.2	3.87*	3.125~4.802	166	46.6	3.92*	3.161~4.866	98	27.5	2.98*	2.338~3.798
眼科	41	25	61.0	2.72*	1.450~5.103	18	43.9	2.56*	1.379~4.754	11	26.8	1.65	0.823~3.292	8	19.5	1.90	0.876~4.130
药房	57	27	47.4	1.57	0.930~2.641	20	35.1	1.77*	1.024~3.053	15	26.3	1.60	0.887~2.898	11	19.3	1.88	0.968~3.635
医学影像科	271	137	50.6	1.78*	1.397~2.268	108	39.9	2.17*	1.691~2.780	94	34.7	2.38*	1.845~3.081	60	22.1	2.23*	1.661~2.996
整形美容中心	9	7	77.8	6.09*	1.265~29.350	7	77.8	11.45*	2.377~55.170	7	77.8	15.71*	3.26~75.707	2	—	—	—
职业病科	131	69	52.7	1.94*	1.371~2.738	53	40.5	2.22*	1.562~3.163	45	34.4	2.35*	1.631~3.384	25	19.1	1.85*	1.190~2.876
中医科	39	28	71.8	4.43*	2.203~8.913	24	61.5	5.24*	2.741~9.999	18	46.2	3.85*	2.045~7.240	10	25.6	2.71*	1.314~5.569
肿瘤外科	20	15	75.0	5.22*	1.896~14.383	12	60.0	4.91*	2.003~12.025	8	40.0	2.99*	1.221~7.335	7	35.0	4.22*	1.681~10.614
综合科	59	36	61.0	2.73*	1.612~4.607	26	44.1	2.58*	1.538~4.321	27	45.8	3.79*	2.262~6.340	16	27.1	2.92*	1.638~5.203

注：*$P<0.05$。

表7-23 医务人员WMSDs发生情况（2）

科室	下背部					肘部				腕部			
	人数	发生人数	发生率/%	OR	95% CI	发生人数	发生率/%	OR	95% CI	发生人数	发生率/%	OR	95% CI
ICU	156	68	43.6	5.32*	3.851~7.349	23	14.7	3.73*	2.368~5.883	31	19.9	3.37*	2.250~5.033
儿科	179	56	31.3	3.13*	2.270~4.327	24	13.4	3.34*	2.146~5.203	26	14.5	2.31*	1.508~3.526
耳鼻喉科	56	9	16.1	1.30	0.644~2.697	2	—	—	—	3	—	—	—
妇产科	281	80	28.5	2.74*	2.098~3.579	24	8.5	2.02*	1.309~3.102	30	10.7	1.62*	1.100~2.392
妇科	88	22	25.0	2.30*	1.410~3.735	4	—	—	—	7	8.0	1.20	0.539~2.551
供应室	13	1	—	—	—	1	—	—	—	1	—	—	—
骨外科	71	13	18.3	1.50	0.843~2.826	3	—	—	—	6	8.5	1.30	0.540~2.902
呼吸与危重症医学科	4	1	—	—	—	0	—	—	—	0	—	—	—
急诊	306	79	25.8	2.40*	1.840~3.121	22	7.2	1.67*	1.070~2.613	39	12.7	1.98*	1.401~2.804
检验科	83	14	16.9	1.40	0.784~2.491	4	—	—	—	11	13.3	2.07*	1.093~3.933
精神科	9	1	—	—	—	1	—	—	—	1	—	—	—
康复医学科	79	30	38.0	4.22*	2.663~6.670	8	10.1	2.43*	1.162~5.090	12	15.2	2.43*	1.307~4.519
老年病科	28	11	39.3	4.46*	2.081~9.538	2	—	—	—	5	17.9	2.95*	1.117~7.789
临床护理	194	46	23.7	2.14*	1.527~2.998	16	8.2	1.94*	1.151~3.271	27	13.9	2.19*	1.448~3.324
麻醉科	41	7	17.1	1.40	0.627~3.205	2	—	—	—	2	—	—	—
门诊	346	76	22.0	1.94*	1.490~2.520	17	4.9	1.12	0.677~1.836	43	12.4	1.93*	1.384~2.681
泌尿外科	37	11	29.7	2.91*	1.435~5.913	2	—	—	—	2	—	—	—
内科	1 006	278	27.6	2.63*	2.256~3.063	75	7.5	1.74*	1.343~2.249	129	12.8	2.00*	1.628~2.447
宁养院	3	0	—	—	—	1	—	—	—	1	—	—	—
皮肤科	11	2	—	—	—	2	—	—	—	2	—	—	—
其他	588	124	21.1	1.84*	1.494~2.267	37	6.3	1.45*	1.022~2.055	53	9.0	1.34*	1.001~1.805
神经内科	215	55	25.6	2.37*	1.730~3.238	10	4.7	1.05	0.553~2.004	22	10.2	1.55	0.987~2.425

续表

科室	下背部					肘部				腕部			
	人数	发生人数	发生率/%	OR	95%CI	发生人数	发生率/%	OR	95%CI	发生人数	发生率/%	OR	95%CI
神经外科	84	19	22.6	2.01*	1.202~3.368	6	7.1	1.66	0.719~3.834	9	10.7	1.63	0.811~3.268
肾内科	29	13	44.8	5.59*	2.683~11.663	6	20.7	5.63*	2.278~13.913	6	20.7	3.54*	1.436~8.730
手术室	147	42	28.6	2.75*	1.914~3.962	17	11.6	2.82*	1.684~4.730	22	15.0	2.39*	1.506~3.787
输液室	12	1	—	—	—	1	—	—	—	2	—	—	—
疼痛科	13	5	38.5	4.30*	1.405~13.179	4	—	—	—	3	—	—	—
体检科	164	24	14.6	1.18	0.762~1.828	12	7.3	1.70	0.938~3.096	12	7.3	1.07	0.591~1.940
外科	1 182	325	27.5	2.61*	2.262~3.014	58	4.9	1.11	0.838~1.480	109	9.2	1.38*	1.111~1.708
物业公司	130	10	7.7	0.57	0.300~1.098	4	—	—	—	2	—	—	—
消毒中心	25	6	24.0	2.17	0.866~5.456	2	—	—	—	3	—	—	—
消化内科	92	23	25.0	2.30*	1.425~3.696	3	—	—	—	7	7.6	1.12	0.514~2.426
心血管内科	111	31	27.9	2.67*	1.753~4.060	8	7.2	1.68	0.810~3.468	18	16.2	2.63*	1.574~4.382
牙科	356	85	23.9	2.16*	1.678~2.779	18	5.1	1.15	0.707~1.868	49	13.8	2.17*	1.583~2.964
眼科	41	7	17.1	1.42	0.627~3.205	1	—	—	—	2	—	—	—
药房	57	6	10.5	0.81	0.347~1.892	3	—	—	—	7	12.3	1.90	0.857~4.210
医学影像科	271	51	18.8	1.60*	1.169~2.179	16	5.9	1.35	0.808~2.269	40	14.8	2.35*	1.661~3.322
整形美容中心	9	4	—	—	—	1	—	—	—	1	—	—	—
职业病科	131	37	28.2	2.71*	1.842~3.986	8	6.1	1.40	0.681~2.893	18	13.7	2.16*	1.304~3.580
中医科	39	14	35.9	3.86*	1.997~7.440	7	17.9	4.72*	2.070~10.769	6	15.4	2.47*	1.029~5.913
肿瘤外科	20	11	55.0	8.41*	3.478~20.354	4	—	—	—	4	—	—	—
综合科	59	14	23.7	2.14*	1.172~3.916	3	—	—	—	9	15.3	2.44*	1.195~4.991

注：*$P<0.05$。

表 7-24 医务人员 WMSDs 发生情况（3）

科室	人数	腰部				膝部				足踝部			
		发生人数	发生率/%	OR	95% CI	发生人数	发生率/%	OR	95% CI	发生人数	发生率/%	OR	95% CI
ICU	156	37	23.7	4.12*	2.823~6.021	30	19.2	2.82*	1.881~4.240	39	25.0	3.21*	2.217~4.646
儿科	179	33	18.4	3.00*	2.035~4.414	30	16.8	2.39*	1.600~3.564	37	20.7	2.51*	1.733~3.629
耳鼻喉科	56	5	8.9	1.30	0.517~3.270	7	12.5	1.70	0.765~3.758	3	—	—	—
妇产科	281	46	16.4	2.60*	1.871~3.601	34	12.1	1.63*	1.131~2.358	46	16.4	1.88*	1.362~2.607
妇科	88	16	18.2	2.95*	1.703~5.100	12	13.6	1.87*	1.013~3.462	15	17.0	1.98*	1.129~3.465
供应室	13	1	—	—	—	3	—	—	—	2	—	—	—
骨外科	71	14	19.7	3.26*	1.804~5.88	10	14.1	1.95	0.992~3.815	16	22.5	2.80*	1.597~4.910
呼吸与危重医学科	4	0	—	—	—	1	—	—	—	0	0.0	—	—
急诊	306	52	17.0	2.72*	1.991~3.703	40	13.1	1.78*	1.267~2.512	60	19.6	2.35*	1.754~3.144
检验科	83	6	7.2	1.03	0.448~2.381	6	7.2	0.92	0.401~2.129	5	6.0	0.62	0.249~1.529
精神科	9	1	—	—	—	1	—	—	—	1	—	—	—
康复医学科	79	12	15.2	2.38*	1.277~4.416	16	20.3	3.01*	1.730~5.247	9	11.4	1.24	0.616~2.488
老年病科	28	6	21.4	3.62*	1.461~8.956	5	17.9	2.58	0.977~6.807	4	—	—	—
临床护理	194	39	20.1	3.34*	2.325~4.789	43	22.2	3.38*	2.384~4.786	41	21.1	2.58*	1.813~3.671
麻醉科	41	6	14.6	2.27	0.952~5.427	3	—	—	—	5	12.2	1.34	0.523~3.417
门诊	346	36	10.4	1.54*	1.079~2.197	23	6.6	0.85	0.549~1.300	28	8.1	0.85	0.572~1.257
泌尿外科	37	3	—	—	—	3	—	—	—	11	29.7	4.07*	2.005~8.275
内科	1 006	221	22.0	3.73*	3.144~4.433	155	15.4	2.16*	1.788~2.612	202	20.1	2.42*	2.038~2.871
宁养院	3	0	—	—	—	0	—	—	—	0	—	—	—
皮肤科	11	1	—	—	—	3	—	—	—	3	—	—	—
其他	588	65	11.1	1.65*	1.256~2.162	67	11.4	1.53*	1.168~1.992	60	10.2	1.09	0.829~1.443
神经内科	215	43	20.0	3.32*	2.348~4.680	35	16.3	2.31*	1.592~3.344	53	24.7	3.15*	2.289~4.332

科室	人数	腿部				膝部				足踝部			
		发生人数	发生率/%	OR	95% CI	发生人数	发生率/%	OR	95% CI	发生人数	发生率/%	OR	95% CI
神经外科	84	13	15.5	2.43*	1.336~4.413	13	15.5	2.17*	1.196~3.945	21	25.0	3.21*	1.947~5.288
肾内科	29	9	31.0	5.97*	2.705~13.167	8	27.6	4.52*	1.994~0.244	9	31.0	4.33*	1.966~9.547
手术室	147	33	22.4	3.84*	2.582~5.708	23	15.6	2.20*	1.400~3.458	26	17.7	2.07*	1.345~3.180
输液室	12	0	—	—	—	0	—	—	—	0	—	—	—
疼痛科	13	3	—	—	—	4	—	—	—	4	—	—	—
体检科	164	14	8.5	1.24	0.711~2.155	13	7.9	1.02	0.576~1.810	12	7.3	0.76	0.420~1.374
外科	1 182	243	20.6	3.43*	2.911~4.047	200	16.9	2.42*	2.033~2.870	199	16.8	1.95*	1.645~2.309
物业公司	130	7	5.4	0.76	0.351~1.625	7	5.4	0.68	0.314~1.452	5	3.8	0.39*	0.157~0.944
消毒中心	25	6	24.0	4.19*	1.666~10.528	5	20.0	2.97*	1.109~7.929	4	—	—	—
消化内科	92	16	17.4	2.79*	1.618~4.819	10	10.9	1.45	0.747~2.804	20	21.7	2.67*	1.620~4.413
心血管内科	111	25	22.5	3.86*	2.450~6.067	19	17.1	2.45*	1.485~4.042	28	25.2	3.25*	2.102~5.015
牙科	356	36	10.1	1.49*	1.046~2.128	27	7.6	0.97	0.652~1.454	32	9.0	0.95	0.656~1.378
眼科	41	1	—	—	—	5	12.2	1.65	0.644~4.214	4	—	—	—
药房	57	4	—	—	—	7	12.3	1.66	0.750~3.679	6	10.5	1.13	0.484~2.646
医学影像科	271	26	9.6	1.41*	0.931~2.127	21	7.7	1.00	0.633~1.566	16	5.9	0.60	0.362~1.006
整形美容中心	9	4	—	—	—	2	—	—	—	1	—	—	—
职业病科	131	20	15.3	2.39*	1.473~3.875	9	6.9	0.88	0.442~1.730	20	15.3	1.73*	1.071~2.808
中医科	39	5	12.8	1.95	0.760~5.005	10	25.6	4.09*	1.984~8.431	10	25.6	3.32*	1.611~6.837
肿瘤外科	20	7	35.0	7.14*	2.838~17.969	6	30.0	5.08*	1.947~3.275	7	35.0	5.18*	2.062~13.03
综合科	59	11	18.6	3.04*	1.570~5.884	6	10.2	1.34	0.575~3.136	8	13.6	1.51	0.714~3.194

注: *P<0.05。

7.3.2 工效学危害因素识别

7.3.2.1 BRIEF 方法识别危险部位样例 以内科为例，首先应用 BRIEF 电子版检查表按作业动作收集内科医护人员全部作业活动视频资料，共收集医师作业视频 5 个，护士作业视频 21 个。其中，护士作业视频可分为临床护理、血糖监测、血压测量、病床整理、静脉抽血、排痰护理、护士站前台工作、换药护理、配药和输液 10 种典型作业。

根据 BRIEF 识别表（表 7-25），按条目识别每一典型作业活动中的工效学危害因素（若作业人员出现识别表条目中表述的情况，则在相应位置画"√"）。

对动作活动的姿势、力量、持续时间和动作频率四项指标进行调查和观测，以计分大小判定危险，每个部位共四项指标，每项计 1 分最高计 4 分。其中，姿势和力量两个指标有多项检查内容，只要存在 1 种情况，则该部位计 1 分，一般将四项总分值≥2 分作为判定危险部位的标准。以内科护士血糖监测作业为例，在其作业过程中，左手腕存在姿势负荷计 3 分（捏握、桡侧偏移、尺侧偏移），总分 3 分，判定该部位存在发生危险；右手腕动作与左手腕略有差异，同计 3 分，同样判定为存在危险部位；左右手肘判定相同，均存在姿势负荷计 1 分（前臂旋转），发生频率≥2 次/min 计 1 分，总分 2 分，判定为危险部位；肩部负荷计分为 0 分，判定为无危险部位；颈部存在姿势负荷计 1 分（扭转），共 1 分，判定为无危险部位；背部存在姿势负荷（向侧面）计 1 分，持续时间≥10s 计 1 分，得分为 2 分，判定为危险部位；腿部在作业过程中仅存在蹲姿，暂不判定为危险部位。根据 BRIEF 识别量表，综合上述观察与分析，该作业过程中左右腕、左右肘以及背部为内科护士血糖监测作业 WMSDs 易发的危险部位。

根据上述过程对各岗位全部作业视频对应的重点作业活动 BRIEF 识别结果进行统计并汇总于表 7-26。

表 7-25 内科 BRIEF 危险因素识别表样例（内科护士血糖监测作业）

	左			右			颈部	背部	腿部
	手腕部	手肘部	肩部	手腕部	手肘部	肩部			
姿势	捏握☑	前臂旋转☑	≥45°□	捏握☑	前臂旋转☑	≥45°□	≥20°□	≥20°□	蹲☑
	指压□	完全伸展□	手臂后伸□	指压□	完全伸展□	手臂后伸□	向侧面□	扭转□	单腿站立□
	桡侧偏移☑			桡侧偏移☑			向后□	向侧面☑	跪□
	尺侧偏移☑			尺侧偏移□			扭转☑		
	弯曲≥45°□			弯曲≥45°□					
	背伸≥45°□			背伸≥45°□					
力量/kg	捏握≥0.9□ 抓握≥4.5□	≥4.5□	≥4.5□	捏握≥0.9□ 抓握≥4.5□	≥4.5□	≥4.5□	负重□	≥9□	足≥4.5□
持续时间/s	≥10□		≥10□		≥10□	≥10□	≥10□	≥10☑	≥30%/日□
频率/(次·min⁻¹)	≥30□	≥2☑	≥2□	≥30□	≥2☑	≥2□	≥2□	≥2□	≥2□

7.3.2.2 工效学危险部位识别结果 表 7-26 显示，医疗护理不同部门和岗位存在的危险部位和危险来源有差异。

（1）ICU、妇产科、内科、普外科、神经内科、手术室、物业公司 7 个科室存在的危险部位均覆盖左右腕、左右肘和左右肩、背和腿部，各科室内部不同岗位或相似接触人群存在的危险部位各有差异。从各科室的危险部位来看，ICU 护士、妇产科医生、内科医生、普外科护士、神经内科护士、手术室护工、物业公司保洁、物业公司护工主要集中在腕、肘、肩、背和腿部；内科护士、神经内科医生、手术室医生主要集中在腕、肘、腿部和背部；神经内科护工主要集中在腕、肘、肩和背部；ICU 医生、妇产科护士、普外科医生、物业公司清洗主要集中在腕、肘和背部；物业公司搬运主要集中在腕和背部。

（2）肾内科、肿瘤外科、妇科和呼吸与危重症医学科 4 个科室存在的危险部位均覆盖左右腕、左右肘、左右肩和背部；儿科、骨外科和泌尿外科 3 个科室存在的危险部位均覆盖左右腕、左右肘、背部和腿部。各科室内部不同岗位或相似接触人群存在的危险部位各有差异。从各科室的危险部位来看，妇科医生、呼吸与危重症医学科护士、肾内科护士、肿瘤外科护士主要集中在腕、肘、肩和背部；儿科医生、骨外科护士、泌尿外科护士主要集中在腕、肘、背部和腿部；妇科护士、骨外科医生、泌尿外科医生、肾内科医生主要集中在腕、肘部和背部。

（3）供应室、急诊、精神科、康复医学科、口腔科、老年病科、麻醉科、门诊、其他、神经外科、外科、消毒中心、消化内科、心血管内科、职业病科、中医科 16 个科室的医生和护士及护工、后勤存在的危险部位均覆盖左右腕、左右肘和背部；临床护理科室护士主要为肩部、背部和肘部；眼科护士主要为左右腕、左右肘和左右肩，医生无危险部位。

（4）耳鼻喉科和运动医学科的护士存在腕、肘部危险；耳鼻喉科医生存在腕部危险。

（5）产科护士存在肘部和背部危险。

表 7-26　医务人员 BRIEF 识别结果

科室	岗位	SEG	WMSDs 发生的危险部位						颈部	背部	腿部
			腕部		肘部		肩部				
			左	右	左	右	左	右			
内科	护士	护士	√	√	√	√	—	—	—	√	√
	医生	医生	√	√	√	√	√	√	—	√	√
神经内科	护工	护工	√	√	—	—	√	√	—	√	—
	护士	护士	√	√	√	√	—	—	—	√	√
	医生	医生	√	√	√	√	—	—	—	√	√
肾内科	护士	护士	√	√	√	√	√	√	—	√	—
	医生	医生	√	√	√	√	—	—	—	√	—
消化内科	护士	护士	—	—	—	—	—	—	—	√	—
	医生	医生	√	√	√	√	—	—	—	√	—
心血管内科	护工	护工	√	√	√	√	—	—	—	√	—
	护士	护士	—	—	—	—	—	—	—	—	—
	医生	医生	√	√	√	√	—	—	—	√	—

续表

科室	岗位	SEG	WMSDs 发生的危险部位						颈部	背部	腿部
			腕部		肘部		肩部				
			左	右	左	右	左	右			
外科	护士	护士	√	√	√	√	—	—	—	√	—
	医生	医生	√	√	√	√	—	—	—	√	—
普外科	护士	护士	√	√	√	√	—	√	—	√	√
	医生	医生	√	√	√	√	—	—	—	√	—
骨外科	护士	护士	√	√	√	√	—	—	—	√	√
	医生	医生	√	√	√	√	—	—	—	√	—
泌尿外科	护士	护士	√	√	√	—	—	—	—	√	√
	医生	医生	√	√	√	√	—	—	—	√	—
神经外科	护士	护士	√	√	√	√	—	—	—	√	—
	医生	医生	√	√	√	√	—	—	—	√	—
肿瘤外科	护士	护士	√	√	—	√	√	√	—	√	—
妇科	护士	护士	—	√	√	√	—	—	—	√	—
	医生	医生	√	√	√	√	√	√	—	√	—
产科	护士	护士	—	—	√	√	—	—	—	√	—
妇产科	护士	护士	√	√	√	√	—	—	—	√	—
	医生	医生	√	√	√	√	√	—	—	√	√
儿科	医生	医生	√	√	√	√	—	—	—	√	—
眼科	护士	护士	√	√	√	—	√	√	—	—	—
	医生	医生	—	—	—	—	—	—	—	—	—
口腔科	护士	护士	√	√	—	√	—	—	—	√	—
	医生	医生	√	√	—	√	—	—	—	√	—
耳鼻喉科	护士	护士	√	√	√	√	—	—	—	√	—
	医生	医生	√	√	—	√	—	—	—	√	—
中医科	医生	医生	√	√	√	√	—	—	—	√	—
门诊	医生	医生	√	√	√	√	—	—	—	√	—
急诊	护士	护士	√	√	√	√	—	—	—	√	—
手术室	护工	护工	√	√	√	√	√	√	—	√	—
	医生	医生	√	√	√	√	—	—	—	√	√
麻醉科	护士	护士	√	√	√	√	—	—	—	√	—
ICU	护士	护士	√	√	√	√	√	√	—	√	√
	医生	医生	√	√	√	√	—	—	—	√	—
呼吸与危重症医学	护士	护士	√	√	√	√	√	√	—	√	—
老年病科	护士	护士	√	√	√	√	—	—	—	√	—
运动医学科	护士	护士	—	√	—	√	—	—	—	—	—
职业病科	医生	医生	√	√	√	√	—	—	—	√	—

续表

科室	岗位	SEG	WMSDs 发生的危险部位						颈部	背部	腿部
			腕部		肘部		肩部				
			左	右	左	右	左	右			
康复医学科	护士	护士	√	√	√	√	—	—	—	√	—
	医生	医生	√	√	√	√	—	—	—	—	—
精神科	护士	护士	√	√	√	√	—	—	—	√	—
	医生	医生	√	√	√	—	—	—	—	√	—
临床护理	护士	护士	—	—	√	√	—	—	—	√	√
消毒中心	护士	后勤	√	√	√	√	—	—	—	√	—
	医生	医生	√	√	√	√	—	—	—	√	—
供应室	护士	后勤	√	√	√	√	—	—	—	√	—
其他	护工	护工	√	√	—	—	√	√	—	√	—
	护士	护士	√	√	√	√	—	—	—	√	—
	医生	医生	√	√	√	√	—	—	—	—	—
物业公司	保洁工	保洁	√	√	√	√	√	√	√	√	√
	护工	护工	√	√	√	√	√	√	—	√	√
	其他辅助	搬运	—	√	√	√	—	—	—	√	√
		清洗	√	√	√	√	—	—	—	√	√

7.3.2.3 PLIBEL 方法识别工效学危害因素　从 PLIBEL 方法识别出的不同危害因素来源看,各科室、岗位和相似接触人群相同危险部位的危险因素来源略有差异,详见表 7-27。

表 7-27 中危害因素与危害来源代码对应释义如下:

1. 工作场所路面不平、倾斜、光滑或无弹性。

2. 工作活动或工作物料空间受限。

3. 工人或工作活动使用的工具和设备设计不当。

4. 工作高度被错误调整。

5. 工作座椅设计不舒适或不正确调整。

6. (如果站立完成工作)没有可能的坐和休息的位置。

7. 易使人疲劳的脚踏工作。

8. 完成易疲劳的腿部工作,例如:a. 重复性攀梯、迈步工作;b. 重复性跳跃、持续蹲姿或跪姿工作;c. 经常性单腿支撑身体的工作。

9. 完成重复性或持续性工作,背部:a. 轻微前屈;b. 严重前屈;c. 侧弯或轻微扭转;d. 严重扭转。

10. 完成重复性或持续性工作,颈部:a. 前屈;b. 侧屈或轻微扭转;c. 严重扭转;d. 背屈(向后伸屈)。

11. 手部提举负荷时:a. 重复性持续提举;b. 负重;c. 抓握困难的操作;d. 提举开始或终止时处于困难负荷位置;e. 超过前臂长度的提举;f. 膝高度以下的提举;g. 肩高度以上的提举。

12. 完成重复、持续或不舒适的负荷搬运和推拉活动。

13. 完成无支撑单臂前伸或侧伸的持续工作活动。

14. 存在下列重复性活动：a. 相似工作活动；b. 舒适伸展距离的相似工作活动。

15. 完成重复或持续性的手工活动，需注意如下重要因素：a. 工作材料和工具的重量；b. 工作材料和工具的不舒适抓握。

16. 对视觉能力有较高要求。

17. 用手和前臂完成重复性工作，存在：a. 扭转工作；b. 用力工作；c. 手部不舒适姿势；d. 按键或敲键盘。

表 7-27　医务人员 PLIBEL 识别结果

科室	岗位	危害因素与危险源				
		颈、肩和上背部	肘、腕和手部	足部	膝和臀部	下背部
内科	护士	2、3、4、9a、9b、9c、9d、10a、10b、10c、11a、11b、11c、11d、11e、12、13、14a、14b、15a、15b、16	2、3、12、13、14a、14b、15a、15b、17a、17b、17c、17d	1、2、3、6、8a、8b、8c	1、2、3、6、8a、8b、8c	1、2、3、4、6、8a、8b、8c、9a、9b、9c、9d、11、11a、11b、11c、11d、11e、12
	医生	3、4、9a、9b、9c、10a、12、14a、14b、15a、15b、16	3、12、14a、15a、15b、17a、17b、17c	3、6、8a	3、6、8a	3、4、8a、9b、9c、12
神经内科	护工	9a、9c、10a、10b、16	14a、15a、17a、17b	6	6	6、9a、9c
	护士	2、3、4、9a、9b、9c、9d、10a、10b、10c、12、13、14b、15a、15b、16	2、3、12、13、14a、14b、15a、15b、17a、17b、17c	1、2、3、6、8a	1、2、3、6、8a	1、2、3、4、8a、9a、9b、9c、9d、12
肾内科	护士	2、3、4、9a、9b、9c、10a、10b、11c、13、14b、15b、16	2、3、13、14a、15a、15b、17a、17b、17c、17d	2、3、6	2、3、6	2、3、6、9a、9b
	医生	3、4、9b、9c、10a、10b、13、14a、15a、15b、16	3、13、14a、15a、15b、17a、17b、17c	3、8a	3、8a	3、4、8a、9b、9c
消化内科	护士	2、3、4、、9a、9c、10a、10b、10c、13、14b、15a、15b、16	2、3、13、14b、15a、15b、17a、17b、17c	1、2、3、8c	1、2、3、8c	1、2、3、4、8c、9a、9c
	医生	2、3、4、9b、10a、11c、13、14b、15a、15b、16	2、3、13、14b、15a、15b、17a、17c	2、3	2、3	2、3、4、9b、11c
心血管内科	护工	2、3、4、5、9a、9b、9c、10a、10b、12、13、14a、15a、15b	2、3、12、13、14a、15a、15b、17a、17c	1、2、3、8a	1、2、3、8a	1、2、3、4、5、8a、9a、9b、9c、12
	护士	2、3、4、9a、10b、14a、15a、16	2、3、14a、15a、17d	1、2、3、8a	1、2、3、8a	1、2、3、4、8a、9a

续表

科室	岗位	危害因素与危险源				
		颈、肩和上背部	肘、腕和手部	足部	膝和臀部	下背部
外科	护士	2、3、4、9a、9b、9c、10a、10c、11a、11c、11d、11e、12、13、14a、14b、15a、15b、16	2、3、12、13、14a、14b、15a、15b、17a、17b、17c、17d	1、2、3、6、8a	1、2、3、6、8a	1、2、3、4、6、8a、9a、9b、9c、11a、11c、11d、11e、12
	医生	2、3、4、9b、9c、10a、10b、11b、11c、11d、11e、11g、13、14a、14b、15a、15b、16	2、3、13、14a、14b、15a、15b、17a、17b、17c	2、3、6、8a	2、3、6、8a	2、3、4、6、8a、9b、9c、11b、11c、11d、11e、11g
普外科	护士	2、3、4、9a、9b、9c、9d、10a、10b、10c、11a、11c、11e、11g、12、13、14b、15a、15b、16	2、3、12、13、14b、15a、15b、17a、17b、17c	1、2、3、8a	1、2、3、8a	1、2、3、4、8a、9b、9c、9d、11a、11c、11e、12
	医生	2、3、4、9b、9c、10a、10b、12、13、14a、15a、15b、16	2、3、12、13、14a、15a、15b、17a、17b、17c	2、3、8a	2、3、8a	2、3、4、8a、9b、9c
骨外科	护士	2、3、4、9a、9b、9c、9d、10a、10b、10c、11a、11b、11c、11d、11e、12、13、14a、14b、15a、15b、16	2、3、12、13、14a、14b、15a、15b、17a、17b、17c	1、2、3、6、8a	1、2、3、6、8a	1、2、3、4、6、8a、9b、9c、9d、11a、11b、11c、11d、11e、12
	医生	3、4、9a、9b、9c、10a、10b、11b、11c、11d、11e、11g、12、13、14a、14b、15a、15b、16	3、12、13、14a、14b、15a、15b、17a、17b、17c	3、8a	3、8a	3、4、8a、9a、9b、9c、11b、11c、11d、11e、11g
泌尿外科	护士	2、3、4、9a、9b、9c、10a、10b、10c、11b、12、13、14b、15a、15b、16	2、3、12、13、14b、15a、15b、17a、17b、17c、17d	1、2、3、8a	1、2、3、8a	1、2、3、4、8a、9a、9b、9c、11b、12
	医生	3、4、9b、9c、9d、10a、10b、10c、13、14a、15a、15b、16	3、13、14a、15a、15b、17a、17b、17c	3、8a	3、8a	3、4、8a、9b、9c、9d
神经外科	护士	2、3、4、9a、9b、9c、10a、10c、11a、12、14b、15a、15b、16	12、14b、15a、15b、17a、17b、17c	1、2、3、6、8a	1、2、3、6、8a	1、2、3、4、6、8a、9a、9b、9c、11a、12
	医生	2、3、4、9b、9c、10a、10b、11b、11c、11f、12、13、14b、15a、15b	2、3、12、13、14b、15a、15b、17a、17b、17c	2、3	2、3	2、3、4、9b、9c、11b、11c、11f、12
肿瘤外科	护士	2、3、4、9b、9d、10a、10c、11a、11b、11c、11f、12、13、14b、15a、15b、16	2、3、12、13、14b、15a、15b、17a、17b、17c	1、2、3、8a	1、2、3、8a	1、2、3、4、8a、9b、9d、11a、11b、11c、11f、12

续表

科室	岗位	危害因素与危险源				
		颈、肩和上背部	肘、腕和手部	足部	膝和臀部	下背部
妇科	护士	2、3、4、9a、9b、9c、9d、10a、10b、10c、11a、14b、16	2、3、14a、14b、15b、17a、17b、17c	1、2、3、6、8a	1、2、3、6、8a	1、2、3、4、8a、9b、9d
	医生	3、4、9a、10a、11a、11b、11c、11d、11g、13、14a、15a、15b	3、13、14a、15a、15b、17a、17b、17c	3、6、8a	3、6、8a	3、4、6、8a、9a、11a、11b、11c、11d、11g
产科	护士	9a、9b、9c、10a、10b、14b、16	14a、15b、17a、17c	6	6	—
妇产科	护士	9a、9b、9c、10a、10b、11a、11b、12、14b、16	12、14a、15a、15、17a、17b、17d	6	6	—
	医生	2、3、4、9a、9b、9c、10a、10b、11b、11c、11g、12、13、14a、14b、15a、15b、16	2、3、12、13、14a、14b、15a、15b、17a、17b、17c	2、3、6、8a	2、3、6、8a	2、3、4、6、8a、9a、9b、9c、11b、11c、11g、12
儿科	医生	3、4、9b、9c、10a、10b、11a、11b、11c、11d、11e、11g、12、13、14a、14b、15a、15b、16	3、12、13、14a、14b、15a、15b、17a、17b、17c	3、8a	3、8a	3、4、8a、9b、9c、11a、11b、11c、11d、11e、11g
眼科	护士	2、3、4、9b、9d、10a、10b、10c、14a、14b、15a、15b、16	2、3、14a、14b、15a、15b、17a、17b、17c、17d	1、2、3、6、8a	1、2、3、6、8a	1、2、3、4、6、8a、9b、9d
	医生	14a、15a、16	14a、15a、17d	—	—	—
口腔科	护士	2、3、4、9a、9d、10a、10c、13、14b、15a、15b、16	2、3、13、14b、15a、15b、17a、17b、17c	1、2、3、8a	1、2、3、8a	1、2、3、4、8a、9a、9d
	医生	2、3、4、9b、10c、14a、15a、15b、16	2、3、14a、15a、15b、17a、17b、17c、17d	2、3、6、7	2、3、6、7	2、3、4、6、9b
耳鼻喉科	护士	9a、9b、9c、10a、10b、11a、11b、11c、11d、14b、16	12、14a、15a、15b、17a、17b	6	2、6、7	9b
	医生	9b、11a、11c、13、14b、16	13、14a、15b、17c	—	—	—
中医科	医生	2、3、4、9b、9c、10a、10b、12、14a、15a、15b、16	2、3、12、14a、15a、15b、17a、17b、17c	2、3、8a	2、3、8a	2、3、4、8a、9b、9c、12
门诊	医生	4、9a、10a、14b、15a、15b、16	14b、15a、15b、17a、17c	—	—	4、9a
急诊	护士	2、3、4、9b、9c、9d、10a、10b、10c、11a、11b、11c、11d、11e、12、13、14b、15a、15b、16	2、3、12、13、14b、15a、15b、17a、17b、17c	1、2、3、6、8a	1、2、3、6、8a	1、2、3、4、6、8a、9b、9c、9d、11a、11b、11c、11d、11e、12

续表

科室	岗位	危害因素与危险源				
		颈、肩和上背部	肘、腕和手部	足部	膝和臀部	下背部
手术室	护工	3、4、9a、9b、9c、10a、10b、11b、11c、11g、12、13、14a、14b、15a、15b、16	3、12、13、14a、14b、15a、15b、17a、17b、17c、17d	3、6、8a	3、6、8a	3、4、6、8a、9a、9b、9c、11b、11c、11g、12
	医生	2、3、4、9a、10a、11a、11c、11g、14a、14b、15a、15b、16	2、3、14a、14b、15a、15b、17a、17b、17c	2、3、6	2、3、6	2、3、4、6、9a、11a、11c、11g
麻醉科	护士	2、3、4、9a、9b、9c、10a、10b、10c、12、13、14b、15a、15b、16	2、3、12、13、14b、15a、15b、17a、17b、17c	1、2、3、8a	1、2、3、8a	1、2、3、4、8a、9a、9b、9c、12
ICU	护士	2、3、4、9a、9b、9c、9d、10a、10b、10c、10d、11a、11b、11c、11d、11e、12、13、14a、14b、15a、15b、16	2、3、12、13、14a、14b、15a、15b、17a、17b、17c	1、2、3、8a	1、2、3、8a	1、2、3、4、8a、9a、9b、9c、9d、11a、11b、11c、11d、11e、12
	医生	2、3、4、9a、9b、9c、10a、12、13、14a、15a、15b、16	2、3、12、13、14a、15a、15b、17a、17b、17c	2、3、8a	2、3、8a	2、3、4、8a、9a、9b、9c、12
呼吸与危重症医学科	护士	2、3、4、5、9a、9b、9c、9d、10a、10b、10c、11a、11b、11c、11f、12、13、14b、15a、15b、16	2、3、12、13、14b、15a、15b、17a、17b、17c、17d	1、2、3、8a	1、2、3、8a	1、2、3、4、5、8a、9a、9b、9c、9d、11a、11b、11c、11f
老年病科	护士	2、3、4、9a、9b、9c、10a、10c、11a、11b、11c、11e、12、14b、15a、15b、16	2、3、12、14a、14b、15a、15b、17a、17b、17c	1、2、3、8a	1、2、3、8a	1、2、3、4、8a、9b、9c、11a、11b、11c、11e
运动医学科	护士	9a、14a、16	14a、17b	—	—	5、9a
职业病科	医生	3、4、9a、9b、10a、11c、14b、15a、15b、16	3、14b、15a、15b、17a、17b、17c	3	3	3、4、9a、9b、11c
康复医学科	护士	2、3、4、9a、9c、10a、10b、11c、14a、14b、15a、16	2、3、14a、14b、15a、17a、17b、17c	1、2、3、8a	1、2、3、8a	1、2、3、4、8a、9a、9c、11c
	医生	9a、9b、10a、10b、11a、11c、12、14b	12、14a、15a、15b、17a、17b	—	—	—
精神科	护士	10b、11a、14b、16	14a、15b、17a	6	6	—
	医生	2、3、4、9b、10b、13、14a、15a、15b、16	2、3、13、14a、15a、15b、17a、17b、17c、17d	2、3	2、3	2、3、4、9b
临床护理	护士	2、3、4、9a、9b、9d、10a、10b、10c、11a、12、13、14b、15a、15b	2、3、12、13、14a、14b、15a、15b、17a、17b、8b、17c	1、2、3、6、8 a、8b	1、2、3、6、8a、8b	1、2、3、4、8a、8b、9b、9d、12

续表

科室	岗位	危害因素与危险源				
		颈、肩和上背部	肘、腕和手部	足部	膝和臀部	下背部
消毒中心	护士	2、3、4、5、9a、9c、10a、10b、10c、11a、11b、11c、11d、11e、12、13、14b、15a、15b	2、3、12、13、14b、15a、15b、17a、17b、17c	1、2、3、8a	1、2、3、8a	1、2、3、4、5、8a、9a、9c、11a、11b、11c、11d、11e、12
	医生	2、3、4、9b、10a、13、14a、15a、15b	2、3、13、14a、15a、15b、17a、17b、17c	2、3、6	2、3、6	2、3、4、6、9b
供应室	护士	3、4、9a、10a、11a、11b、11g、12、15a、15b	3、12、15a、15b、17a、17b、17c、17d	3、6	3、6	3、4、6、9a、11a、11b、11g、12
其他	护工	2、3、4、9b、9d、10a、10b、10c、12、13、14b、15a、15b	2、3、12、13、14b、15a、15b、17a、17b、17c	1、2、3、8a	1、2、3、8a	1、2、3、4、8a、9b、9d、12
	护士	4、9a、9b、9c、10a、10b、11a、11b、11c、11g、12、13、14a、14b、15b、16	12、13、14a、14b、15a、15b、17a、17b、17c	6	6	6、9b、9c、11b
物业公司	保洁工	3、9a、9b、9c、9d、10a、10b、10c、10d、11a、11b、11f、11g、12、14a、14b、16	2、3、12、13、14a、14b、15b、17a、17b、17c	1、6、8a	2、6、8a	6、9a、9b、9c、9d、12
	护工	9a、9b、9c、10a、10b、10d、11c、14a、14b、15a、16	2、12、13、14a、14b、15a、15b、17a、17b、17c	6	6、8c	6、9a、9b、9c

7.3.3　接触与接触危险

7.3.3.1　REBA 法评估接触危险实例　以 ICU 为例，首先确定评估对象，观察待评估的作业场所，包括工作布局和工作环境、设备的使用以及危险相关的工作行为。然后确定评估姿势。根据实际情况确定需要分析的作业姿势。选择标准如下：

- 最频繁的重复性姿势；
- 最长的持续姿势；
- 需要最多肌肉活动或最大用力的姿势；
- 已知可引起不适的姿势；
- 极端、不稳定或困难的姿势，特别是用力姿势；
- 通过干预、控制措施或其他改变最可能被改进的姿势。

确定评估场所和姿势后，应采集相关视频资料，确保采集作业任务数据的客观性，并根据 REBA 评估表格为每一个作业动作打分。

以 ICU 护士为例，在其作业活动过程中，存在躯体弯曲 20°～60°（3 分），颈部弯曲、伸展大于 20°（2 分），单下肢负重或支撑不稳（2 分），表 A 得分 5 分；加上用力负荷 5～10kg 的危害因素分数 1 分，得到 A 组分值为 6 分。作业过程中，存在上臂弯曲 45°～90°（3 分），下臂弯曲小于 60°或大于 100°（2 分），手掌弯曲或伸展大于 15°（2 分），表 B 得分 5 分；抓握分数为 0，得到 B 组分值为 5 分。根据 A 组和 B 组两个分值，从表 C 中查询获得 C 分值为 8 分，活动分数为 0，得到该岗位的 REBA 分值为 8 分，危险级别为"高危险"。

如此，每一个重点作业动作对应一套 REBA 分值，包含躯干分、颈部分、腿部分、上臂分、下臂分、手腕分、负荷用力分、抓握分和活动得分共九项。本调查样例中，医疗机构 ICU 共计采集护士不同重点作业活动 12 种、医生 2 种。根据最大预防原则，不同岗位的重点作业活动每部分得分取最大值分别代表该岗位的九项子得分（表 7-28）。最后，根据计算的 REBA 子得分统计该岗位的总 REBA 分值，并确定总体危险等级。

表 7-28　各岗位 REBA 评分及危险等级判定样例（ICU）

车间	工程	样本量（N）	各部位或因素 REBA 分值									REBA 分值	总风险等级
			躯干	颈部	腿部	上臂部	下臂部	手腕部	负荷/用力	抓握	活动范围		
			最大值	最大值	最大值	最大值	最大值	最大值	最大值	最大值	最大值		
ICU	护士	12	5	3	3	4	2	3	1	0	1	10	高
	医生	2	3	2	1	4	2	2	0	0	1	4	中
	合计	14	5	3	3	4	2	3	1	0	1	10	高

7.3.3.2 医疗行业接触危险评估结果　不同科室工作人员的接触危险等级不同，主要取决于从事作业活动时身体不同部位的姿势（弯曲和扭转）、负荷用力、抓握程度和活动情况的表现程度。通过 REBA 检查表评估（表 7-29），医疗机构中内科、外科、物业公司和其他部门的危险等级为"非常高危险"。ICU、耳鼻喉科、骨外科、泌尿外科、普外科、神经内科、神经外科、肾内科、消毒中心、消化内科为"高危险"。导致上述科室危险等级非常高/高的原因可能与护理常规操作中经常需要给患者打针输液、搬抬患者、病房整理等单调重复的姿势和用力负荷有关。

表 7-29　医疗机构各科室不同岗位的接触危险等级

科室	不同接触危险等级（REBA）的岗位名称				
	非常高危险	高危险	中危险	低危险	可忽略
ICU	—	护士	医生	—	—
产科	—	—	护士	—	—
儿科	—	—	医生	—	—
耳鼻喉科	—	护士	医生	—	—
妇产科	—	—	护士、医生	—	—
妇科	—	—	护士、医生	—	—
供应室	—	—	护士	—	—
骨外科	—	护士	医生	—	—
呼吸与危重症医学科	—	—	护士	—	—
急诊	—	—	护士	—	—
精神科	—	—	护士、医生	—	—
康复医学科	—	—	护士、医生	—	—

续表

科室	不同接触危险等级（REBA）的岗位名称				
	非常高危险	高危险	中危险	低危险	可忽略
老年病科	—	—	护士	—	—
临床护理	—	—	护士	—	—
麻醉科	—	—	护士	—	—
门诊	—	—	医生	—	—
泌尿外科	—	护士、医生	—	—	—
内科	护士	—	医生	—	—
普外科	—	护士	医生	—	—
其他	护士	—	医生	护工	—
神经内科	—	护士	医生	护工	—
神经外科	—	护士	医生	—	—
肾内科	—	医生	护士	—	—
手术室	—	—	护工、医生	—	—
外科	医生	护士	—	—	—
物业公司	保洁工	护工、技术管理人员	其他辅助工种	—	—
消毒中心	—	护士、医生	—	—	—
消化内科	—	护士	医生	—	—
心血管内科	—	—	护工、护士、医生	—	—
牙科	—	—	护士、医生	—	—
眼科	—	—	护士、医生	—	—
运动医学科	—	—	医生	—	—
职业病科	—	—	—	医生	—
中医科	—	—	—	医生	—
肿瘤外科	—	—	护士	—	—

7.3.4　对策与建议

根据 BRIEF 和 REBA 工效学评估结果，我国医疗行业整体工效学负荷较重，整体处于较高接触危险等级。结合 WMSDs 发生的职业相关特征，建立 WMSDs 预防与控制措施。基于 WMSDs 发生部位的行业或作业特征，建立并纳入预防性职业病目录。建立基于接触和接触危险的 WMSDs 防控管理制度是保障医护人员职业健康的必要手段。

每个人都是自己健康的第一责任人。医护人员亦应在工作过程中，根据自身身体条件和工作特点合理配备科室人员。工作中应加强自我保护意识、规范正确操作，避免自身伤害，在保障患者身体健康的同时，保护好自身健康。

医院管理方面，应加强对护理人员 WMSDs 预防相关知识的全面、系统培训。培训宜邀请了解实际岗位情况的工效学专业人士或岗位经验丰富的一线人员开展。应定期或不定期组织职工会议讨论工作中遇到的工效学相关问题和解决方案。针对岗位上存在的不良工效学因素，应鼓励一线岗位人员就工作中遇到的实际工效学问题提出自己的解决方案，并结合工效学专业人员建议综合提出对应解决方案。

避免护理人员操作时出现过重负荷，造成背部、肩部、膝部罹患肌肉骨骼疾患危险升高。建议医院病房、手术准备室、ICU、妇产科、骨外科等区域增加机械化、自动化提举辅助设备，或通过合理优化诊治流程减少护理人员对患者搬运、翻身等操作的频次。增加防护设施的应用，使护理人员在工作中得到更好的保护。

避免医生问诊过程长时间保持坐姿操作，造成颈部、腰背部罹患肌肉骨骼疾患危险升高。建议门急诊诊室、大型仪器操作室（如 CT、磁共振等）等区域设置站坐交替的办公台或可升降的屏幕支架，让医生自主决定站姿办公和坐姿办公的时间比例。针对长时间连续操作计算机者，应提供短暂而多次的休息以避免疲劳。确因工作内容限制必须采用坐姿作业方式完成的任务，应为医护工作者提供背部腿部支撑良好、高低 / 背部支撑角度可调节的办公椅，降低长时间坐姿作业产生的腰背部疲劳感。对于手术室，如可能则应提供可电动升降的手术床，并提供与之配套的高度可调节的椅子，使医生、护士可以自主决定手术平台的高度和作业姿势，避免长时间保持不良作业姿势。

工作组织方面，可以通过合理安排加班轮班、增加医护人员岗位流动性，减少同一岗位作业时长，从而减少长时间弯腰或站立工作、颈部长时间保持同一姿势工作等不良作业姿势发生时长，增加工作姿势的舒适度，进而降低 WMSDs 发生率。针对已出现肌肉骨骼损伤的医护人员，应及时组织岗位调整，避免累积性负荷造成进一步损伤。

7.3.5　医疗行业部门举例

7.3.5.1　口腔医生

（1）定义问题：口腔临床操作时间、作业负荷和工间休息等因素都会影响口腔医生的肌肉骨骼系统健康。多项调查表明，发生肌肉骨骼系统疾患的口腔医生较其他医生工作时间更长，工作负荷更大。从事口腔临床工作少于 5 年、年轻的医生，几乎未发现罹患肌肉骨骼疾患，工作时间长、年龄较大的口腔医生患病率大幅上升。口腔医生是一个高危职业，因口腔科患者就诊时间长，复诊次数多，导致口腔医生的脑力和体力均呈高负荷状态。肌肉骨骼疾患已成为与口腔医生日常工作密切相关的高发疾病，严重时可能影响医生的工作和家庭生活。目前，颈椎病、椎间盘突出、肩周炎、腱鞘炎、下肢静脉曲张等在口腔医生中的发病率呈明显上升趋势。

（2）生产工艺与作业活动描述：20 世纪 60 年代，口腔治疗采取"站立式"操作，随后"坐式"取代"站立式"。1960 年"四手操作法"、1985 年"固有感觉诱导法"的提出虽然可使口腔医生肌肉骨骼疾患的发病率有所改善，但仍然居高不下。口腔临床操作空间狭小、视野受限，要求操作力度适当、角度精确、注意力高度集中，有时要不断重复同一个动作，长时间抬举双臂，使得口腔医生长时间保持同一个强迫静止的站位或坐位，长期以低头、颈部弯曲、弓腰及左肩高、右肩低等非生理性的职业体位工作。例如，在进行牙周基础治疗龈下刮治时，口腔医生的左手需要长时间手持口镜牵拉患者口角以获得间接的视野，右手使用锐利的刮治器械在狭小的牙周袋中不断重复相同的提拉动作，同一治疗过程始终保持一体位。

（3）主要工效学问题：研究表明，长时间的强迫体位是引起口腔医生腰背不和肩颈部症状的主要危害因素。调查显示，62% 的口腔医生存在肌肉骨骼系统的不适或疼痛，32% 的医生寻求药物治疗，16% 的医生因为疼痛而无法继续日常工作。由此可见，肌肉骨骼疾患对口腔医生的健康危害非常严重。长时间或不良坐姿可能引发口腔医生肌肉骨骼不适，腰背部、肩颈部、手腕部、下肢是常见的疼痛部位。

（4）危险评估方法：对口腔医生 WMSDs 的调查多采用自评调查问卷法，问卷多以北欧肌肉骨骼疾调查问卷为基础，对其进行修订汉化后使用，中国疾病预防控制中心职业卫生与中毒控制所依据北欧问卷，进行修订并开发了电子版问卷，可用于开展口腔医生 WMSDs 的调查工作。有研究人员选取某医科大学附属口腔医院的各科室医生 200 人采用手机微信群进行调查，同时对接受调查的医生进行现场观察与分析。调查部位包括颈、肩、上背、下背、肘、手/腕、臀/腿、膝、踝/足九个部位。

对于口腔医生临床操作的体位，国际标准化组织（ISO）规定的量化标准如下：①医生双腿自然分开，大腿与小腿之间的角度略大于 110°；②医生背靠在座椅靠背上，上身可稍前倾 10°～20°，避免身体的扭转和侧方倾斜；③医生头颈部倾斜不超过 25°；④脚控开关要靠近脚边，避免医生为使用脚控开关而扭转倾斜身体；⑤医生前臂上抬的范围在 10°～25° 之间；⑥医生前臂应位于患者口腔的平面，且医生的眼睛距离患者口腔的距离 35～40cm；⑦治疗器械应在医生的视野范围内，距离为 20～25cm；⑧综合治疗台上的照明灯光可调节方向，以保证光线平行入射患者口腔的操作区域。

（5）预防控制要点：尽量避免过度低头、耸肩和背部弯曲动作，有利于减轻长期工作后产生的肌肉骨骼系统不适。医生在进行一段时间的治疗操作后应适当休息，以舒缓紧张的肌肉。建议口腔医生每工作 1 小时休息 6 分钟，每工作 2～3 小时休息 10～15 分钟，以缓解斜方肌和前臂肌群等因长时间重复操作而引起的不适或劳累。休息期间应适量活动，以舒缓肌肉的紧张状况。例如，放松双臂时，可从一侧向另一侧摆动，或向与进行临床操作时的相反方向活动。

随着口腔临床治疗领域引入可视化仪器设备（如内窥镜、数字化计算机辅助设计/计算机辅助制作设备），口腔医生操作时的强迫体位得到了突破性改善。数字化、可视化的口腔设备成为当今口腔设备发展的趋势。

国家和社会应更加关注口腔医生的健康状况。尽量创造良好的工作环境和合理安排劳动强度。增加每周休息的频率和时间，有助于减轻口腔医生的肌肉骨骼系统疾患。同时，应积极进行口腔操作设备的更新，使其更符合生物力学，更好地为口腔医生服务，减少口腔医生操作时的不便，降低口腔医生由于职业性因素罹患肌肉骨骼系统疾患的危险。

7.3.5.2 超声科医务人员

（1）定义问题：国外超声科医师 WMSDs 最早见于 1985 年的报道。超声科医师因长期持续性的非生理体位姿势工作，成为罹患 WMSDs 的高危人群。我国超声科医生由于不良工效学因素导致的 WMSDs 也是该群体失去工作能力的隐患，职业健康检查因没有相关检查项目而无法关注 WMSDs 在超声科医生中的发生情况。近期的文献报道和调查结果显示，超声科医生 WMSDs 患病率不低于工业制造系统的作业人员。

（2）生产工艺与作业活动描述：超声主要是应用超声设备对人体有明显界面器官结构的变化进行检查的过程。超声科医生根据患者检查部位的不同，在需检查部位涂抹高分子凝胶后，左或右手握探头在检查部位做小范围移动，在观察电脑显示屏的同时，右或左手对图像进行实时截屏保存。超声检查根据检查部位及设备等级不同，时长为 5～30 分钟不等，存在长时间、持续弯腰、肩外展、屈腕、屈肘和低头等操作姿势。

（3）主要工效学问题：超声科医生做超声检查时，惯用手臂及手肘在无支持或依赖受检者身体支撑的状态下，长时间用力保持探头与受检者的紧密接触并小范围内重复移动；在弯曲颈部及背部实时观察电脑屏幕界面的同时，另外一只手还需操作键盘。上述工效学问题易造成超声科医生手腕部反复用力、肩部外展，手腕、手指、手肘、手臂、颈部、肩部及腰部的连续性强迫体位及不良姿势等造成相关不良症状。

（4）危险评估方法：超声科医生罹患 WMSDs 在国内仅有部分横断面调查研究，未见危险评估方法方面的研究。有研究者利用北欧肌肉骨骼疾患调查问卷（NMQ）来揭示超声科医师 WMSDs 患病情况，国外同行利用快速上肢评估法（RULA）对该群体姿势及用力负荷的评估做了尝试。对超声科医生作业时不良工效学因素识别及接触评估应是之后开展相关预防和控制工作的重点。

（5）预防控制要点：除个体因素外，影响超声科医生 WMSDs 发生危险的主要因素有：①工作基本情况：包括工作负荷、工作量、轮班情况和休息情况等；②工作条件：包括显示器位置、座椅高矮、心理状况及自我重视情况等。针对上述 WMSDs 患病因素，可从以下方面进行预防：①优化工作站的设计；②通过教育培训，纠正超声检查时的不良体位，保持正确操作姿势；③加强危险管理，合理安排工作组织，提供合理轮班、休息等。国外有学者已针对超声检查用探头尝试重新设计，以改善超声医务人员持握方式及用力负荷。

医学超声工作者 WMSDs 患病率居高不下，针对我国超声科医生人力短缺，工作量大的实际情况，对该群体 WMSDs 的预防更是一个难题，今后对该群体 WMSDs 患病危险评估、预防控制相关方面的研究应予以重视。

7.3.5.3 骨科医务人员

（1）定义问题：骨科医生是各医院临床科室中人数较多的群体，工作强度大、时间长、过度用力、不良操作姿势频繁，成为罹患 WMSDs 的高危人群。骨科医生的 WMSDs 等职业危害问题应引起业内人士和卫生主管部门的重视。

（2）生产工艺与作业活动描述：骨科医生具有繁杂的工作任务，除了与内科医生一样需要负责书写病历、患者访谈、大量阅读专业书籍和撰写论文等任务外，骨科医生熟练掌握骨科临床手术的操作，手术多在无菌环境、辐射及麻醉医生等手术医务工作者的帮助协同下，运用解剖学、生理学及病理学知识，操作多种骨科手术器械，保持患者人体骨骼及肌肉系统的正常形态与功能以及治疗这一系统的伤病。

（3）主要工效学问题：低头、久坐、长时间站立均能导致颈椎、腰椎患病危险增加。骨科手术时间长、台次多，术者经常低头、久站手术，患颈椎、腰椎疾病比例大。此外，由于科研、教学需要，骨科医生需要经常查阅文献、备课，长期坐姿也是引起颈椎、腰椎疾病的原因之一。Knudsen 等对不同年龄的骨科医生进行问卷调查发现，患有颈痛、肩部不适、眩晕等颈椎病症状的占50%以上，患有腰痛、偶发腿麻、下肢乏力等腰椎间盘突出症的比例达40%。

（4）危险评估方法：有专家学者随机抽查6所三甲医院确诊为颈椎病的在岗外科医生病例共338例，采用 MLS-DR 全数字摄影，病例均拍摄颈椎正侧位、双斜位片，部分病例加拍过屈过伸位平片，更清楚观察第1、2颈椎的改变和各椎间孔的变化，DR 结果异常者均行 MRI 进一步检查，最后经统计学分析得出相关结论。目前，虽然评估 WMSDs 接触危险的方法很多，但并没有发现专用于骨科医生罹患 WMSDs 的危险评估方法。因此，在使用同行的方法之间，可进行方法学的信度效度检验后再使用。

（5）预防控制要点：通过对骨科医生认知现状分析，影响骨科医生 WMSDs 主要因素有：①对 WMSDs 认知不够；②对 WMSDs 防控措施不清楚；③对 WMSDs 的重视不够。对此，可采取以下预防和控制措施：

1）制定健康制度

- 完善骨科医生休假制度；
- 制定定期体能训练计划，并将其纳入年终考核指标；
- 改善骨科医生工作环境。

2）强化职业保护措施

- 提升骨科医生对 WMSDs 防护知识和意识；
- 基于工效学原理改进和优化防护用具和手术器械；
- 定期安排骨科医生进行 WMSDs 相关内容的体检。

3）定期组织开展 WMSDs 相关知识宣传与培训。

4）加强 WMSDs 的自我健康管理。

（徐　擎　凌瑞杰　李智民　陈青松　刘　飞　李斯文　宋建东）

7.4　制鞋业

制鞋行业是典型的劳动密集型产业，主要分布在中国、印度、巴西等发展中国家。中国是世界上最大的鞋类制造基地，从事制鞋的作业人员有 400 多万人。国内外的调查结果均发现，制鞋作业人员存在不同程度的 WMSDs 发生危险，印度、伊朗和巴西等国制鞋作业人员 WMSDs 发生率为 33.3%～66.1%，高发部位多为颈、手腕、下背和肩部。我国制鞋作业人员 WMSDs 发生率为 40.3%～69.6%，以颈、肩和下背部为主。制鞋作业人员 WMSDs 已经逐渐成为该行业重点关注的职业卫生问题。调查表明，制鞋生产过程广泛存在长期坐姿和立姿作业、颈部长时间前倾、手腕频繁重复性操作、长时间静力作业等多种不良工效学因素。同时还存在工作单调、经常加班或夜班、工作时间超过 8 小时、工资待遇偏低、生活压力大等工作组织、社会和心理因素，这些不良因素都可能影响 WMSDs 的发生。

7.4.1　定义 WMSDs 问题

通过对福建、浙江、四川和重庆等地区 11 家制鞋企业 7 106 名作业人员 WMSDs 的流行病学调查发现，制鞋作业人员 WMSDs 发生率为 43.47%，发生部位居前 3 位的是颈、肩和下背部，发生率分别为 28.24%、23.58% 和 15.10%。不同车间作业人员 WMSDs 的发生部位和发生率各有不同，其中裁断车间的发生率最高（50.10%），且以颈部为主（33.59%）；腕/手部高发人群出现在成型工段，膝部发生率虽然不高，但集中在针车工段，详见图 7-3、图 7-4。对某制鞋企业作业人员的 WMSDs 发生率进行多因素分析结果显示，不舒服姿势、长时间坐姿作业等工作姿势是导致颈部 WMSDs 的危害因素（OR 值分别为 1.77 和 1.34）；以不舒服姿势工作是肩、下背、手/腕部 WMSDs 发生的危害因素（OR 值分别为 1.93、3.10 和 1.63）。不同车间工作人员的发病特征是否与不良工效学因素的接触水平有关，不同车间和岗位存在哪些不良工效学因素，接触的危险有多大，影响的部位有哪些，与发生率之间的关系，这些问题需要对制鞋作业人员的工效学因素及其接触危险进行识别与分析，提出相应防控建议，制定相关指南，为降低制鞋作业人员的 WMSDs 患病水平，保护作业人员健康和促进企业可持续发展提供数据支持。

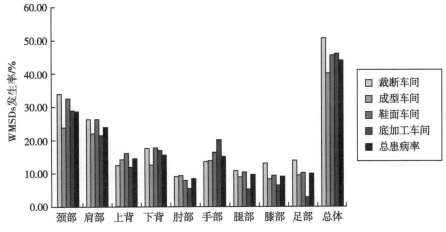

图 7-3　制鞋作业人员不同部位 WMSDs 在不同车间的发生率

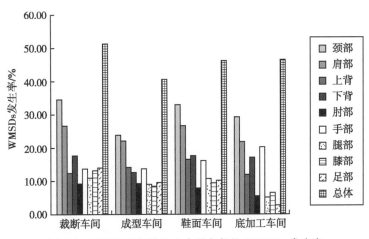

图 7-4　不同车间制鞋作业人员各部位 WMSDs 发生率

7.4.2　工效学危害因素识别

7.4.2.1　主要生产工艺及作业活动描述　制鞋作业常见的生产工艺流程分为裁断、底加工、鞋面加工和成型四个工序,不同企业根据生产需要和场所条件会进行调整。

裁断工序主要工作任务是通过裁断机器将制鞋材料裁剪成所需要的部件,完成这一任务还可能附加一些配套操作。常见岗位:备料、领料、备刀、裁断、印刷、削皮、手工、针车等。

底加工主要工作任务是对鞋底的组件进行加工处理,如通过处理剂和胶水粘合、机器打磨等。常见岗位:领料、打粗、调漆、喷漆、刷药水、清洗、泡胶、打胶、水洗等。

鞋面加工主要工作任务是将鞋面部件进行前期加工。常见岗位:领料、裁断、针车、手工、喷胶、打孔(鞋眼)等。

成型主要工作任务是将鞋面和鞋底的半成品通过一系列加工处理,生产出最终的产品并进行检查包装。常见岗位:领料、泡胶、贴底、划线、拉帮、打粗、打磨、入楦、压机、刷胶、清洗、手工(含塞纸、垫鞋垫、绑鞋带等)、配双、包装、进仓等。

制鞋作业各工序和常见岗位主要工作任务及涵盖的作业活动和工作姿势见表7-30。

表7-30 制鞋作业各工序和常见岗位主要工作任务及涵盖的作业活动和工作姿势

车间	岗位	工作任务	动作描述	作业动作	作业姿势	使用工具	动作频度/（次·min⁻¹）
裁断	备刀	准备裁断刀具	双手拿塑料筐至货架，弯腰放筐，取下所需刀具放入筐子，蹲下搬筐走到推车前，将筐子放推车上，推推车	弯腰、搬、蹲、推	立姿		—
	备料	准备裁断材料	解开面料包装的绳子，展开面料，拿出需要的面料，双手将其卷起，绑好绳子，双手搬整捆面料（15kg）到推车上，推推车	捏、手腕旋转、搬、弯腰、推	立姿	推车	—
	小车裁断	小型裁车裁断	将鞋材放上刀具，用手拉机器，按压按钮，用手指按刀具里的鞋材，取下裁好的部件	放、拉、按压	立姿	裁断机	3～5
	大车裁断	大型裁车裁断	将刀具放在材料上，手握机器控制杆拉动机器，操控机器按下并移走，左手取刀具，右手手指捅，取下裁片，重复数次后，皮筋扎裁片	取、放、握、捅	立姿	裁断机	0.5～2
	手工	裁片检查	取一叠裁片，逐个翻看，分两叠，挑出次品，用皮筋扎好	取、握、翻、捏	立姿		20～30
	划线	裁片划线标记	取一叠裁片，用手掌铺平，放上模板，手拿铅笔沿模板凹槽处依次划线，拿开模板，将裁片叠起，用皮筋扎好放进塑料袋里	取、铺、画、放、扎皮筋	坐姿	铅笔	20～40
	削皮	皮料进行削皮	双手将皮料拿至削皮机上，旋转手腕使机器削皮料的边缘，放在一边	捏、手腕旋转、放	坐姿	削皮机	1～2
	烤边	裁片进行烘烤	解开皮筋，将皮料分成两叠，重复数次，将一叠皮料放到烤边机上，右脚踩踏板，前后左右移动烤皮料，将皮料分成几叠，每叠皮筋捆扎	取、拉、手腕旋转、扎皮筋	坐姿		5～10
	点胶	裁片点胶	取裁片放桌上，取裁片撕下透明膜，贴合裁片，右手握点胶机点胶	撕、贴、握、按	坐姿	点胶枪	10～30
	针车	两片裁片车起来	左右手各拿一片裁片叠在一起，脚踩踏板双手按着裁片前送，车裁片	取、捏、踩	坐姿		20～40

车间	岗位	工作任务	动作描述	作业动作	作业姿势	使用工具	动作频度/（次·min⁻¹）
	压防水带	压防水带	取一叠鞋面放在机器台面上，双手拿起一个，一边向前送，一边左脚踩踏板压上防水带，放在一侧逐个叠起，将压好防水带的放回袋子	取、放、捏、踩、弯腰	坐姿		20～40
	验电绣	检验电绣片	取一叠电绣片，翻看计数，合格的放回塑料袋，扎袋口，扔塑料筐	取、翻、绑	坐姿		30～60
	拗边	锤压边条	取边条放在拗边机上，双手前送，踩踏板拗边，取下，用小锤子锤压	取、放、捏、踩、锤、压、握	坐姿	小锤子	30～50
成型	结帮、攀前帮	压机定型前帮	取一只鞋面、鞋楦，将鞋面套在鞋楦上，用力按压，放到机器上，脚踩踏板，取鞋子放回流水线	取、套、按压、踩	立姿		10～20
	中后帮	压机定型中后帮	从流水线上取一只鞋子，检查一遍，从机器上取下已定型一只鞋子，放上未定型鞋子，脚踩踏板，转身弯腰，将已定型鞋子放回流水线	取、踩、转身、弯腰	立姿		10～20
	划线	鞋底划线标记	左手拿一个鞋底放在机器转台上，右手拿一个鞋面放在鞋底上，脚踩踏板，右手拿笔沿鞋底和鞋面的交界处画线，左手边转动转台	取、踩、转身	坐姿	笔	20～40
	刷药水/刷胶	鞋底/鞋面上刷药水/胶水	左手拿一个鞋底/鞋面，右手拿海绵/刷子，在鞋底面上刷药水，脚边踩踏板，把鞋底/鞋面放回层流水线	取、擦、踩	坐姿	海绵/刷子	3～5
	贴底	鞋底和鞋面贴合	从流水线取下鞋底和鞋面，贴在一起，用力按压，需要时手握厚刀具，划过未贴合好的地方，放回流水线	取、贴、按压、握	坐姿	厚刀具	2～4
	压底	鞋底和鞋面的机器加压贴合	从流水线取下鞋子，转身，取下压底机上的鞋子，放入待压的鞋子，按压按钮，已压好鞋子放回到流水线	取、转身、放、按压	立姿		3～5
	拔楦	拔下鞋楦	侧身，取一只鞋子，放在拔楦机上，右脚踩踏板，拔下鞋楦，把鞋子放回流水线，把鞋楦扔塑料筐里	侧身、取、放、踩、拔	立/坐		10～15

续表

车间	岗位	工作任务	动作描述	作业动作	作业姿势	使用工具	动作频度/(次·min⁻¹)
	注胶	鞋底鞋面连接处注胶	左手取一只鞋子，右手持注射器，沿鞋底鞋面连接处注一圈胶，放回	取、按	坐姿	注射器	5～10
	绑鞋带	绑鞋带	取一根鞋带，两头分别穿过鞋带孔，拉鞋带头，重复打结	捏、穿、拉	坐姿		2～4
	打钉	打钉子	用打钉枪给鞋打上钉子	取、握，压、转身、	坐姿	打钉枪	10～15
	拔钉	拔钉子	右手取一只鞋子立在桌上，左手持钳子拔钉子，把鞋子放回流水线	取、握、拔、放	坐姿	钳子	10～20
	清洗	检查并擦干净鞋面	取一双鞋子检查，用手拿笔在鞋内划线，用手拿布擦鞋面，用胶块擦鞋面，把鞋子放回流水线	取、翻、捏、画、擦、放	立姿	笔、布、胶块	3～5
鞋面加工	针车	鞋面进行缝合	取一个鞋面，脚踩踏板，单手或双手捏住鞋面边缘，旋转和推送车鞋面进行缝合	取、踩、捏、手腕旋转	坐姿		5～10
	手工	各种的辅助手工操作	各种辅助手工操作	取、翻、踩、捏压	坐姿		20～40
	锤鞋	对鞋面进行定型	手持锤子对鞋面敲打定型	敲打	立姿	锤子	5～10
底加工	打粗	拿住鞋底打粗机上打粗	取数个鞋底放在台面上，双手握住一个鞋底在打粗机上打粗	手腕旋转、取	坐姿		1～3
	吹粉	用枪喷吹裁片上的粉尘	取数个裁片，手边翻转边用气枪喷边刷裁片，用手逐个翻裁片，边用枪喷吹裁片	取、握、按、刷、翻	坐姿	气枪、刷子	5～10
	刷药水/刷胶	鞋底上擦涂药水	单手取一个鞋底，另外一手拿海绵/刷子在鞋底上擦涂药水（或胶水），脚边踩踏板，涂好后放回流水线	取、握、涂、踩	坐姿	海绵/刷子	2～5

7.4.2.2 工效学危害识别 采用国际通行的 BRIEF 和 PLIBEL 两种方法，识别制鞋业作业人员 WMSDs 损伤部位、相关工效学危害因素及其来源。以成型车间刷胶岗位为例，描述两种方法（包括评分与结果判定）在该行业的识别过程。

刷胶操作的工作任务是从流水线上取下鞋底/鞋面并刷上胶水，操作者采用坐位姿势，颈背部存在不同程度的弯曲，操作者从流水线上取下一只鞋底，一手握住鞋底并不断转动，另一手拿刷子进行刷胶，手腕存在拿、握、刷等动作，在鞋底面刷好胶水后再把鞋底放回流水线，整个过程存在各种重复操作。现场视频截图见图 7-5。

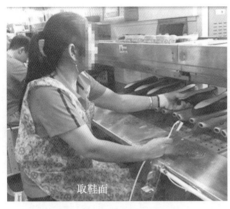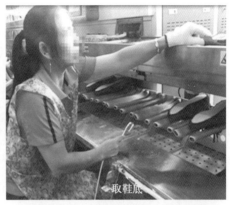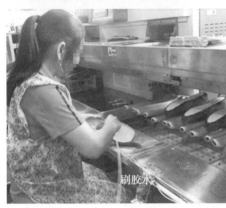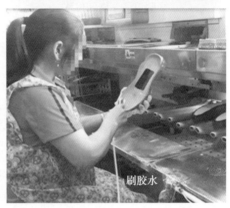

图 7-5　成型车间刷胶岗位重点作业活动

（1）BRIEF 方法：按照 BRIEF 方法评分原则，图 7-5 显示，该示例作业人员的左右手腕，姿势指标中存在捏握、桡侧偏移和尺侧偏移 3 种危险情况，依据该项指标评分原则（6 种不良姿势中只要有 1 种出现，即可赋值 1 分），左右手腕的姿势指标评为 1 分；力量指标不存在抓握≥4.5kg 危险情况，评为 0 分；持续时间存在≥10s 危险情况，指标评为 1 分；右手腕作业频率≥30 次 /min，评为 1 分，左手腕作业频率 <30 次 /min，评为 0 分。因此左手腕的姿势、力量、持续时间和作业频率四项指标的分值合计为 2 分，右手腕评分合计为 3 分。依据 BRIEF 方法危险部位判定原则（四项指标总分值≥2 分即可判定该部位存在患病危险），该示例手腕部存在 WMSDs 发生危险。

对于左右手肘，该部位存在前臂旋转（姿势评分为 1 分）、频率≥2 次 /min（作业频率评分为 1 分），BRIEF 方法中该部位无持续时间评分项，因此该部位各项指标总分值为 2 分，存在 WMSDs 发生危险。对于左右肩部，需要上抬手臂取或放回鞋底，存在≥45° 的不良姿势（姿势评分为 1 分），不存在搬举≥4.5kg（力量评分为 0 分）、持续时间 <10s（持续时间评分为 0 分）、作业频率≥2 次 /min（频率评分为 1 分），肩部各项指标总分值为 2 分，存在 WMSDs 发生危险。颈部，作业姿势存在低头≥20°（姿势评分为 1 分）、持续时间≥10s（持续时间评分为 1 分）、作业频率 <2 次 /min（频率评分为 0 分），无负重项，颈部各项指标总分值为 2 分，存在 WMSDs 发生危险。背部，作业姿势存在≥20°（姿势评分为 1 分），不存在≥搬举 9kg（力量评分为 0 分）、持续时间≥10s（持续时间评分为 1 分），不存在作业频率危险情况，因此背部各项指标总分值为 2 分，存在 WMSDs 发生危险。腿部，由于是坐姿，不存在姿势不良因

素和作业频率等 4 类危险情况，总分值为 0 分，不存在 WMSDs 发生危险。综上评分结果，刷胶岗位操作活动手腕、手肘、肩、颈和背都存在 WMSDs 发生危险，腿部为无危险，详见表 7-31。

表 7-31　刷胶岗位作业人员不同部位 BRIEF 评分结果

| 项目 | 可能存在的危险部位 | | | | | | | | |
| | 腕部 | | 肘部 | | 肩部 | | 颈部 | 背部 | 腿部 |
	左	右	左	右	左	右			
姿势	捏握 尺侧偏移 桡侧偏移	捏握 尺侧偏移 桡侧偏移	前臂旋转	前臂旋转	≥45°	—	≥20°	≥20°	—
力量 /kg	—	—	—	—	—	—	—	—	—
持续时间 /s	≥10	≥10	—	—	—	—	≥10	≥10	—
频率 /(次·min⁻¹)	—	≥30	≥2	≥2	≥2	≥2	—	—	—
计分	2	3	2	2	2	1	2	2	0

基于上述评分与危险部位判定方法，对制鞋业生产过程常见的 53 个作业岗位的作业活动进行了识别与分析（表 7-32）。结果显示，制鞋业普遍存在腕部、肘部、肩部和背部 WMSDs 发生危险，腿部个别岗位存在危险，在不同车间和岗位各有差异。左腕部存在危险的岗位有 43 个（81.1%），右腕部存在危险的岗位有 52 个（98.1%）；左肘部存在危险的岗位有 29 个（54.7%），右肘部存在危险的岗位有 32 个（60.3%）；左肩部存在危险的岗位有 21 个（39.6%），右肩部存在危险的岗位有 25 个（47.1%）；颈部存在危险的岗位有 52 个（98.1%）；背部存在危险的岗位有 23 个（43.3%）；腿部只有 5 个岗位存在危险，集中在裁断车间的备料、备刀和大车等站姿操作岗位。

表 7-32　刷胶岗位作业人员不同部位 BRIEF 评分结果

| 车间 | 工种 | 可能存在的危险部位 | | | | | | | | |
| | | 腕部 | | 肘部 | | 肩部 | | 颈部 | 背部 | 腿部 |
		左	右	左	右	左	右			
裁断	备料	√	√	√	√	√	√	√	√	√
裁断	备刀	√	√	√	√	√	√	√	√	√
裁断	大车	√	√	√	√	√	√	√	√	√
裁断	小车	√	√	√	√			√		√
裁断	手工	√	√	√	—			√		—
裁断	划线	√	√	—	—			√		—
裁断	印刷	√	√					√		—
裁断	削皮	√	√			√	√	√		—
裁断	针车	√	√	√	√			√		—
裁断	折边	√	√	√	√			√	√	—

续表

车间	工种	可能存在的危险部位								
		腕部		肘部		肩部		颈部	背部	腿部
		左	右	左	右	左	右			
成型	打钉	—	√	—	—	—	—	√	√	—
成型	前帮	√	√	—	—	—	—	√	—	—
成型	中帮	√	√	√	√	√	√	√	√	—
成型	后帮	√	√	√	√	√	√	√	—	—
成型	压机	√	√	√	√	√	√	√	√	—
成型	画线	√	√	—	—	—	—	√	—	—
成型	打粗	√	√	—	—	—	—	√	—	—
成型	打磨	√	√	√	√	√	√	√	√	—
成型	配双	—	√	—	—	—	—	√	—	—
成型	刷胶/药水	√	√	√	√	√	√	√	—	—
成型	贴底	√	√	—	—	—	—	√	—	—
成型	注胶	—	√	—	√	√	√	√	—	—
成型	放流水线	—	√	—	√	—	—	√	—	—
成型	上钉	√	√	√	√	√	—	√	—	—
成型	喷漆	√	√	√	√	√	√	√	—	—
成型	针车	√	√	√	√	√	√	√	√	—
成型	拔楦	√	√	√	—	√	√	√	√	—
成型	清洗	√	√	—	—	—	—	√	—	—
成型	配料	√	√	√	√	√	√	√	√	—
成型	拔钉	—	√	—	—	—	—	√	—	—
成型	锤鞋	√	√	√	—	—	—	√	—	—
成型	手工	√	√	—	—	—	—	√	—	—
成型	质检	—	√	—	—	—	—	√	—	—
成型	包装	—	√	√	√	—	—	√	√	√
底加工	打磨	√	√	—	√	—	√	√	√	—
底加工	吹粉	√	√	—	√	√	√	√	—	—
底加工	刷胶/药水	√	√	√	√	—	√	√	—	—
底加工	贴底	√	√	—	—	—	—	√	√	—
底加工	压底	√	√	√	√	√	√	√	—	—
底加工	修边	√	√	√	√	—	—	√	—	—
底加工	印刷	√	√	—	—	—	—	√	—	—
底加工	手工	—	√	—	—	—	—	√	—	—

续表

车间	工种	可能存在的危险部位						颈部	背部	腿部
		腕部		肘部		肩部				
		左	右	左	右	左	右			
鞋面	手工	—	√	—	—	—	—	√	—	—
鞋面	针车	√	√	√	√	√	√	√	√	—
鞋面	修边	√	√	—	—	—	—	√	—	—
鞋面	打磨	√	√	—	—	—	—	√	—	—
鞋面	刷胶	√	√	—	—	—	—	√	√	—
鞋面	喷胶	√	√	—	—	—	—	√	—	—
鞋面	锤鞋	√	√	—	—	—	—	√	√	—
鞋面	打孔	√	√	—	—	—	—	√	—	—
鞋面	划线	√	√	—	—	—	—	√	—	—
鞋面	烘线	√	√	—	—	—	√	√	—	—

（2）PLIBEL 方法：PLIBEL 方法分别观察颈、肩和上背，肘、前臂和手，足，膝和臀部，下背部 5 组部位，涉及 17 个方面问题。主要关于工作场所（地面、空间限制、工作高度），工具及设施舒适度（座椅、坐与休息，踏板）情况，以及作业方式对身体健康的影响：①背部状况（重复持续工作，包括轻微前屈、侧弯或轻度扭曲、严重扭曲、向后延伸）；②手部状况（搬举负重，重复、持续、不舒服的操作，持续单手工作，料或工具重量，不良抓举姿势，前臂与手部在重复作业中的姿势）；③腿部状况（包括凳子上重复脚踏，重复跳跃，长时间蹲跪，经常单脚支撑身体）；④视力要求。分别对身体的不同部位与问题进行逐一对应识别，如果被调查者认为超过 80% 存在上述状况（实际工作中只要存在就应引起重视），即被认为存在不良工效学因素，需要进行干预和改善。

同样以刷胶岗位为例，采用 PLIBEL 方法识别该岗位操作过程中可能存在的工效学危害因素。通过对操作者作业活动时涉及身体 5 组部位的观察与分析，对相应的 17 个危害因素及其来源问题进行逐一检查，刷胶岗位采用 PLIBEL 方法识别与分析的结果为："颈、肩和上背"存在编号为 5、9a、10a、14a 的危害因素及其来源，"肘、前臂和手"存在编号为 14a、14b 的危害因素及其来源，"下背"存在编号为 5、9a 的危害因素及其来源，见表 7-33。

表 7-33　刷胶岗位不同部位相关危害因素及其来源（PLIBEL 方法）

识别出的危害因素及其来源	危害因素及其来源				
	颈、肩和上背	肘、腕和手	足	膝和臀	下背
5. 工作座椅调整不佳	√				√
9a. 完成重复性或持续性工作，背部轻微前屈	√				√
10a 重复性或持续工作，颈部前屈	√				
14a. 存在简单的重复性活动	√	√			
14b. 超过舒适的伸展活动范围内重复性活动		√			

采用 PLIBEL 方法对制鞋业生产过程常见工段 53 个岗位的工效学危害因素识别发现，大多数岗位存在 WMSDs 危险。在身体的 5 组部位识别区域中，颈、肩和上背识别区 53 个岗位都存在不良工效学因素（主要是颈部）；肘、前臂和手部识别区域 53 个岗位都存在不良工效学因素（主要是手部）；下背部有 46 个岗位存在工效学不良因素；足部有 9 个岗位存在"无坐和支撑的站姿作业"；膝和臀部有 8 个岗位存在"无坐和支撑的站姿作业"。不良工效学因素分布情况：存在颈部"温和前屈（9a）"的工种最多，有 47 个，占 88.7%；其次是肘、前臂和手"存在重复性作业（14a）"有 46 个，占 86.8%；第三为存在"颈部前屈（10a）"的有 31 个，占 39.53%。其中备刀、备料和配料岗位存在的危害因素数量最多，达 14 个；其他大车、小车等岗位的危害因素也在 10 个以上，见表 7-34。

表 7-34 制鞋业生产过程各车间不同岗位的工效学危害因素识别情况（PLIBEL 方法）

车间	工种	颈、肩和上背部	肘、前臂和手部	足部	膝和臀部	下背部
裁断	备料	9a、10a	11a、11b、11c、11d、11g、14a、17a、17b	6	6	6、9b
裁断	备刀	9a、10a	11a、11b、11c、11d、11g、14a、17a、17b	6	6	6、9b
裁断	大车	9a、10a	14a、17a、17d	6	6	6、9c
裁断	小车	4、9a、16	12、15b、17b	6	6	4、6、9a
裁断	手工	5、9a、10a	14a、17b	无	无	无
裁断	划线	9a、9c、10b	17a	无	无	无
裁断	印刷	9a	14a、17a、17c	无	无	无
裁断	削皮	14a	14a	无	无	9a
裁断	针车	9a	17d	无	无	9a
裁断	折边	5、9a、10a	14a、17b	无	无	10a
成型	打钉	9a、14a	17a	无	无	9a、9c、9d
成型	前帮	9a、14a	14a、17a	无	6	9c、11a
成型	中帮	9a、14a	17a	无	6	9a、9c、9d
成型	后帮	9a	14a、17a	无	6	9c、11a
成型	压机	9a	12、17d	无	无	11a
成型	画线	14a	14a	无	无	11a
成型	打粗	9a、14a	14a、17a	无	无	9c
成型	打磨	9a、10a	14a、17a	无	无	9c
成型	配双	9a、10a、14a	14a	无	无	6
成型	刷胶/药水	9a、14a	14a、14b	14a	无	9a
成型	贴底	9a、10a、14a	14a、17b	无	无	11g
成型	注胶	9a、10a	14a、17a	无	无	9a
成型	放流水线	9c、11g、14a	14a	无	无	6
成型	上钉	10a	14a、17a	无	无	9a

车间	工种	颈、肩和上背部	肘、前臂和手部	足部	膝和臀部	下背部
成型	喷漆	9a、10a、14a	14a	无	无	无
成型	针车	9a	17d	无	无	9a
成型	拔楦	9a、10a、14a	14a、17a	无	无	9c
成型	清洗	9a、10a、14a、14b	14a	无	无	无
成型	配料	9a、10a	11a、11b、11c、11d、12、14a、17a、17b	6	6	6、9b
成型	拔钉	9a、10a、14a	14a、17a	无	无	9c
成型	锤鞋	9a、10a、14a	14a	无	无	9c
成型	手工	9a、10a	14a	无	无	9a
成型	质检	9a、10a	14a	无	无	9a
成型	包装	9a、10a	14a	无	无	9a
底加工	打磨	9a、10a	14a、17b	无	无	9a
底加工	吹粉	9a、10a	14a、17b	无	无	9a
底加工	刷胶/药水	9a、14a	14a、14b	14a	无	9a
底加工	贴底	9a、14a	14a、17b	无	无	9a
底加工	压底	9a	14a、17b	无	无	无
底加工	修边	9a、10a	14a、17a	无	无	9a
底加工	印刷	9a、14a	14a、17、17c	无	无	9a
底加工	手工	9a、10a	14a	无	无	9a
鞋面	手工	9a、10a	14a	无	无	9a
鞋面	针车	9a、14a	14a	无	无	9a
鞋面	修边	9a、10a、14a	14a、17a	无	无	9a
鞋面	打磨	9a、10a	14a、17a	无	无	9c
鞋面	刷胶	9a、14a	14a、14b	无	无	9a
鞋面	喷胶	9a、10a	14a、17a	无	无	9a
鞋面	锤鞋	9a、10a、13a	14a、17a	6	无	9a
鞋面	打孔	9a、10a、14a	14a、17a	无	无	9a
鞋面	划线	9a、9c、10b	14a、17a	无	无	无
鞋面	烘线	9a、10a	14a	无	无	9a

注：4. 工作高度调整不佳。6. 无坐和支撑的站姿作业。9. 重复或持续性工作，背部：a. 温和前屈；c. 侧弯或温和扭转。10. 重复性或持续性工作，颈部：a. 前屈；b. 侧屈或温和扭转；c. 严重扭转。11. 手部负荷提举，需注意的重要因素：a. 重复性持续提举；b. 重负荷；c. 困难抓握；g. 肩高度以上；e. 超过前臂长度；f. 膝高度以下。12. 重复支撑重物或不适的负荷搬运和推拉活动。14. 存在下列作业：a. 重复性作业；b. 超过舒适伸展范围的重复性作业。17. 完成重复性工作，手和前臂存在：a. 扭转工作；b. 用力工作；c. 手部不适姿势；d. 按键或敲键盘。

7.4.3 接触与接触危险

RULA 方法是英国诺丁汉大学职业人体工学研究所 McAtamney 和 Corlett 提出的用于评估全身生物力学和姿势负荷的筛选工具,在国外广泛应用于 WMSDs 危险评估。RULA 通过检查作业人员身体不同部位的不良姿势、力量负荷、肌肉使用情况,分别对上下臂、手腕的不良姿势(统称 A 组)和躯干、颈、腿部(统称 B 组)的不良姿势进行赋分,并结合相应的力量负荷及肌肉使用情况调查表获得总的接触分值,最后根据接触分值(1~7 分)把危险等级分成四个等级(Ⅰ:1~2 分,几乎无危险,不需要采取行动;Ⅱ:3~4 分,低危险,必要时改进;Ⅲ:5~6 分,中度危险,进一步调查,尽快改善;Ⅳ:7 分,非常高危险,马上改善)。

以成型车间的刷胶岗位为例,应用 RULA 方法进行工效学危险分析与评估。A 组得分:操作者双上臂的活动范围 20°~45°之间,得 2 分,有外展加 1 分,上臂部分得分 3 分;前臂由于存在取和放回鞋材的动作,以操作者前臂活动幅度是否大于 100°,得 1~2 分,还存在内收过身体和外展的动作,再加 1 分修正值,合计 2~3 分;右手腕需要反复摆动刷子,活动幅度为 0°~15°,得 2 分;左手腕抓握鞋底,评分 1 分,手腕均无旋转得分,以右手腕 2 分代表双手腕得分(以实际操作为准)。查 A 表得到 A 组分值为 3~4。B 组得分:根据不同人员颈部弯曲角度得 1~3 分;躯体按照弯曲程度得 1~3 分;腿部为有支撑的平衡姿势,得 1分;不存在负荷和肌肉情况,查表 B 组分值 1~4 分。左手存在超过 1 分钟的静态作业加 1分,得到 C 分值为 4~5 分。D 分没有附加分,还是 1~4 分。最终查表 C 得到 RULA 评分为 3~5 分,危险等级为Ⅱ~Ⅲ。不同操作者由于身高差异和操作习惯等影响因素,会得到不同的 RULA 分,为了更全面评估不同操作岗位的工效学危险,需要考虑不同的个体影响因素。通过观察各岗位多位人员得分,此处暂以中位数表示(表 7-35)。

表 7-35 刷胶岗位 RULA 得分和分级

上臂	前臂	手腕	手腕旋转	A组附加分值	A分值	C分值	颈部	躯干	腿	B组附加分值	B分值	D分值	总分	等级
3	2~3	2	1(右)	1	3~4	4~5	1~3	1~3	1	0	1~4	1~4	3~5	Ⅱ~Ⅲ

制鞋业 53 个常见的岗位 RULA 得分为 3~7 分,对应的危险等级为Ⅱ~Ⅳ,行动等级为"低危险,必要时改进"到"非常高危险,马上改善"。Ⅱ级岗位有 14 个,占 26.41%;Ⅲ级岗位有 37 个,占 69.81%;Ⅳ级岗位有 2 个(裁断车间的备刀、备料),占 3.78%。制鞋业常见岗位的 RULA 得分来源以不良姿势为主,肌肉使用和负荷贡献不明显,仅在裁断车间的备料、备刀和成型车间的配料 3 个岗位存在明显的肌肉使用和负荷危害因素。部位以颈部、手腕部、下背部为主,腿部姿势负荷几乎没有,具体见表 7-36。

表 7-36 制鞋作业主要岗位的 RULA 得分和分级

车间	工种	A分值	B分值	C分值	D分值	总得分	危险等级
裁断	备料	7(5~7)	4(4~4)	8(6~8)	5(5~5)	7(6~7)	Ⅳ(Ⅲ~Ⅳ)
裁断	备刀	7(5~7)	5(4~6)	7(6~8)	6(5~7)	7(6~7)	Ⅳ
裁断	大车	7(5~7)	3(2~7)	5(3~9)	5(5~7)	5(4~6)	Ⅲ(Ⅲ~Ⅳ)
裁断	小车	4(2~5)	4(2~7)	4(3~6)	5(3~7)	5(3~6)	Ⅲ(Ⅱ~Ⅲ)

续表

车间	工种	A分值	B分值	C分值	D分值	总得分	危险等级
裁断	手工	4(2~8)	3(2~7)	5(3~9)	4(2~8)	6(3~7)	Ⅲ(Ⅱ~Ⅳ)
裁断	划线	3(2~4)	4(2~7)	4(3~5)	5(3~8)	5(3~7)	Ⅲ(Ⅱ~Ⅳ)
裁断	削皮	3(2~6)	3(1~5)	4(3~7)	4(2~6)	5(3~6)	Ⅲ(Ⅱ~Ⅲ)
裁断	印刷	4(2~5)	4(2~7)	4(3~6)	5(3~7)	5(3~6)	Ⅲ(Ⅱ~Ⅲ)
裁断	折边	3(1~4)	4.5(3~6)	4(1~5)	5.5(4~7)	5(4~7)	Ⅲ(Ⅱ~Ⅳ)
裁断	针车	3(1~6)	3(1~7)	4(1~7)	4(2~8)	4(3~7)	Ⅱ(Ⅱ~Ⅳ)
底加工	打磨	4(2~5)	4(2~7)	4(3~5)	5(3~8)	5(3~6)	Ⅲ(Ⅱ~Ⅲ)
底加工	手工	3(3~5)	2(2~7)	4(4~6)	3(3~7)	3(3~7)	Ⅱ(Ⅱ~Ⅳ)
底加工	刷胶/刷药水	3(3~4)	3(1~4)	4(4~5)	3(1~4)	5(3~5)	Ⅲ(Ⅱ~Ⅳ)
底加工	修边	4(2~5)	4(2~7)	4(3~5)	5(3~7)	5(3~6)	Ⅲ(Ⅱ~Ⅲ)
底加工	印刷	4(2~5)	4(2~7)	4(3~6)	5(3~7)	5(3~6)	Ⅲ(Ⅱ~Ⅲ)
底加工	贴底	3(3~5)	2(2~7)	4(4~6)	3(3~7)	3(3~7)	Ⅱ(Ⅱ~Ⅳ)
底加工	压底	4(1~6)	4(2~5)	5(1~7)	4(3~6)	5(3~7)	Ⅲ(Ⅱ~Ⅳ)
底加工	吹粉	3(3~3)	2(2~4)	4(4~4)	3(3~5)	3(3~5)	Ⅱ(Ⅱ~Ⅲ)
鞋面	锤鞋	3(2~5)	3(2~7)	4(3~6)	4(3~8)	6(3~7)	Ⅲ(Ⅱ~Ⅳ)
鞋面	打孔	3(3~4)	3(1~6)	4(4~5)	4(2~7)	5(3~6)	Ⅲ(Ⅱ~Ⅲ)
鞋面	打磨	4(2~5)	4(2~7)	4(3~5)	5(3~8)	5(3~6)	Ⅲ(Ⅱ~Ⅳ)
鞋面	划线	3(3~5)	2(2~7)	4(4~6)	3(3~7)	3(3~7)	Ⅱ(Ⅱ~Ⅳ)
鞋面	喷胶	4(3~7)	4(2~6)	5(4~8)	5(3~7)	6(3~7)	Ⅲ(Ⅱ~Ⅳ)
鞋面	手工	4(2~8)	3(2~7)	5(3~9)	4(2~8)	6(3~7)	Ⅲ(Ⅱ~Ⅳ)
鞋面	刷胶/刷药水	3(3~4)	3(1~4)	4(4~5)	3(1~4)	5(3~5)	Ⅲ(Ⅱ~Ⅳ)
鞋面	修边	4(2~5)	4(2~7)	4(3~5)	5(3~7)	5(3~6)	Ⅲ(Ⅱ~Ⅲ)
鞋面	针车	3(1~6)	3(1~7)	4(1~7)	4(2~8)	4(3~7)	Ⅱ(Ⅱ~Ⅳ)
鞋面	烘线	3(3~5)	2(2~7)	4(4~6)	3(3~7)	3(3~7)	Ⅱ(Ⅱ~Ⅳ)
成型	配料	6(5~7)	3(2~6)	5(3~7)	5(4~7)	6(4~7)	Ⅲ(Ⅲ~Ⅳ)
成型	上钉	3(1~7)	4(2~8)	4(1~8)	5(3~9)	5(3~7)	Ⅲ(Ⅱ~Ⅳ)
成型	拔钉	3(3~5)	4(4~6)	4(4~6)	5(5~7)	5(5~7)	Ⅲ(Ⅲ~Ⅳ)
成型	拔楦	4(3~5)	4(3~7)	4(4~6)	5(3~8)	6(3~7)	Ⅲ(Ⅱ~Ⅳ)
成型	锤鞋	3(2~3)	3(2~5)	4(3~5)	3(2~6)	6(3~7)	Ⅲ(Ⅱ~Ⅳ)
成型	打粗	3(1~7)	4(2~8)	4(1~8)	5(3~9)	5(3~7)	Ⅲ(Ⅱ~Ⅳ)
成型	打钉	3(3~5)	4(4~6)	4(4~6)	5(5~7)	5(5~7)	Ⅲ(Ⅲ~Ⅳ)
成型	打磨	3(1~4)	4(3~6)	4(1~6)	5(3~7)	5(3~7)	Ⅲ(Ⅱ~Ⅳ)
成型	放流水线	3.5(1~6)	4(2~6)	4(1~7)	4(3~7)	5(3~7)	Ⅲ(Ⅱ~Ⅳ)
成型	划线	3(2~5)	4(2~7)	4(2~5)	5(3~7)	5(3~7)	Ⅲ(Ⅱ~Ⅳ)

车间	工种	A分值	B分值	C分值	D分值	总得分	危险等级
成型	前帮	3(3～4)	3.5(2～4)	3(3～5)	4(2～5)	4(3～5)	Ⅱ(Ⅱ～Ⅲ)
成型	中帮	4(2～7)	4(2～7)	5(3～9)	4.5(2～8)	5(3～7)	Ⅲ(Ⅱ～Ⅳ)
成型	后帮	3(3～4)	3.5(2～4)	3(3～5)	4(2～5)	5(3～7)	Ⅲ(Ⅱ～Ⅳ)
成型	喷漆	3(3～3)	2(2～4)	4(4～4)	3(3～5)	4(3～5)	Ⅱ(Ⅱ～Ⅲ)
成型	注胶	5(1～6)	3(2～7)	4(2～6)	4(2～7)	5(3～6)	Ⅲ(Ⅱ～Ⅲ)
成型	清洗	3(2～7)	5(2～7)	4(3～8)	6(3～8)	6(3～7)	Ⅲ(Ⅱ～Ⅳ)
成型	手工	4(1～6)	3(1～8)	4(1～7)	4(2～9)	5(3～7)	Ⅲ(Ⅱ～Ⅳ)
成型	刷胶/刷药水	3(3～4)	3(1～4)	4(4～5)	3(1～4)	5(3～7)	Ⅲ(Ⅱ～Ⅳ)
成型	贴底	4(2～5)	3(2～8)	4.5(3～6)	4(3～9)	5(3～7)	Ⅲ(Ⅱ～Ⅳ)
成型	压机	4(1～6)	4(2～7)	4(1～7)	5(2～8)	5(3～7)	Ⅲ(Ⅱ～Ⅳ)
成型	针车	3(3～3)	2(2～4)	4(4～4)	3(3～5)	3(3～5)	Ⅱ(Ⅱ～Ⅲ)
成型	质检	3(1～4)	4(2～6)	3(1～5)	3(3～5)	4(3～5)	Ⅱ(Ⅱ～Ⅲ)
成型	绑鞋带	3(1～6)	3(1～5)	1(1～5)	3(3～5)	4(3～5)	Ⅱ(Ⅱ～Ⅲ)
成型	配双	3(2～7)	3(2～5)	3(2～5)	5(3～6)	4(3～5)	Ⅱ(Ⅱ～Ⅲ)
成型	包装	4(3～5)	3(2～5)	4(3～10)	4(3～6)	4(3～5)	Ⅱ(Ⅱ～Ⅲ)

7.4.4　对策与建议

我国制鞋作业存在人员多、不良工效学因素普遍、WMSDs 发生率高等特点，需要采取综合措施消除或减少不良工效学负荷，有效降低 WMSDs 发生率是该行业今后主要的职业卫生任务之一。

7.4.4.1　制定工效学预防控制指南　目前国内尚未出台制定《制鞋作业人员肌肉骨骼损伤的工效学预防指南》，早日制定和出台该行业的工效学预防指南，可以作为指导行业的制度和技术保障。

7.4.4.2　加强工效学知识宣传和培训　国内关于作业人员职业工效学方面的知识宣传和培训还非常缺乏，需要在这方面增加研究和投入，如调查制鞋作业人员工效学和 WMSDs 的健康素养等，为今后制定针对性的科普宣传知识提供依据。

7.4.4.3　减少不良工效学危害因素　根据 RULA 法评估结果，应对危险极高和高的岗位，尤其是接触人数多的岗位，采取有效工效学措施，降低不良工效学危害。

本调查发现危险极高的裁断车间的备刀和备料 2 个岗位，从工效学危害因素识别可以发现主要来源情况：备刀操作工效学危害涉及身体所有 5 组危险部位，高达 14 个危害因素，对该岗位可通过多项措施进行针对性的工效学改进。备刀操作者从高处取下刀具，需要反复大幅度弯腰或下蹲才能把取下的刀具放入装货篮，把装满刀具的装货篮搬到有一定距离的各个裁断机台，存在手高过肩部的负重动作，手腕、肩部、手臂和腰背部多个部位的肌肉负重，可以改为提供高度可调节的装货小推车，从而减少手高过肩的动作，减少弯腰的幅度，还可以大大减少身体多部位的负重操作。这些工效学改进措施也同样适用于备料岗位。

针对制鞋业普遍存在的高危险岗位，需要加强针对性的改进措施：①针对高达 90% 以上岗位存在的手腕捏握、桡侧或尺侧偏移，持续时间≥10s，频率≥30 次 /min，可以配套可转动 / 有角度的操作盘 / 台，通过转动操作盘 / 台调整操作对象的角度，避免肘部、手部不良姿势；或采用电动工具代替手工工具，或采用工效学手动工具，减少所需的手部力量和重复动作的数量，特别是扭转动作。②长期坐姿也是制鞋业的常见工作姿势，为坐姿作业的人员提供可调节的靠背椅，容许作业人员尽量能交替采用立姿或坐姿，为坐姿作业人员提供较大的作业空间，可以间歇允许站立操作。③多数制鞋作业人员存在颈部弯曲姿势，分析原因主要与大多数用人单位只提供统一高度的工作椅和操作台有关，不能适应不同身高作业人员的良好工效学要求，可以提供可调整高度的工作椅，调整操作对象的摆放位置，确保正面直视操作或取物；还可以通过调整流水线的高度等良好的工效学设计来减少或消除颈部和下背部等部位的不良工效学负荷。

7.4.4.4 优化作业和休息制度　一些资料表明，WMSDs 的发生与工作组织因素高度相关。相关调查结果也提示工作组织情况可能影响制鞋业生产工作人员的 WMSDs，如"觉得自己跟上工作节奏有困难"是颈部 WMSDs 的影响因素；"是否需要经常加班""工作中通常可以按照规定时间休息"是下背 WMSDs 的影响因素，提示可以通过制定合理的工作组织和休息制度来减少 WMSDs。

（沈　波）

7.5　建筑业

我国基础建设的迅猛发展，带动了建筑业的快速进步，成为我国 GDP 不可缺少的特色行业，从业大军也迅速增长。建筑业的高速发展也给建筑工人带来许多职业健康问题。我国建筑业是典型的劳动密集产业，虽然先进自动化工艺过程大幅提高，但许多作业仍以手工作业为主，作业人员广泛存在高负荷、不良姿势、重复动作、振动、受限空间等不良工效学因素，由此导致的 WMSDs 已成为建筑业的主要职业健康问题之一。为了解我国建筑业 WMSDs 发生情况及其发生规律，探索不良工效学因素及其接触情况和不同作业人群 WMSDs 的接触危险及其分布，从广东、山东、辽宁等省份对 10 家建筑企业开展了不良工效学因素致 WMSDs 的职业健康危险评估。

7.5.1　定义 WMSDs 问题

采用中国疾病预防控制中心职业卫生与中毒控制所提供的《肌肉骨骼疾患问卷（电子版）》，对我国 10 家企业 653 名建筑工人 WMSDs 的流行病学调查结果显示，不分部位 WMSDs 发生率为 28.9%，各部位发生率波动在 2.8%～15.9%，从高到低依次为下背部（15.9%）、肩部（13.5%）、颈部（10.9%）、上背部（8.6%）、手腕部（8.4%）、足踝部（4.1%）、腿部（3.4%）、肘部（2.9%）和膝部（2.8%）等。不同班组工人 WMSDs 发生情况见表 7-37。从不同班组看，不分部位 WMSDs 以塔吊班组的发生率最高（60%），其次为木工班组（32.0%）、脚手架班组（31.8%）、后勤保障部（27.1%）、混凝土班组（25.0%）和钢筋班组（23.8%）。各部位 WMSDs 的发生率在不同班组之间存在差异，如下背部 WMSDs 主要发生在混凝土、木工和塔吊班组，手腕部 WMSDs 主要发生在混凝土、木工和钢筋班组，颈部 WMSDs 主要发生在塔吊、脚手架、后勤保障班组。大部分车间均以下背部、肩部和颈部为主要发生部位。由此可见，建筑行业存在 WMSDs 问题，且与作业活动有关，存在发生部位特征。

表7-37 建筑业不同班组工人WMSDs发生情况

班组	人数	不分部位		颈部		肩部		上背部		下背部		肘部		腕部		腿部		膝部		足踝部	
		发生人数	发生率/%	发生人数	发生率/%	发生人数	发生率/%	发生人数	发生率/%	发生人数	发生率/%	发生人数	发生率/%	发生人数	发生率/%	发生人数	发生率/%	发生人数	发生率/%	发生人数	发生率/%
钢筋班组	172	41	23.8	8	4.7	15	8.7	10	5.8	20	11.6	5	2.9	10	5.8	5	2.9	5	2.9	5	2.9
后勤保障部	140	38	27.1	22	15.7	19	13.6	10	7.1	12	8.6	3	2.1	7	5.0	5	3.6	5	3.6	4	2.9
混凝土班组	8	2	25.0	0	0.0	0	0.0	0	0.0	2	25.0	0	0.0	1	12.5	1	12.5	0	0.0	1	12.5
脚手架班组	22	7	31.8	4	18.2	3	13.6	1	4.5	3	13.6	2	9.1	0	0.0	1	4.5	1	4.5	0	0.0
木工班组	306	98	32.0	35	11.4	50	16.3	35	11.4	66	21.6	9	2.9	37	12.1	8	2.6	6	2.0	15	4.9
塔吊班组	5	3	60.0	2	40.0	1	20.0	0	0.0	1	20.0	0	0.0	0	0.0	2	40.0	1	20.0	2	40.0

7.5.2　工效学危险因素识别

采用应用较为成熟的 BRIEF 检查表和 PLIBEL 检查表两种方法，识别建筑业中 WMSDs 危险部位与相关工效学危害因素。

7.5.2.1　BRIEF 方法　以建筑业钢筋工为例，采用 BRIEF 检查表对工人搬运作业时可能存在的危险部位进行识别。根据现场调查资料可知，作业人员左右手腕均存在桡侧 / 尺侧偏移且弯曲角度大于 45°，搬运重物一般在 10kg 以上，持续时间大于 10s，因此左右腕部 BRIEF 评分为 3 分（≥2 分），判定存在 WMSDs 发生危险；左右肘部在搬运作业时前臂发生旋转，肘部承受重量大于 10kg，肘部 BRIEF 评分为 2 分，判定存在 WMSDs 发生危险；颈和肩部在搬运作业时的 BRIEF 评分为 0 分，判定不存在 WMSDs 发生危险；背部在搬运时弯曲角度大于 20°，持续时间大于 10s，BRIEF 评分为 2 分，判定存在 WMSDs 发生危险；腿部在搬起重物时需要下蹲整理和搬起放下，每日持续下蹲时间超过 30%，BRIEF 评分为 2 分，判定为存在 WMSDs 发生危险。

基于上述原则，采用 BRIEF 方法对建筑业不同班组和工种进行危险部位识别的结果显示，各班组内不同工种或相似接触人群存在的危险部位各有差异，详见表 7-38。六个班组的危险部位主要是左右腕部和背部，各班组内部不同工种或相似接触人群存在的危险部位各有差异。从各班组的危险部位看，钢筋班组中，搬运作业人员主要集中在腕、肘、背和腿四个部位，吊装作业人员主要集中在右腕和背部，钢筋加工作业人员主要集中在腕、肘、右肩、背和腿部，焊接工主要集中在右腕、右肘、腿和背部。后勤保障部的后勤管理人员主要集中在腕和背部，混凝土技术人员主要集中在腕、肘和背部。混凝土班组人员主要发生部位是腕、右肘和背部。脚手架班组人员集中在手腕、肘和腿部。木工班组人员主要集中在右腕和背部。塔吊班组搬运作业工人主要集中在右腕和背部，起重作业工人主要集中在左右腕部。

表 7-38　建筑业 BRIEF 识别结果

班组	工种	SEG	腕部 左	腕部 右	肘部 左	肘部 右	肩部 左	肩部 右	颈部	背部	腿部
钢筋班组	钢筋工	搬运	√	√	√	√	—	—	—	√	√
		吊装	—	√	—	—	—	—	—	√	—
		钢筋加工	√	√	√	√	—	√	—	√	√
		焊接	—	√	—	√	—	—	—	√	√
后勤保障部	技术人员	后勤	√	√	—	—	—	—	—	√	—
		做混凝土	√	√	√	√	—	—	—	√	—
混凝土	混凝土工	做混凝土	√	√	—	√	—	—	—	√	—
脚手架	架子工	绑铁架	√	√	√	√	—	—	—	—	√
木工班组	木工	木工	—	√	—	—	—	—	—	√	—
塔吊班组	起重工	搬运	—	√	—	—	—	—	—	√	—
		起重	√	√	—	—	—	—	—	—	—

7.5.2.2 PLIBEL 方法 以建筑业木工班组的木工作业为例,采用 PLIBEL 检查法对其可能存在的工效学危害因素进行识别。根据现场调查资料,木工的颈、肩和上背在完成重复性或持续性工作时,背部轻微前屈(9a),颈部发生前屈(10a)、侧屈或轻微扭转(10b),存在重复性的简单工作(14a);肘、腕和手部存在简单工作(14a)和舒适的伸展活动范围内简单工作的重复性活动(14b),完成重复性工作时手和前臂存在用力作业(17b);足部处于路面不平、倾斜、光滑等作业环境(1),几乎没有坐下休息的可能(6),需要完成易疲劳的重复性攀梯或迈步工作(8a);膝和臀部的危险因素与足部相同;下背部在工作中没有支撑(6),完成重复性或持续性工作时背部需要轻微前屈(9a)。

基于上述方法识别建筑业不同班组和工种存在的危险部位、危害因素及其来源,各班组、工种/岗位和相似接触人群相同危险部位的危险因素及其来源略有差异,详见表7-39。

表7-39 建筑业 PLIBEL 识别结果

班组	工种	危害因素与危险源				
		颈、肩和上背	肘、腕和手	足	膝和臀	下背
钢筋班组	钢筋工	9a、9b、9c、10a、10b、11b、11f、14a、14b、15a、16	3、12、13、14a、15a、17a、17b	1、2、3、6、8a、8b	2、6、8a、8b	4、6、8a、8b、9a、9b、9c、11b、11f
后勤保障部	技术管理人员	4、9a、9c、10a、10b、11a、11b、11c、11d、11g、12、14a、15a、16	2、12、13、14a、14b、15a、15b、17a、17b、17c	6、8a	6、8a	4、6、8a、9a、9c、11a、11b
混凝土班组	混凝土工	9a、9c、10a、10b、11g	14a、15a、17a、17b	6、8b	6、8b	6、9a、9c、11g
脚手架班组	架子工	9a、9c、10a、10b、14a	14a、15b、17a、17b	1、6	1、6	6、9a、9c
木工班组	木工	9a、10a、10b、14a	14a、14b、17b	1、6、8a	1、6、8a	6、9a
塔吊班组	起重工	9a、10a、14a、16	14a	1、6	6	6、9a

7.5.3 接触水平与接触危险评估

以建筑业钢筋班组的钢筋工为例,采用 REBA 检查表对其接触进行评估。该工种工作时背部最大弯曲角度大于60°,躯干评分为4分;颈部最大弯曲角度大于20°,评分为2分;腿部由于负重较大先计2分,下蹲作业时大腿和小腿角度大于60°,腿部评分累加2分共计4分;进行钢筋加工时钢筋工上臂需要举起,角度大于90°且肩高于正常位置,共计5分;下臂弯曲角度经常处于小于60°或大于100°的位置,评分为2分;工作时手掌弯曲常大于15°,计2分;钢筋工搬运重物一般大于10kg,负荷评分为2分;在握时,手持尚可接受,但需要借助躯干等进行辅助,评分1分。综合 REBA 评估分值为11分,危险等级为非常高。

表 7-40 列出了建筑业的接触水平和接触危险等级。结果显示,背部最大分值为4分,颈部最大分值为2分,腿部最大分值为4分,肩部最大分值为5分,肘部最大分值为2分,腕部最大分值为2分,负荷最大分值为2分,抓握评估最大分值为1分,其中钢筋工和混凝土工的各项分值均处于较高水平。综上评估方法,该行业不同班组 REBA 危险等级存在差异,REBA 危险等级为"非常高危险"的班组有钢筋班组,"高危险"的班组有后勤保障部、混凝土班组、脚手架班组、木工班组,"低危险"的班组有塔吊班组。不同班组内部各工种的

表7-40 建筑业各班组不同工种工人各部位接触水平（最大值及占比）和接触危险等级

班组	工种	样本量(N)	各部位或因素 REBA 分值																		REBA 分值	总危险等级
			背部		颈部		腰部		肩部		肘部		腕部		负荷/用力		抓握		活动范围			
			最大值	百分比/%	最大值	百分比/%	最大值	百分比/%	最大值	百分比/%	最大值	百分比/%	最大值	百分比/%	最大值	百分比/%	最大值	百分比/%	最大值	百分比/%		
钢筋班组	钢筋工	15	4	80.0	2	66.67	4	100.0	5	66.7	2	100	2	66.7	2	66.7	1	33.3	1	33.3	11	非常高
后勤保障部	技术管理人员	3	3	60.0	2	66.67	2	50.0	5	83.3	1	50	1	33.3	0	0.0	0	0.0	0	0.0	9	高
混凝土班组	混凝土工	3	4	80.0	2	66.67	3	75.0	5	66.7	1	50	2	66.7	1	33.3	1	33.3	1	33.3	10	高
脚手架班组	架子工	4	3	60.0	1	33.33	3	75.0	6	33.3	2	100	2	66.7	0	0.0	1	33.3	1	33.3	8	高
木工班组	木工	3	4	80.0	1	33.33	2	50.0	5	100.0	1	50	1	33.3	1	33.3	1	33.3	1	33.3	9	高
塔吊班组	起重工	2	3	60.0	1	33.33	2	50.0	2	83.3	1	50	1	33.3	0	0.0	0	0.0	1	33.3	3	低

REBA 危险等级也各有不同，其原因为班组内不同工种工人不同部位的危险接触水平存在差异。

REBA 危险等级为"非常高危险"的钢筋班组主要源于腿、肘、背、颈、肩和负荷 / 用力得分，钢筋工为高危险工种。

REBA 危险等级为"高危险"的班组：后勤保障班组源于肩、颈和背部得分，技术管理人员为高危险工种；混凝土班组源于背、腿、颈、肩和腕部得分，混凝土工为高危险工种；脚手架班组源于肘、腿、腕和背部得分，架子工为高危险工种；木工班组源于肩和背部得分，木工为高危险工种。

REBA 危险等级为"低危险"的塔吊班组源于肩和背部得分，起重工为低危险工种。

7.5.4 对策与建议

根据建筑业的工效学危险评估结果，建筑企业应认真开展 WMSDs 相关知识宣传教育，可引入机械辅助手段替代人手搬运作业，降低人工搬运过程的重物负担，使用重物绑扎工具避免肢体的弯曲和改善抓握难度，设计必要的工作台或者辅助梯具以改善工人作业姿势，并尽快改善工作场所其他劳动条件和作息制度，督促工人学习正确的搬抬重物姿势，以降低建筑工人的工效学负荷水平。

7.5.4.1 开展宣传教育 我国建筑业工人普遍文化程度较低，严重缺乏必要的职业防护和工效学知识，企业应定期开展相关宣传、健康教育和培训，使工人充分认识 WMSDs 的产生原因、早期症状和预防干预措施，改变不良的作业习惯。

（1）重体力负荷的搬举作业，应优先使用机械辅助设备，制定负重标准限值。避免或合并不必要的人工搬举，并指导其采用正确的作业姿势，手工搬运时，应规定在箱子、物品上配备把手，避免搬运时物品滑落。

（2）以重复性为主的作业，应根据实际工作需求，调整生产计划和工作节奏，减少重复性动作，降低重复持续时间和频率。

（3）不良姿势作业，应指导其调整作业姿势，减少不必要的身体弯曲和扭转；还可以开展适宜的体育活动，如工间操，增强体质锻炼，加强肌肉力量，提高人体耐力，尽快恢复肌肉疲劳等。

7.5.4.2 改善工作环境和工作条件 根据工效学要求，结合实际生产工艺，尽量提供良好的工作场所，改善不合理的工作条件，减少路面不平、倾斜、光滑带来的影响。

（1）对于手工搬运作业，尽量配备起重机、液压升降装置、升降台、输送带、手推车等机械装置进行辅助，优化原辅材料分布，改善和缩短物流运输距离，减少搬运需求。

（2）对于蹲姿作业，尽量在开阔位置作业，使用工具减少下蹲幅度和时长，在狭小空间作业时，尽可能选择身材适合的工人。

（3）对于立姿作业，操作位置应尽量不要超过肩部，手的高度应略低于肘关节水平，可以设置适当的工作平台或配备可调节的垫脚板、爬高梯等工具。

（4）对于重复性作业，如混凝土作业铲原材料时，应避免长时间重复同一动作，可不同工序交替进行或人员轮流进行作业，减少动作持续时间与动作频率；应避免始终使用同一种姿势完成重复性操作。

（5）对于重体力负荷作业，应减轻劳动负荷，增加辅助吊具，减少和合并不必要的搬运作业，改善作业场所布置，缩短搬运距离，每次搬运物体质量不宜超过23kg。

7.5.4.3 合理安排劳动组织 应根据不同劳动强度、工种、年龄和人数等因素合理安排工作任务。

（1）制定科学合理的轮班、岗位制度，注意平衡工作和休息时间，增加人员配置，缓解人员工作压力。

（2）适当进行心理干预，企业可合理提供时间与空间，对职工进行心理健康教育和技能培训，并提供适宜的工作环境，建立良性的竞争和福利制度，在激发个体工作潜力的同时，提升员工成就感，提高员工决策度，增强员工团队合作感，增加奖罚制度。

（3）合理安排生产计划，避免长期加班的长工时作业模式，减少肌肉疲劳的累积。

7.5.4.4 设计良好的工效学设备 根据人机工效学原则，合理设计可调节的工作台、生产工具设备，劳动工具的厚度、长度、形状和大小应按照作业人员手的人体尺寸进行设计。如劳动工具的位置应稍低于肘关节并处于身体的前位，工具应便于工人抓握和用力，或为作业人员配备腰椎保护带，以满足作业人员在不同工作姿态下维持骨骼系统正常的生理姿态，避免弯腰或身体扭曲，肌肉骨骼负荷减至最低，使作业人员可以更加高效、安全、健康和舒适地工作。

（彭志恒 刘移民）

7.6 电子设备制造业

我国是电子产品的消费大国和制造大国。随着电子行业的迅速发展，从业人员急剧增加，截至 2018 年年底，我国设备制造业从业人员约有 1 007 万，其中女性达 441 万（源自第四次经济普查数据），成为我国生产制造业中从业人员最多的行业。电子设备制造业仍有许多企业以手工作业模式为主，在其生产过程中广泛存在高负荷、高重复性、不良姿势、作业单调等不良工效学因素，容易引发 WMSDs。国内外研究显示，电子制造业作业人员不同部位 WMSDs 患病率波动在 35.7%～73.6% 之间。这一结果提示，该行业 WMSDs 发病率高，不仅影响员工身心健康、工作能力和生活质量，也给社会、用人单位和家庭带来巨大的经济负担，是亟须解决的职业卫生问题。

7.6.1 定义问题

广东省职业病防治院对当地 815 名电子设备制造厂员工开展多部位 WMSDs 调查，患病率为 54.5%，发生部位依次为颈部、肩部、下腰部等。研究人员对北京一家电子设备加工厂的研究发现，电子配件加工作业人员 WMSDs 发生率为 46.8%，且多部位发生较单一部位常见。由于发达国家电子产业向发展中国家迁移，国外关于电子制造业作业人员 WMSDs 调查报道少见。伊朗对电子装配线员工的调查发现，下背/腰、手/腕和颈部的患病率较高，分别为 73.6%、71.7% 和 67.9%。

采用中国疾病预防控制中心职业卫生与中毒控制所提供的《肌肉骨骼疾患问卷（电子版）》，对我国 32 家电子制造企业的 41 个车间 45 个工种 8 116 名作业人员进行的 WMSDs 流行病学横断面调查结果显示（表 7-41），WMSDs 发生率为 38.91%（20.38%～75.0%），其中发生率超过 50% 的有 13 个车间，以绕线车间最高（75.00%），其次为化学品仓库（66.67%）、自动化车间（63.81%）、目检车间（59.87%）、锡炉车间（57.14%）、封装运营中心（56.94%）、管状保险丝车间（56.67%）、预加工车间（54.17%）、组装车间（51.36%）、焊接车间（50.67%）、膜渣烘烤车间（50.00%）和压合车间（50.00%）。

表7-41　电子设备制造业不同车间WMSDs发生人数和发生率

车间	人数	总体发生情况		多部位发生情况		单部位发生情况	
		发生人数	发生率/%	发生人数	发生率/%	发生人数	发生率/%
包装	420	157	37.38	115	27.38	42	10.00
测试	256	101	39.45	71	27.73	30	11.72
产品维修	272	82	30.15	48	17.65	34	12.50
产品线	426	170	39.91	125	29.34	45	10.56
车用保险丝	29	13	44.83	10	34.48	3	10.34
垂化/镀金	113	49	43.36	32	28.32	17	15.04
低压电器及元件	107	28	26.17	17	15.89	11	10.28
电镀车间	114	42	36.84	25	21.93	17	14.91
封装运营中心	144	82	56.94	57	39.58	25	17.36
浮体	84	41	48.81	26	30.95	15	17.86
隔离器	81	32	39.51	21	25.93	11	13.58
工程部	23	8	34.78	5	21.74	3	13.04
管状保险丝	90	51	56.67	38	42.22	13	14.44
光刻	68	23	33.82	15	22.06	8	11.76
滚轴	5	2	40.00	1	20.00	1	20.00
焊接	75	38	50.67	35	46.67	3	4.00
化学品仓库	3	2	66.67	2	66.67	0	0.00
环行器	124	45	36.29	31	25.00	14	11.29
机械加工中心	16	4	25.00	2	12.50	2	12.50
基座	273	87	31.87	57	20.88	30	10.99
技术管理	1 616	522	32.30	342	21.16	180	11.14
技术研发	11	4	36.36	3	27.27	1	9.09
晶圆运营中心	140	47	33.57	29	20.71	18	12.86
膜切加工	157	32	20.38	18	11.46	14	8.92
膜渣烘烤	4	2	50.00	1	25.00	1	25.00
目检	152	91	59.87	72	47.37	19	12.50
其他	338	135	39.94	97	28.70	38	11.24
绕线	48	36	75.00	31	64.58	5	10.42
贴片	274	69	25.18	41	14.96	28	10.22
锡炉	21	12	57.14	9	42.86	3	14.29
线路/防焊/抗镀金干膜	31	15	48.39	14	45.16	1	3.23
行政管理	681	250	36.71	168	24.67	82	12.04

车间	人数	总体发生情况		多部位发生情况		单部位发生情况	
		发生人数	发生率/%	发生人数	发生率/%	发生人数	发生率/%
压合	8	4	50.00	4	50.00	0	0.00
预加工	48	26	54.17	20	41.67	6	12.50
原料仓储	342	114	33.33	84	24.56	30	8.77
质量控制	250	82	32.80	50	20.00	32	12.80
装配	81	38	46.91	25	30.86	13	16.05
自动化	105	67	63.81	51	48.57	16	15.24
组装	1 069	549	51.36	453	42.38	96	8.98
钻孔	17	6	35.29	5	29.41	1	5.88
合计	8 116	3 158	38.91	2 250	27.72	908	11.19

从 WMSDs 发生部位看（表 7-42），发生率由高到低依次为颈部（25.38%）、肩部（21.66%）、上背（14.24%）、下背（13.91%）、手部（10.95%）、足部（9.86%）、腿部（8.64%）、膝部（7.05%）和肘部（6.35%）。颈部发生率以绕线车间最高（60.42%），其次为自动化车间（43.81%）和目检车间（43.42%）；肩部发生率排前三的车间有化学品仓库（66.67%）、绕线车间（58.33%）和膜渣烘烤车间（50.00%）。这些车间往往广泛存在颈肩部单一姿势作业、作业空间受限、高度重复性和长时间持续作业等不良工效学因素。上背部发生率排名前三的车间有压合车间（37.5%）、化学品仓库（33.33%）和自动化车间（33.33%）；下背部发生率排名前三的车间有绕线车间（39.58%）、化学品仓库（33.33%）和目检车间（32.89%）。上、下背部的 WMSDs 发生率略低于颈肩部。手部发生率排名前三的三个车间分别为焊接车间（29.33%）、锡炉车间（28.57%）和绕线车间（25.00%）。这些车间广泛存在强力捏握工具、手腕扭转、单一手肘姿势作业等不良工效学因素。腿部发生率排名前三的车间有压合车间（50.00%）、线路/防焊/抗镀金干膜车间（25.81%）和封装运营中心（21.53%）；膝部发生率排名前三的车间与腿部一致，发生率分别为 25.0%、16.13% 和 15.28%；足部发生率以封装运营中心为最高（27.08%），其次为压合车间（25.0%）和线路/防焊/抗镀金干膜车间（22.58%）；腿、膝、足这三个部位 WMSDs 发生率最高的三个车间相同，且广泛存在腿、膝和足部的高重复性、长时间持续作业等不良工效学因素。肘部发生率最高的车间为膜渣烘烤车间（25.00%），其次为预加工车间（14.58%）和锡炉车间（14.29%）。

不同车间不同工种的 WMSDs 发生率也不相同。颈部发生率最高的绕线车间中，注塑工的发生率最高（75.00%）；肩部发生率最高的化学品仓库中，搬运工的发生率最高（66.67%）；上背部发生率最高的压合车间中，打磨工的发生率最高（37.50%）；下背部发生率最高的绕线车间中，注塑工的发生率最高（62.50%）；手部发生率最高的焊接车间中，焊锡工的发生率最高（40.74%）；腿部和膝部发生率最高的压合车间中，打磨工两个部位的发生率均最高，分别为 50.00% 和 25.00%；足部发生率最高的封装运营中心中，冲压工的发生率最高（100.00%）；肘部发生率最高的膜渣烘烤车间中，搬运工发生率最高（25.00%）。

根据身体 9 个部位 WMSDs 发生情况（表 7-43），进一步分析发现，其中单部位发生率为 11.19%，发生率最高的三个车间分别为膜渣烘烤车间（25.00%）、滚轴车间（20.00%）和浮体车间（17.86%）；多部位（≥2 个部位）发生率为 27.72%，其中最高的为化学品仓库（66.67%）、

表7-42 各车间不同工种作业人员各部位WMSDs发生情况

车间	工种	人数	颈部损伤 发生人数	颈部损伤 发生率%	肩部损伤 发生人数	肩部损伤 发生率%	上背损伤 发生人数	上背损伤 发生率%	下背损伤 发生人数	下背损伤 发生率%	肘部损伤 发生人数	肘部损伤 发生率%	手部损伤 发生人数	手部损伤 发生率%	腿部损伤 发生人数	腿部损伤 发生率%	膝部损伤 发生人数	膝部损伤 发生率%	足部损伤 发生人数	足部损伤 发生率%
包装	包装	268	98	36.57	88	32.84	55	20.52	52	19.40	19	7.09	34	12.69	24	8.96	15	5.60	19	7.09
	技术管理	27	0	0.00	2	7.41	1	3.70	0	0.00	0	0.00	0	0.00	0	0.00	0	0.00	0	0.00
	检测	1	0	0.00	0	0.00	0	0.00	0	0.00	0	0.00	0	0.00	0	0.00	0	0.00	0	0.00
	塑封	14	0	0.00	0	0.00	2	14.29	0	0.00	2	14.29	0	0.00	0	0.00	0	0.00	2	14.29
	质检	28	1	3.57	2	7.14	1	3.57	3	10.71	1	3.57	0	0.00	0	0.00	0	0.00	0	0.00
	装配	82	8	9.76	6	7.32	4	4.88	3	3.66	1	1.22	5	6.10	5	6.10	3	3.66	7	8.54
测试	技术管理	1	1	100.00	0	0.00	0	0.00	0	0.00	0	0.00	0	0.00	0	0.00	0	0.00	0	0.00
	检测	255	61	23.92	52	20.39	39	15.29	24	9.41	16	6.27	25	9.80	22	8.63	13	5.10	32	12.55
产品维修	技术管理	3	0	0.00	0	0.00	0	0.00	0	0.00	0	0.00	0	0.00	0	0.00	0	0.00	0	0.00
	其他辅助	269	50	18.59	39	14.50	20	7.43	26	9.67	14	5.20	19	7.06	20	7.43	17	6.32	28	10.41
产品线	电焊	54	15	27.78	11	20.37	9	16.67	7	12.96	3	5.56	6	11.11	11	20.37	5	9.26	15	27.78
	晶圆制取	47	10	21.28	10	21.28	3	6.38	3	6.38	0	0.00	3	6.38	4	8.51	3	6.38	5	10.64
	其他辅助	255	58	22.75	53	20.78	33	12.94	34	13.33	21	8.24	28	10.98	31	12.16	15	5.88	38	14.90
	清洗	2	1	50.00	0	0.00	1	50.00	0	0.00	0	0.00	0	0.00	0	0.00	0	0.00	0	0.00
	塑封	21	11	52.38	8	38.10	4	19.05	2	9.52	2	9.52	3	14.29	5	23.81	0	0.00	5	23.81
	印刷	14	2	14.29	2	14.29	3	21.43	2	14.29	0	0.00	1	7.14	0	0.00	0	0.00	1	7.14
	质检	27	7	25.93	8	29.63	2	7.41	2	7.41	0	0.00	2	7.41	3	11.11	1	3.70	4	14.81
	字码牌	6	1	16.67	1	16.67	1	16.67	1	16.67	0	0.00	0	0.00	0	0.00	0	0.00	0	0.00
车用保险丝	装配	29	8	27.59	9	31.03	2	6.90	7	24.14	0	0.00	6	20.69	0	0.00	4	13.79	2	6.90
垂化/镀金	搬运	113	20	17.70	16	14.16	9	7.96	17	15.04	5	4.42	13	11.50	18	15.93	12	10.62	14	12.39
低压电器及元件	焊锡	11	1	9.09	1	9.09	0	0.00	0	0.00	0	0.00	0	0.00	1	9.09	0	0.00	1	9.09
	质检	9	4	44.44	2	22.22	2	22.22	0	0.00	1	11.11	1	11.11	0	0.00	0	0.00	0	0.00
	装配	87	15	17.24	11	12.64	4	4.60	6	6.90	1	1.15	6	6.90	2	2.30	0	0.00	1	1.15

续表

车间	工种	人数	颈部损伤 人数	发生率/%	肩部损伤 人数	发生率/%	上背损伤 人数	发生率/%	下背损伤 人数	发生率/%	肘部损伤 人数	发生率/%	手部损伤 人数	发生率/%	腿部损伤 人数	发生率/%	膝部损伤 人数	发生率/%	足部损伤 人数	发生率/%
电镀	电镀	49	7	14.29	12	24.49	6	12.24	8	16.33	7	14.29	4	8.16	9	18.37	7	14.29	3	6.12
	镀膜	47	5	10.64	8	17.02	3	6.38	1	2.13	0	0.00	2	4.26	1	2.13	2	4.26	1	2.13
	喷砂	4	1	25.00	1	25.00	1	25.00	1	25.00	1	25.00	1	25.00	1	25.00	1	25.00	1	25.00
	下料	14	3	21.43	3	21.43	2	14.29	3	21.43	2	14.29	1	7.14	3	21.43	2	14.29	6	42.86
封装运营中心	冲压	1	0	0.00	1	100.00	0	0.00	0	0.00	1	100.00	1	100.00	1	100.00	1	100.00	1	100.00
	电焊	35	11	31.43	9	25.71	6	17.14	10	28.57	4	11.43	5	14.29	4	11.43	6	17.14	7	20.00
	切割	10	2	20.00	1	10.00	0	0.00	2	20.00	0	0.00	1	10.00	2	20.00	1	10.00	1	10.00
	清洗	3	0	0.00	0	0.00	0	0.00	0	0.00	0	0.00	0	0.00	0	0.00	0	0.00	1	33.33
	塑封	22	6	27.27	6	27.27	5	22.73	5	22.73	5	22.73	5	22.73	6	27.27	4	18.18	6	27.27
	涂片	18	5	27.78	4	22.22	2	11.11	3	16.67	1	5.56	1	5.56	2	11.11	0	0.00	6	33.33
	质检	27	13	48.15	6	22.22	7	25.93	12	44.44	3	11.11	8	29.63	7	25.93	4	14.81	4	14.81
	装载	28	9	32.14	8	28.57	8	28.57	10	35.71	6	21.43	4	14.29	9	32.14	6	21.43	13	46.43
浮体	打孔	1	0	0.00	0	0.00	0	0.00	0	0.00	0	0.00	0	0.00	0	0.00	0	0.00	0	0.00
	挤出	2	0	0.00	0	0.00	0	0.00	0	0.00	1	50.00	0	0.00	0	0.00	0	0.00	0	0.00
	开炼	8	1	12.50	1	12.50	1	12.50	1	12.50	0	0.00	1	12.50	0	0.00	0	0.00	1	12.50
	硫化	70	18	25.71	18	25.71	19	27.14	9	12.86	10	14.29	13	18.57	7	10.00	7	10.00	12	17.14
	模具保养	3	1	33.33	0	0.00	1	33.33	1	33.33	0	0.00	0	0.00	1	33.33	0	0.00	0	0.00
隔离器	包装	8	2	25.00	5	62.50	2	25.00	2	25.00	1	12.50	2	25.00	2	25.00	1	12.50	1	12.50
	检测	73	19	26.03	17	23.29	10	13.70	7	9.59	4	5.48	6	8.22	9	12.33	3	4.11	4	5.48
工程部	光刻	5	0	0.00	0	0.00	0	0.00	0	0.00	0	0.00	0	0.00	0	0.00	0	0.00	1	20.00
	技术管理	9	2	22.22	2	22.22	3	33.33	2	22.22	0	0.00	0	0.00	1	11.11	1	11.11	2	22.22
	其他辅助	9	3	33.33	2	22.22	2	22.22	0	0.00	1	11.11	1	11.11	2	22.22	1	11.11	1	11.11

续表

车间	工种	人数	颈部损伤 发生人数	颈部损伤 发生率/%	肩部损伤 发生人数	肩部损伤 发生率/%	上背损伤 发生人数	上背损伤 发生率/%	下背损伤 发生人数	下背损伤 发生率/%	肘部损伤 发生人数	肘部损伤 发生率/%	手部损伤 发生人数	手部损伤 发生率/%	腿部损伤 发生人数	腿部损伤 发生率/%	膝部损伤 发生人数	膝部损伤 发生率/%	足部损伤 发生人数	足部损伤 发生率/%
管状保险丝	电焊	14	7	50.00	7	50.00	4	28.57	3	21.43	0	0.00	2	14.29	1	7.14	2	14.29	1	7.14
	清洗	9	4	44.44	2	22.22	1	11.11	2	22.22	0	0.00	0	0.00	1	11.11	1	11.11	2	22.22
	质检	39	11	28.21	14	35.90	4	10.26	7	17.95	3	7.69	4	10.26	0	0.00	6	15.38	5	12.82
	装配工	28	9	32.14	7	25.00	3	10.71	7	25.00	1	3.57	5	17.86	3	10.71	4	14.29	7	25.00
光刻	光刻	48	13	27.08	7	14.58	6	12.50	6	12.50	2	4.17	3	6.25	0	0.00	3	6.25	3	6.25
	清洗	20	4	20.00	3	15.00	2	10.00	1	5.00	0	0.00	0	0.00	0	0.00	0	0.00	0	0.00
	卸模	5	2	40.00	1	20.00	1	20.00	0	0.00	0	0.00	0	0.00	0	0.00	0	0.00	0	0.00
焊接	电焊	21	1	4.76	0	0.00	1	4.76	0	0.00	0	0.00	0	0.00	1	4.76	0	0.00	0	0.00
	焊锡	54	24	44.44	31	57.41	3	5.56	9	16.67	3	5.56	22	40.74	0	0.00	0	0.00	1	1.85
化学品仓库	搬运	3	0	0.00	2	66.67	1	33.33	1	33.33	0	0.00	0	0.00	0	0.00	0	0.00	0	0.00
环行器	电焊	38	8	21.05	5	13.16	1	2.63	2	5.26	1	2.63	1	2.63	3	7.89	1	2.63	1	2.63
	检测	27	12	44.44	8	29.63	8	29.63	6	22.22	4	14.81	4	14.81	2	7.41	0	0.00	2	7.41
	其他辅助	43	11	25.58	8	18.60	6	13.95	8	18.60	5	11.63	5	11.63	6	13.95	3	6.98	3	6.98
	涂片	2	1	50.00	0	0.00	0	0.00	0	0.00	0	0.00	0	0.00	0	0.00	0	0.00	0	0.00
	质检	14	5	35.71	5	35.71	1	7.14	2	14.29	1	7.14	3	21.43	1	7.14	1	7.14	0	0.00
机械加工中心	钣金	3	1	33.33	1	33.33	1	33.33	0	0.00	1	33.33	1	33.33	1	33.33	1	33.33	0	0.00
	铲车	8	1	12.50	0	0.00	0	0.00	1	12.50	0	0.00	1	12.50	0	0.00	0	0.00	0	0.00
	其他辅助	4	0	0.00	0	0.00	0	0.00	0	0.00	0	0.00	0	0.00	0	0.00	0	0.00	0	0.00
	涂胶	1	0	0.00	1	100.00	0	0.00	0	0.00	0	0.00	0	0.00	0	0.00	0	0.00	0	0.00
基座	电焊	15	3	20.00	2	13.33	2	13.33	1	6.67	2	13.33	1	6.67	1	6.67	1	6.67	0	0.00
	技术管理	39	9	23.08	7	17.95	5	12.82	3	7.69	3	7.69	5	12.82	3	7.69	3	7.69	6	15.38
	其他辅助	190	37	19.47	29	15.26	25	13.16	18	9.47	16	8.42	18	9.47	8	4.21	8	4.21	15	7.89
	涂胶	8	1	12.50	1	12.50	1	12.50	1	12.50	1	12.50	0	0.00	0	0.00	1	12.50	0	0.00
	质检	15	5	33.33	6	40.00	2	13.33	0	0.00	1	6.67	3	20.00	0	0.00	2	13.33	1	6.67
	自动化操作	6	1	16.67	0	0.00	0	0.00	1	16.67	0	0.00	0	0.00	0	0.00	0	0.00	1	16.67

续表

车间	工种	人数	颈部损伤 发生人数	颈部损伤 发生率/%	肩部损伤 发生人数	肩部损伤 发生率/%	上背损伤 发生人数	上背损伤 发生率/%	下背损伤 发生人数	下背损伤 发生率/%	肘部损伤 发生人数	肘部损伤 发生率/%	手部损伤 发生人数	手部损伤 发生率/%	腿部损伤 发生人数	腿部损伤 发生率/%	膝部损伤 发生人数	膝部损伤 发生率/%	足部损伤 发生人数	足部损伤 发生率/%
技术管理	搬运	12	2	16.67	2	16.67	2	16.67	3	25.00	3	25.00	3	25.00	3	25.00	3	25.00	4	33.33
	电焊	37	8	21.62	4	10.81	2	5.41	2	5.41	0	0.00	1	2.70	1	2.70	0	0.00	0	0.00
	焊锡	10	3	30.00	5	50.00	3	30.00	2	20.00	3	30.00	2	20.00	3	30.00	1	10.00	2	20.00
	技术管理	931	189	20.30	131	14.07	97	10.42	91	9.77	42	4.51	58	6.23	69	7.41	59	6.34	84	9.02
	其他辅助	275	72	26.18	71	25.82	48	17.45	49	17.82	23	8.36	34	12.36	31	11.27	34	12.36	36	13.09
	清洗	76	14	18.42	12	15.79	6	7.89	3	3.95	0	0.00	3	3.95	3	3.95	1	1.32	4	5.26
	涂片	4	0	0.00	1	25.00	1	25.00	0	0.00	0	0.00	0	0.00	0	0.00	0	0.00	1	25.00
	下料	8	1	12.50	1	12.50	1	12.50	1	12.50	0	0.00	1	12.50	0	0.00	0	0.00	0	0.00
	巡检	89	11	12.36	7	7.87	7	7.87	7	7.87	1	1.12	1	1.12	3	3.37	4	4.49	7	7.87
	印刷	49	2	4.08	2	4.08	2	4.08	0	0.00	1	2.04	1	2.04	1	2.04	1	2.04	2	4.08
	质检	125	30	24.00	27	21.60	11	8.80	10	8.00	8	6.40	9	7.20	8	6.40	12	9.60	14	11.20
技术研发	技术管理	11	3	27.27	3	27.27	1	9.09	2	18.18	0	0.00	0	0.00	0	0.00	0	0.00	0	0.00
晶圆运营中心	电镀	13	1	7.69	1	7.69	0	0.00	3	23.08	0	0.00	0	0.00	1	7.69	1	7.69	2	15.38
	翻片	5	2	40.00	0	0.00	1	20.00	0	0.00	0	0.00	1	20.00	0	0.00	0	0.00	0	0.00
	技术管理	8	1	12.50	0	0.00	0	0.00	0	0.00	0	0.00	0	0.00	0	0.00	0	0.00	1	12.50
	检测	9	2	22.22	4	44.44	4	44.44	3	33.33	1	11.11	4	44.44	2	22.22	0	0.00	0	0.00
	切割	4	0	0.00	0	0.00	0	0.00	0	0.00	0	0.00	0	0.00	0	0.00	0	0.00	0	0.00
	清洗	15	3	20.00	2	13.33	1	6.67	0	0.00	1	6.67	0	0.00	1	6.67	0	0.00	0	0.00
	涂片	41	9	21.95	7	17.07	5	12.20	6	14.63	5	12.20	3	7.32	4	9.76	3	7.32	7	17.07
	质检	20	6	30.00	4	20.00	1	5.00	2	10.00	1	5.00	2	10.00	1	5.00	3	15.00	2	10.00
	装载	25	3	12.00	2	8.00	2	8.00	2	8.00	1	4.00	2	8.00	2	8.00	1	4.00	2	8.00
膜切加工	巡检	48	5	10.42	3	6.25	3	6.25	2	4.17	1	2.08	2	4.17	1	2.08	0	0.00	1	2.08
	质检	109	16	14.68	7	6.42	2	1.83	4	3.67	3	2.75	2	1.83	5	4.59	6	5.50	4	3.67
膜渣烘烤	搬运	4	1	25.00	2	50.00	1	25.00	1	25.00	1	25.00	0	0.00	0	0.00	0	0.00	0	0.00

续表

车间	工种	人数	颈部损伤 发生人数	颈部损伤 发生率/%	肩部损伤 发生人数	肩部损伤 发生率/%	上背损伤 发生人数	上背损伤 发生率/%	下背损伤 发生人数	下背损伤 发生率/%	肘部损伤 发生人数	肘部损伤 发生率/%	手部损伤 发生人数	手部损伤 发生率/%	腿部损伤 发生人数	腿部损伤 发生率/%	膝部损伤 发生人数	膝部损伤 发生率/%	足部损伤 发生人数	足部损伤 发生率/%
目检	目检	152	66	43.42	58	38.16	46	30.26	50	32.89	17	11.18	34	22.37	31	20.39	15	9.87	25	16.45
其他	技术管理	8	0	0.00	0	0.00	0	0.00	0	0.00	0	0.00	0	0.00	0	0.00	0	0.00	0	0.00
	检测	2	1	50.00	1	50.00	0	0.00	0	0.00	0	0.00	0	0.00	0	0.00	0	0.00	0	0.00
	其他辅助	155	44	28.39	29	18.71	20	12.90	18	11.61	13	8.39	22	14.19	15	9.68	17	10.97	19	12.26
	清洗	2	2	100.00	0	0.00	0	0.00	1	50.00	0	0.00	1	50.00	0	0.00	0	0.00	0	0.00
	涂胶	71	17	23.94	17	23.94	13	18.31	12	16.90	4	5.63	11	15.49	4	5.63	6	8.45	4	5.63
	质检	2	0	0.00	0	0.00	1	50.00	0	0.00	0	0.00	0	0.00	1	50.00	0	0.00	0	0.00
	装配	98	25	25.51	23	23.47	17	17.35	11	11.22	6	6.12	11	11.22	11	11.22	8	8.16	6	6.12
绕线	包装	1	0	0.00	0	0.00	0	0.00	0	0.00	0	0.00	0	0.00	0	0.00	0	0.00	0	0.00
	绕线	39	23	58.97	22	56.41	2	5.13	14	35.90	1	2.56	10	25.64	1	2.56	0	0.00	0	0.00
	注塑	8	6	75.00	6	75.00	0	0.00	5	62.50	0	0.00	2	25.00	2	25.00	0	0.00	3	37.50
贴片	成型	7	4	57.14	4	57.14	1	14.29	4	57.14	1	14.29	2	28.57	0	0.00	0	0.00	0	0.00
	电焊	9	2	22.22	2	22.22	1	11.11	1	11.11	0	0.00	0	0.00	0	0.00	0	0.00	0	0.00
	技术管理	38	8	21.05	5	13.16	2	5.26	2	5.26	1	2.63	0	0.00	2	5.26	1	2.63	2	5.26
	其他辅助	128	14	10.94	9	7.03	6	4.69	5	3.91	2	1.56	6	4.69	6	4.69	5	3.91	6	4.69
	上料	22	6	27.27	5	22.73	2	9.09	4	18.18	2	9.09	3	13.64	2	9.09	2	9.09	1	4.55
	印刷	6	1	16.67	0	0.00	0	0.00	0	0.00	0	0.00	0	0.00	0	0.00	0	0.00	0	0.00
	质检	41	6	14.63	10	24.39	3	7.32	1	2.44	0	0.00	2	4.88	1	2.44	1	2.44	1	2.44
	字码牌	23	3	13.04	3	13.04	1	4.35	1	4.35	1	4.35	1	4.35	1	4.35	1	4.35	1	4.35
锡炉	焊锡	21	9	42.86	7	33.33	2	9.52	5	23.81	3	14.29	6	28.57	2	9.52	2	9.52	3	14.29
线路/防焊/抗镀金干膜	搬运	20	6	30.00	6	30.00	1	5.00	6	30.00	1	5.00	1	5.00	7	35.00	4	20.00	6	30.00
	插框	11	1	9.09	2	18.18	2	18.18	2	18.18	1	9.09	2	18.18	1	9.09	1	9.09	1	9.09
行政管理	技术管理	680	173	25.44	139	20.44	71	10.44	89	13.09	21	3.09	46	6.76	23	3.38	28	4.12	37	5.44
	其他辅助	1	0	0.00	0	0.00	0	0.00	0	0.00	0	0.00	0	0.00	0	0.00	0	0.00	0	0.00

续表

车间	工种	人数	颈部损伤 发生人数	颈部损伤 发生率%	肩部损伤 发生人数	肩部损伤 发生率%	上背损伤 发生人数	上背损伤 发生率%	下背损伤 发生人数	下背损伤 发生率%	肘部损伤 发生人数	肘部损伤 发生率%	手部损伤 发生人数	手部损伤 发生率%	腿部损伤 发生人数	腿部损伤 发生率%	膝部损伤 发生人数	膝部损伤 发生率%	足部损伤 发生人数	足部损伤 发生率%
压合	打磨	8	0	0.00	3	37.50	3	37.50	1	12.50	0	0.00	0	0.00	4	50.00	2	25.00	2	25.00
预加工	技术管理	4	2	50.00	2	50.00	2	50.00	2	50.00	0	0.00	0	0.00	0	0.00	0	0.00	1	25.00
	其他辅助	44	17	38.64	15	34.09	10	22.73	10	22.73	7	15.91	7	15.91	6	13.64	4	9.09	5	11.36
原料仓储	搬运	6	2	33.33	0	0.00	0	0.00	3	50.00	0	0.00	0	0.00	0	0.00	0	0.00	1	16.67
	铲车	11	0	0.00	1	9.09	1	9.09	1	9.09	0	0.00	0	0.00	1	9.09	0	0.00	2	18.18
	技术管理	302	53	17.55	50	16.56	41	13.58	45	14.90	15	4.97	26	8.61	26	8.61	32	10.60	41	13.58
	烤板	3	0	0.00	0	0.00	0	0.00	0	0.00	0	0.00	0	0.00	0	0.00	0	0.00	0	0.00
	其他辅助	20	6	30.00	5	25.00	4	20.00	4	20.00	0	0.00	2	10.00	2	10.00	1	5.00	6	30.00
质量控制	技术管理	153	33	21.57	24	15.69	10	6.54	14	9.15	7	4.58	6	3.92	7	4.58	15	9.80	10	6.54
	质检	97	19	19.59	15	15.46	18	18.56	9	9.28	6	6.19	9	9.28	7	7.22	11	11.34	9	9.28
装配	质检	8	4	50.00	4	50.00	0	0.00	2	25.00	1	12.50	1	12.50	0	0.00	0	0.00	0	0.00
	装配	73	15	20.55	12	16.44	8	10.96	11	15.07	6	8.22	14	19.18	7	9.59	9	12.33	9	12.33
自动化	技术管理	4	0	0.00	0	0.00	0	0.00	0	0.00	0	0.00	0	0.00	1	25.00	1	25.00	2	50.00
	字码牌	2	0	0.00	0	0.00	0	0.00	0	0.00	0	0.00	0	0.00	0	0.00	0	0.00	0	0.00
	自动化操作	99	46	46.46	41	41.41	35	35.35	25	25.25	14	14.14	21	21.21	14	14.14	9	9.09	16	16.16
组装	搬运	1	0	0.00	0	0.00	0	0.00	0	0.00	0	0.00	0	0.00	0	0.00	0	0.00	0	0.00
	印刷	1	1	100.00	1	100.00	1	100.00	0	0.00	1	100.00	0	0.00	1	100.00	0	0.00	1	100.00
	折盒	7	0	0.00	0	0.00	1	14.29	0	0.00	0	0.00	1	14.29	1	14.29	0	0.00	1	14.29
	质检	89	36	40.45	32	35.96	25	28.09	21	23.60	8	8.99	11	12.36	17	19.10	8	8.99	15	16.85
	装配	947	366	38.65	327	34.53	248	26.19	206	21.75	102	10.77	212	22.39	110	11.62	84	8.87	93	9.82
	字码牌	24	7	29.17	5	20.83	4	16.67	2	8.33	2	8.33	4	16.67	3	12.50	3	12.50	3	12.50
钻孔	搬运	17	2	11.76	3	17.65	3	17.65	3	17.65	3	17.65	0	0.00	1	5.88	1	5.88	1	5.88
合计		8 116	2 060	25.38	1 758	21.66	1 156	14.24	1 129	13.91	515	6.35	889	10.95	701	8.64	572	7.05	800	9.86

表7-43 各车间不同工种作业人员多部位WMSDs发生情况

车间	工种	总人数	同时发生部位数量																		
			不分部位		单部位		二部位		三部位		四部位		五部位		六部位		七部位		八部位		九部位	
			发生人数	发生率%	发生人数	发生率%	发生人数	发生率%	发生人数	发生率%	发生人数	发生率%	发生人数	发生率%	发生人数	发生率%	发生人数	发生率%	发生人数	发生率%	发生人数	发生率%
包装	包装	268	139	51.87	26	9.70	29	10.82	31	11.57	19	7.09	9	3.36	7	2.61	3	1.12	2	0.75	3	1.12
	技术管理	27	25	92.59	1	3.70	1	3.70	0	0.00	0	0.00	0	0.00	0	0.00	0	0.00	0	0.00	0	0.00
	检测	1	1	100.00	0	0.00	0	0.00	0	0.00	0	0.00	0	0.00	0	0.00	0	0.00	0	0.00	0	0.00
	塑封	14	9	64.29	4	28.57	1	7.14	0	0.00	0	0.00	0	0.00	0	0.00	0	0.00	0	0.00	0	0.00
	质检	28	24	85.71	3	10.71	0	0.00	0	0.00	0	0.00	1	3.57	0	0.00	0	0.00	0	0.00	0	0.00
	装配	82	65	79.27	8	9.76	4	4.88	1	1.22	1	1.22	2	2.44	0	0.00	0	0.00	0	0.00	1	1.22
测试	技术管理	1	0	0.00	1	100.00	0	0.00	0	0.00	0	0.00	0	0.00	0	0.00	0	0.00	0	0.00	0	0.00
	检测	255	155	60.78	29	11.37	24	9.41	21	8.24	10	3.92	6	2.35	3	1.18	2	0.78	3	1.18	2	0.78
产品维修	技术管理	3	3	100.00	0	0.00	0	0.00	0	0.00	0	0.00	0	0.00	0	0.00	0	0.00	0	0.00	0	0.00
	其他辅助	269	187	69.52	34	12.64	14	5.20	10	3.72	9	3.35	3	1.12	4	1.49	2	0.74	2	0.74	4	1.49
产品线	电焊	54	29	53.70	7	12.96	3	5.56	5	9.26	5	9.26	2	3.70	0	0.00	1	1.85	1	1.85	1	1.85
	晶圆制取	47	30	63.83	5	10.64	7	14.89	1	2.13	2	4.26	1	2.13	1	2.13	0	0.00	0	0.00	0	0.00
	其他辅助	255	161	63.14	22	8.63	19	7.45	16	6.27	13	5.10	10	3.92	6	2.35	3	1.18	1	0.39	4	1.57
	清洗	2	1	50.00	0	0.00	1	50.00	0	0.00	0	0.00	0	0.00	0	0.00	0	0.00	0	0.00	0	0.00
	塑封	21	7	33.33	4	19.05	5	23.81	0	0.00	2	9.52	1	4.76	1	4.76	1	4.76	0	0.00	0	0.00
	印刷	14	9	64.29	2	14.29	1	7.14	1	7.14	1	7.14	0	0.00	0	0.00	0	0.00	0	0.00	0	0.00
	质检	27	15	55.56	4	14.81	1	3.70	5	18.52	2	7.41	0	0.00	0	0.00	0	0.00	0	0.00	0	0.00
	字吋喷牌	6	4	66.67	1	16.67	0	0.00	1	16.67	0	0.00	0	0.00	0	0.00	0	0.00	0	0.00	0	0.00
车用保险丝	装配	29	16	55.17	3	10.34	3	10.34	1	3.45	4	13.79	2	6.90	0	0.00	0	0.00	0	0.00	0	0.00
垂化/镀金	搬运	113	64	56.64	17	15.04	12	10.62	11	9.73	5	4.42	1	0.88	0	0.00	1	0.88	0	0.00	2	1.77
低压电器及元件	焊锡	11	9	81.82	1	9.09	0	0.00	1	9.09	0	0.00	0	0.00	0	0.00	0	0.00	0	0.00	0	0.00
	质检	9	5	55.56	1	11.11	1	11.11	1	11.11	1	11.11	0	0.00	0	0.00	0	0.00	0	0.00	0	0.00
	装配	87	65	74.71	9	10.34	5	5.75	5	5.75	3	3.45	0	0.00	0	0.00	0	0.00	0	0.00	0	0.00

续表

车间	工种	总人数	同时发生部位数量																		
			不分部位		单部位		二部位		三部位		四部位		五部位		六部位		七部位		八部位		九部位	
			发生人数	发生率%	发生人数	发生率%	发生人数	发生率%	发生人数	发生率%	发生人数	发生率%	发生人数	发生率%	发生人数	发生率%	发生人数	发生率%	发生人数	发生率%	发生人数	发生率%
电镀	电镀	49	26	53.06	10	20.41	5	10.20	2	4.08	2	4.08	1	2.04	0	0.00	1	2.04	1	2.04	1	2.04
	镀膜	47	36	76.60	4	8.51	4	8.51	1	2.13	2	4.26	0	0.00	0	0.00	0	0.00	0	0.00	0	0.00
	喷砂	4	3	75.00	0	0.00	0	0.00	0	0.00	0	0.00	0	0.00	0	0.00	0	0.00	0	0.00	1	25.00
	下料	14	7	50.00	3	21.43	1	7.14	0	0.00	1	7.14	0	0.00	0	0.00	1	7.14	0	0.00	1	7.14
封装运营中心	冲压	1	0	0.00	0	0.00	0	0.00	0	0.00	0	0.00	0	0.00	1	100.00	0	0.00	0	0.00	0	0.00
	电焊	35	14	40.00	8	22.86	2	5.71	3	8.57	4	11.43	2	5.71	0	0.00	1	2.86	1	2.86	0	0.00
	切割	10	7	70.00	1	10.00	1	10.00	0	0.00	0	0.00	0	0.00	0	0.00	1	10.00	0	0.00	0	0.00
	清洗	3	2	66.67	1	33.33	0	0.00	0	0.00	0	0.00	0	0.00	0	0.00	0	0.00	0	0.00	0	0.00
	塑封	22	11	50.00	2	9.09	2	9.09	1	4.55	1	4.55	1	4.55	1	4.55	1	4.55	1	4.55	1	4.55
	涂片	18	8	44.44	4	22.22	2	11.11	2	11.11	1	5.56	0	0.00	1	5.56	0	0.00	0	0.00	0	0.00
	质检	27	9	33.33	4	14.81	4	14.81	3	11.11	2	7.41	1	3.70	1	3.70	0	0.00	3	11.11	0	0.00
	装载	28	11	39.29	5	17.86	1	3.57	1	3.57	2	7.14	1	3.57	4	14.29	0	0.00	1	3.57	2	7.14
浮体	打孔	1	1	100.00	0	0.00	0	0.00	0	0.00	0	0.00	0	0.00	0	0.00	0	0.00	0	0.00	0	0.00
	挤出	2	1	50.00	1	50.00	0	0.00	0	0.00	0	0.00	0	0.00	0	0.00	0	0.00	0	0.00	0	0.00
	开炼	8	5	62.50	2	25.00	0	0.00	0	0.00	1	12.50	0	0.00	0	0.00	0	0.00	0	0.00	0	0.00
	硫化	70	36	51.43	10	14.29	4	5.71	8	11.43	2	2.86	4	5.71	3	4.29	1	1.43	0	0.00	2	2.86
	模具保养	3	0	0.00	2	66.67	1	33.33	0	0.00	0	0.00	0	0.00	0	0.00	0	0.00	0	0.00	0	0.00
隔离器	包装	8	2	25.00	2	25.00	2	25.00	0	0.00	0	0.00	1	12.50	0	0.00	1	12.50	0	0.00	0	0.00
	检测	73	47	64.38	9	12.33	2	2.74	6	8.22	4	5.48	2	2.74	0	0.00	2	2.74	1	1.37	0	0.00
工程部	光刻	5	4	80.00	1	20.00	0	0.00	0	0.00	0	0.00	0	0.00	0	0.00	0	0.00	0	0.00	0	0.00
	技术管理	9	5	55.56	1	11.11	1	11.11	1	11.11	0	0.00	0	0.00	0	0.00	1	11.11	0	0.00	0	0.00
	其他辅助	9	6	66.67	1	11.11	0	0.00	0	0.00	0	0.00	0	0.00	2	22.22	0	0.00	0	0.00	0	0.00

续表

车间	工种	总人数	同时发生部位数量																		
			不分部位		单部位		二部位		三部位		四部位		五部位		六部位		七部位		八部位		九部位	
			发生人数	发生率%	发生人数	发生率%	发生人数	发生率%	发生人数	发生率%	发生人数	发生率%	发生人数	发生率%	发生人数	发生率%	发生人数	发生率%	发生人数	发生率%	发生人数	发生率%
管状保险丝	电焊	14	6	42.86	1	7.14	1	7.14	1	7.14	4	28.57	1	7.14	0	0.00	0	0.00	0	0.00	0	0.00
	清洗	9	4	44.44	2	22.22	0	0.00	1	11.11	2	22.22	0	0.00	0	0.00	0	0.00	0	0.00	0	0.00
	质检	39	17	43.59	7	17.95	6	15.38	3	7.69	4	10.26	2	5.13	0	0.00	0	0.00	0	0.00	0	0.00
	装配	28	12	42.86	3	10.71	7	25.00	1	3.57	2	7.14	2	7.14	0	0.00	0	0.00	1	3.57	0	0.00
光刻	光刻	48	29	60.42	7	14.58	5	10.42	3	6.25	3	6.25	1	2.08	0	0.00	0	0.00	0	0.00	0	0.00
	清洗	20	16	80.00	1	5.00	1	5.00	1	5.00	1	5.00	0	0.00	0	0.00	0	0.00	0	0.00	0	0.00
滚轴	卸模	5	3	60.00	1	20.00	0	0.00	1	20.00	0	0.00	0	0.00	0	0.00	0	0.00	0	0.00	0	0.00
焊接	电焊	21	19	90.48	1	4.76	1	4.76	0	0.00	0	0.00	0	0.00	0	0.00	0	0.00	0	0.00	0	0.00
	焊锡	54	18	33.33	2	3.70	14	25.93	17	31.48	3	5.56	0	0.00	0	0.00	0	0.00	0	0.00	0	0.00
化学品仓库	搬运	3	1	33.33	0	0.00	2	66.67	0	0.00	0	0.00	0	0.00	0	0.00	0	0.00	0	0.00	0	0.00
环行器	电焊	38	28	73.68	4	10.53	3	7.89	2	5.26	0	0.00	0	0.00	0	0.00	1	2.63	0	0.00	0	0.00
	检测	27	13	48.15	4	14.81	1	3.70	2	7.41	3	11.11	2	7.41	2	7.41	0	0.00	0	0.00	0	0.00
	其他辅助	43	30	69.77	3	6.98	1	2.33	2	4.65	3	6.98	0	0.00	0	0.00	2	4.65	0	0.00	2	4.65
	涂片	2	1	50.00	1	50.00	0	0.00	0	0.00	0	0.00	0	0.00	0	0.00	0	0.00	0	0.00	0	0.00
	质检	14	7	50.00	2	14.29	1	7.14	2	14.29	1	7.14	1	7.14	0	0.00	0	0.00	0	0.00	0	0.00
机械加工中心	钣金	3	2	66.67	0	0.00	0	0.00	0	0.00	0	0.00	0	0.00	0	0.00	1	33.33	0	0.00	0	0.00
	铲车	8	6	75.00	1	12.50	1	12.50	0	0.00	0	0.00	0	0.00	0	0.00	0	0.00	0	0.00	0	0.00
	其他辅助	4	4	100.00	0	0.00	0	0.00	0	0.00	0	0.00	0	0.00	0	0.00	0	0.00	0	0.00	0	0.00
	涂胶	1	0	0.00	1	100.00	0	0.00	0	0.00	0	0.00	0	0.00	0	0.00	0	0.00	0	0.00	0	0.00
基座	电焊	15	10	66.67	2	13.33	1	6.67	0	0.00	1	6.67	1	6.67	0	0.00	0	0.00	0	0.00	0	0.00
	技术管理	39	23	58.97	6	15.38	5	12.82	2	5.13	0	0.00	0	0.00	1	2.56	1	2.56	0	0.00	1	2.56
	其他辅助	190	135	71.05	17	8.95	10	5.26	10	5.26	6	3.16	2	1.05	3	1.58	3	1.58	2	1.05	2	1.05
	涂胶	8	7	87.50	0	0.00	0	0.00	0	0.00	0	0.00	0	0.00	1	12.50	0	0.00	0	0.00	0	0.00

续表

车间	工种	总人数	不分部位 人数	不分部位 发生率%	单部位 人数	单部位 发生率%	二部位 人数	二部位 发生率%	三部位 人数	三部位 发生率%	四部位 人数	四部位 发生率%	五部位 人数	五部位 发生率%	六部位 人数	六部位 发生率%	七部位 人数	七部位 发生率%	八部位 人数	八部位 发生率%	九部位 人数	九部位 发生率%
	质检	15	8	53.33	2	13.33	1	6.67	3	20.00	0	0.00	0	0.00	0	0.00	1	6.67	0	0.00	0	0.00
	自动化操作	6	3	50.00	3	50.00	0	0.00	0	0.00	0	0.00	0	0.00	0	0.00	0	0.00	0	0.00	0	0.00
技术管理	搬运	12	4	33.33	1	8.33	3	25.00	2	16.67	0	0.00	0	0.00	2	16.67	0	0.00	0	0.00	0	0.00
	电焊	37	29	78.38	2	5.41	3	8.11	2	5.41	1	2.70	0	0.00	0	0.00	0	0.00	0	0.00	0	0.00
	焊锡	10	5	50.00	1	10.00	1	10.00	0	0.00	0	0.00	1	10.00	0	0.00	0	0.00	2	20.00	0	0.00
	技术管理	931	644	69.17	105	11.28	60	6.44	43	4.62	26	2.79	13	1.40	10	1.07	12	1.29	9	0.97	9	0.97
	其他辅助	275	151	54.91	37	13.45	26	9.45	19	6.91	10	3.64	10	3.64	9	3.27	2	0.73	5	1.82	6	2.18
	清洗	76	59	77.63	6	7.89	3	3.95	2	2.63	4	5.26	1	1.32	0	0.00	1	1.32	0	0.00	0	0.00
	涂片	4	2	50.00	1	25.00	1	25.00	0	0.00	0	0.00	0	0.00	0	0.00	0	0.00	0	0.00	0	0.00
	下料	8	5	62.50	2	25.00	0	0.00	1	12.50	0	0.00	0	0.00	0	0.00	0	0.00	0	0.00	0	0.00
	巡检	89	67	75.28	11	12.36	3	3.37	6	6.74	1	1.12	0	0.00	0	0.00	0	0.00	0	0.00	1	1.12
	印刷	49	45	91.84	1	2.04	2	4.08	0	0.00	0	0.00	0	0.00	0	0.00	1	2.04	0	0.00	0	0.00
	质检	125	83	66.40	13	10.40	11	8.80	5	4.00	4	3.20	2	1.60	2	1.60	1	0.80	2	1.60	2	1.60
技术研发	技术管理	11	7	63.64	1	9.09	1	9.09	2	18.18	0	0.00	0	0.00	0	0.00	0	0.00	0	0.00	0	0.00
晶圆运营中心	电镀	13	9	69.23	2	15.38	1	7.69	0	0.00	0	0.00	1	7.69	0	0.00	0	0.00	0	0.00	0	0.00
	翻片	5	3	60.00	1	20.00	0	0.00	1	20.00	0	0.00	0	0.00	0	0.00	0	0.00	0	0.00	0	0.00
	技术管理	8	6	75.00	2	25.00	0	0.00	0	0.00	0	0.00	0	0.00	0	0.00	0	0.00	0	0.00	0	0.00
	检测	9	5	55.56	0	0.00	0	0.00	0	0.00	1	11.11	2	22.22	1	11.11	0	0.00	0	0.00	0	0.00
	切割	4	4	100.00	0	0.00	0	0.00	0	0.00	0	0.00	0	0.00	0	0.00	0	0.00	0	0.00	0	0.00
	清洗	15	11	73.33	0	0.00	3	20.00	1	6.67	0	0.00	0	0.00	0	0.00	0	0.00	0	0.00	0	0.00
	涂片	41	23	56.10	7	17.07	5	12.20	2	4.88	0	0.00	2	4.88	0	0.00	1	2.44	0	0.00	1	2.44
	质检	20	12	60.00	3	15.00	3	15.00	0	0.00	1	5.00	0	0.00	0	0.00	0	0.00	0	0.00	1	5.00
	装载	25	20	80.00	3	12.00	0	0.00	0	0.00	1	4.00	0	0.00	0	0.00	0	0.00	0	0.00	1	4.00

续表

| 车间 | 工种 | 总人数 | 同时发生部位数量 | | | | | | | | | | | | | | | | | |
| | | | 不分部位 | | 单部位 | | 二部位 | | 三部位 | | 四部位 | | 五部位 | | 六部位 | | 七部位 | | 八部位 | | 九部位 | |
			发生人数	发生率/%	发生人数	发生率/%	发生人数	发生率/%	发生人数	发生率/%	发生人数	发生率/%	发生人数	发生率/%	发生人数	发生率/%	发生人数	发生率/%	发生人数	发生率/%	发生人数	发生率/%
膜切加工	巡检	48	39	81.25	5	10.42	1	2.08	2	4.17	0	0.00	1	2.08	0	0.00	0	0.00	0	0.00	0	0.00
	质检	109	86	78.90	9	8.26	10	9.17	2	1.83	0	0.00	1	0.92	0	0.00	0	0.00	0	0.00	1	0.92
	搬运	4	2	50.00	1	25.00	0	0.00	0	0.00	0	0.00	1	25.00	0	0.00	0	0.00	0	0.00	0	0.00
膜渣烘烤	目检	152	61	40.13	19	12.50	17	11.18	12	7.89	15	9.87	8	5.26	6	3.95	4	2.63	1	0.66	9	5.92
其他	技术管理	8	8	100.00	0	0.00	0	0.00	0	0.00	0	0.00	0	0.00	0	0.00	0	0.00	0	0.00	0	0.00
	检测	2	1	50.00	0	0.00	1	50.00	0	0.00	0	0.00	0	0.00	0	0.00	0	0.00	0	0.00	0	0.00
	其他辅助	155	87	56.13	22	14.19	16	10.32	13	8.39	6	3.87	2	1.29	2	1.29	1	0.65	3	1.94	3	1.94
	清洗	2	0	0.00	0	0.00	2	100.00	0	0.00	0	0.00	0	0.00	0	0.00	0	0.00	0	0.00	0	0.00
	涂胶	71	44	61.97	5	7.04	6	8.45	7	9.86	4	5.63	2	2.82	1	1.41	0	0.00	0	0.00	2	2.82
	质检	2	1	50.00	0	0.00	1	50.00	0	0.00	0	0.00	0	0.00	0	0.00	0	0.00	0	0.00	0	0.00
	装配	98	62	63.27	11	11.22	7	7.14	7	7.14	1	1.02	4	4.08	1	1.02	1	1.02	1	1.02	3	3.06
绕线	包装	1	1	100.00	0	0.00	0	0.00	0	0.00	0	0.00	0	0.00	0	0.00	0	0.00	0	0.00	0	0.00
	绕线	39	11	28.21	4	10.26	10	25.64	10	25.64	1	2.56	3	7.69	0	0.00	0	0.00	0	0.00	0	0.00
	注塑	8	0	0.00	1	12.50	2	25.00	2	25.00	2	25.00	1	12.50	0	0.00	0	0.00	0	0.00	0	0.00
贴片	成型	7	1	14.29	2	28.57	0	0.00	3	42.86	0	0.00	1	14.29	0	0.00	0	0.00	0	0.00	0	0.00
	电焊	9	6	66.67	2	22.22	0	0.00	0	0.00	1	11.11	0	0.00	0	0.00	0	0.00	0	0.00	0	0.00
	技术管理	38	28	73.68	2	5.26	5	13.16	1	2.63	2	5.26	0	0.00	0	0.00	0	0.00	0	0.00	0	0.00
	其他辅助	128	106	82.81	9	7.03	3	2.34	5	3.91	2	1.56	1	0.78	0	0.00	0	0.00	2	1.56	0	0.00
	上料	22	13	59.09	4	18.18	2	9.09	0	0.00	1	4.55	0	0.00	0	0.00	1	4.55	1	4.55	0	0.00
	印刷	6	5	83.33	1	16.67	0	0.00	0	0.00	0	0.00	0	0.00	0	0.00	0	0.00	0	0.00	0	0.00
	质检	41	29	70.73	4	9.76	4	9.76	3	7.32	1	2.44	0	0.00	0	0.00	0	0.00	0	0.00	0	0.00
	字码牌	23	17	73.91	4	17.39	1	4.35	0	0.00	0	0.00	0	0.00	0	0.00	1	4.35	0	0.00	0	0.00
锡炉	焊锡	21	9	42.86	3	14.29	2	9.52	3	14.29	0	0.00	2	9.52	1	4.76	1	4.76	0	0.00	0	0.00

续表

车间	工种	总人数	同时发生部位数量																		
			不分部位		单部位		二部位		三部位		四部位		五部位		六部位		七部位		八部位		九部位	
			发生人数	发生率%	发生人数	发生率%	发生人数	发生率%	发生人数	发生率%	发生人数	发生率%	发生人数	发生率%	发生人数	发生率%	发生人数	发生率%	发生人数	发生率%	发生人数	发生率%
线路/防焊/抗镀金干膜	搬运	20	9	45.00	1	5.00	2	10.00	2	10.00	4	20.00	1	5.00	1	5.00	0	0.00	0	0.00	0	0.00
	插框	11	7	63.64	0	0.00	1	9.09	2	18.18	0	0.00	1	9.09	0	0.00	0	0.00	0	0.00	0	0.00
行政管理	技术管理	680	430	63.24	82	12.06	70	10.29	41	6.03	34	5.00	11	1.62	3	0.44	2	0.29	4	0.59	3	0.44
	其他辅助	1	1	100.00	0	0.00	0	0.00	0	0.00	0	0.00	0	0.00	0	0.00	0	0.00	0	0.00	0	0.00
压合	打磨	8	4	50.00	0	0.00	0	0.00	2	25.00	1	12.50	1	12.50	0	0.00	0	0.00	0	0.00	0	0.00
预加工	技术管理	4	2	50.00	0	0.00	0	0.00	0	0.00	1	25.00	1	25.00	0	0.00	0	0.00	0	0.00	0	0.00
	其他辅助	44	20	45.45	6	13.64	4	9.09	3	6.82	5	11.36	1	2.27	4	9.09	0	0.00	0	0.00	1	2.27
原料仓储	搬运	6	3	50.00	0	0.00	3	50.00	0	0.00	0	0.00	0	0.00	0	0.00	0	0.00	0	0.00	0	0.00
	铲车	11	9	81.82	0	0.00	1	9.09	0	0.00	1	9.09	0	0.00	0	0.00	0	0.00	0	0.00	0	0.00
	技术管理	302	203	67.22	26	8.61	20	6.62	17	5.63	11	3.64	8	2.65	6	1.99	2	0.66	3	0.99	6	1.99
	烤板	3	3	100.00	0	0.00	0	0.00	0	0.00	0	0.00	0	0.00	0	0.00	0	0.00	0	0.00	0	0.00
	其他辅助	20	10	50.00	4	20.00	1	5.00	0	0.00	1	5.00	4	20.00	0	0.00	0	0.00	0	0.00	0	0.00
质量控制	技术管理	153	104	67.97	21	13.73	12	7.84	6	3.92	1	0.65	3	1.96	2	1.31	2	1.31	0	0.00	2	1.31
	质检	97	64	65.98	11	11.34	7	7.22	6	6.19	2	2.06	1	1.03	1	1.03	2	2.06	0	0.00	3	3.09
装配	质检	8	4	50.00	0	0.00	1	12.50	2	25.00	1	12.50	0	0.00	0	0.00	0	0.00	0	0.00	0	0.00
	装配	73	39	53.42	13	17.81	4	5.48	6	8.22	7	9.59	3	4.11	0	0.00	0	0.00	1	1.37	1	1.37
自动化	技术管理	4	2	50.00	1	25.00	0	0.00	1	25.00	0	0.00	0	0.00	0	0.00	0	0.00	0	0.00	0	0.00
	字码牌	2	2	100.00	0	0.00	0	0.00	0	0.00	0	0.00	0	0.00	0	0.00	0	0.00	0	0.00	0	0.00
	自动化操作	99	34	34.34	15	15.15	15	15.15	9	9.09	9	9.09	4	4.04	8	8.08	0	0.00	0	0.00	5	5.05
组装	搬运	1	1	100.00	0	0.00	0	0.00	0	0.00	0	0.00	0	0.00	0	0.00	0	0.00	0	0.00	0	0.00
	印刷	1	0	0.00	0	0.00	0	0.00	0	0.00	0	0.00	0	0.00	1	100.00	0	0.00	0	0.00	0	0.00
	折盒	7	4	57.14	2	28.57	1	14.29	0	0.00	0	0.00	0	0.00	0	0.00	0	0.00	0	0.00	0	0.00
	质检	89	41	46.07	5	5.62	15	16.85	8	8.99	6	6.74	6	6.74	3	3.37	1	1.12	1	1.12	3	3.37
	装配	947	458	48.36	87	9.19	92	9.71	94	9.93	80	8.45	50	5.28	34	3.59	16	1.69	15	1.58	21	2.22
	字码牌	24	16	66.67	2	8.33	2	8.33	1	4.17	0	0.00	0	0.00	1	4.17	0	0.00	0	0.00	2	8.33
钻孔	搬运	17	11	64.71	1	5.88	3	17.65	1	5.88	1	5.88	0	0.00	0	0.00	0	0.00	0	0.00	0	0.00

绕线车间（64.58%）和压合车间（50.00%）。由此可见，多部位 WMSDs 的发生率明显高于单部位，说明 WMSDs 的发生以多部位为主，因为作业活动产生的不良工效学因素可能涉及身体多个部位关节的肌肉骨骼系统。

7.6.2　工效学危害因素识别

采用 BRIEF 和 PLIBEL 两种方法，对包装工、测试工、电镀工、固化区等 21 个车间 49 个工种或岗位（包装、搬运、电焊等）的重点作业活动进行了工效学危害因素识别。以下举例说明两种方法的赋分与可能存在危险部位的判定过程。

7.6.2.1　BRIEF 方法

依据 BRIEF 检查表对左右手腕、手肘、肩，以及颈、背、腿 6 个部位动作活动的姿势、力量、持续时间和动作频率四项指标进行调查和观测，以计分大小判定危险，每个部位共四项指标，每项计 1 分最高计 4 分；其中，姿势和力量两个指标有多项检查内容，只要存在 1 种情况，则该部位计 1 分；一般将分值≥2 分作为判定危险的标准。以垂化/镀金车间的搬运岗位为例，在其作业过程中，左手腕存在姿势负荷计 1 分（背伸≥45°），抓握≥4.5kg 计 1 分，持续时间≥10s 计 1 分，总分得 3 分，判定该部位存在发生危险；右手腕动作与左手腕相似，但其持续时间并未超过 10s，总分为 2 分，同样判定为存在危险部位；左右手肘判定相同，均存在姿势负荷计 1 分（完全伸展），抓握≥4.5kg 计 1 分，发生频率≥2 次/min 计 1 分，总分 3 分，判定为危险部位；肩部负荷得分为 0，判定为无危险部位；颈部存在姿势负荷计 1 分（≥20°），发生频率≥2 次/min 计 1 分，总分为 2 分，判定为危险部位；背部存在姿势负荷（≥20°）计 1 分，负重≥9kg 计 1 分，持续时间≥10s 计 1 分，发生频率≥2 次/min 计 1 分，得分为 4 分，判定为危险部位；腿部在作业过程中并未存在蹲、单腿站立以及跪等不良姿势，也不存在重力负荷、长期保持一个姿势的情况，所以暂不识别为危险部位。因此，根据 BRIEF 识别量表，该作业过程中背部、左右手肘和左右手腕以及颈部为该搬运岗位可能存在因不良作业因素导致 WMSDs 发生的危险部位。

基于上述实例采用 BRIEF 方法对 21 个车间 49 个作业岗位的识别与分析结果见表 7-44。结果显示，电子设备制造作业人员存在 WMSDs 发生高危险的部位，主要为左右手肘和左右手腕，其次是背、颈、腿和左右肩。69.39% 的工种手腕部和肘部都存在 WMSDs 危险；肩部 WMSDs 危险仅在垂化/镀金车间的搬运工发生；垂化/镀金车间的搬运工、浮体车间的硫化工和模具保养工、膜渣烘烤车间的搬运工以及钻孔车间的搬运工的颈部存在 WMSDs 危险；测试车间的检验工、封装运营中心的涂片工以及浮体车间的模具保养工的腿部存在 WMSDs 危险。所有工种中，搬运工存在 WMSDs 发生危险的部位最多，主要部位是左右手肘、左右手腕、背、颈和肩部。存在 WMSDs 发生危险的工种，其作业活动广泛存在强力捏握工具、背扭转、单腿站立、作业空间受限、高度重复性和长时间持续作业等不良工效学因素。BRIEF 检测结果提示，手腕和手肘是电子设备制造业作业人员肌肉骨骼损伤发生的重点部位，其发病危险可能以搬运工最高。

表 7-44　电子设备制造业各车间不同工种和 SEG 工人 WMSDs 发生的危险部位（BRIEF 法）

车间	工种	SEG	WMSDs 发生的危险部位						颈部	背部	腿部
			腕部		肘部		肩部				
			左	右	左	右	左	右			
包装	包装	包装	√	√	√	√	—	—	—	—	—
	质检	检验	—	—	—	—	—	—	—	—	—

续表

车间	工种	SEG	WMSDs 发生的危险部位						颈部	背部	腿部
			腕部		肘部		肩部				
			左	右	左	右	左	右			
测试	检测	焊接	√	√	—	—	—	—	—	√	√
		检验	—	—	√	√	—	—	—	—	—
车用保险丝	装配	铆接	√	—	√	√	—	—	—	—	—
		调整	√	√	√	√	—	—	—	√	—
垂化／镀金	搬运	搬运	√	√	√	√	—	—	√	√	—
电镀	搬运	搬运	√	√	√	√	√	√	—	—	—
	电镀	电镀	√	—	√	√	—	—	—	√	—
		装载	√	√	√	√	—	—	—	—	—
	下料	上下料	√	—	√	√	—	—	—	—	—
封装运营中心	包装	包装	√	—	√	√	—	—	—	√	—
	电焊	焊接	—	—	√	√	—	—	—	—	—
	切割	切割	—	—	√	√	—	—	—	—	—
	清洗	清洗	√	√	√	√	—	—	—	√	—
	塑封	塑封	√	√	√	√	—	—	—	—	—
	涂片	涂片	√	√	√	√	—	—	—	√	√
	质检	检测	√	√	√	√	—	—	—	—	—
	装载	切割	—	—	√	√	—	—	—	—	—
浮体	打孔	打孔	√	√	√	√	—	—	—	√	—
	挤出	挤出	—	√	√	√	—	—	—	√	—
	开炼	开炼	√	—	√	√	—	—	—	—	—
	硫化	硫化	√	√	√	√	—	—	√	—	—
	模具保养	板件清洁	—	—	√	√	—	—	√	√	√
	卸模	卸模	√	√	√	√	—	—	—	√	—
固化区	塑封	塑封	—	—	—	—	—	—	—	—	—
	涂片	涂片	—	—	√	√	—	—	—	—	—
管状保险丝	电焊	焊接	√	√	—	—	—	—	—	—	—
	清洗	清洗	√	√	√	√	—	—	—	—	—
	质检	检查									
	装配	上料	√	√	√	√	—	—	—	—	—
		装配	√	√	√	√	—	—	—	—	—
焊接	电焊	焊接	√	√	√	√	—	—	—	√	—
焊接区	电焊	焊接	√	√	√	√	—	—	—	—	—
化学品库	搬运	搬运	√	√	√	√	—	—	—	—	—
管理	搬运	搬运	√	√	√	√	—	—	—	√	—

续表

车间	工种	SEG	WMSDs 发生的危险部位								
			腕部		肘部		肩部		颈部	背部	腿部
			左	右	左	右	左	右			
晶圆运营中心	包装	包装	✓	✓	✓	✓	—	—	—	—	—
	电镀	电镀	—	—	—	—	—	—	—	—	—
	翻片	翻片	—	—	—	—	—	—	—	—	—
	技术管理	检测	✓	✓	✓	✓	—	—	—	✓	—
		检验	—	—	—	—	—	—	—	—	—
		清洁	—	—	—	—	—	—	—	—	—
	切割	切割	✓	✓	✓	✓	—	—	—	—	—
	清洗	清洗	✓	✓	✓	✓	—	—	—	—	—
	涂片	涂片	✓	✓	—	✓	—	—	—	—	—
	装载	装载	—	✓	—	✓	—	—	—	—	—
膜渣烘烤	搬运	搬运	✓	✓	✓	✓	—	—	✓	✓	—
目检	目检	目检	—	—	—	—	—	—	—	—	—
线路/防焊/抗镀金干膜	搬运	搬运	✓	✓	✓	✓	—	—	—	✓	—
	插框	插框	—	—	—	—	—	—	—	—	—
压合	打磨	打磨	—	—	✓	✓	—	—	—	✓	—
原料仓储	搬运	搬运	—	—	✓	✓	—	—	—	✓	—
	烤板	烤板	✓	✓	✓	✓	—	—	—	✓	—
组装	装配	安装	✓	✓	—	✓	—	—	—	—	—
钻孔	搬运	搬运	✓	✓	✓	✓	—	—	—	—	—

7.6.2.2 PLIBEL 方法 PLIBEL 检查内容包括：身体五组部位涉及姿势、活动和使用工具、组织和环境因素等 17 个方面问题，用该表进一步识别这些危险部位的相关危害因素及其来源。同样以垂化/镀金车间的搬运岗位为例，上背部存在轻微前屈，颈部存在前屈、侧屈或轻微扭转、负重（问题编号为 9a、10a、10b、11b、15a）；下背部除了轻微前屈还存在侧弯或轻微扭转（问题编号为 6、9a、9c）；肘、前臂和手存在重复、持续或不舒适的负荷搬运和推拉活动、扭转工作、用力工作（问题编号为 12、15a、17a、17b）；同时还发现足部、膝和臀部主要问题为无支撑立姿作业（问题编号为 6）。

采用 PLIBEL 检查对 21 个车间 49 个作业岗位的识别与分析结果见表 7-45，颈、肩和上背，下背，肘、前臂和手，足，膝和臀部 5 组部位都识别出较多不良工效学因素。各车间主要存在的不良工效学因素有：96.77% 的工种存在重复性或持续性的工作，背部轻微前屈以及颈部前屈；80.65% 的工种存在无支撑立姿作业；77.42% 的工种存在重复或有支撑的手工作业，需要注意工作材料和工具的重量，以及手和前臂需要扭转工作；58.06% 的工种手和前臂需要用力工作；51.61% 的工种存在颈、肩、上背以及肘、前臂和手重复性简单的工作活动。固化区的塑封工，除上述因素之外，还存在对视觉能力有较高要求，手部负荷提举、颈肩背负重，完成易疲劳的腿部工作、重复性的攀梯、迈步工作等不良工效学因素。相同工种在不同车间存在的不良工效学因素略有差别，可能是由工作任务或频度不同所致。这些不适姿势作业可能是导致 WMSDs 的重点职业危害因素，这些部位应作为电子设备制造业

WMSDs 的重点预防控制部位，以上部位不适姿势和高重复性作业应为重点控制因素。

表 7-45　电子设备制造业 PLIBEL 识别结果

车间	工种	危害因素与危险源				
		颈、肩和上背部	肘、腕和手部	足部	膝和臀部	下背部
包装	包装	9a、10a、11g、14a、15a、16	14a、15a、17a			
	质检	9a、10a、16	14a、15a			
测试	检测	9a、9c、10a、10b、14a、15a、15b、16	14a、15a、15b、17a、17b	6	6	6
车用保险丝	装配	9a、10a、16	15a、17a	6	6、8a	6
垂化 / 镀金	搬运	9a、10a、10b、11b、15a	12、15a、17a、17b	6	6	6、9a、9c
电镀	搬运	9a	14a、15a、17a、17b	6	6	6
封装运营中心	包装	9a、9c、10a、10b	17a	6	6	6、9a、9c
浮体	打孔	9a、10a	12、15a、17a、17b	6	6	6
固化区	塑封	9a、9c、10a、10b、11b、14a、16	13、14a、17a、17b	1、6、8a	6、8a	6、9b
管状保险丝	电焊	9a、10a、16	14a、15a			
焊接	电焊	9a、10a、14a、15a	14a、15a、17a、17b	6	6	6
焊接区	电焊	9a、10a、14a、16	14a、15a、17a、17b	6	6	6
化学品库	搬运	9a、10a、11b	12、15a、17a、17b	6	6	6
技术管理	搬运	9a、10a、12	12、15a、17a、17b	6	6	6
晶圆运营中心	包装	9a、10a	15a、17a	6	6	6
	电镀	9a、10a	14a、15a	6	6	6
	翻片	9a、10a、14a、16	14a			
	切割	9a、10a	14a、15a	6	6	6
	清洗	9a、9c、10a、10b	17a	6	6	6、9a、9c
	涂片	9a、10a、16	14a、15a、17b	6	6	6
	装载	9a、10a、14a、15a	14a、15a、17a	6	6	6
	技术管理	9a、9c、10a、10b、16	14a、15a、17a、17b	6、8a	6、8a	6
膜渣烘烤	搬运	9b、10a、11b、12	12、15a、17a、17b	6	6	6、9b
目检	目检	9a、10a、11a、16	14a、15a			
线路 / 防焊 / 抗镀金干膜	搬运	9a、9c、10a、10b、11b、15a	12、17a、17b	6	6	6、9a、9c
	插框	9a、10a	14b、15b、17a、17b	6	6	6
压合	打磨	9a、9c、10a、10b	14b、15b、17a、17b	6	6	6、9a、9c
原料仓储	搬运	9a、9c、10a、10b、11b	12、15a、17a、17b	6、8a、8b	6、8a、8b	6、9a、9c
	烤板	9a、10a、11b、12	12、15a、17a、17b	6	6	6
组装	装配	9a、10a、11g、14a、15a、16	13、14a、15a、17a、17c			
钻孔	搬运	9a、9c、10a、10b、11b、15a	12、15a、17a、17b	6	6	6、9a

7.6.3 接触评估与危险表征

运用 REBA 检查表法对 21 个车间 49 个工种或岗位的重点作业活动进行了不良工效学危害因素的接触评估。该方法通过观察作业人员身体局部的姿势负荷并评分,利用测量或观察扭曲、负重、接触及活动情况进行负荷分数加权,得出该作业人员最终负荷得分,根据最终得分确定作业人员的工效学负荷和危险等级,从而确定干预措施实施的优先等级。REBA 量表评估包括身体的各个部位,并将其分为 A 和 B 两组。A 组得分由躯干、颈和腿部组成,从表 A 中查询赋分。B 组得分由肩部、前臂和腕部组成,有 36 种组合,从表 B 中查询赋分。将负荷 / 力变量的分数添加到 A 组得分中,得到 A 分值;将抓握变量的分数添加到 B 组得分中,得到 B 分值。A 分值和 B 分值在表 C 中相互交叉,得到 C 的分值。将表 C 的分值添加到活动的分数中,生成最终的 REBA 分值。最终依据 REBA 分值进行危险等级分类,危险级别从可以忽略不计(1 分)到很高(11～15 分),具体分为:极低(1 分)、低(2～3 分)、中等(4～7 分)、高(8～10 分)和极高(11～15 分)。

以垂化 / 镀金车间的搬运岗位为例,在其作业活动过程中,存在躯体弯曲 20°～60°(3 分),颈部弯曲、伸展大于 20°(2 分),单下肢负重或支撑不稳(2 分),表 A 得分 5 分;加上用力负荷 5～10kg 的危险因素计 1 分,得到 A 分值为 6 分。作业过程中,存在上臂弯曲 45°～90°(3 分),下臂弯曲小于 60° 或大于 100°(2 分),手掌弯曲或伸展大于 15°(2 分),表 B 得分 5 分;抓握分数为 0 分,得到 B 分值为 5 分。根据 A 和 B 两个分值大小,从表 C 中查询获得 C 分值为 8 分,活动分数为 0 分,得到该岗位的 REBA 分值为 8 分,危险级别为高危险。

以包装车间的质检岗位为例,在其作业过程中,存在躯体直立(1 分),颈部弯曲小于 20°(1 分),双下肢坐立或站立且大腿与小腿之间夹角大于 60°,或单下肢支撑重量且大腿与小腿之间夹角大于 60°(3 分),表 A 得分为 3 分;用力负荷分数为 0 分,得到 A 分值为 3 分。作业过程中,存在上臂弯曲 45°～90°(3 分),下臂弯曲 60°～100°(1 分),手掌弯曲或伸展小于 15°(1 分)等,表 B 得分为 3 分;抓握分数为 0 分,得到 B 分值为 3 分。依据 A 和 B 分值从表 C 中查询获得 C 分值为 3 分,活动分数为 0 分,得到该岗位的 REBA 分值为 3 分,危险级别为低危险。

根据上述示例对调查的所有岗位作业进行分析与评估。从各车间的接触危险看,低危险接触车间 4 个(包括车用保险丝、管状保险丝、焊接和技术管理部门),中等危险接触车间 8 个(包括包装、测试、固化区、焊接区、化学品仓库、晶圆运营中心、膜渣烘烤和压合车间),高危险接触车间 8 个(包括垂化 / 镀金、电镀、浮体、目检、线路 / 防焊 / 抗镀金干膜、原料仓储、组装和钻孔车间),极高危险接触车间 1 个(封装运营中心)。从各工种或岗位的接触危险看,无危险级别作业工种 1 个(固化区塑封工),低危险级别作业工种 18 个(包装车间质检工、车用保险丝车间装配工、封装运营中心电焊工等);中等危险级别作业工种 19 个(包装车间包装工、测试车间检测工、电镀车间搬运工及下料工等),高危险级别作业工种 10 个(垂化 / 镀金车间搬运工、电镀车间电镀工、浮体车间硫化工等),极高危险级别作业工种 1 个(封装运营中心涂片工),详见表 7-46。

从身体各部位危险来看:躯干评分最大值 5 分,为封装运营中心的涂片工,该工种作业活动躯干弯曲大于 60°,且存在躯干扭转或侧弯的情况;评分为 4 分的工种分别为封装运营中心的清洗工,浮体车间的模具保养工、卸模工,晶圆运营中心的清洗工,原料仓储部门的搬运工,钻孔车间的搬运工,这些工种躯干弯曲大于 60°,或弯曲 20°～60° 且存在躯干扭转或侧弯的情况。颈部评分最大值 3 分,分别为电镀车间的电镀工,封装运营中心的涂片工,浮体车间的硫化工、卸模工,晶圆运营中心的技术管理人员,原料仓储部门的搬运工,钻孔车间的搬运工,这些工种颈部弯曲、伸展大于 20°,且有颈部扭转或侧弯的情况。腿部评分最大值 3 分,分别为包装车间的包装工、质检工,测试车间的检测工,封装运营中心的涂片工、质检工,管状保险丝车间的质检工、装配工,晶圆运营中心的翻片工、技术管理人员、涂片工、装载工,目检车间的目检工,组装车间的装配工,这些工种可能存在双下肢坐立或站立且大腿与小腿之间夹角大于 60°,或单下肢支撑重量且大腿与小腿之间夹角大于 60°。上臂评分最大值 6 分,分别为电镀车间的电镀工、组装车间的装配工;评分为 5 分的工种为包装车间的包装工,这些工种存在上臂弯曲大于 90°,且存在手臂被缚或扭转的情况。下臂评分最大值 2 分,涉及包装工、检测工、搬运工、电镀工、涂片工、质检工等多个工种,这些工种存在下臂弯曲小于 60° 或大于 100° 的情况。手部评分最大值 3 分,分别为包装车间的包装工、电镀车间的电镀工、封装运营中心的涂片工、浮体车间的模具保养工、晶圆运营中心的技术管理人员、原料仓储部门的搬运工、组装车间的装配工,这些工种存在手掌弯曲或伸展大于 15°,且手腕旋转或偏离的情况。手部负荷 / 用力评分最大值 1 分,主要为搬运工、打孔工、硫化工、模具保养工等工种,这些工种负重或用力在 5~10kg 之间,或小于 5kg 伴有振动或速度要求。手腕接触评分最大值 1 分,为浮体车间的模具保养工,该工种手持可接受,但不理想或需要借助身体另外一部分。活动范围评分最大值 2 分,主要为包装工、检测工、质检工和装配工,这些工种表现为长期保持一个姿势,且存在小范围重复运动。各工种不同部位赋分及 REBA 评分等级详见表 7-46。根据接触危险等级采取相应措施。

7.6.4　对策与建议

电子设备制造企业管理者应按照人因工效学原理对关键作业活动作业人员进行告知和培训,优化人机交互,调整组织和管理,有助于提高生产效率和保护作业人员健康。

7.6.4.1　加强对重点岗位不良工效学危害因素的管理控制　根据 REBA 法的评估结果,应该对极高 / 高危险的岗位立刻 / 尽快采取综合措施,从以下方面改进工作环境和工作条件:

(1)针对躯干弯曲过大的岗位,如涂片工、清洗工、模具保养工、卸模工和搬运工等,应消除操作物料时的弯腰或身体扭转作业:如改变物料放置位置,使作业人员在其前面进行不用弯腰的操作;改进作业空间,使作业人员立姿而不用弯腰或扭曲身体进行操作,对于坐姿作业的劳动者可为其提供可升降、旋转的座椅,避免身体发生扭转危险;使用机械方法将工件运送到作业人员面前,作业人员不用被迫采取不良的姿势移走工件和更换已完成的物件。

(2)针对前臂扭转、手腕过度弯曲或背曲的岗位,如包装工、装配工、检测工、搬运工、电镀工、涂片工、质检工等,可以配套可转动 / 有角度的操作盘 / 台,通过转动操作盘 / 台调整操作对象的角度,避免肘部、手部不良姿势;或采用电动工具代替手工工具,或采用工效学手动工具,减少所需的手部力量和重复动作的数量,特别是扭转动作。对于超过头顶的上肢作业,可以加工工具手柄,或降低操作对象的摆放位置。

(3)针对颈部弯曲大于 20°,存在扭转或侧弯的岗位,如电镀工,封装运营中心的涂片工,浮体车间的硫化工、卸模工,应调整操作对象的摆放位置,确保正面直视操作或取物。对于精细装配岗位,需适当增加操作区域照明,工作区域和 / 或设备上安装定位灯或佩戴头灯,也可给作业人员佩戴带灯光或放大功能的功能镜,同时减少颈部弯曲程度。

表 7-46 电子设备制造业各车间不同工种作业人员各部位接触水平和接触危险等级

车间	工种	样本量(N)	背部 最大值	背部 百分比/%	颈部 最大值	颈部 百分比/%	腿部 最大值	腿部 百分比/%	肩部 最大值	肩部 百分比/%	肘部 最大值	肘部 百分比/%	腕部 最大值	腕部 百分比/%	负荷/用力 最大值	负荷/用力 百分比/%	抓握 最大值	抓握 百分比/%	活动范围 最大值	活动范围 百分比/%	REBA 分值	总危险等级
包装	包装	2	1	20.0	1	33.3	3	75.0	5	50.0	2	100.0	3	100.0	0	0.0	0	0.0	2	66.7	5	中
	质检	1	1	20.0	1	33.3	3	75.0	3	50.0	1	50.0	1	33.3	0	0.0	0	0.0	0	0.0	3	低
	小计	3	1	20.0	1	33.3	3	75.0	5	83.3	2	100.0	3	100.0	0	0.0	0	0.0	2	66.7	5	中
测试	检测	3	2	40.0	1	33.3	3	75.0	4	50.0	2	100.0	2	66.7	0	0.0	0	0.0	2	66.7	6	中
车用保险丝	装配	3	2	40.0	1	33.3	2	50.0	3	83.3	1	50.0	1	33.3	0	0.0	0	0.0	0	0.0	3	低
垂化/镀金	搬运	1	3	60.0	2	66.7	2	50.0	3	66.7	2	100.0	2	66.7	1	33.3	0	0.0	0	0.0	8	高
电镀	搬运	1	3	60.0	2	66.7	2	50.0	3	66.7	2	100.0	2	66.7	0	0.0	0	0.0	0	0.0	6	中
	电镀	3	3	60.0	3	100.0	2	50.0	6	50.0	2	100.0	3	100.0	0	0.0	0	0.0	0	0.0	10	高
	下料	1	2	40.0	1	33.3	2	50.0	3	50.0	2	100.0	2	66.7	0	0.0	0	0.0	0	0.0	4	中
	小计	5	3	60.0	3	100.0	2	50.0	6	50.0	2	100.0	3	100.0	0	0.0	0	0.0	0	0.0	10	高
封装运营中心	包装	1	3	60.0	2	66.7	2	50.0	3	50.0	1	50.0	1	33.3	0	0.0	0	0.0	0	0.0	4	中
	电焊	1	2	40.0	1	33.3	2	50.0	3	50.0	1	50.0	1	33.3	0	0.0	0	0.0	0	0.0	3	低
	切割	1	2	40.0	1	33.3	2	50.0	3	100.0	1	50.0	1	33.3	0	0.0	0	0.0	0	0.0	3	低
	清洗	1	4	80.0	2	66.7	2	50.0	3	50.0	1	50.0	1	33.3	0	0.0	0	0.0	0	0.0	6	中
	塑封	1	2	40.0	1	33.3	2	50.0	3	100.0	1	50.0	1	33.3	0	0.0	0	0.0	0	0.0	3	低
	涂片	2	5	100.0	3	100.0	3	75.0	4	50.0	2	100.0	3	100.0	0	0.0	0	0.0	1	33.3	11	非常高
	质检	3	3	60.0	2	66.7	3	75.0	3	50.0	2	100.0	1	33.3	0	0.0	0	0.0	2	66.7	7	中
	装载	1	1	20.0	1	33.3	2	50.0	3	50.0	1	50.0	1	33.3	0	0.0	0	0.0	0	0.0	2	低
	小计	11	5	100.0	3	100.0	3	75.0	4	50.0	2	100.0	3	100.0	0	0.0	0	0.0	2	66.7	11	非常高

续表

车间	工种	样本量(N)	背部 最大值	背部 百分比/%	颈部 最大值	颈部 百分比/%	腿部 最大值	腿部 百分比/%	肩部 最大值	肩部 百分比/%	肘部 最大值	肘部 百分比/%	腕部 最大值	腕部 百分比/%	负荷/用力 最大值	负荷/用力 百分比/%	抓握 最大值	抓握 百分比/%	活动范围 最大值	活动范围 百分比/%	REBA分值	总危险等级
浮体	打孔	1	2	40.0	1	33.3	2	50.0	3	50.0	2	100.0	2	66.7	1	33.3	0	0.0	0	0.0	5	中
	挤出	1	2	40.0	1	33.3	2	50.0	3	66.7	1	50.0	1	33.3	0	0.0	0	0.0	0	0.0	3	低
	开炼	1	2	40.0	1	33.3	2	50.0	3	50.0	1	50.0	2	66.7	0	0.0	0	0.0	0	0.0	3	低
	硫化	5	3	60.0	3	100.0	2	50.0	3	50.0	2	100.0	2	66.7	1	33.3	0	0.0	0	0.0	9	高
	模具保养	1	4	80.0	2	66.7	2	50.0	4	66.7	1	50.0	3	100.0	1	33.3	1	33.3	0	0.0	8	高
	卸模	1	4	80.0	3	100.0	2	50.0	3	50.0	2	100.0	2	66.7	1	33.3	0	0.0	0	0.0	10	高
	小计	10	4	80.0	3	100.0	2	50.0	4	50.0	2	100.0	3	100.0	1	33.3	1	33.3	0	0.0	10	高
固化区	塑封	2	1	20.0	1	33.3	2	50.0	2	50.0	1	50.0	1	33.3	0	0.0	0	0.0	0	0.0	1	无
	涂片	1	2	40.0	1	33.3	2	50.0	2	50.0	2	100.0	2	66.7	0	0.0	0	0.0	0	0.0	4	中
	小计	3	2	40.0	1	33.3	2	50.0	2	66.7	2	100.0	2	66.7	0	0.0	0	0.0	0	0.0	4	中
管状保险丝	电焊	1	1	20.0	1	33.3	2	50.0	3	50.0	1	50.0	1	33.3	0	0.0	0	0.0	0	0.0	2	低
	清洗	2	2	40.0	1	33.3	2	50.0	3	66.7	1	50.0	1	33.3	0	0.0	0	0.0	0	0.0	3	低
	质检	3	2	40.0	1	33.3	3	75.0	3	33.3	1	50.0	1	33.3	0	0.0	0	0.0	0	0.0	3	低
	装配	4	2	40.0	1	33.3	3	75.0	3	50.0	1	50.0	1	33.3	0	0.0	0	0.0	0	0.0	3	低
	小计	10	2	40.0	1	33.3	3	75.0	3	50.0	1	50.0	1	33.3	0	0.0	0	0.0	0	0.0	3	低
焊接	电焊	1	2	40.0	1	33.3	2	50.0	3	50.0	1	50.0	1	33.3	0	0.0	0	0.0	0	0.0	3	低
焊接区	电焊	2	2	40.0	2	66.7	2	50.0	3	50.0	2	100.0	2	66.7	0	0.0	0	0.0	0	0.0	4	中
化学品仓库	搬运	1	2	40.0	1	33.3	3	50.0	3	50.0	1	50.0	1	33.3	1	33.3	0	0.0	0	0.0	4	中
技术管理	搬运	1	2	40.0	1	33.3	2	50.0	3	50.0	1	50.0	1	33.3	0	0.0	0	0.0	0	0.0	3	低

续表

各部位或因素 REBA 分值（占比为各部位最大值样本数占样本总数的百分数）

车间	工种	样本量 (N)	背部 最大值	背部 百分比/%	颈部 最大值	颈部 百分比/%	腿部 最大值	腿部 百分比/%	肩部 最大值	肩部 百分比/%	肘部 最大值	肘部 百分比/%	腕部 最大值	腕部 百分比/%	负荷/用力 最大值	负荷/用力 百分比/%	抓握 最大值	抓握 百分比/%	活动范围 最大值	活动范围 百分比/%	REBA 分值	总危险等级
晶圆运营中心	包装	1	2	40.0	1	33.3	2	50.0	3	50.0	1	50.0	1	33.3	0	0.0	0	0.0	0	0.0	3	低
	电镀	1	1	20.0	1	33.3	2	50.0	3	50.0	1	50.0	1	33.3	0	0.0	0	0.0	0	0.0	2	低
	翻片	1	1	20.0	1	33.3	3	75.0	2	50.0	1	50.0	1	33.3	0	0.0	0	0.0	0	0.0	2	低
	技术管理	3	2	40.0	3	100.0	3	75.0	3	50.0	2	100.0	3	100.0	0	0.0	0	0.0	0	0.0	7	中
	切割	2	2	40.0	2	66.7	2	50.0	3	50.0	2	100.0	2	66.7	0	0.0	0	0.0	0	0.0	5	中
	清洗	1	4	80.0	2	66.7	2	50.0	3	50.0	1	50.0	1	33.3	0	0.0	0	0.0	0	0.0	6	中
	涂片	3	2	40.0	1	33.3	3	75.0	3	50.0	2	100.0	1	33.3	0	0.0	0	0.0	1	33.3	5	中
	装载	2	2	40.0	1	33.3	3	75.0	3	50.0	1	50.0	1	33.3	0	0.0	0	0.0	1	33.3	4	中
	小计	14	4	80.0	3	100.0	3	75.0	3	50.0	2	100.0	3	100.0	0	0.0	0	0.0	1	33.3	7	中
膜渣烘烤	搬运	1	3	60.0	1	33.3	2	50.0	3	50.0	2	100.0	2	66.7	1	33.3	0	0.0	0	0.0	6	中
	目检	2	3	60.0	2	66.7	3	75.0	3	50.0	2	100.0	2	66.7	0	0.0	0	0.0	0	0.0	8	高
线路/防焊/抗镀金干膜	搬运	1	3	60.0	2	66.7	2	50.0	3	33.3	2	100.0	2	66.7	1	33.3	0	0.0	0	0.0	8	高
	插框	1	2	40.0	1	33.3	2	50.0	3	50.0	1	50.0	1	33.3	0	0.0	0	0.0	0	0.0	3	低
	小计	2	3	60.0	2	66.7	2	50.0	3	50.0	2	100.0	2	66.7	1	33.3	0	0.0	0	0.0	8	高
压合	打磨	1	2	40.0	1	33.3	2	50.0	3	50.0	2	100.0	2	66.7	0	0.0	0	0.0	0	0.0	4	中
原料仓储	搬运	1	4	80.0	3	100.0	2	50.0	4	50.0	2	100.0	3	100.0	0	0.0	0	0.0	0	0.0	9	高
	烤板	2	2	40.0	1	33.3	2	50.0	3	50.0	2	100.0	2	66.7	1	33.3	0	0.0	0	0.0	5	中
	小计	3	4	80.0	3	100.0	2	50.0	4	50.0	2	100.0	3	100.0	1	33.3	0	0.0	0	0.0	9	高
组装	装配	19	3	60.0	2	66.7	3	75.0	6	50.0	2	100.0	3	100.0	0	0.0	0	0.0	2	66.7	10	高
钻孔	搬运	1	4	80.0	3	100.0	2	50.0	3	50.0	2	100.0	2	66.7	1	33.3	0	0.0	0	0.0	10	高

（4）对于长期坐姿或立姿作业的岗位，为坐姿作业的作业人员提供可调节的靠背椅，容许作业人员尽量交替采用立姿或坐姿，为坐姿作业人员提供较大的作业空间，可以站立操作；立姿作业人员，可以在靠近工作位置的地方提供一把椅子或凳子，使作业人员简单侧身就可以坐在凳子上。

（5）对于物料搬运岗位，首先改进工作区布局，较大限度减少物料运输的需求；提供搬运小推车、手推运货车或其他带轮或滚轴的装置；对于重物的搬运尽可能使用输送带、起重机和其他机械运输方法，或将重物分装到较小、较轻的包装、容器中进行搬运；为搬运的物件提供把手、手柄或良好的握持点，尽量靠近物件；如果无法避免人工提举重物，应尝试由两人或多人一起搬运。

7.6.4.2 加强工作场所的管理

（1）明确划定物料储存区与工作地点或工作地点之间的运输通道，清除障碍物，确保运输通道足够宽（125～140cm）以便双向运输，并用油漆对每条运输通道进行地面标识。运输不频繁的小过道宽度至少为75cm，应尽量减少宽度小于75cm的例外情况。

（2）清除运输通道上的凸凹处或其他绊脚物，避免水、油或其他湿滑物撒到路面上。

（3）在组装车间、装配车间，需要及时物流补充，可设计或购置带轮货架在工作台之间以及储存区和工作区之间自由移动；当需要运输很多小配件时，应为每个配件提供充足的空间，使所有配件整齐摆放在货架上。

（4）对于存在职业病危害因素的车间，如电镀车间、浮体车间、封装运营车间等，应严格控制作业场所有害物质浓度，做好作业人员的职业防护措施。

7.6.4.3 合理安排劳动组织

工作组织也称劳动组织，包括减少负重及用力、人员的选择与培训、轮班工作、工间休息等。工作组织和工作安排不合理，如长期加班、劳动定额不当、未经培训等都可导致职业紧张和肌肉骨骼损伤，易导致事故。

（1）建议应根据不同劳动强度、工种、年龄、人数等因素合理安排工作任务，注意平衡工作和休息时间。

（2）建议对于有强迫体位的作业，鼓励作业人员在工作前、工作期间或工作后进行体育锻炼，以加强肌肉力量，尽快恢复肌肉疲劳。

（3）建议科学制定轮班工作制，增强人员定额，改善多岗位人员不足问题。适当延长工间休息和调整工间次数可以缓解肌肉骨骼疲劳，避免累积性负荷所造成的损伤。

7.6.4.4 建立企业工效学管理体系

可与安全生产管理体系或职业卫生管理体系合并设置。加强企业日常工效学管理，任命工效学专职或兼职管理人员，明确各部门人员在工效学管理中的责任。记录工效学相关事故，进行企业内部工效学危险评估。将已识别的工效学危险及正确的作业方式，写入岗位操作规程。制定年度宣传与培训计划，确保员工了解本岗位工效学危险及正确的作业方式，提高员工的工效学意识。工效学相关工具需做好检查、保养与维修记录。对于工效学管理体系，鼓励员工积极参与，制定改善与纠正方案。

（杨　凤　尹　艳）

7.7 家具制造业

家具制造业为我国传统制造行业，在"工业4.0""中国智造"变革浪潮下，正向生产智能化方向发展，由人员密集型向信息化制造转型，但现阶段仍存在许多以手工作业为主的生产方式，作业人员在手工作业过程中广泛存在低负荷、快节奏、高重复、强迫体位等不良工效学问题，由此导致的 WMSDs 已成为该行业的主要职业健康问题。为摸清我国家具制造作业人员 WMSDs 发生情况及其分布特征，探讨不良工效学因素及其接触与接触危险，研究者从华南地区选择一个大型家具企业集团对其作业人员开展了不良工效学因素致WMSDs 的健康危险评估工作。

7.7.1 定义 WMSDs 问题

采用中国疾病预防控制中心职业卫生与中毒控制所提供的《肌肉骨骼疾患问卷（电子版）》，对我国华南地区某家具集团所属 11 个工厂的 4 133 名作业人员开展 WMSDs 流行病学横断面调查。结果显示，不分部位 WMSDs 的发生率为 28.94%。各部位 WMSDs 发生率波动在 9.2%～15.7% 之间，从高到低依次为颈部（15.36%）、肩部（13.48%）、足部（13.40%）、手部（12.19%）、上背部（10.48%）、下背部（9.85%）、腿部（9.24%）、膝部（9.07%）和肘部（8.98%）。从不同车间不分部位的 WMSDs 发生率来看，以包覆车间（40.00%）最高，其次为吸塑车间（37.50%）、柜门车间（32.20%）、五金配套车间（31.60%）、机加工车间（31.50%）、门板烤漆车间（30.20%）、柜身车间（29.00%）、门扇车间（28.70%）、仓储部门（28.60%）、趟门车间（26.90%）、门套车间（26.10%）、淋浴房车间（25.80%）、木制家具车间（25.50%）、柜门板车间（25.30%）、卫浴配套车间（25.00%）、发货部门（23.80%）和行政管理部门（19.00%）（表 7-47）。

7.7.2 工效学危害因素识别

采用 BRIEF 和 PLIBEL 两种方法对该企业不同车间、工种、重点作业岗位可能存在的危险部位以及相关危害因素及其来源进行识别与分析。以柜身车间负责板件包装的包装岗位为例，描述 BRIEF 与 PLIBEL 方法对 WMSDs 及其危害因素的识别过程，并根据该示例所用方法及流程，列出该行业不同岗位作业人员工作过程中的工效学危害因素及来源的识别结果。

板件包装作业主要作业任务是将装有柜身板件的泡沫箱进行包装和封口。该作业任务的重点作业活动主要由五个动作组成：①将装有柜身板件泡沫箱搬起，放置于工作平台；②弯腰将泡沫箱套入塑料膜中，进行包装；③手持剪刀将多余塑料膜剪去；④用胶带进行封装；⑤用力将泡沫箱推上传送带，运送至下一工序。现场视频截图见图 7-6。

7.7.2.1 BRIEF 方法 根据 BRIEF 检查表评估方法，通过对左右手腕、左右手肘、左右肩、颈、背和腿 6 个部位的姿势、力量、持续时间和动作频率四项指标进行识别和观测，以计分大小判定危险，出现一项指标计 1 分，最高计 4 分。其中，姿势和力量两个指标在不同部位会有多项检查内容，只要有 1 项存在，则该分项指标计 1 分。一般将分值≥2 分作为判定危险的标准，因同一作业观察多个对象，以大多数人≥2 分为准。以板件安装岗位作业为例进行分析，就左右手腕不良姿势指标而言，由图 7-6 可见，该示例作业人员的左右手腕存在捏握、桡侧偏移和尺侧偏移 3 种危险情况；就左右手腕力量指标而言，该示例作业人员存在抓握≥4.5kg 危险情况。根据上述姿势、力量指标评分原则，左右手腕的姿势指标评为 1 分；力量指标评为 1 分；作业持续时间≥10s，持续时间指标评为 1 分；作业频率约为 1 次 /min，未达到≥30 次 /min，频率指标评为 0 分，因此，综合左右手腕姿势、力量、持续时间和作业频率四项指标的分值合计为 3 分，判定左右手腕为存在 WMSDs 发生危险。对于左右手肘，存在前臂旋转和完全伸展的情况，搬举≥4.5kg，频率≥2 次 /min，因此该部位得分为姿势指标

表7-47 家具制造业不同车间作业人员各部位WMSDs发生情况

车间	人数	颈部发生人数	颈部发生率/%	肩部发生人数	肩部发生率/%	上背发生人数	上背发生率/%	下背发生人数	下背发生率/%	肘部发生人数	肘部发生率/%	手部发生人数	手部发生率/%	腿部发生人数	腿部发生率/%	膝部发生人数	膝部发生率/%	足部发生人数	足部发生率/%	不分部位发生人数	不分部位发生率/%
总人群	4 133	635	15.36	557	13.48	433	10.48	407	9.85	371	8.98	504	12.19	382	9.24	375	9.07	554	13.40	1 196	28.94
包覆车间	15	2	—	1	—	0	—	0	—	0	—	2	—	2	—	1	—	2	—	6	40.00
吸塑车间	320	69	21.60	59	18.40	44	13.80	38	11.90	41	12.80	54	16.90	42	13.10	37	11.60	54	16.90	120	37.50
柜门车间	90	13	14.40	16	17.80	11	12.20	7	7.80	9	10.00	11	12.20	9	10.00	11	12.20	12	13.30	29	32.20
柜门板车间	75	8	10.70	8	10.70	3	—	4	—	6	8.00	6	8.00	3	—	4	—	9	12.00	19	25.30
柜身车间	1 595	239	15.00	215	13.50	175	11.00	164	10.30	162	10.20	231	14.50	165	10.30	151	9.50	239	15.00	462	29.00
趟门车间	171	23	13.50	22	12.90	13	7.60	18	10.50	16	9.40	21	12.30	18	10.50	17	9.90	24	14.00	46	26.90
门板烤漆车间	232	40	17.20	28	12.10	32	13.80	24	10.30	22	9.50	32	13.80	21	9.10	23	9.90	34	14.70	70	30.20
门扇车间	195	28	14.40	26	13.30	15	7.70	19	9.70	11	5.60	25	12.80	17	8.70	17	8.70	26	13.30	56	28.70
门套车间	236	33	13.90	22	9.20	18	7.60	28	11.80	19	8.00	24	10.10	21	8.80	23	9.70	25	10.50	62	26.10
淋浴房车间	31	4	—	4	—	3	—	2	—	1	—	3	—	1	—	2	—	4	—	8	25.80
卫浴配套车间	40	2	—	2	—	1	—	4	—	4	—	3	—	3	—	3	—	4	—	10	25.00
木制家具车间	94	9	9.60	9	9.60	10	10.60	11	11.70	8	8.50	8	8.50	9	9.60	11	11.70	15	16.00	24	25.50
五金配套车间	358	67	18.70	67	18.70	48	13.40	41	11.50	34	9.50	34	9.50	31	8.70	33	9.20	52	14.50	113	31.60
机加工车间	168	30	17.90	23	13.70	15	8.90	12	7.10	11	6.50	16	9.50	9	5.40	13	7.70	18	10.70	53	31.50
发货部门	80	6	7.50	5	6.30	6	7.50	4	—	2	—	5	6.30	5	6.30	4	—	10	12.50	19	23.80
仓储部门	175	29	16.60	25	14.30	19	10.90	13	7.40	14	8.00	14	8.00	12	6.90	12	6.90	14	8.00	50	28.60
行政管理部门	258	33	12.80	25	9.70	20	7.80	18	7.00	11	4.30	15	5.80	14	5.40	13	5.00	12	4.70	49	19.00

注：—为发生例数低于5例，不适合计算发生率。

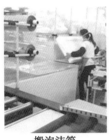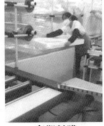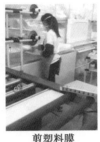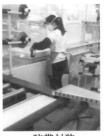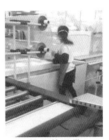

| 搬泡沫箱 | 套塑料膜 | 剪塑料膜 | 胶带封装 | 推上传送带 |

图 7-6　板件包装重点活动岗位现场视频截图

1 分，力量指标 1 分，频率指标 1 分，左右手肘总分值为 3 分，存在 WMSDs 发生危险。对于左右肩部，作业活动均未达到姿势、力量、持续时间和频率指标的得分条件，故该部位得分为 0 分。颈部作业活动仅存在颈部弯曲≥20°，姿势指标得 1 分；持续时间未达 10 秒，频率未达 2 次/min，且不存在负重情况，故其余三项指标均得 0 分，总计得分 1 分，未达到危险部位判定标准。对于背部，存在背部弯曲≥20°，姿势指标得 1 分；搬举重物未达 9kg，力量指标得 0 分；持续时间≥10 秒，持续时间指标得 1 分；频率为 1 次/min，未达 2 次/min，频率指标得 0 分，因此背部总分值为 2 分，存在 WMSDs 发生危险。对于腿部，存在单腿站立作业，姿势指标得 1 分；腿部用力≥4.5kg，力量指标得 1 分；每天超过 30%，持续时间指标得 1 分，腿部总分值为 3 分，存在 WMSDs 发生危险。综上结果，板件包装岗位包装作业人员的左右手腕、左右手肘、背部、腿部在其作业活动过程中存在 WMSDs 发生危险，各部位的危险项目见表 7-48。

表 7-48　板件包装岗位作业人员不同部位评分结果

项目	部位					
	左右手腕部	左右手肘部	左右肩部	颈部	背部	腿部
姿势	捏握 尺侧偏移 桡侧偏移	前臂旋转 完全伸展		≥20°	≥20°	单腿站立
力量/kg	抓握≥4.5	≥4.5				足≥4.5
持续时间/s	≥10				≥10	≥30%/d
频率/(次·min⁻¹)		≥2				
计分	3	3	0	1	2	3

　　基于上述示例，采用 BRIEF 方法对家具制造企业各作业岗位的作业活动进行分析，结果显示，各车间内不同工种或相似接触人群存在的危险部位各有差异，详见表 7-49。

表 7-49　家具制造业不同车间、工种和 SEGWMSDs 危险部位识别结果（BRIEF 法）

车间	工种	SEG	WMSDs 发生的危险部位								
			腕部		肘部		肩部		颈部	背部	腿部
			左	右	左	右	左	右			
柜门车间	封边工	封边	—	—	√	√	—	—	—	√	—
	下料工	上下料	—	—	√	√	√	√	—	√	—
柜门板车间	包装工	包装	—	—	—	—	—	—	—	√	√
	门制工	手工安装	—	√	√	√	—	—	—	—	—

续表

车间	工种	SEG	腕部		肘部		肩部		颈部	背部	腿部
			左	右	左	右	左	右			
柜身车间	包装工	搬运	—	—	—	—	—	—	—	√	—
		包装	√	√	√	√	—	—	—	√	√
		检查	—	—	—	—	—	—	—	√	—
	清洁工	清洁板件	√	√	√	√	—	—	—	√	—
	封边工	封边	√	√	√	√	—	—	—	√	—
	流水线操作工	手工制造	√	√	—	—	—	—	—	√	—
	开放柜工	放置板件	—	—	√	√	—	—	—	√	—
		清洁板件	√	√	—	—	—	—	—	√	—
	门制工	组装门柜	—	√	—	—	—	—	—	√	—
	排钻工	检查	—	—	—	—	—	—	—	√	—
		排钻	√	√	√	√	—	—	—	√	—
	配套工	配套	—	—	—	—	—	—	—	√	—
	下料工	上下料	√	√	—	—	—	—	—	√	—
机加工车间	打孔工	搬运	—	—	—	—	√	√	—	—	—
		擦胶	—	—	√	√	—	—	—	√	—
		打孔	—	—	√	—	—	—	—	√	—
		打磨	√	√	—	—	—	√	—	—	—
		切割	√	√	—	—	—	√	—	—	—
	打磨工	打磨	√	√	—	—	—	—	—	√	—
	机加工	搬运	—	√	—	—	—	—	—	—	—
		出榫	√	√	√	√	√	√	—	—	—
		打磨	—	—	√	√	—	—	—	—	—
		开料	—	—	√	√	√	√	—	—	—
		切割	√	√	—	—	√	—	—	—	—
		组装	√	√	√	√	√	√	—	—	√
	其他辅助	检修	—	—	√	√	—	—	—	—	—
		检验	—	—	√	√	—	—	—	—	—
	下料	搬运	√	√	√	√	—	—	—	—	—
		切割	—	—	√	√	—	—	—	—	—
		上下料	√	√	√	√	√	√	—	—	√
	修色	清洁板件	—	√	√	√	—	—	—	√	—
卫浴配套	包装	包装	—	√	—	√	—	—	—	—	—
		贴膜	—	√	—	—	—	—	—	—	—
	机加	切割	—	√	—	—	—	—	—	√	—
淋浴房	打磨	打磨	—	—	—	—	—	—	—	—	—
	开介	切割	√	√	—	—	—	—	—	—	—
	贴膜	贴膜	—	—	—	—	—	—	—	√	—
	铣型	铝材加工	—	—	—	—	—	—	—	√	—
门板烤漆	成品	烤板	—	—	√	√	—	—	—	√	—
	打磨	打磨	√	√	—	—	—	—	—	√	—

续表

车间	工种	SEG	腕部 左	腕部 右	肘部 左	肘部 右	肩部 左	肩部 右	颈部	背部	腿部
	喷漆	补漆	—	√	—	—	—	—	—	√	—
		喷漆	—	√	—	—	—	—	—	√	—
	制作	搬运	√	√	—	—	—	—	—	√	—
		手工制造	—	—	—	√	—	—	—	√	—
门扇	清洁	清洁板件	√	√	—	—	—	—	—	√	—
	配料	搬运	√	√	—	—	—	—	—	√	—
		配送料	—	√	√	√	—	—	—	—	—
	喷漆	搬运	—	√	—	—	—	—	—	√	—
门套	打磨	打磨	√	√	—	—	√	√	—	√	—
	护墙板	封边	—	—	—	—	√	√	—	—	—
		手工安装	—	—	—	—	√	√	—	√	—
	配料	理料	√	√	√	√	—	—	—	—	—
	喷漆	喷漆	√	√	—	—	—	—	—	√	—
	套线	搬运	—	—	—	—	√	√	—	—	—
五金配套	功能件	配套	—	√	—	—	—	—	—	—	—
	护墙板	搬运	√	√	—	—	—	—	—	√	—
		包装	—	—	√	√	—	—	—	—	—
		背板线	—	√	—	—	—	—	—	—	—
	铝框	铝材配套	√	√	—	—	—	—	—	—	—
	配套	板件配套	—	—	—	√	—	—	—	—	—
	五金	搬运	—	—	—	—	—	—	—	√	—
		切割	√	√	—	—	—	—	—	—	—
		五金配套	—	—	√	√	—	—	—	√	—
	下料	上下料	—	—	√	√	—	—	—	—	—
	制作	搬运	√	√	√	√	—	—	—	√	—
台面	包装	包装搬运	—	—	—	√	—	—	—	—	—
	标准线操作	补漆	—	—	—	—	—	—	—	—	—
		打孔	—	—	—	—	—	—	—	—	—
		配检	√	√	—	—	—	—	—	√	—
		切割	—	√	—	—	—	√	—	—	—
		手工安装	√	—	—	—	—	—	—	—	—
		手工制造	—	—	—	—	—	—	—	√	—
涂装	打磨	打磨	√	√	√	√	—	—	—	√	√
	喷漆	喷漆	√	√	√	√	—	—	—	√	—
	修色	上架	—	—	—	√	—	—	—	—	—
	总装	包装	—	—	√	√	—	—	—	√	—
		切割	—	—	—	—	—	—	—	√	—
仓储	铲车	包装搬运	√	√	—	—	—	—	—	—	—
		叉车	√	√	—	—	—	—	—	—	—
发货	搬运	搬运	√	√	—	—	—	—	—	√	—
	其他辅助	搬运	√	√	—	—	—	—	—	√	—
行政管理	铲车	叉车	—	√	—	√	—	√	—	—	—

（1）机加工车间和涂装车间存在的 WMSDs 危险部位均覆盖左右腕、左右肘和左右肩、背和腿部，各车间内部不同工种或相似接触人群存在的危险部位各有差异。从各车间的危险部位来看，机加工车间中，打孔工的搬运作业主要集中在肩部，擦胶作业主要集中在肘部，打孔作业集中在肘部和背部，打磨和切割作业集中在腕和肩部，打磨和机加工种的打磨作业、配料工的搬运和配送料作业集中在腕、肘和背部，机加工的搬运主要集中在腕部，机加工的出榫、切割作业和下料工的搬运作业、修色工的清洁板件作业集中在腕、肘、肩和背部，机加工的打磨作业、配料工的搬运和配料作业集中在腕、肘和背部，机加工的开料作业、其他辅助工种的检修作业集中在肘、肩、背部，机加工的切割作业、下料工的搬运作业、修色工的清洁板件作业集中在腕、肘、肩和背部，机加工的组装作业和下料工的上下料作业集中在腕、肘、肩、背和腿部，其他辅助工种的检验作业、下料工的搬运作业集中在肘和背部，喷漆工的搬运作业主要集中在腕部。涂装车间打磨工的打磨作业集中在腕、肘、肩、背和腿部，喷漆工的喷漆作业集中在腕、肘和背部，修色工的上架作业、总装工的包装作业集中在肘和背部，总装工的切割作业主要集中在背部。

（2）门套和台面两车间存在的 WMSDs 危险部位均覆盖左右腕、左右肘和左右肩和背部，各车间内部不同工种或相似接触人群存在的危险部位各有差异。门套车间中，配料工的理料作业和喷漆工的喷漆作业主要集中在腕、肘和背部，打磨工的打磨作业集中在腕和肩部，护墙板工的封边作业主要集中在背部，手工安装主要集中在肩和背部，套线工的搬运作业主要集中在肩部；台面车间中，包装工的包装搬运作业集中在肘和背部，标准线操作工的补漆作业和手工制造作业集中在背部，配检和手工安装作业集中在腕和背部，切割作业集中在腕、肘、肩部。

（3）柜身车间存在的 WMSDs 危险部位覆盖左右腕、左右肘、背部和腰部，各车间内部不同工种或相似接触人群存在的危险部位各有差异。包装工的包装作业集中在腕、肘、背、腿部，包装工的搬运和检查作业、排钻工的检查作业、配套工的配套作业主要集中在背部，清洁工的清洁板件作业、封边工的封边作业、排钻工的排钻作业主要集中在腕、肘、背部，流水线操作工的手工制造作业、门制工的组装门柜作业、下料工的上下料作业集中在腕、背部，开放柜工的放置板件作业集中在肘和背部，包装工的搬运和检查作业、排钻工的检查作业、配套工的配套作业集中在背部，开放柜工的清洁板件作业主要集中在腕部。

（4）卫浴配套、趟门、五金配套、柜门板、门板烤漆和门扇六个车间存在的 WMSDs 危险部位覆盖左右腕、左右肘和背部，各车间内部不同工种或相似接触人群存在的危险部位各有差异。卫浴配套车间中，包装工的贴膜作业、机加工的切割作业集中在腕和背部，包装工的包装作业集中在腕、肘和背部；趟门车间中，包覆工的包装作业、下料工的搬运和上下料作业、装配工的组装作业集中在腕和背部，包装工的包装作业集中在腕和肘部，下料工的切割作业主要集中在肘部；五金配套车间中，功能件工的配套作业、五金工的切割作业集中在腕和背部，铝框工的铝材配套作业和下料工的上下料作业主要集中在腕和肘部，护墙板工的搬运和背板线作业主要集中在腕部，护墙板工的包装作业和配套工的板件配套作业主要集中在肘部，五金工的搬运作业主要集中在背部；柜门板车间中，包装工的包装作业主要集中在背部，手工安装作业集中在腕、肘、背部；门板烤漆车间中，打磨工的打磨作业、喷漆工的补漆和喷漆作业、制作工的搬运作业均集中在腕和背部，成品工的烤板作业、制作工的手工制造作业集中在肘和背部；门扇车间清洁工的清洁板件作业集中在腕和背部。

（5）行政管理部门存在的 WMSDs 危险部位均集中在腕、肘和肩部。

（6）柜门车间存在的 WMSDs 危险部位覆盖肘、肩和背部。其中，封边工的封边作业主要集中在肘和背部,下料工的上下料作业集中在肘、肩和背部。

(7)仓储部门、发货部门、淋浴房车间三个部门存在的 WMSDs 危险部位覆盖腕部和背部。仓储部门铲车工的包装搬运和叉车作业、发货部门搬运工和其他辅助工种的搬运作业、淋浴房车间开介工的切割作业主要集中在腕和背部;淋浴房车间打磨工的打磨作业、贴膜工的贴膜作业集中在背部。

7.7.2.2 PLIBEL 评估法 PLIBEL 由瑞典国立职业安全健康委员会于 1986 年首次提出,是一种用于识别身体不同部位 WMSDs 工效学危害因素及其来源的有效工具。该方法针对身体的颈、肩、上背部,肘、前臂和手部,足部,膝和臀部,下背部五组部位,涉及姿势、使用工具、工作组织和环境因素等 17 个问题的危害因素及其来源。

同样以板件包装岗位为例(主要作业活动参考图 7-6),采用 PLIBEL 方法识别 WMSDs 相关危害因素及其来源。经分析,该示例岗位存在的不良工效学因素及其来源见表 7-50。

表 7-50 板件包装岗位不同 WMSDs 危险部位相关危害因素及其来源(PLIBEL 法)

识别出的危害因素及其来源	危害因素与危险源				
	颈、肩和上背部	肘、前臂和手部	足部	膝和臀部	下背部
3. 工人或工作活动使用的工具和设备设计不当	√	√			
4. 工作高度被错误调整	√				√
5. 工作座椅设计不舒适或措施调整	√				√
6. 不可能坐和没有支撑(例如站立完成工作)			√	√	√
7. 易使人疲劳的脚踏工作			√		
8b. 重复性跳跃、持续蹲姿或跪姿工作			√	√	√
8c. 经常性单腿支撑身体的工作			√	√	
9a. 完成重复性或持续性工作,背部轻微前屈	√				
9b. 完成重复性或持续性工作,背部严重前屈	√				√
9c. 完成重复或持续性工作,背部侧弯或轻微扭转	√				
10a. 完成重复性或持续性工作,颈部前屈	√				
10b. 完成重复性或持续性工作,严重扭转	√				
11a. 手部负荷提举,需注意重复性持续提举	√				
11b. 手部负荷提举,需注意负重	√				
11c. 手部负荷提举,需注意抓握困难的操作	√				
11f. 手部负荷提举,需注意膝高度以下的提举	√				√
11g. 手部负荷提举,需注意肩高度以上的提举	√				
12. 完成重复、持续或不舒适的负荷搬运和推拉活动	√	√			
13. 完成单臂无支撑物前伸或侧伸时无支撑工作活动	√	√			
14a. 存在简单的重复性活动	√	√			
14b. 存在舒适的伸展活动范围内重复性活动	√	√			
15a. 完成重复或有支撑的手工工作,需注意工作材料和工具的重量问题	√				
15b. 完成重复或有支撑的手工工作,需注意工作材料和工具的不舒适抓握问题	√	√			
16. 对视觉能力有较高要求	√				
17a. 完成重复性工作,手和前臂存在扭转动作		√			
17b. 完成重复性工作,手和前臂存在用力作业		√			

基于上述示例，采用 PLIBEL 对家具制造业不同车间和工种存在的 WMSDs 危险部位、危害因素及其来源进行识别和分析。结果显示（表 7-51），各车间、工种 / 岗位和相似接触人群相同危险部位的危害因素及其来源略有差异。

表 7-51　家具制造业各车间不同工种 WMSDs 相关危害因素及其来源（PLIBLE 法）

车间	工种	危害因素与危险源				
		颈、肩和上背部	肘、前臂和手部	足部	膝和臀部	下背部
柜门	封边	9a、10a、11a、14a	14a、17a、17b	6	6	6、9a、11a
	下料	9a、9c、10a、10b、14a、15a	14a、15a	6	6	6、9a
柜门板	包装	9a、10a、14a	14a	6	6	6、9a
	门制	9a、10a、14a	14a、17a、17b	6	6、8a	6、9a
柜身	包装	3、4、5、9a、9b、9c、10a、10b、11a、11b、11e、11f、11g、12、13、14a、14b、15a、16	3、12、13、14a、14b、15a、15b、17a、17b	6、7、8b、8c	6、8b、8c	4、5、6、8b、9a、9b、9c、11f
	清洁	9a、9b、9c、10a、10b、11a、12、14a、15a、16	12、14a、15a、15b、17b	6	6	6、9a、9b、9c
	封边	3、4、9a、9b、9c、10a、10b、11a、12、13、14a、15a	12、13、14a、15a、17b	6	6	3、4、6、9a、9b、9c
	流水线操作	2、3、4、9a、9b、9c、10a、10b、11a、11b、12、13、14a、14b、15a、16	2、12、13、14a、14b、15a、17a、17b、17c	2、6、7、8a、8b、8c	2、6、8a、8b、8c	2、3、4、6、8a、9a、9b、9c、11b
	开放柜门制	9a、10a、14a	14a、17a、17b	6	6	6、9a
	门制	4、9a、9b、10a、14a	14a、15a、17b	6	6	4、6、9a、9b
	排钻	4、9a、9b、9c、10a、11a、12、14a、15a	12、14a、15a、17a、17b	6	6	4、6、9a、9b
	配套	4、9a、9b、10a、11a、14a	12、14a、15a、17a、17b	6	6	4、6、9a、9b
	下料	4、9a、9b、9c、10a、10b、11a、11e、12、14a、15a	12、14a、15a、17a、17b	6	6	4、6、9a、9b、9c
趟门	包覆	9a、9b、10a、14a	14a、15a、17b	6	6	6、9a、9b
	包装	9a、9b、10a、11b、11g、12、14a	12、14a、15a、17b	6	6	6、9a、9b
	清洁	9a、10a、14a	14a	6	6	6
	下料	9a、9b、9c、10a、11a、11b、11g、12、14a、15a	12、14a、15a、15b、17b	6	6	6、9a、9b、9c
	装配	9a、9b、9c、10a、10b、11a、12、14a、15a	12、14a、15a、15b、17b	6	6	6、9a、9b、9c
门板烤漆	成品	9a、9b、9c、10a、10b、11a、12、14a、15a	12、14a、15a、17b	6	6	6、9a、9b、9c
	打磨	9a、9b、9c、10a、11a、12、14a、15a	12、14a、15a、15b、17b	6	6	6、9a、9b、9c
	喷漆	9a、10a、11a、11g、12、14a、15a	12、14a、15a、17b	6	6	6、9a
	制作工	9a、9b、9c、10a、10b、11a、12、14a、15a	12、14a、15a、15b、17b	6	6	6、9a、9b

续表

车间	工种	危害因素与危险源				
		颈、肩和上背部	肘、前臂和手部	足部	膝和臀部	下背部
门扇	清洁	9a、10a、14a	14a、17b	6、8a	6	6
	配料	9a、9b、10a、10b、11a、12、14a、15a	12、14a、15a、17a、17b	6、8a	6	6、9a
	喷漆	9a、10a、14a	14a	6、8a	6	6
门套	打磨	9a、10a、12、14a	12、14a、17b	6、8a	6、8a	6
	护墙板	2、9a、9c、10a、10b、11a、11b、11e、11f、14a、16	2、13、15a、17a、17b	2、6、8b	2、6、8b	2、6、8b、9a、9c
	配料	9a、9b、9c、10a、10b、14a	14a、15a、15b、17a、17b	6	6	6、9a
	喷漆	9a、10a、10b、14a	14a	6、8a	6、8a	6、9a
	套线	9a、10a、14a	14a、17b	6、8a	6、8a	6
卫浴配套	包装	4、9a、9b、9c、10a、11a、12、14a、15a、15b	12、14a、15a、15b、17b	6	6	6、9a、9b、9c
	机加	9a、9b、9c、10a、11a、14a	14a、15a、15b、17b	6	6	6、9a、9b、9c
淋浴房	打磨	9a、9c、10a、10b、11a、11e、12、14a、15a、16	12、14a、15a、17b	6	6	6、9a、9c
	开介	9a、9b、9c、10a、10b、11a、12、14a、15a	12、14a、15a、17b	6	6	6、9a、9b、9c
	贴膜	9a、10a、11a、12、14a、15a	12、14a、15a、17b	6	6	6、9a
	铣型	9a、10a、14a	14a	6	6	6、9a
机加工	打孔	9a、9c、10a、14a、15a	13、14a、15a、17a、17b	6、8a	6、8a	6、9a
	打磨	4、9a、9b、10a、10b、11f、14a、15a、16	14a、15a、17a、17b	6	6	4、6、9a、9b、11f
	机加	4、9a、9b、9c、10a、10b、11a、12、14a、15a、16	12、14a、14b、15a、17a、17b、17c	6、7、8a	6、8a	6、9a、9b、9c
	其他辅助	4、9a、9c、10a、10b、11f、14a、16	14a、17a、17b	6、8a	6	4、6、9a、11f
	下料	9a、9c、10a、10b、11d、12、14a、15a、16	12、13、14a、14b、15a、17a、17b	1、2、6、8a、8c	2、6、8a、8c	2、6、9a、9b、11a、11d
	修色	9a、9c、10a、12、14a	12、14a、17a	6	6	6、9b
五金配套	功能件	9a、9b、10a、10b、11a、12、14a、15a	12、14a、15a、17b	6、7	6	6、9a、9b
	护墙板	9a、9c、10a、10b、14a、14b	14a、14b、15b、17a、17b	6	6	6
	铝框	9a、10a、13、16	13、14a、17a、17b	6	6	6
	配套	9a、10a、14a	14a	6	6	6、9a
	五金	2、3、4、9a、9b、9c、10a、10b、11a、11e、12、14a、15a	2、3、12、14a、15a、17a、17b、17c	6、7	6	6、9a、9b、9c

续表

车间	工种	危害因素与危险源				
		颈、肩和上背部	肘、前臂和手部	足部	膝和臀部	下背部
	下料	9a、10a、14a	14a、17a、17b	6	6	6、9a
	制作	9a、9c、10a、11a、11b	17b	6	6	6、9a、11a、11b
台面	包装	4、9a、9b、9c、10a、10b、11a、11c、11g、12、14a、15a	12、14a、15a、15b、17b	6	6	4、6、9a、9b、9c
	标准线操作	9a、9b、9c、10a、10b、11a、11c、12、14a、15a	12、14a、15a、15b、17b	6	6	6、9a、9b、9c
涂装	打磨	4、9a、9b、9c、10a、10b、11a、11b、12、14a、15a、16	6、12、14a、14b、15a、15b、17a、17b	6	6	4、6、9a、9b、11a、12
	喷漆	9a、9c、10a、14a、15a	14a、15a、17a、17b	6、8a	6、8a	6、9a、9b
	修色	9a、9c、10a、11a、14a	14a	6、8a	6、8a	6、9a
	总装	9a、9c、10a、10b、15a、16	15a、17a	6	6	6、9a
仓储	铲车	9a、9b、9c、10a、10b、10d、11a、12、14a、15a	12、14a、15a、15b、17b	6	6	6、9a、9b、9c
发货	搬运	9a、9c、10a、14a	17b	6	6	6
	其他辅助	9a、9c、10a、11a、11c、11d、11e、12、14a、15a、15b	12、14a、15a、15b、17b	6	6	6、9a、9c、11a
行政管理	铲车	9a、10a、10b、14a	14a、15a、15b、17b	6	6	6

7.7.3　接触水平与接触危险

以板件包装岗位作业为例,采用REBA方法对该岗位工人躯干、颈部、腿部、上臂、下臂、手部、手提重物和手物接触八个方面进行不良工效学因素接触水平和接触危险评估。根据现场作业情况,工人在作业活动过程中存在躯体弯曲大于60°(计4分),且伴有躯干扭转和侧弯的情况(加1分),颈部弯曲、伸展大于20°(计2分),腿部存在单下肢支撑重量(计2分),查表A后,A组得分为7分。工人活动过程中存在上臂伸展大于90°(计4分),下臂弯曲在60°～100°(计1分),手掌弯曲0°～15°(计1分),并伴有手腕旋转,腕部尺侧偏离及桡侧偏离(加1分),查表B后,B组得分为5分。手提重物情况,存在负重或用力在5～10kg之间(计1分)。手物接触情况尚可,物体易于握持或抓举,且抓举力量在合适范围内(计0分)。工人作业过程身体姿势存在大幅度快速变化,活动分数计1分。A组得分(7分)加上手提重物得分(1分)得到A分值为8分,B组得分(5分)加上手物接触情况(0分)得到B分值为5分,查阅表C后,得到C分值为10分,加上活动分数(1分),得到REBA总分值为11分。对应危险等级为"非常高危险",行动干预水平为"需要马上进行干预"。详细赋值情况见表7-52。

表7-52　板件包装岗位作业人员各部位REBA接触水平及危险等级分析结果

A组			B组			手提重物	手物接触情况	A分值	B分值	C分值	活动加分	REBA总分值	危险等级
躯干得分	颈部得分	腿部得分	上臂得分	下臂得分	手腕得分								
5	2	2	4	1	2	1	0	8	5	10	1	11	非常高

基于上述对包装岗位的 REBA 分析和评估,对家具制造业各车间不同岗位工人各部位危害因素接触水平及危险等级进行分析。表 7-53 结果显示,该行业不同车间 REBA 危险等级存在差异,REBA 危险等级为"非常高危险"的车间有柜身车间、淋浴房车间、趟门车间;REBA 危险等级为"高危险"的车间有发货部门、机加工车间、门板烤漆车间、门套车间、五金配套车间、台面车间、涂装车间和卫浴配套车间;REBA 危险等级为"中危险"的车间有柜门车间、柜门板车间和门扇车间。不同车间内部各工种的 REBA 危险等级也各有不同,主要源于车间内不同工种在不同部位的危险接触水平差异。

REBA 危险等级处为"非常高危险"的车间:柜身车间主要来源于背部、颈部、腿部、肩部、肘部、腕部、负荷/用力,包装工为"非常高危险"工种;清洁工、封闭工、流水线操作工、门制工、排钻工、配套工、下料工为"高危险"工种;开放柜工为"低危险"工种。淋浴房车间主要来源于背部、颈部、腿部、肩部、肘部、腕部、负荷/用力,开介工为"非常高危险"工种,打磨工和贴膜工为"中危险"工种;铣型工为"低危险"工种。趟门车间主要来源于背部、颈部、腿部、肩部、肘部、腕部、负荷/用力,下料工和配装工为"非常高危险"工种,包装工和包覆工为"中危险"工种,清洁工为"低危险"工种。

REBA 危险等级为"高危险"的车间:发货部门主要来源于背部、腕部、负荷/用力,其他辅助工种为"高危险"工种,搬运工为"中危险"工种;机加工车间主要来源于背部、颈部、肩部、肘部、腕部、负荷/用力,其他辅助工种为"高危险"工种,打孔工、打磨工、机加工、下料工为"中危险"工种,修色工为"低危险"工种;门板烤漆车间主要来源于背部、颈部、肩部、肘部、腕部、负荷/用力,打磨工、喷漆工和制作工为"高危险"工种,成品工为"中危险"工种;门套车间主要来源于背部、颈部、肘部、腕部、负荷/用力,五金配套车间主要来源于背部、颈部、腿部、肩部、肘部、腕部、负荷/用力,门套工为"高危险"工种,打磨工和喷漆工为"中危险"工种,护墙板工和套线工为"低危险"工种;台面车间主要来源于背部、颈部、肘部、腕部、负荷/用力,包装工和标准线操作工为"高危险"工种;涂装车间主要来源于背部、颈部、腿部、肘部、腕部,打磨工为"高危险"工种,喷漆工、修色工、总装工为"中危险"工种;卫浴配套主要来源于背部、颈部、腿部、肩部、肘部、腕部、负荷/用力,包装工和机加工均为"高危险工种"。

REBA 危险等级为"中危险"的车间:柜门车间主要来源于背部、颈部、肩部,封边工和下料工为"中危险"工种;柜门板车间主要来源于背部、肩部,门制工为"中危险"工种,包装工为"低危险"工种;门扇车间主要来源于背部、颈部、肘部、腕部,清洁工、配料工为"中危险"工种,喷漆工为"低危险"工种。

7.7.4 对策与建议

基于家具制造业的危险评估结果,家具制造企业应认真开展宣传教育,立即改善工作场所劳动条件,降低工效学负荷水平,合理安排劳动组织,设计良好的工效学设备,并对存在较高危险等级的重点岗位采取及时有效的管控措施。

7.7.4.1 加强对重点岗位存在的不良工效学危害因素的管理控制 根据上述对各车间不同岗位作业人员不良工效学因素接触水平及危险等级的评估结果,对危险等级为"非常高危险"和"高危险"的岗位采取及时管控措施,应从以下方面进行作业环境和劳动条件改进。

(1)针对颈部弯曲幅度大(>20°),伴有扭转或侧弯情况存在的岗位,如下料工、配装工、开介工、打磨工等,应适当增加操作区域的照度,避免因视物不清而产生低头的不良工作姿

表 7-53 家具制造业各车间不同工种作业人员不同部位接触水平和接触危险等级

车间	工种	样本量(N)	背部 最大值	背部 百分比/%	颈部 最大值	颈部 百分比/%	腿部 最大值	腿部 百分比/%	肩部 最大值	肩部 百分比/%	肘部 最大值	肘部 百分比/%	腕部 最大值	腕部 百分比/%	负荷/用力 最大值	负荷/用力 百分比/%	抓握 最大值	抓握 百分比/%	活动范围 最大值	活动范围 百分比/%	REBA 分值	危险等级
柜门	封边	3	4	80	2	66.7	1	25	4	50	1	50	1	33.3	0	0	0	0	0	0	4	中
	下料	4	4	80	1	33.3	2	50	4	50	2	50	1	33.3	1	33.3	0	0	0	0	4	中
	合计	7	4	80	2	33.3	2	50	4	66.7	1	50	1	33.3	1	33.3	0	0	0	0	4	中
柜门板	包装	3	4	80	1	33.3	1	25	4	50	1	50	1	33.3	0	0	0	0	0	0	3	低
	门削	4	4	80	1	33.3	2	50	3	66.7	1	50	1	33.3	1	33.3	1	33.3	1	33.3	6	中
	合计	7	4	80	1	33.3	2	50	4	100	1	50	1	33.3	1	33.3	1	33.3	1	33.3	6	中
柜身	包装	49	4	80	3	100	4	100	6	100	2	100	2	66.7	2	66.7	0	0	1	33.3	11	非常高
	清洁	6	4	80	3	100	3	75	5	50	2	100	2	66.7	2	66.7	0	0	1	33.3	8	高
	封边	30	5	100	3	100	4	100	4	50	2	100	2	66.7	1	33.3	0	0	1	33.3	9	高
	流水线操作	17	4	80	3	100	3	75	4	100	3	100	3	100	1	33.3	1	33.3	1	33.3	10	高
	开放柜	2	3	60	1	33.3	1	25	4	50	1	50	1	33.3	1	33.3	0	0	0	0	2	低
	门削	1	4	80	2	66.7	4	100	3	50	2	50	2	66.7	0	0	0	0	0	0	8	高
	排钻	14	4	80	2	66.7	2	50	4	50	2	100	2	66.7	1	33.3	0	0	1	33.3	8	高
	配套	2	3	60	2	66.7	2	50	3	33.3	2	100	2	66.7	1	33.3	0	0	0	0	8	高
	下料	10	5	100	2	66.7	2	50	5	50	2	100	2	66.7	3	100	1	33.3	0	0	10	高
	合计	131	5	100	3	100	4	100	6	66.7	2	100	3	100	3	100	1	33.3	1	33.3	11	非常高
门板烤漆	成品	3	4	80	2	66.7	2	50	4	83.3	2	100	2	66.7	0	0	0	0	0	0	6	中
	打磨	4	4	80	2	66.7	2	50	4	100	2	100	2	66.7	2	66.7	0	0	1	33.3	9	高
	喷漆	3	3	60	2	66.7	2	50	5	66.7	2	100	2	66.7	1	33.3	0	0	1	33.3	10	高
	制作	6	4	80	3	100	2	50	3	66.7	2	100	2	66.7	2	66.7	0	0	0	0	9	高
	合计	16	4	80	3	100	2	50	5	50	2	100	2	66.7	2	66.7	0	0	1	33.3	10	高
门扇	清洁	2	4	80	1	33.3	2	50	3	83.3	2	100	1	33.3	0	0	0	0	0	0	5	中
	配料	7	4	80	3	100	1	25	4	50	1	50	2	66.7	1	33.3	0	0	0	0	6	中
	喷漆	1	2	40	1	33.3	1	25	2	66.7	1	50	1	33.3	1	33.3	0	0	0	0	2	低
	合计	10	4	80	3	100	2	50	4	50	2	100	2	66.7	1	33.3	0	0	0	0	6	中

续表

车间	工种	样本量 (N)	背部 最大值	背部 百分比%	颈部 最大值	颈部 百分比%	腿部 最大值	腿部 百分比%	肩部 最大值	肩部 百分比%	肘部 最大值	肘部 百分比%	腕部 最大值	腕部 百分比%	负荷/用力 最大值	负荷/用力 百分比%	抓握 最大值	抓握 百分比%	活动范围 最大值	活动范围 百分比%	REBA 分值	危险等级
门套	打磨	3	2	40	1	33.3	2	50	3	50	1	50	2	66.7	1	33.3	1	33.3	0	0	4	中
	护墙板	2	2	40	2	66.7	2	50	4	83.3	1	50	2	66.7	0	0	0	0	0	0	3	低
	配料	5	4	80	2	66.7	2	50	5	66.7	2	100	2	66.7	2	66.7	1	33.3	1	33.3	10	高
	喷漆	3	4	80	2	66.7	2	50	4	50	1	50	2	66.7	0	0	0	0	0	0	6	中
	套线	1	2	40	1	33.3	1	25	3	50	1	50	2	66.7	1	33.3	0	0	0	0	3	低
	合计	14	4	80	2	66.7	2	50	5	50	2	100	2	66.7	2	66.7	1	33.3	1	33.3	10	高
趟门	包覆	4	3	60	2	66.7	2	50	5	66.7	2	100	2	66.7	0	0	0	0	1	33.3	5	中
	包装	4	4	80	2	66.7	3	75	4	83.3	2	100	2	66.7	2	66.7	1	33.3	0	0	9	高
	清洁	1	2	40	1	33.3	2	50	2	66.7	1	50	2	66.7	0	0	0	0	0	0	3	低
	下料	5	4	80	3	100	4	100	6	50	2	100	2	66.7	2	66.7	1	33.3	1	33.3	13	非常高
	装配	4	5	100	3	100	2	50	5	83.3	2	100	2	66.7	2	66.7	0	0	1	33.3	11	非常高
	合计	18	5	100	3	100	4	100	6	50	2	100	2	66.7	2	66.7	1	33.3	1	33.3	13	非常高
卫浴配套	包装	8	4	80	2	66.7	3	75	3	66.7	2	100	2	66.7	2	66.7	0	0	0	0	9	高
	机加	2	3	60	3	100	2	50	3	83.3	1	50	2	66.7	2	66.7	0	0	0	0	8	高
	合计	10	4	80	3	100	3	75	3	66.7	2	100	2	66.7	2	66.7	0	0	0	0	9	高
淋浴房	打磨	3	4	80	3	100	3	75	4	66.7	2	100	1	33.3	0	0	0	0	0	0	8	高
	开介	2	4	80	3	100	2	50	3	66.7	2	100	2	66.7	2	66.7	1	33.3	1	33.3	11	非常高
	贴膜	2	3	60	2	66.7	2	50	3	50	1	100	1	33.3	2	66.7	0	0	0	0	8	高
	铣型	2	3	60	1	33.3	2	50	3	66.7	1	50	2	66.7	0	0	0	0	1	33.3	4	中
	合计	9	4	80	3	100	3	75	4	50	2	100	2	66.7	2	66.7	1	33.3	1	33.3	11	非常高
机加工	打孔	9	3	60	2	66.7	2	50	3	66.7	1	50	3	100	1	33.3	1	33.3	0	0	4	中
	打磨	5	3	60	2	66.7	2	50	5	66.7	2	100	3	100	0	0	0	0	0	0	5	中
	机加	38	4	80	2	66.7	2	50	3	50	2	100	3	100	1	33.3	1	33.3	1	33.3	6	中
	其他辅助	9	4	80	2	66.7	2	50	4	66.7	1	50	2	66.7	1	33.3	1	33.3	0	0	8	高

续表

各部位或成因素 REBA 分值（占比为各部位最大值样本数占样本总数的百分数）

车间	工种	样本量（N）	背部 最大值	背部 百分比/%	颈部 最大值	颈部 百分比/%	腿部 最大值	腿部 百分比/%	肩部 最大值	肩部 百分比/%	肘部 最大值	肘部 百分比/%	腕部 最大值	腕部 百分比/%	负荷/用力 最大值	负荷/用力 百分比/%	抓握 最大值	抓握 百分比/%	活动范围 最大值	活动范围 百分比/%	REBA 分值	危险等级
	下料	23	4	80	2	66.7	2	50	3	100	1	50	2	66.7	2	66.7	1	33.3	0	0	7	中
	修色	2	4	80	1	33.3	1	25	3	83.3	1	50	1	33.3	0	0	0	0	0	0	2	低
	合计	86	4	80	2	66.7	2	50	5	66.7	2	100	3	100	2	66.7	1	33.3	1	33.3	8	高
五金配套	功能件	6	4	80	3	100	2	50	3	66.7	2	100	3	100	2	66.7	0	0	0	0	8	高
	护墙板	3	3	60	1	33.3	2	50	3	66.7	1	50	1	33.3	1	33.3	0	0	1	33.3	3	低
	铝框	2	4	80	1	33.3	1	25	5	66.7	1	50	1	33.3	0	0	0	0	1	33.3	7	中
	配套	1	4	80	1	33.3	1	25	4	83.3	1	50	1	33.3	0	0	0	0	0	0	3	低
	五金	22	4	80	3	100	3	75	5	50	2	100	3	100	3	100	1	33.3	1	33.3	10	高
	下料	3	3	60	1	33.3	1	25	3	83.3	1	50	1	33.3	0	0	0	0	1	33.3	2	低
	制作	1	4	80	1	33.3	2	50	4	50	1	50	1	33.3	2	66.7	1	33.3	0	0	7	中
	合计	38	4	80	3	100	3	75	5	66.7	2	100	3	100	3	100	1	33.3	1	33.3	10	高
台面	包装	4	4	80	4	100	2	50	4	33.3	2	100	2	66.7	2	66.7	0	0	0	0	8	高
	标准线操作	7	4	80	3	100	2	50	4	66.7	2	100	2	66.7	2	66.7	0	0	0	0	9	高
	合计	11	4	80	3	100	2	50	4	50	2	100	2	66.7	2	66.7	0	0	0	0	9	高
涂装	打磨	25	5	100	2	66.7	4	100	4	50	2	100	2	66.7	1	33.3	1	33.3	1	33.3	10	高
	喷漆	7	4	80	2	66.7	2	50	4	83.3	2	100	1	33.3	1	33.3	1	33.3	0	0	4	中
	修色	3	4	80	2	66.7	2	50	3	66.7	1	50	1	33.3	0	0	0	0	0	0	6	中
	总装	3	3	60	2	66.7	2	50	3	83.3	1	50	1	33.3	0	0	0	0	0	0	4	中
	合计	38	5	100	2	66.7	4	100	4	50	2	100	2	66.7	1	33.3	1	33.3	1	33.3	10	高
仓储	铲车	12	4	80	3	100	2	50	3	50	1	50	2	66.7	1	33.3	0	0	0	0	8	高
发货	搬运	4	3	60	2	66.7	2	50	3	50	1	50	2	66.7	0	0	0	0	0	0	4	中
	其他辅助	3	4	80	3	100	2	50	2	50	2	50	2	66.7	2	66.7	1	33.3	1	33.3	9	高
	合计	7	4	80	3	100	2	50	3	50	2	50	2	66.7	2	66.7	1	33.3	1	33.3	9	高
行政管理	铲车	2	2	40	2	66.7	2	50	4	66.7	2	100	1	33.3	1	33.3	0	0	1	33.3	4	中

势；操作物件及工具应摆放在作业工人的前方，便于工人取物和操作，避免颈部扭转和侧弯的发生；工作平台高度应与作业工人操作高度相匹配，有条件的情况下可采用台面高度和倾斜角度可调节的工作台面，减少颈部不良姿势的发生。

（2）针对躯干弯曲过大的岗位，如包装工、清洁工、下料工、喷漆工、封边工等，应尽可能减少作业过程中躯干弯曲和伸展，甚至是躯干扭转或侧弯情况。对于坐姿作业的工人，应为其配备可以旋转和高度可调节的升降座椅及高度合适的工作平台，避免取物或操作过程中发生弯腰、侧身；工件及工具应放置在易于获取的位置，如在工人的前方，或伸手可及的位置，避免放置在工人身后，膝盖高度以下的位置，避免躯干扭转和弯腰侧身。

（3）针对存在手臂活动幅度过大扭转或手腕部弯曲背伸展情况的岗位，应为其配备高度合适的操作台，使其符合作业人员的操作需要，减少手臂大范围活动，避免手部、肘部的不良姿势发生；合理采用电动工具代替手工工具，减少手部、肘部用力；涉及手部重复性作业时，应尽量减少动作的持续时间和动作频率；避免超过头顶的上肢作业；频繁手部操作应符合最佳工作高度，具体而言，立姿操作为腰部水平至心脏水平之间，坐姿作业为肘关节水平至心脏水平之间。

（4）针对长时间站姿或坐姿作业的岗位，应为坐姿作业工人提供带软垫的靠背椅；提醒工人适时活动，避免长时间保持同一姿势，可采用工间操的形式，让工人活动身体，避免久坐或久站；对于站姿作业为主的工人，应避免持续单脚站立或踮脚，防止单脚承受负荷过大，加速疲劳累积和损伤发生。

（5）涉及人工物料搬运岗位，如各车间的搬运工、上料工、开介工等，应配备起重机、液压或气压升降装置、升降台、输送带、手推车等机械装置搬运重物；设计合理的工作空间布局，最大限度减少物料运输的需要；在箱子、容器两侧配备把手或手柄，使其易于抓握，避免搬运时物品滑落；制定负重标准限值，并考虑作业人员所能承受的最大重量，严禁超负荷作业，避免或合并不必要的人工搬举，并指导作业人员采用正确的提举姿势。

（6）对于涉及振动作业的岗位，如开介工、打磨工、叉车工等，在进行物料打磨、板材切割、机动车驾驶等操作时，会接触局部振动或全身振动。为最大限度减少振动接触，作业人员使用手传振动工具（如抛光机、磨砂机）时，可佩戴减震手套，在条件允许的情况下，可选用全自动机械进行切割或打磨；为机动车驾驶员配备厚度合适的坐垫，减少全身振动接触。

7.7.4.2 开展工效学宣传教育 定期开展工效学知识的培训和宣教，使员工了解WMSDs 的早期症状、产生原因及预防干预措施，改变不良的工作生活习惯。加强企业日常工效学管理，建立安全生产管理人员责任制，任命工效学专职或兼职管理人员，明确各部门人员在工效学管理中的责任。记录企业发生的工效学相关事故，进行企业内部工效学危险评估，总结事故发生原因和规律。将已识别的工效学危险及正确的作业方式，写入岗位操作规程。开展标准化作业工作，从根本上控制违章作业，特别是习惯性违章作业，落实安全生产工作。

7.7.4.3 合理安排劳动组织 应根据不同劳动强度、工种、年龄、人数等因素合理安排工作任务。

（1）制定科学合理的轮班、岗位制度，注意平衡工作和休息时间，增加人员配置，缓解人员工作压力。

（2）适当进行心理干预，企业可合理提供时间与空间，对职工进行心理健康教育和技能培训，并提供适宜的工作环境，建立良性的竞争和福利制度，在激发个体工作潜力的同时，提升员工的成就感,提高员工的决策度,增强员工团队合作感,增加奖罚制度。

(3)考虑为作业人员分配坐姿和立姿相交替的作业,使作业更高效和舒适。

7.7.4.4　设计良好的工效学设备　建立良好的人机系统,设计可调节的工作台、办公桌椅,劳动工具的厚度、长度、形状和大小应按照作业人员手的尺寸进行设计。如劳动工具的位置应稍低于肘关节并处于身体的前位,或为作业人员配备腰椎保护带,以满足作业人员在不同工作姿态下维持骨骼系统正常的生理姿态,避免弯腰或身体扭曲,肌肉骨骼负荷降至最低,使作业人员可以更加高效、安全和舒适地工作。

(杨　燕　刘移民)

7.8　汽车维修(4S店)

汽车维修业随着汽车制造业的快速发展而迅速发展,企业数量以每年 4.5% 的比例增加,从业人员众多,分布广泛。截至 2019 年,全国汽车维修从业人员约 400 万,作业方式多以人工为主,工作任务重、作业方式复杂,且广泛存在用力负荷、不良姿势、强迫体位、重复或长时间作业等不良工效学因素,WMSDs 发生危险增大。因此,汽车维修作业人员的WMSDs 问题也应得到广泛重视。但到目前为止,相关文献并不多,为了摸清汽车维修作业人员 WMSDs 发生和相关危害因素及其接触危险问题,制定相关法规、政策和标准,研究人员对汽车维修作业人员 WMSDs 发生情况及其发生危险进行了全面识别与评价。

7.8.1　主要工艺与作业描述

7.8.1.1　主要工艺　汽车维修主要工艺流程:①检查与确认故障;②选择维修方式;③拆解零部件、表面处理、钣金和涂装;④零部件检验、安装与保养;⑤检测清洗。

7.8.1.2　作业描述　汽车维修有固定工位和流水作业两种作业模式,主要工种有维修工、钣金工和喷漆工。为了较好地对汽车维修作业人员 WMSDs 进行工效学评估,以下针对不同工种的作业活动进行详细描述。

(1)机修工:机修工的主要任务是清洗汽车外部、拆卸和解体汽车部件并进行维修与检测,使之达到功能完好状态。外部清洗是在固定的外部清洗台上用可移动的清洗机向车身喷射高压水,再用清洗液涂擦后用清水冲洗干净,最后用毛巾擦干车身。拆卸和解体是将汽车划分成若干单元进行分工拆散(包括车厢、机罩、电器设备和各部导线、转向器和驾驶室、传动器、变速箱、离合器、变速器、前后桥总成)及排放润滑油和冷却液。维修与检测是对汽车发动机、底盘、变速器等零部件磨损情况进行维护与修理并对使用特性进行检测的过程。汽车维修包括汽车维护(保养)与汽车修理,前者在汽车维修任务中占很大比例,包括对汽车的定期清洁、润滑、检查和调整等工作,详见图 7-7。维修工在作业过程存在用力负荷、长时间不良姿势(如蹲姿、跪姿和弯腰等)、重复性用力、狭小空间等不良工效学因素。

(2)钣金与喷漆工:钣金与喷漆工的主要任务是将汽车金属外壳变形部分进行修复(钣金),再通过喷涂(喷漆),使变形的汽车金属表面恢复到完好状态。钣金与喷漆过程是在分析车身变形程度的基础上,对变形部位进行撑压、拉拔校正和精平、打磨、涂腻子、抛光、检验、喷涂等修复过程。钣金与喷漆作业可由钣金与喷漆工单独完成,也可由钣金工和喷漆工各自完成。图 7-8 为钣金与喷漆过程图片,钣金与喷漆作业过程存在长时间不良姿势(如蹲姿、弯腰等)、用力负荷、重复性作业等不良工效学因素。

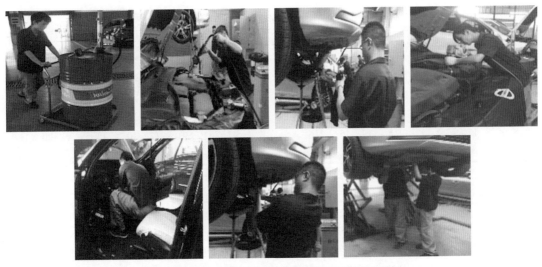

图 7-7　清洗、拆卸、维修与检测重点作业活动图例

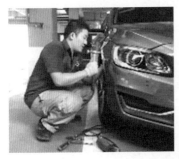
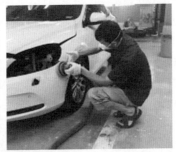
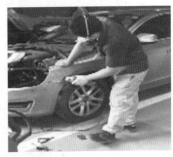
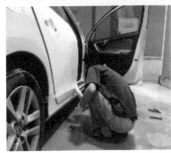
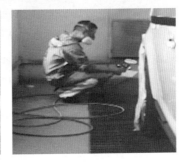

图 7-8　钣金与喷漆重点作业活动图例

7.8.2　定义问题

采用中国疾病预防控制中心职业卫生与中毒控制所提供的《肌肉骨骼疾患问卷(电子版)》，对 48 家汽车维修企业的 506 名作业人员(包括机修工、油漆工和钣金工)WMSDs(采用 NIOSH 判定标准)进行流行病学横断面调查。结果显示(表 7-54)，各部位发生率由高到低依次为下背部(18.2%)、颈部(17.0%)、上背部(14.0%)、肩部(12.6%)、足部(12.1%)、手部(9.5%)、膝部(9.5%)、腿部(8.9%)、肘部(5.1%)。各工种 WMSDs 发生率中，钣金工最高(13.8%)，其次为机修工(10.0%)和喷漆工(9.8%)。调查数据说明汽车维修作业存在 WMSDs 发生危险，各部位均可发生，以下背、颈、上背、肩和足部为主，钣金作业风险最高。WMSDs 发生可能与用力负荷、不良姿势、重复性作业等不良工效学因素有关。

表 7-54　汽车维修不同工种作业工人各部位 WMSDs 发生人数和发生率

工种	总人数 (N)	颈部		肩部		下背部		上背部		肘部		手部		腿部		膝部		足部	
		发生人数	发生率/%	发生人数	发生率/%	发生人数	发生率/%	发生人数	发生率/%	发生人数	发生率/%	发生人数	发生率/%	发生人数	发生率/%	发生人数	发生率/%	发生人数	发生率/%
机修	239	34	14.2	28	11.7	38	15.9	35	16.4	13	5.4	25	10.5	17	7.1	19	8.0	27	11.3
钣金	145	35	24.1	24	16.6	35	24.1	20	13.8	6	4.1	12	8.3	15	10.3	16	11.0	14	9.7
喷漆	122	17	13.9	12	9.8	19	15.6	16	13.1	7	5.7	11	9.0	13	10.7	13	10.7	20	16.4
合计	506	86	17.0	64	12.6	92	18.2	71	14.0	26	5.1	48	9.5	45	8.9	48	9.5	61	12.1

7.8.3　危害因素识别

7.8.3.1 BRIEF 方法　按照 BRIEF 方法四项指标的评分原则,如图 7-7 显示,维修作业人员的左右手腕,姿势指标中存在捏握、弯曲≥45° 和尺侧偏移 3 种危险情况,依据该项指标评分原则(6 种不良姿势中只要有 1 种出现,该指标即可赋值 1 分),左右手腕的姿势指标评为 1 分;力量指标存在抓握≥4.5kg 危险情况,该项指标评为 1 分;持续时间存在≥10s 危险情况,该指标评为 1 分;作业频率为 1 次/min,该指标未达≥30 次/min,评为 0 分。因此左右手腕的姿势、力量、持续时间和作业频率四项指标的分值合计为 3 分,依据 BRIEF 方法危险部位判定原则(四项指标总分值≥2 分即可判定该部位存在发生危险),手腕部存在 WMSDs 发生危险。左右手肘存在前臂旋转(姿势计 1 分)、搬举≥4.5kg(力量计 1 分)、频率≥2 次/分 min(作业频率计 1 分),BRIEF 方法中该部位无持续时间评分项,因此该部位各项指标总分值为 3 分,存在 WMSDs 发生危险。左右肩部,存在搬举≥4.5kg(力量计 1 分)、持续时间≥10s(持续时间计 1 分)、作业频率≥2 次/min(频率计 1 分),无不良姿势,该部位总分值为 3 分,存在 WMSDs 发生危险。颈部存在低头≥20°(姿势计 1 分)、持续时间≥10s(持续时间计 1 分)、作业频率≥2 次/min(频率计 1 分),无负重项,该部位总分值为 3 分,存在 WMSDs 发生危险。背部作业姿势≥20°(姿势计 1 分)、存在搬举≥9kg(用力计 1 分)、持续时间≥10s(持续时间计 1 分),作业频率≥2 次/min(频率计 1 分),因此该部位总分值为 4 分,存在 WMSDs 发生危险。腿部用力存在足≥4.5kg(用力计 1 分)、每天超过 30%(持续时间计 1 分),作业姿势存在≥20°(姿势计 1 分),该部位总分值为 3 分,存在 WMSDs 发生危险。综上评分结果,维修作业活动存在左右手腕、左右手肘、左右肩、颈、背和腿部 WMSDs 的发生危险,这些危险部位存在的危险因素详见表 7-55。

表 7-55　维修岗位作业人员各部位评分结果示例(BRIEF 法)

项目	部位					
	左右手腕部	左右手肘部	左右肩部	颈部	背部	腿部
姿势	捏握 尺侧偏移 弯曲≥45°	前臂旋转		≥20°	≥20°	
力量 /kg	捏握≥4.5	≥4.5	≥4.5		≥9	足≥4.5
持续时间 /s	≥10		≥10	≥10	≥10	≥30%/d
频率 /(次·min⁻¹)		≥2	≥2	≥2	≥2	≥2
计分	3	3	3	3	4	3

基于上述评分与危险部位判定方法,对汽车维修行业11个作业岗位的作业活动进行了分析。结果显示(表7-56),汽车维修作业普遍存在腕、肘、肩、背和腿部WMSDs发生危险,且在不同车间、工种和SEG各有差异。钣金、机修、油漆车间和售后服务部的危险部位覆盖了除颈部外的其他5个部位,包括腕、肘、肩、背和腿部。钣金车间返修工种、机电车间机电工种(机修工种)、机修车间机修工种和油漆车间喷漆工的机修、打磨、抛光、喷漆作业主要集中在腕、肘、肩、背和腿部,机修车间返修工种、售后服务部技术管理人员和油漆车间喷漆工的机修、喷漆和补漆作业主要集中在腕、肘、背和腿部,售后服务部技术管理人员抛光作业主要集中在腕部。

表7-56　汽车维修作业人员WMSDs发生的危险部位

车间	工种	SEG	WMSDs发生的危险部位								
			腕部		肘部		肩部		颈部	背部	腿部
			左	右	左	右	左	右			
钣金车间	返修工	机修	√	√	√	√	√	√	—	√	√
机电车间	机修工(机电工)	机修	√	√	√	√	√	√	—	√	√
机修车间	返修工	机修	√	√	√	√	—	—	—	√	—
	机修工	机修	√	√	√	√	—	—	—	√	√
售后服务部	技术管理人员	机修	√	√	√	—	—	√	—	√	√
		抛光	√	√	—	—	—	—	—	√	—
		喷漆	√	—	√	√	—	—	—	√	√
油漆车间	喷漆工	补漆	√	√	√	√	—	—	—	√	√
		打磨	√	√	√	√	—	—	—	√	√
		抛光	√	√	√	√	—	—	—	√	√
		喷漆	√	√	√	√	—	—	—	√	√

7.8.3.2 PLIBEL方法　同样以维修工岗位为例(图7-7),基于BRIEF方法识别的WMSDs危险部位,采用PLIBEL方法识别其相关危害因素及其来源。PLIBEL方法将颈、肩和上背部,肘、手和前臂,足部,膝和臀部,下背部这五组部位WMSDs的相关危害因素及其来源,从作业姿势、活动和使用工具、工作组织和环境因素等17个方面进行识别与评估。结果显示,该岗位不同危险部位得危害因素及其来源见表7-57。

表7-57　汽车维修岗位作业人员不同部位WMSDs相关危害因素及其来源分析结果(PLIBEL法)

危害因素	颈肩、上背部	肘、前臂和手部	足部	膝和臀部	下背部
2. 工作活动或工作物料空间受限	√	√	√		√
4. 工作高度被错误调整	√				√
6. 不可能坐和没有支撑(例如站立完成工作)			√	√	√
8a. 腿部重复性攀梯、迈步工作			√	√	√
8b. 腿部重复性跳跃、持续蹲姿或跪姿工作			√	√	√
8c. 腿部经常性单腿支撑身体的工作				√	
9a. 完成重复性或持续性工作,背部:轻微前屈	√				√
9b. 完成重复性或持续性工作,背部:严重前屈	√				√

危害因素	颈肩、上背部	肘、前臂和手部	足部	膝和臀部	下背部
9c. 完成重复性或持续性工作,背部:侧弯或轻微扭转	√				√
9d. 完成重复性或持续性工作,背部:严重地扭转	√				
10a. 完成重复性或持续性工作,颈部:前屈	√				
10b. 完成重复性或持续性工作,颈部:侧屈或轻微扭转	√				
10c. 完成重复性或持续性工作,颈部:严重扭转	√				
10d. 完成重复性或持续性工作,颈部:背屈(向后伸屈)。	√				
11a. 手部负荷提举,需注意的重要因素:重复性持续提举	√				
11b. 手部负荷提举,需注意的重要因素:负重	√				
11c. 手部负荷提举,需注意的重要因素:抓握困难的操作	√				√
11d. 手部负荷提举,需注意的重要因素:提举开始或终止处于困难的负荷位置	√				
11e. 手部负荷提举,需注意的重要因素:超过前臂长度的提举	√				
11f. 手部负荷提举,需注意的重要因素:膝高度以下的提举	√				
11g. 手部负荷提举,需注意的重要因素:肩高度以上的提举	√				
12. 完成重复、持续或不舒适的负荷搬运和推拉活动	√	√			
13. 完成单臂无支撑物前伸或侧伸时的无支撑工作活动	√	√			
14a. 存在下列重复性活动:简单的工作活动	√	√			
14b. 存在下列重复性活动:舒适的伸展活动范围内的简单活动	√	√			
15a. 完成重复或有支撑的手工工作,需注意如下重要因素:工作材料和工具的重量	√	√			
15b. 完成重复或有支撑的手工工作,需注意如下重要因素:工作材料和工具不舒适的抓握	√	√			
16. 对视觉能力有较高要求	√				
17a. 完成重复性工作,手和前臂存在扭转工作		√			
17b. 完成重复性工作,手和前臂存在用力工作		√			
17c. 完成重复性工作,手和前臂存在手部不舒适姿势		√			

基于上述示例的识别与分析方法,对汽车维修企业 6 个作业岗位存在的 WMSDs 危险部位相关危害因素及其来源进行了全面分析。结果显示(表 7-58),各车间、工种 / 岗位和相似接触人群相同危险部位的危害因素来源略有差异。

表 7-58　汽车维修企业工效学因素 PLIBEL 识别结果

车间	工种	危害因素及其来源				
		颈、肩和上背部	肘、手和前臂部	足部	膝和臀部	下背部
钣金车间	返修工	2、4、9a、9b、9c、9d、10a、10b、10c、10d、11a、11b、11c、11d、11e、11f、11g、12、13、14a、14b、15a、15b、16	2、12、13、14a、14b、15a、15b、17a、17b、17c	2、6、8a、8b	2、6、8a、8b、8c	2、4、6、8a、8b、9a、9b、9c、9d、11c、12

车间	工种	危害因素及其来源				
		颈、肩和上背部	肘、手和前臂部	足部	膝和臀部	下背部
机电车间	机修工（机电工）	2、4、9a、9b、9c、9d、10a、10b、10c、10d、11a、11b、11c、11d、11e、11g、12、13、14a、14b、15a、15b、16	2、12、13、14a、14b、15a、15b、17a、17b、17c、17d	2、6、8a、8b	1、2、6、8a、8b、8c	2、4、6、8a、8b、9a、9b、9c、9d、11b、11c、11d、12
机修车间	返修工	2、9a、9b、9c、10a、10b、11a、11g、13、14a、15a、15b	13、14a、15a、15b	8a、8b	8a、8b	2、8a、8b、9a、9b、9c
	机修工	2、4、9a、9b、9c、10a、10b、11a、11b、11e、11g、14a、14b、16	2、12、13、14a、15a、15b、17a、17b	6、8a	6、8a、9a、9b、9c	—
售后服务部	技术管理人员	4、9a、9b、9c、10a、10b、11a、11b、11c、11e、13、14a、15a、15b	13、14a、15a、15b、17a、17b、17c	8b	8b	4、8b、9a、9b、9c、11c
油漆车间	喷漆工	2、4、9a、9b、9c、9d、10a、10b、10c、11a、11b、11c、11d、11e、11g、12、13、14a、14b、15a、15b、16	2、12、13、14a、14b、15a、15b、17a、17b、17c	2、6、8a、8b、8c	2、6、8a、8b、8c	2、4、6、8a、8b、9a、9b、9c、9d、11c

（1）维修工作业时存在的工效学危害因素包括：

- 手在头以上或肘部以上的工作；
- 手在头以上或肘部以上持续 5 分钟以上；
- 颈弯曲≥30°的工作；
- 背弯曲>30°或背前屈>90°的工作；
- 蹲坐工作；
- 单手捏紧 1kg 以上非支撑物的重复性运动，或 / 并伴有腕弯曲≥30°腕外展；
- 以手捶打做重复性压紧工作，1 次 /min 以上；
- 使用拧紧机、砂轮机等手部工具，能产生中度振动水平。

（2）钣金喷漆工作业时存在的工效学危害因素包括：

- 颈弯曲≥45°的工作；
- 背前屈>45°的工作；
- 蹲坐工作；
- 单手捏紧 1kg 以上非支撑物的重复性运动，或伴有腕弯曲≥30°腕外展；
- 以手捶打做重复性压紧工作、刮研操作，1 次 /min 以上；
- 使用磨具、抛光机等手部工具，能产生中度振动水平。

以 506 例汽车维修作业人员是否发生多部位 WMSDs 作为因变量，以调查人员的人口学特征因素（包括性别、年龄、现岗位工龄、文化程度、婚姻状况、自觉健康状况和慢性病患病情况）、作业类型和工作组织（包括工作时的疲劳感、每天工作时间、工间休息时间是否充裕、长时间坐姿、长时间蹲姿或跪姿、搬运重物 >5kg、工作时的寒冷环境、部门人手短缺、不舒服的工作姿势、每分钟重复操作、轮班作业等）和作业姿势（包括下肢及足踝经常反复做同一动作、手腕长期处于弯曲状态、手腕经常放在硬且有棱角的物体边缘、背部姿势、颈部姿势、经常或长时间转身、经常弯腰的同时进行转身、需要用手捏 / 紧抓物品 / 工具、长时间低头等）作为自变量，先对汽车维修作业多部位 WMSDs 的影响因素进行单因素分析，差异有统计学意义（$P<0.05$）的因素作为自变量进行多因素 logistic 回归分析。研究结果显示，校正了年龄混杂因素后，性别、婚姻状况、慢性病、工作时感到疲劳、长时间蹲姿或跪姿、不舒服的姿势工作、用手捏 / 紧抓物品 / 工具可能为汽车维修作业人员罹患多部位 WMSDs 的影响因素。

7.8.4 接触水平与接触危险

采用工作姿势分析系统（OWAS）对 171 名汽车维修作业人员的不良作业姿势进行危险评价。以机修工、钣金工、喷漆工为研究对象，对其作业活动和身体背部、手臂、腿等部位的作业姿势和负荷进行观测与评估。该方法首先对研究对象的工作过程进行一般情况和负荷调查并全方位采集作业视频，再通过视频资料分析各部位作业姿势，对各部位的作业姿势和负荷进行 OWAS 编码，见表 7-59。依据编码结果相互交叉，确定各个工种所对应的行动等级（图 7-9）。行动等级共分为 4 级，即 AC1、AC2、AC3 和 AC4，各个等级的处理方案见表 7-60。

表 7-59 姿势分析编码表

编码	背部	手部	腿部	负荷
1	挺直	双手位肩下方	腿位于座椅下方坐立	小于 10kg
2	前弯	单手位肩下方	站立	10～20kg
3	扭转	双手位肩上方	单脚直站立	大于 10kg
4	弯曲且扭转		双脚弯站立	
5			单脚弯站立	
6			跪姿	
7			走动	

背	臂	1			2			3			4			5			6			7			腿
		1	2	3	1	2	3	1	2	3	1	2	3	1	2	3	1	2	3	1	2	3	力
1	1	1	1	1	1	1	1	1	1	1	2	2	2	2	2	2	1	1	1	1	1	1	
	2	1	1	1	1	1	1	1	1	1	2	2	2	2	2	2	1	1	1	1	1	1	
	3	1	1	1	1	1	1	1	1	1	2	2	2	2	2	2	1	1	1	1	1	2	
2	1	2	2	3	2	2	3	2	2	3	3	3	3	3	3	3	2	2	2	2	3	3	
	2	2	2	3	2	2	3	2	3	3	3	4	4	3	4	4	3	3	4	2	3	4	
	3	3	3	4	2	2	3	3	3	3	4	4	4	4	4	4	4	4	4	2	3	4	
3	1	1	1	1	1	1	1	1	1	2	3	3	3	4	4	4	1	1	1	1	1	1	
	2	2	2	2	1	1	1	1	1	2	4	4	4	4	4	4	3	3	3	1	1	1	
	3	2	2	3	1	1	1	2	3	3	4	4	4	4	4	4	4	4	4	1	1	1	
4	1	2	3	3	2	2	3	2	2	3	4	4	4	4	4	4	4	4	4	2	3	4	
	2	3	3	4	2	3	4	3	3	4	4	4	4	4	4	4	4	4	4	2	3	4	
	3	4	4	4	2	3	4	3	3	4	4	4	4	4	4	4	4	4	4	2	3	4	

图 7-9 AC 等级的分类

表 7-60 作业姿势行动等级

等级	姿势危害	处理方案
AC1	正常姿势	不需处理
AC2	姿势有轻微危害	需要近期采取改善措施
AC3	姿势有明显危害	需要尽快采取改善措施
AC4	姿势有严重危害	需要立即采取改善措施

以某机修工为例,在其作业活动过程中,背部存在弯曲且扭转,背部编码为4。双手位于肩部下方,手部编码为1。双脚弯曲站立,腿部编码为4。工具负重小于10kg,负荷编码为1。根据各部位编码结果,从图7-9查询,其行动水平为AC4,姿势有严重危害,需立即采取改善措施。

研究发现,汽车维修作业人员需改善的行动级别占比达到84.2%。按工种看,机修工(机电工)、钣金工、喷漆工行动级别在AC2及以上的占比分别为70.0%、95.6%、97.8%,均以AC2为主,AC3和AC4也有较高的占比。其中,钣金工和喷漆工行动级别AC4的占比分别达到28.9%和21.7%,见表7-61。

表 7-61 不同工种行动级别

工种	样本量	不需改善的行动级别		需改善的行动级别							
			AC1		AC2		AC3		AC4		小计
机修工(机电工)	80	24	30.0%	30	37.5%	17	21.3%	9	11.3%	56	70.0%
钣金工	45	2	4.4%	19	42.2%	11	24.4%	13	28.9%	43	95.6%
喷漆工	46	1	2.2%	19	41.3%	16	34.8%	10	21.7%	45	97.8%
合计	171	27	15.8%	68	39.8%	44	25.7%	32	18.7%	144	84.2%

7.8.5 对策与建议

汽车维修行业应基于WMSDs的接触水平与接触危险分析与评价结果,认真开展有针对性的宣传教育与培训,尽快改善工作场所劳动条件,降低工效学负荷水平,合理安排劳动组织,设计良好的工效学设备与工具。针对不同危险等级采取不同的干预措施。

7.8.5.1 "非常高危险"等级岗位 钣金车间的返修工、机电车间/机修车间的机电工/机修工和油漆车间的喷漆工,接触危险为"非常高危险"等级,"需要立刻"对上述岗位采取干预措施。

7.8.5.2 "高危险"等级岗位 机修车间的返修工接触危险为"高危险"等级,"需要尽快"对上述岗位采取干预措施。

7.8.5.3 "中危险"等级岗位 售后服务部的技术管理人员接触危险为"中危险"等级,"需要"对上述岗位采取干预措施。

针对上述问题,建议从以下方面进行改进:

(1) 合理的工作组织安排:将两种及以上的作业结合起来完成,形成一系列工作任务组合,让作业人员循环劳动1次的时间延长;允许在一定范围内不同岗位轮换工作;及时开展培训,提高作业人员完成新组合任务的技能。提倡工间操,以缓解长时间立姿或弯腰等不良工作姿势带来的危害。

（2）设置可调节工作台，使其符合使用者的身高：为身材矮小的作业人员提供垫脚板，为身材高大的作业人员提供工件夹具，调节工作高度到肘关节水平。如果遇到需要用大力气作业时，应选择略低于肘关节水平的工作台。

（3）改善工具：安装长柄或使用移动式座椅，使作业人员在地面水平完成的工作可在自然立姿或坐姿状态下进行；安装易于抓取的把柄，使工作更容易；设计并使用方便的夹具或夹钳固定住工件；选择用力最小的工具开展作业；使用高度适宜的旋转工作架（台）减少提升重物所需的人力；单把手工具设计为整只手握住时（即四指包围住把手，拇指置于四手指之上），确保把手直径为 3～4cm；确保工具把手的形状适宜，并有足够的摩擦力，购买适合左、右优势手作业人员的工具。

（4）在靠近工作位置的地方提供一把轻质、可移动、稳固有靠背的椅子或凳子，以便根据需要改变工作姿势，最大限度减少弯腰。在立姿时，作业人员简单侧身就可坐在凳子上。

（5）背部和颈部存在持续性或重复性前屈或扭转：弯腰从货架拿取备胎时，建议减少不必要的身体弯曲和扭转，或为工人配备颈椎或腰椎保护带，以满足作业人员在不同工作姿态下维持骨骼系统正常的生理姿态，避免弯腰或身体扭曲，肌肉骨骼负荷减至最低。

（6）手工负重搬运作业：应制定负重标准限值，考虑作业人员所能承受的最大重量，严禁超负荷作业，每次搬运物体重量不应超过 23kg，并避免不必要的人工搬运，并指导作业人员采用正确的搬举姿势。

（7）全面安排生产布局：作业人员完成委派工作时，无不必要的行走；查找作业人员搬运重物、取放工具时要行走很多次的工作地点，将工作布局设计得更好。

（袁　方　张华东　陈凤琼）

7.9 制药行业

制药行业作为国民经济的重要组成部分，近年来迅速发展，每年保持较高增速在扩张。我国现代制药业按照生产工艺分类主要包括化学制药、生物制药和中药制药。由于目前制药工艺的自动化程度较高，制药企业的作业模式主要以设备巡检、操作上下料和产品检测为主。

7.9.1 生产工序与作业描述

以某制药企业为例，主要产品根据外观形态包括颗粒制剂、丸剂、片剂、粉剂、胶囊和液剂等，主要工作任务包括原辅材料的前处理、药品的加工和包装等。

7.9.1.1 工作任务和岗位分布

（1）原辅材料前处理：制药行业特别是中成药制造，需要对原辅材料进行多个工序的前处理，如原料粗筛、切割（或破碎）、称量、配料及分类投料等。其中比较普遍的是称量、配料以及投料工序。

1）称量、配料：药品制造的原辅材料，根据制造工艺和配方，需要对各类形态的药品进行称量定量，按配比组合，涉及的岗位主要是配料工。

2）投料：配料后将原辅材料根据已定次序分别投进反应釜／罐或加工仪器中，涉及岗位主要为投料工。

（2）药品加工：原辅材料加工主要包括混合／反应、成型、干燥、消毒等。中成药主要为配比混合；化学制药主要是在密封容器内进行反应并对产物进行分离；生物制药主要是分离和提纯。操作过程都是自动化不需要工人作业,作业人员的主要工作任务是对设备进行操作和巡检。加工后进行成型、干燥和消毒等工序,多为自动化生产。

1)混料:工人启动设备对投入容器中的原辅材料进行混合,涉及岗位主要是混合工。

2)成型:药品加工完成后需要根据不同的产品要求制成颗粒、片状和丸型等,该工序主要任务是操作和巡检设备、观察产品质量等,涉及岗位有制粒工、压片工、制丸工等,工作内容基本相似。

3)干燥、消毒:工人运行微波干燥机、紫外消毒机等设备对药品进行干燥和消毒,涉及岗位主要是干燥工。

4)分离、提纯:药品的原辅材料经过反应或溶解后,需要去除杂质,包括离心、蒸馏、萃取等方法。离心操作时,需要将材料装好在固定桶状容器中从上往下放入离心机,离心完成后需要将桶取出。涉及岗位为离心机工。

(3)药品包装:药品加工完成后需要进行胶囊充填、颗粒分装、包衣和灌装等内包装工序,以及装盒、装箱等外包装工序。

1)内包装:药品的内包装主要是将药物按一定剂量或数量进行分装,根据药品的形状和状态(包括胶囊充填、颗粒分装、包衣和灌装等几种形式)由设备自动完成。涉及岗位是内包装工。

2)外包装:进行外包装时,一般需要人工整理好外包装箱,并从流水线上取一定数量的内包好的药物进行装盒装箱。涉及岗位是外包装工。

综上所述,制药行业生产过程的主要岗位设置包括配料工、投料工、混合工、制粒工、压片工、制丸工、干燥工、离心机工、内包装工、外包装工。

7.9.1.2　动作与姿势

(1)配料工:作业工人弯腰抓取原辅材料、站立解开包装并分别称量、打包,称完后将料包抬到物流车上。

(2)投料工:将称量后的料包转运至加工设备处,立姿打开料包后将原辅材料分别抬起倒入加工容器中。

(3)混合工:立姿低头操作设备,并对设备和中间产品进行巡检。

(4)制粒工、压片工、制丸工:低头操作设备,并对设备和中间产品进行巡检。

(5)干燥工:立姿低头操作设备,并对设备和中间产品进行巡检。

(6)离心机工:将需分离的材料装在固定桶状容器中,工人将容器从上往下放入离心机,离心完成后将桶取出。

(7)内包装工:立姿低头操作设备,并对设备和中间产品进行巡检。

(8)外包装工:一般为坐姿手工整理纸箱,俯身向前或转身取产品若干后恢复坐姿将产品装入箱内,并将箱子堆叠放置。

7.9.2　定义问题

近年来对生物制药业 WMSDs 的研究并不多见。据调查,某生物制药企业作业人员部分部位的 WMSDs 发生率高达 64.6%,以颈、肩和背部为高发部位,WMSDs 发生率分别为45.3%、31.7% 和 26.8%。由此可见,制药业作业人员的 WMSDs 问题也不容忽视。

7.9.3　危害因素识别

以某制药企业为例,将上述重点作业工种 366 名作业工人的作业活动和工作场所作为研究对象，采用 BRIEF 检查表对其进行现场调查与观测，每个重点工种调查在岗作业人数，超过 3 人随机选择至少 3 人，不足 3 人全部选择。由经过培训合格的调查员进行调查与观测检查，观测的活动周期至少为 5 个。现场观测检查前，对有代表性的作业人员及作业活动进行预检查，对不同检查项的判定标准与方法进行统一。通过调查得出，该药企重点作业工种作业活动存在强力紧握提升重物、背扭转、高度重复性和长时间持续作业等不良作业条件，肌肉骨骼疾患部位集中在左右手腕，其次为颈部、背部和腿部。

以该制药企业配料工为例，采用 BRIEF 检查表对该工种作业人员进行现场观测，结果见表 7-62。采用该方法对该制药企业所有工种的重点作业活动进行检查和识别，结果见表 7-63。

表 7-62　某制药企业配料工重点作业活动 WMSDs 危险部位识别结果（BRIEF 方法）

	左			右			颈部	背部	腿部
	手腕部	手肘部	肩部	手腕部	手肘部	肩部			
姿势	捏握□	前臂旋转☑	≥45°□	捏握□	前臂旋转☑	≥20°□	≥20°☑	≥20°☑	蹲☑
	指压□	完全伸展□	手臂后伸□	指压□	完全伸展□	手臂后伸□	向侧面□	扭转□	单腿站立□
	桡侧偏移□			桡侧偏移□			向后□	向侧面□	跪□
	尺侧偏移□			尺侧偏移□			扭转□		
	弯曲≥45°□			弯曲≥45°□					
	伸展≥45°□			伸展≥45°□					
力量 /kg	捏握≥0.9□	≥4.5☑	≥4.5□	捏握≥0.9□	≥4.5☑	≥4.5□	+重量□	≥9	足≥4.5□
	紧握≥4.5☑			紧握≥4.5☑					
持续时间 /s	≥10☑		≥10□	≥10☑		≥10□	≥10☑	≥10☑	≥30%/d□
频率 /（次·min⁻¹）	≥30□	≥2□	≥2□	≥30□	≥2□	≥2□	≥2□	≥2□	≥2□

表 7-63　某制药厂重点作业工种工人 WMSDs 发生部位及 BRIEF 分值

车间/工区	工种	左			右			颈部	背部	腿部
		手腕部	手肘部	肩部	手腕部	手肘部	肩部			
前处理车间	配料工	2.0	2.0	0.0	2.0	2.0	0.0	2.0	1.0	1.0
	投料工	1.0	1.0	0.0	1.0	1.0	0.0	2.0	2.0	0.0
	混合工	0.0	0.0	0.0	2.0	0.0	0.0	2.0	0.0	0.0
加工车间	制粒工	0.0	0.0	0.0	2.0	0.0	0.0	2.0	0.0	0.0
	压片工	0.0	0.0	0.0	2.0	0.0	0.0	2.0	0.0	0.0
	制丸工	0.0	0.0	0.0	2.0	0.0	0.0	2.0	0.0	0.0
	干燥工	0.0	0.0	0.0	2.0	0.0	0.0	2.0	0.0	0.0
	离心机工	3.0	2.0	1.0	3.0	2.0	1.0	2.0	2.0	0.0
包装车间	内包装工	2.0	1.0	0.0	2.0	1.0	0.0	2.0	2.0	0.0
	外包装工	2.0	1.0	0.0	2.0	1.0	0.0	2.0	2.0	0.0

7.9.4　接触与接触危险

根据 RULA 快速上肢评估方法,分析该药企各工种的不良工效学接触水平及其危险。RULA 方法需要分别对工人 A 组(上臂、前臂和手腕)和 B 组(颈部、躯干和腿部)进行评分,查表获得 C、D 评分,再获得 RULA 评估总分。以药企的投料工为例,主要作业姿势是解开原料包装后弯腰将原料扛起倒入原料罐口,其上臂倾斜角为 20°～45°,计 2 分;前臂前倾 60°～100°,计 1 分;手腕角度大于 15°,且存在侧转情况,计 4 分;手腕扭转 >0°,计 2 分,查表可知 A 组得分为 4 分。投料工颈部前倾 >20° 伴侧弯,计 4 分;立姿躯干倾斜 <20° 且伴侧弯,计 3 分;腿部无支撑且不保持平衡,计 2 分,查表得 B 组得分为 7 分。观察发现每次投料动作需要持续 2～3 分钟,姿势保持不动,肌肉使用情况评分 +1 分;工人的静态负荷 >10kg,肌肉负荷评分 +3 分。C、D 得分为 A、B 得分加上肌肉使用情况评分和肌肉负荷评分,查表 C 得分为 8 分,D 得分为 11 分。根据 C、D 得分查表得到投料工的 RULA 评估总分为 7 分,需要立即进行调查并采取改善措施。根据上述分析方法,该药企其他工种的 RULA 评分情况见表 7-64,相应得分对应的危险级别和处理建议见表 7-65。

表 7-64　某制药厂重点作业工种 RULA 快速上肢评估方法得分情况

工种	上臂评分	前臂评分	手腕弯曲评分	手腕扭转评分	A组评分	颈部评分	躯干评分	腿部评分	B组评分	肌肉使用情况评分	肌肉负荷评分	C得分	D得分	综合得分	活动水平
配料	2	2	3	2	4	3	4	2	6	1	3	8	10	7	4
投料	2	1	4	2	4	4	3	2	7	1	3	8	11	7	4
混合	2	2	2	1	3	3	2	4	1	0	4	5	5	3
制粒、压片、制丸	2	2	2	1	3	3	2	4	1	0	4	5	5	3
干燥	2	2	2	1	3	3	2	4	1	0	4	5	5	3
离心机	3	2	3	2	4	3	4	2	6	0	3	7	9	7	4
内包装	2	2	2	1	3	3	2	1	3	1	0	4	4	4	2
外包装	3	2	2	2	4	3	3	1	4	1	1	6	6	7	4

表 7-65　活动水平及建议

活动水平	得分	建议
1	1分或2分	姿势可以接受
2	3分或4分	需要进一步调查,可能需要改善
3	5分或6分	需要尽快进行调查和改善
4	7分	需要立即进行调查和改善

7.9.5　对策与建议

综上所述,制药行业作业工人 WMSDs 的工效学危害因素包括不良作业姿势、工具不适合抓握或强力捏握工具、频繁重复性的手腕翻转、长时间低头作业等,提示制药企业在预防和控制 WMSDs 方面,应加强对上述工效学危害因素的管理与控制。

7.9.5.1 设计良好的生产设备和辅助设施 建立良好的人机系统,设计可调节的工作台,流水线作业应运行流畅,不需要工人频繁重复前倾或转体等不良工效学姿势。如外包装岗位,工人需要不断前倾去截取产品线上的成品,再放置到包装盒中,然后再转体到另外一侧将装好的盒子堆叠起来。对于该岗位建议将流水线宽度缩小,或在流水线两端分别设置包装工,减少工人取件的范围,并将盒子堆叠的位置设置在流水线运行方向的同侧,以满足作业人员在不同工作姿态下维持骨骼系统正常的生理姿态,避免弯腰或身体扭曲,肌肉骨骼负荷降至最低,使作业人员可以更加高效、安全和舒适地工作。对于配料工和投料工等需要搬运抬升重物作业的工种,应当设计和配套适应的机械辅助设施,减少人手搬运作业,降低肌肉负荷水平。

7.9.5.2 合理安排劳动组织 应根据不同劳动强度、工种、年龄、人数等因素合理安排工作任务,按可能的危险因素分类轮换组织工作活动,适当增加工间休息频次,并考虑为作业人员分配坐姿和立姿相交替的作业,使作业更高效和舒适。对于重负荷作业,应制定负重标准限值,严禁超负荷作业;对于有强迫体位的作业,应鼓励劳动者在工作前、工作期间或工作后进行体育锻炼,以加强肌肉力量,尽快恢复肌肉疲劳。

7.9.5.3 改善工作场所劳动条件 根据工效学要求,提供良好的工作场所,改善劳动条件,提供适宜的温度、湿度和照明度等,并减少振动、噪声等有害职业因素的影响。对于手工搬运原料作业,应配备起重机、液压升降装置、升降台等机械装置搬运重物,还需考虑将常用物料、工具摆放在作业人员方便拿取的区域;立姿作业,手的高度应略低于肘关节水平,推荐使用可调节式工作台,或配备可调节的垫脚板等;对于危险等级为 4 级的工种,应立即进行工效学调查和研究,对存在的不良工效学因素进行改善,避免 WMSDs 发生。

7.9.5.4 开展宣传教育 认真开展工效学相关知识健康教育,提高作业人员对作业场所可能存在的职业危害因素的认知度,改变不良的工作生活习惯。对于重体力负荷的搬举作业,应考虑作业者所能承受的最大重量,避免或合并不必要的人工搬举,并指导作业者采用正确的搬举姿势;对于以静态负荷或重复性为主的作业,应对指导作业者调整工作节奏,减少重复性动作、动作持续时间及动作频率;对于不良姿势作业,应指导作业者调整作业姿势,减少不必要的身体弯曲。此外,还需开展体育活动,如工间操,增强体质锻炼,提高机体耐力等。

(彭志恒 刘移民)

7.10 供电企业(运检人员)

电力是将自然界的一次能源通过机械能转化成电能,再经输电、变电和配电将电能供应到各用户,主要由发电、输电、变电、配电和用电等环节组成。电力生产与消费系统分为发电侧和供电侧。作为供电侧的国家电网有限公司以建设和运营电网为核心业务,经营区域覆盖全国 26 个省(自治区、直辖市),供电人口超过 10 亿人,管理员工超过 150 万人。供电企业的运检人员在其作业活动中广泛存在高度用力、不良姿势、强迫体位等不良工效学因素,存在罹患 WMSDs 危险。然而,供电行业运检人员的 WMSDs 发生情况及其不良工效学因素目前尚不清楚,相关研究甚少。

7.10.1 定义问题

供电企业在国民经济发展过程中肩负重要使命。然而，供电企业的运检人员在创造和改善社会生活环境的同时，面临大量重体力负荷、不良姿势和重复性操作等不良工效学问题所致的 WMSDs 困扰。张丹等对某供电企业 385 名运检人员的研究结果显示，各部位 WMSDs 的发生率波动在 7.5%~57.9% 之间，以颈、下背和肩部为主，发生率分别为 57.9%、56.9% 和 39.2%。其中，输电和配电运检人员以下背、颈和肩部为主。搬运重物可能是导致颈部、下背部和手腕部 WMSDs 的危险因素，人员缺乏和弯腰同时转身可能是下背部 WMSDs 的危险因素，颈部长时间保持同一姿势可能是导致颈部和肩部 WMSDs 的危险因素。由此可见，供电企业的运检人员面临罹患 WMSDs 危险，且与职业因素有关。

7.10.2 作业活动及可能的危害描述

一般而言，电网运行以输电线路及变电站（换流站）组成支撑骨架，生产工艺涉及变电、输配电和送电等环节。供电企业一般不设置驻线或驻站的定点定频操作岗位，主要作业分为常规运行与检修作业。常规运行作业以调控、巡视、实验、计量、业扩报装等为主，作业频率与作业方式相对固定；检修作业主要以消缺、抢修和检修为主，频率不固定，作业方式多样化。

某供电企业运检人员（包括变电、配电及输电运检）的常规运行作业和检修作业的工艺及作业活动如下：

（1）变电检修：运检人员经常在设备上攀爬并以弯腰、蹲坐姿势从事紧固螺丝等工作，易造成膝盖和腰部等关节损伤和下肢血液循环不良、头部严重缺氧等健康问题。

（2）变电二次（继电、远动）检修：①运检人员经常在设备上攀爬并以弯腰姿势从事检修作业，易造成膝和腰部等关节损伤；②运检人员经常在保护屏后的受限空间内以长时间蹲坐姿势进行二次接线、试验等作业，易造成腰、膝部位关节损伤和下肢血液循环不良、头部严重缺氧等健康问题。

（3）变电运行：①运检人员需要以蹲坐姿势在防火箱前面进行刷漆工作，可能导致腰、膝、手臂和颈部关节损伤；②运检人员需要以长时间弯腰姿势对室外端子箱、动力箱等二次设备进行清扫作业，可能造成颈和腰部关节损伤。

（4）配电检修：①运检人员经常使用脚扣、安全带从事电杆攀爬作业，可能对足踝、足跟、腰部等关节造成损伤；②运检人员在杆塔顶端以弯腰姿势从事螺丝紧固作业，可能对颈、腰和手腕部关节造成损伤。

（5）配电带电检修：运检人员经常以弯腰姿势安装导线绝缘遮蔽罩，可能对颈、腰和手腕部关节造成损伤。

（6）输电运检：①运检人员经常从事杆塔攀爬作业，可能对大腿、肩臂和膝部关节造成损伤；②运检人员经常在塔上以弯腰或探腰姿势作业，可能对腰背部关节造成损伤；③运检人员使用绳索向塔上传递重物，可能对肘、肩和腰部关节造成损伤。

（7）输电带电检修：①运检人员经常从事杆塔攀爬作业，可能对大腿、肩臂和膝部关节造成损伤；②运检人员经常趴在横杆单侧从事更换绝缘子作业，可能对腰、手腕、颈部和肩部关节造成损伤。

7.10.3 危害因素识别

采用中国疾病预防控制中心职业卫生与中毒控制所提供的《肌肉骨骼疾患问卷（电子版）》，对我国北方某供电企业 403 名运检人员进行流行病学横断面调查，识别 WMSDs 发生及其相关危害与影响因素。该问卷由三部分组成。第一部分为一般情况调查，包括年龄、工龄、身高、体重、吸烟情况、饮酒情况、身体健康状况、疲倦感和因病缺勤情况等；第二部分为 WMSDs 的发生情况；第三部分为工作情况，包括工作类型、搬举重物、不良劳动姿势、反复性操作、劳动空间及使用振动工具等。考虑到工人颈部、腰部和肩部 WMSDs 的年发生率位列前三位，故对这三个部位 WMSDs 的发生危险进行单因素分析。

单因素分析结果显示，每分钟多次重复性操作与下背部 WMSDs 的发生相关（$P<0.05$），搬运重物与颈部和下背部 WMSDs 的发生相关（$P<0.05$），使用振动工具与颈部 WMSDs 的发生相关（$P<0.05$），工作由同事轮流完成与颈部 WMSDs 的发生相关（$P<0.05$），经常加班、人员缺乏、背部弯曲、经常转身、弯腰同时转身、腰背重复同一动作和颈部保持同一姿势均与下背部 WMSDs 的发生相关（$P<0.05$），背部弯曲与颈部 WMSDs 的发生相关（$P<0.05$），而颈部不良姿势和颈部长时间保持同一姿势均与颈部、下背部和肩部 WMSDs 的发生相关（$P<0.05$），详见表 7-66。

表 7-66 供电行业运检人员颈部、下背部和肩部 WMSDs 的单因素分析

项目		N	颈部		下背部		肩部	
			n	OR（95% CI）	n	OR（95% CI）	n	OR（95% CI）
身高	<170cm	71	45	1	35	1	32	1
	170cm~	152	90	0.84（0.47~1.50）	95	1.71（0.97~3.03）	63	0.86（0.49~1.52）
	175cm~	162	88	0.69（0.39~1.22）	89	1.25（0.72~2.19）	56	0.64（0.36~1.14）
工龄	<10 年	67	42	1	35	1	37	1
	10 年~	107	61	0.79（0.42~1.48）	60	1.17（0.63~2.15）	36	0.41（0.22~0.77）[a]
	20 年~	211	120	0.79（0.45~1.38）	124	1.30（0.75~2.26）	78	0.48（0.27~0.83）[a]
吸烟	否	148	96	1	77	1	61	1
	是	237	127	1.21（1.02~1.38）[a]	142	1.38（0.91~2.1）	90	0.87（0.57~1.33）
体育锻炼	否	49	29	1	29	1	20	1
	是	336	194	0.94（0.51~1.73）	190	0.89（0.49~1.65）	131	0.92（0.50~1.71）
每分钟多次重复性操作	否	192	103	1	94	1	71	1
	是	193	120	1.42（0.95~2.13）	125	1.92（1.27~2.89）[a]	80	1.21（0.80~1.82）
搬运重物	从不	177	88	1	87	1	60	1
	有时	108	70	1.86（1.13~3.05）[a]	60	1.29（1.80~2.09）[a]	43	1.29（0.79~2.12）
	经常	77	50	1.87（1.08~3.26）[a]	57	2.95（1.63~5.31）[a]	36	1.71（0.99~2.95）
	频繁	23	15	1.90（0.77~4.70）	15	1.94（0.78~4.81）	12	2.13（0.89~5.10）
使用振动工具	否	303	167	1	173	1	116	1
	是	82	56	1.75（1.05~2.94）[a]	46	0.96（0.59~1.57）	35	1.20（0.73~1.97）
工作每天都在变化	否	189	112	1	94	1	73	1
	是	196	111	0.90（0.60~1.35）	125	1.78（1.18~2.68）	78	1.05（0.70~1.58）

项目		N	颈部		下背部		肩部	
			n	OR(95% CI)	n	OR(95% CI)	n	OR(95% CI)
工作由同事轮流完成	否	153	100	1	94	1	68	1
	是	232	123	0.59(0.39~0.91)[a]	15	0.73(0.48~1.11)	83	0.70(0.46~1.06)
经常加班	否	203	111	1	103	1	75	1
	是	182	112	1.33(0.88~1.99)	116	1.71(1.13~2.57)[a]	76	1.22(0.81~1.84)
休息时间充足	否	146	87	1	94	1	58	1
	是	239	136	0.90(0.59~1.36)	125	0.61(0.40~0.93)[a]	93	0.97(0.63~1.47)
人员缺乏	否	89	48	1	33	1	28	1
	是	296	175	1.23(0.77~1.99)	186	2.87(1.76~4.69)[a]	123	1.55(0.94~2.56)
背部弯曲	否	91	39	1	40	1	39	1
	是	294	184	2.23(1.38~3.60)[a]	179	1.99(1.23~3.19)[a]	118	1.18(0.72~1.92)
背部经常转身	否	123	73	1	50	1	50	1
	是	262	150	0.92(0.59~1.42)	169	2.27(1.50~3.44)[a]	101	0.92(0.59~1.42)
弯腰同时转身	否	165	94	1	75	1	70	1
	是	220	129	1.07(0.71~1.61)	144	2.65(1.71~4.12)[a]	81	0.79(0.52~1.20)
腰背重复同一动作	否	118	67	1	55	1	43	1
	是	265	156	1.09(0.70~1.69)	164	1.86(1.20~2.88)[a]	108	1.20(0.71~1.61)
颈部姿势	直立	61	20	1	21	1	13	1
	稍前倾	195	122	3.43(1.87~6.29)[a]	112	2.57(1.41~4.68)[a]	90	3.17(1.61~6.21)[a]
	大幅前倾	91	60	3.97(1.99~7.90)[a]	64	4.51(2.26~9.04)[a]	40	2.90(1.38~6.07)[a]
	头后仰	38	21	2.53(1.10~5.83)[a]	22	2.62(1.14~6.02)[a]	8	3.99(1.37~2.66)[a]
颈部长时间保持同一姿势	否	143	60	1	72	1	44	1
	是	242	163	2.85(1.86~4.38)[a]	147	1.53(1.01~2.32)[a]	107	1.78(1.15~2.76)[a]

注：N 为调查总人数；n 为 WMSDs 发生人数；[a] 为 P<0.05。

以个体因素（身高、工龄、吸烟、体育锻炼）、职业因素（工作类型、劳动组织、工作姿势等）作为自变量，以工人过去一年内颈部、下背部和肩部 WMSDs 是否发生为因变量，采用多因素 logistic 回归模型对这三个部位 WMSDs 可能的影响因素进行筛选。结果显示，颈部 WMSDs 进入模型的危险因素按 OR 值大小依次为"颈部长时间保持同一姿势""吸烟""搬运重物"和"工作由同事轮流完成"，其中"工作由同事轮流完成"为保护因素；下背部 WMSDs 进入模型的危险因素按 OR 值大小依次为"人员缺乏""弯腰同时转身"和"搬运重物"；肩部 WMSDs 进入模型的危险因素按 OR 值大小依次为"工龄""颈部长时间保持同一姿势"和"搬运重物"，详见表 7-67。

表 7-67　供电行业运检人员 WMSDs 的多因素 logistic 回归分析

项目	颈部		下背部		肩部	
	β	OR(95% CI)	β	OR(95% CI)	β	OR(95% CI)
工龄	—	—	—	—	0.29	1.75(0.57~0.99)
吸烟	0.55	1.58(0.37~0.91)	—	—	—	—

项目	颈部		下背部		肩部	
	β	OR（95% CI）	β	OR（95% CI）	β	OR（95% CI）
搬运重物	0.25	1.28（1.01～1.63）	0.25	1.29（1.01～1.65）	0.26	1.30（1.04～1.63）
工作由同事轮流完成	−0.44	0.64（0.41～1.00）	—	—	—	—
人员缺乏	—	—	0.87	2.38（1.42～3.99）	—	—
弯腰同时转身			0.72	2.06（1.27～3.33）		
颈部长时间保持同一姿势	0.94	2.57（1.66～4.00）	—	—	0.45	1.57（1.00～2.45）

注：—为未进入模型的变量。

7.10.4 接触水平与接触危险

采用具有良好信度和效度的 QEC 检查表，配合自制的基本信息调查表，对 330 名运检人员的基本情况、劳动负荷、接触危险进行问卷调查和现场作业活动观察。QEC 检查表分为观察者调查和工人自评两部分，观察者调查根据工人在劳动过程中身体部位的位置变化和运动幅度对身体重点部位的工效学负荷进行评分，工人通过自身感受判断负荷情况，将观察者调查评分与工人自评评分结果相结合，得到 QEC 总分值及相应的负荷等级信息。QEC 方法的评估部位包括背部、肩部、手腕部和颈部，内容涵盖姿势负荷、作业频率、持续时间、搬运物体重量、振动和职业紧张等因素。根据 QEC 接触等级评分原则，将接触危险划分为低、中、高和极高危险 4 个等级。基本信息调查表的内容包括性别、年龄、工龄、身高、体重。

表 7-68 列出了某供电企业运检人员总人群各接触因素的 QEC 分值与接触危险等级。表中所示，背部和肩部接触等级的平均分值均≥30 分，作业方式处于高接触危险，特别是静态作业条件下背部处于极高接触水平；手腕部和颈部的接触危险等级为中等，表明这两个部位的工效学接触尚可以接受，但需要进行调整。驾驶、振动和工作节奏因素的接触危险水平较低；而精神压力因素的接触危险等级为中等，需要进行一定调整。

表 7-69 列出了某供电企业运检人员总人群各接触因素的接触危险等级及其构成。表中所示，超过 60% 的运检人员背部接触危险等级为高和极高危险，说明背部的负荷已经比较严重，需要立刻进行调整；肩部和颈部也分别有 58.49% 和 46.67% 的运检人员接触危险等级为高和极高危险；腕部有超过 60% 的运检人员接触危险等级为中、低危险水平。绝大部分运检人员精神压力、驾驶、振动和工作节奏等方面的评估为中、低危险水平。与表 7-68 的平均分值结果一致。

表 7-68 运检人员总人群各接触部位与因素的 QEC 分值与接触等级

接触部位与接触因素		QEC 分值，$\overline{X}\pm s$	接触危险等级
背部	静态	30.31±10.81	极高
	动态	30.15±12.38	高
肩部		33.43±12.19	高
手腕		26.84±9.57	中

接触部位与接触因素	QEC 分值, $\overline{X} \pm s$	接触危险等级
颈部	10.92±4.23	中
精神压力	5.18±3.57	中
驾驶	2.06±1.94	低
振动	1.37±1.31	低
工作节奏	2.87±1.58	低

表 7-69　运检人员总人群各接触部位与因素的接触等级及其构成

接触部位与接触因素	接触危险等级[人数(比例,%)]			
	低	中	高	极高
背部	53(16.06%)	63(19.09%)	74(22.42%)	140(42.42%)
肩部	63(19.09%)	74(22.42%)	105(31.82%)	88(26.67%)
颈部	66(20.00%)	110(33.33%)	83(25.15%)	71(21.52%)
手腕	92(27.88%)	131(39.70%)	79(23.94%)	28(8.48%)
精神压力	60(18.18%)	177(53.64%)	78(23.64%)	15(4.55%)
驾驶	237(71.82%)	79(23.94%)	14(4.24%)	
振动	299(90.61%)	25(7.58%)	6(1.82%)	
工作节奏	129(39.09%)	198(6.00%)	3(0.91%)	

表 7-70 列出了运检人员重点工种的 QEC 分值(接触水平)。表中可见,在 QEC 各接触因素中,不同工种各因素的平均得分不相同,背部和肩部的平均得分顺序依次为电网调控运行<变电运检<输电运检<配电运检<其他运检,颈部平均得分顺序依次为电网调控运行<变电运检<配电运检<输电运检<其他运检,手腕部平均得分顺序依次为变电运检<输电运检<电网调控运行<配电运检<其他运检,而压力、驾驶、振动和工作节奏等因素的接触水平相近。

表 7-70　运检人员重点工种的 QEC 分值(接触水平)

接触部位与接触因素	重点工种的接触水平, $\overline{X} \pm s$				
	输电运检	变电运检	配电运检	其他运检	电网调控运行
背部	30±11	27±11	32±11	33±14	22±11
肩部	34±11	31±10	34±12	35±15	26±12
颈部	28±7	24±9	27±10	31±9	22±8
手腕	10±4	10±4	11±4	12±4	11±5
精神压力	7±4	5±3	5±3	4±3	7±4
驾驶	2±2	2±1	2±2	3±3	2±2
振动	1±2	1±1	1±1	2±2	1±0
工作节奏	4±2	2±2	3±2	3±2	3±1

表 7-71 列出了运检人员重点工种各接触因素的危险等级占比。表中可见,不同工种运检人员的接触危险等级分布差异具有统计学意义。其他运检、配电和输电运检人员背部和肩部高和极高危险等级人数占比之和均超过60%,变电和电网调控运行人员背部和极

高危险等级的人数比其他工种少,其他运检和电网调控运行人员肩部高和极高危险等级的人数较多。各工种手腕部都以中低危险等级为主,特别是在输电和电网调控运行人员中,无极高接触危险水平。在精神压力方面,输电和电网调控运行人员的压力水平略高于其他工种。

表 7-71　重点工种不同接触因素的危险等级占比

单位：%

接触部位与接触因素	工种	危险等级			
		低	中	高	极高
背部	输电运检	6.67	30.00	30.00	33.33
	变电运检	20.00	26.67	16.00	37.33
	配电运检	14.84	12.26	27.10	45.81
	其他运检	25.00	8.33	0.00	66.67
	电网调控运行	33.33	33.33	20.00	13.33
肩部	输电运检	6.67	26.67	40.00	26.67
	变电运检	21.33	26.67	37.33	14.67
	配电运检	16.13	21.94	34.84	27.10
	其他运检	25.00	8.33	25.00	41.67
	电网调控运行	46.67	33.33	6.67	13.33
颈部	输电运检	23.33	46.67	13.33	16.67
	变电运检	24.00	36.00	26.67	13.33
	配电运检	21.29	32.26	23.23	23.23
	其他运检	16.67	16.67	50.00	16.67
	电网调控运行	26.67	20.00	33.33	20.00
手腕	输电运检	20.00	43.33	36.67	0.00
	变电运检	33.33	45.33	18.67	2.67
	配电运检	29.68	36.13	23.23	10.97
	其他运检	8.33	50.00	33.33	8.33
	电网调控运行	40.00	53.33	6.67	0.00
压力	输电运检	10.00	40.00	36.67	13.33
	变电运检	12.00	61.33	25.33	1.33
	配电运检	21.29	56.13	20.00	2.58
	其他运检	25.00	58.33	16.67	0.00
	电网调控运行	20.00	26.67	46.67	6.67
驾驶	输电运检	80.00	16.67	3.33	—
	变电运检	81.33	18.67	0.00	—
	配电运检	64.52	30.32	5.16	—
	其他运检	58.33	25.00	16.67	—
	电网调控运行	86.67	6.67	6.67	—

接触部位与接触因素	工种	危险等级			
		低	中	高	极高
振动	输电运检	90.00	6.67	3.33	—
	变电运检	90.67	6.67	2.67	—
	配电运检	90.97	8.39	0.65	—
	其他运检	83.33	8.33	8.33	—
	电网调控运行	100.00	0.00	0.00	—
工作节奏	输电运检	20.00	76.67	3.33	—
	变电运检	50.67	49.33	0.00	—
	配电运检	36.77	62.58	0.65	—
	其他运检	50.00	50.00	0.00	—
	电网调控运行	26.67	73.33	0.00	—

7.10.5 劳动生理学评估

采用运动生理仪实时监测运检人员心率和呼吸频率的变化,客观反映作业人员的生理状态。结果显示,变电运检人员平均心率为(100.96±3.04)次/min,波动在94～114次/min之间;配电运检人员平均心率为(121.04±4.45)次/min,波动在111～133次/min之间;输电运检人员心率平均心率为(123.00±8.43)次/min,波动在111～135次/min之间。这三个岗位人员心率随时间变化较为稳定,未出现较大波动,对呼吸率的监测得出与心率监测一致的结果,说明这三个岗位均属于轻体力劳动。

从变电运检和输电运检工种中,分别选择4个易疲劳的重点岗位,共8个岗位作为表面肌电信号采集岗位。应用Biovision肌电仪对作业人员工作前后的手/腕部(指伸肌、腕屈肌、指浅屈肌)、颈部(斜方肌)和下背部(竖脊肌)局部肌肉群的最大自主收缩肌电值(MVC)进行sEMG测试。结果显示,供电企业重点作业岗位工作前后竖脊肌的MVC差异具有统计学意义($P<0.05$),工作结束后竖脊肌的MVC显著低于工作开始前;而三角肌和斜方肌工作前后的MVC差异不具有统计学意义,说明变电运检和输电运检工种的腰部肌肉作业负荷较大。

7.10.6 对策与建议

(1)根据供电企业运检人员WMSDs的发生情况,重点关注颈部、腰部和肩部关节的疼痛和损伤情况,腿部和膝部WMSDs也不容忽视。

(2)对供电企业运检人员颈部、下背部和肩部WMSDs的危险因素分析可知,重体力负荷、不良姿势作业、重复性作业、不合理的劳动组织等职业因素,以及工龄、吸烟等非职业因素均与WMSDs存在显著相关。应加强对上述WMSDs工效学危害因素及影响因素的预防与控制,降低作业人员的接触水平,减少WMSDs的发生。

(3)基于QEC对供电企业运检人员的工效学接触水平与接触危险分析,供电企业运检人员背部和肩部的QEC分值均≥30分,作业方式处于高接触危险水平,特别是静态作业条件下背部处于极高接触危险水平;手腕部和颈部的接触危险水平为中等;驾驶、振动和工作节奏因素的接触水平较低，而精神压力因素的接触水平为中等。基于这样的结果，建议针对背部和肩部这两个负荷等级高的部位及作业方式，尽早开展有针对性的改善和干预，降低劳动负荷、改善作业姿势、避免长时间重复同一动作、合理安排劳动组织、缓解员工心理压力，降低职业紧张水平，建立良好的人 - 机 - 环境系统等，减少员工 WMSDs 的发生，促进员工职业健康。

（朱宝余　孙成勋　陈　涛　张　丹　贾　宁　曲　颖　张雪艳）

参 考 文 献

[1] 谢登旺，谢文利，林萍，等. 以总段为中间产品的现代造船模式[J]. 造船技术，2017（5）：49-54.

[2] 沃周华，赵一卿. 浅谈现代造船模式下的分段建造计划[J]. 广东造船，2019，38（2）：90-93.

[3] 张鲁. 基于 PWBS 的造船精细化任务分解标准研究[D]. 镇江：江苏科技大学，2017.

[4] 徐迅. 焊工站立式作业姿态仿真及工效学评估研究[D]. 北京：中国地质大学，2018.

[5] OSHA. Department of Labor.Ergonomics for the Prevention of Musculoskeletal Disorders-Guidelines for Shipyards[EB/OL].（2022-3-31）. http://www. Osha. gov.

[6] LI K W, HSU Y W, TSAI C H. Applying the BRIEF survey in Taiwan's high-tech industries[J]. International Journal of the Computer, the Internet and Management, 2003, 11（2）: 78-86.

[7] 王忠旭，陈西峰，张蔚，等. BRIEF 和 PLIBEL 方法在评价造修船作业工人肌肉骨骼疾患中的应用[J]. 中国工业医学杂志，2016，29（4）：244-248.

[8] STANTON N, BROOKHUIS A, SALAS E, et al. Handbook of Human Factors and Ergonomics Methods[M]. NewYork: CRC Press LLC, 2005.

[9] 王忠旭，李涛. 职业健康危险评估与实践[M]. 北京：中国环境出版社，2016：488-505.

[10] 贾宁，陈西峰，郑成彬，等. 某船舶制造厂工人工作相关肌肉骨骼疾患的发生情况及危险因素[J]. 环境与职业医学，2018，35（5）：377-383.

[11] TINUBU B M, MBADA C E, OYEYEMI A L, et al. Work-Related Musculoskeletal Disorders among Nurses in Ibadan, South-west Nigeria: a cross-sectional survey[J]. BMC Musculoskeletal Disorders, 2010, 11（1）: 12.

[12] REED L F, BATTISTUTTA D, YOUNG J, et al. Prevalence and risk factors for foot and ankle musculoskeletal disorders experienced by nurses[J]. BMC musculoskeletal disorders, 2014, 15（1）: 196.

[13] D'ERRICO A, VIOTTI S, BARATTI A, et al. Low Back Pain and Associated Presenteeism among Hospital Nursing Staff[J]. Journal of Occupational Health, 2013, 55（4）: 276-283.

[14] AMIN N A, NORDIN R, FATT Q K, et al. Relationship between Psychosocial Risk Factors and Work-Related Musculoskeletal Disorders among Public Hospital Nurses in Malaysia[J]. Annals of occupational and environmental medicine, 2014, 26（8）: 23.

[15] ROZINA B. Understanding Work-related Musculoskeletal Injuries in Rehabilitation from a Nursing Perspective[J]. Rehabilitation nursing: the official journal of the Association of Rehabilitation Nurses, 2016, 41（2）: 91-100.

[16] VENDITTELLI D, PENPRASE B, PITTIGLIO L. Musculoskeletal Injury Prevention for New Nurses[J]. Workplace Health & Safety, 2016, 64（12）: 573-585.

[17] CHOI S D, BRINGS K. Work-related musculoskeletal risks associated with nurses and nursing assistants

handling overweight and obese patients: A literature review[J]. Work, 2016, 53(2): 439-448.

[18] LEE E W C, FOK J P C, LAM A T, et al. The application of participatory ergonomics in a health care setting in Hong Kong[J]. Work, 2012, 48(4): 511-519.

[19] 张曦, 田素斋, 贾宁, 等. MAPO 指数在我国人工搬运患者护理人员 WMSDs 危险评估中的应用[J]. 中国工业医学杂志, 2020, 33(2): 99-103, 125.

[20] ALEXOPOULOS E C, STATHI I C, CHARIZANI F. Prevalence of musculoskeletal disorders in dentists[J]. BMC Muscu loskelet Disord, 2004(5): 16.

[21] LEGGAT P A, SMITH D R. Musculoskeletal disorders self-reported by dentists in Queensland, Australia[J]. Aust Dent J, 2006, 51(4): 324-327.

[22] RUCKER L M, SUNELL S. Ergonomic risk factors associated with clinical dentistry[J]. J Calif Dent Assoc, 2002, 30(2): 139-148.

[23] SZYMAŃSKA J. Disorders of the musculoskeletal system among dentists from the aspect of ergonomics and prophylaxis[J]. Ann Agric Environ Med, 2002, 9(2): 169-173.

[24] RATZON N Z, YAROS T, MIZLIK A, et al. Musculoskeletal symptoms among dentists in relation to work posture[J]. Work, 2000, 15(3): 153-158.

[25] RUNDCRANTZ B L, JOHNSSON B, MORITZ U. Occupational cervico -brachial disorders among dentists. Analysis of ergonomics and locomotor functions[J]. Swed Dent J, 1991, 15(3): 105-115.

[26] FINSEN L, CHRISTENSEN H, BAKKE M. Musculoskeletal disorders among dentists and variation in dental work[J]. Appl Ergon, 1998, 29(2): 119-125.

[27] STOCKSTILL J W, HARN S D, STRICKLAND D, et al. Prevalence of upper extremity neuropathy in a clinical dentist population[J]. J Am Dent Assoc, 1993, 124(8): 67-72.

[28] DROEZE E H, JONSSON H. Evaluation of ergonomic interventions to reduce musculoskeletal disorders of dentists in the Netherlands[J]. Work, 2005, 25(3): 211-220.

[29] LALUMANDIER J A, MCPHEE S D. Prevalence and risk factors of hand problems and carpal tunnel syndrome among dental hygienists[J]. J Dent Hyg, 2001, 75(2): 130-134.

[30] 姜矇, 张玲, 李继遥, 等. 口腔医生的肌肉骨骼系统疾病研究进展[J]. 国际口腔医学杂志, 2013, 40(2): 249-252.

[31] 张丹英, 马小燕, 黄汉林. 医学超声工作者工作相关肌肉骨骼疾患研究进展[J]. 中国职业医学, 2017, 44(1): 95-98.

[32] 马纪英, 朱德香, 李智民, 等. 深圳市 B 超科医生工作相关肌肉骨骼疾患调查分析[J]. 职业卫生与应急救援, 2017(35): 416-418.

[33] 程菊. 湖北省三级医院超声医师工作相关肌肉骨骼疾患及相关因素分析[D]. 武汉: 华中科技大学同济医学院附属协和医院, 2016.

[34] AL-RAMMAH T Y, ALOUFI A S, ALGAEED S K, et al. The prevalence of work-related musculoskeletal disorders among sonographers[J]. IOS Press, 2017, 57(2): 211-219.

[35] GHASEMIA M S, HOSSEINZADEHB P, ZAMANIC F, et al.Ergonomic design and evaluation of a diagnostic ultrasound transducer holder[J]. International Journal of Occupational Safety and Ergonomics, 2016, 23(4): 519-523.

[36] ROLLA S C, SELHORSTB L, EVANSB K D. Contribution of positioning to work-related musculoskeletal discomfort in diagnostic medical sonographers[J]. IOS Press, 2014, 47(2): 253-260.

[37] WARELUK P, JAKUBOWSKI W. Evaluation of musculoskeletal symptoms among physicians performing ultrasound[J]. J Ultrason, 2017, 17(70): 154-159.

[38] DHYANIA M, ROLLB S C, GILBERTSONCA M W, etal. A pilot study to precisely quantify forces applied by sonographers while scanning: A step toward reducing ergonomic injury[J]. IOS Press, 2017, 58(2): 241-247.

[39] 李妙芳. 骨科医院手术室职业损伤因素与预防效果分析[J]. 中华医院感染学杂志, 2010, 20(24): 3977-3978.

[40] 王鹏, 刘冰, 国滨. 骨科医生手术职业安全因素分析及对策[J]. 健康大视野(医学版), 2013, 21(5): 399.

[41] 田青, 张雅敏. 338 例外科医生颈椎病的临床特征分析[J]. 中华劳动卫生职业病杂志, 2015, 33(2): 131-132.

[42] KNUDSEN M L, LUDEWIG P M, BRAMAN J P.Musculoskeletal pain in resident orthopaedic surgeons: results of a novel survey[J]. Iowa Orthop J, 2014(34): 190-196.

[43] FUNAO H, ISHII K, MOMOSHIMA S, et al. Surgeons'exposure to radiation in single and multi-level minimally invasive transforaminal Lumbar interbody fusion a propective study[J]. PLos One, 2014, 9(4): 952.

[44] 李桃, 龚光明. 临床医师血源性职业接触后心理调查及对策[J]. 中华医院感染学杂志, 2012, 22(18): 4056-4057.

[45] 叶志军, 张小娟, 吴峰, 等. 骨外科医师血源性病原体职业接触危险与对策[J]. 中华全科医学, 2007, 5(9): 816-817.

[46] 徐俊昌, 段祎, 黄彬, 等. 术中 X 线透视对医院骨科医师心理状态的影响及对策[J]. 中国现代医学杂志, 2011, 21(32): 4036-4038.

[47] DAVIS W T, SATHIYAKUMAR V, JAHANGIR A A, et al. Occupational injury among orthopaedic surgeons[J]. J Bone JointSurg Am, 2013, 95(15): e107

[48] 卫红林. 提高对射线防护重要性的认识[J]. 基层医学论坛, 2013, 17(2): 235-236.

[49] 潘培涛, 杨业兵, 武剑. 年轻医务人员生理心理健康状况调查分析[J]. 转化医学杂志, 2015, 4(3): 175-177.

[50] GUIMARÃES L B, Ribeiro J L D, Renner J S. Cost-benefit analysis of a socio-technical intervention in a Brazilian footwear company[J]. Applied Ergonomics, 2012, 43(5): 948-957.

[51] MOSLEMI A M M, HASAN A, PARINAZ P. Evaluation of musculoskeletal disorders in sewing machine operators of a shoe manufacturing factory in Iran[J]. J Pak Med Assoc, 2012, 62(Suppl 2): S20-S25.

[52] DOS SANTOS L W K, DA SILVA A A J, MAGNO N S J, et al. Risk factors for work-related musculoskeletal disorders among workers in the footwear industry: a cross-sectional study[J]. International Journal of Occupational Safety and Ergonomics, 2021, 27(2): 393-409.

[53] DE ALMEIDA L B, VIEIRA E R, ZAIA J E, et al. Musculoskeletal disorders and stress among footwear industry workers[J]. Work, 2017, 56(1): 67-73.

[54] NING J, HUADONG Z, RUIJIE L, et al. Epidemiological Data of Work-Related Musculoskeletal Disorders-China, 2018—2020[J]. CCDC weekly, 2021, 18(3): 383-388.

[55] 沈波, 许旭艳, 罗秀凤, 等. 制鞋业生产工人肌肉骨骼疾患的流行病学调查[J]. 中国工业医学杂志, 2016, 29(5): 329-332.

[56] 李晓莉,陈建超,刘珍兴,等. 某鞋厂工人职业性肌肉骨骼疾患发病状况及危害因素分析[J]. 中国工业医学杂志,2020,33(4):334-336.

[57] KEMMLERT K. A method assigned for the identification of ergonomic hazards-PLIBEL[J]. Applied Ergonomics,1995,26(3):199-211.

[58] 王忠旭,陈西峰,张蔚,等. PLIBEL 和 BRIEF 两种方法在评价造修船作业工人肌肉骨骼损伤中的应用[J]. 中国工业医学杂志,2016,29(4):244-248.

[59] LIU L, CHEN S G, TANG S C, et al. How Work Organization Affects the Prevalence of WMSDs: A Case-control Study[J]. Biomed Environ Sci, 2015, 28(9):627-633.

[60] 刘璐,唐仕川,王生,等. 工作组织因素对肌肉骨骼损伤患病影响的病例对照研究[J]. 工业卫生与职业病,2009,41(3):170-172.

[61] EKPENYONG C E, INYANG U C. Associations between worker characteristics,workplace factors, and work-related musculoskeletal disorders: a cross-sectional study of male construction workers in Nigeria[J]. Int J Occup Saf Ergon,2014,20(3):447-462.

[62] 郭勇,刘移民. 家具行业职业病预防控制与管理[M]. 广州:中山大学出版社,2014.

[63] 王忠旭,李涛. 职业健康危险评估与实践[M]. 北京:中国环境出版社,2016.

[64] 杨秋月,王海椒,刘丽华,等. 某家具制造企业工人工作相关肌肉骨骼疾患调查分析[J]. 职业卫生与应急救援,2018,36(6):497-500.

[65] 王忠旭,陈西峰,张蔚,等. BRIEF 和 PLIBEL 方法在评价造修船作业工人肌肉骨骼疾患中的应用[J]. 中国工业医学杂志,2016,29(4):244-248.

[66] 康伟. 我国生物制药产业的发展现状与未来发展趋势[J]. 化工设计通讯,2019,45(04):203.

[67] 邓锦松,张海燕,李艳,等. 中药制药装备发展现状与对策[J]. 中国医药工业杂志,2019,50(03):345-348.

[68] 孙良建,冯玲,濮金. 化工制药工艺现状及优化措施[J]. 化工设计通讯,2019,45(2):189.

[69] 刘宁宇,李清黎,张玉军. 制药工业智能化现状及互联网技术的应用[J]. 自动化与仪器仪表,2019(1):171-173,177.

[70] 刘晓晓. 我国制药产业发展现状[J]. 现代经济信息,2018(13):397.

[71] 周长铭. 探究我国生物制药技术的现状及趋势[J]. 中外企业家,2018(3):103.

[72] 张志强. 生物制药领域的现状及发展前景[J]. 科技风,2018(2):124.

[73] 贾宁,凌瑞杰,王伟,等. 汽车装配工人工效学负荷与工作相关肌肉骨骼疾患的相关性研究[J]. 环境与职业医学,2017,34(10):858-863.

[74] 许旭艳,沈波,陈艳,等. BRIEF 和 QEC 在制鞋作业工人肌肉骨骼疾患研究中的应用[J]. 中国工业医学杂志,2017,30(5):328-331,347,401.

[75] 唐历华,王忠旭,张蔚,等. BRIEF 和 PLIBEL 方法在评价空中交通管制员肌肉骨骼疾患中的应用[J]. 中国工业医学杂志,2017,30(3):196-198.

[76] 贾宁,朱新河,易龙,等. 风电场运行维护人员工效学负荷水平评估[J]. 工业卫生与职业病,2016,42(5):331-334.

[77] 唐丽华,王忠旭,张蔚,等. BRIEF 和 PLIBEL 方法在评价航空搬运工人肌肉骨骼疾患中的应用[J]. 中国工业医学杂志,2016,29(4):248-251.

[78] 王忠旭. 工作相关肌肉骨骼疾患及其评估方法的研究进展[J]. 中国工业医学杂志,2016,29(4):243.

[79] 王忠旭,陈西峰,张蔚,等. BRIEF 和 PLIBEL 方法在评价造修船作业工人肌肉骨骼疾患中的应用[J]. 中国工业医学杂志,2016,29(4):244-248.

[80] 张丹,陈涛,孙成勋,等. 某供电行业运检人员工作相关肌肉骨骼疾患及其危险因素[J]. 中国工业医学杂志,2018,31(6):403-407.

[81] 陈涛,曲颖,张丹,等. 快速接触评估方法(QEC)在供电企业运检人员工效学负荷中的应用[J]. 中国工业医学杂志,2018,31(6):411-414.

08